Jüdische Ärztinnen und Ärzte im Nationalsozialismus

Europäisch-jüdische Studien Beiträge

Herausgegeben vom Moses Mendelssohn Zentrum
für europäisch-jüdische Studien, Potsdam,
in Kooperation mit dem Zentrum Jüdische Studien
Berlin-Brandenburg

Redaktion: Werner Treß

Band 12

Jüdische Ärztinnen und Ärzte im Nationalsozialismus

Entrechtung, Vertreibung, Ermordung

Herausgegeben von
Thomas Beddies, Susanne Doetz
und Christoph Kopke

DE GRUYTER
OLDENBOURG

ISBN 978-3-11-055400-7
e-ISBN (PDF) 978-3-11-030605-7
e-ISBN (EPUB) 978-3-11-039544-0
ISSN 2195-9602

Library of Congress Cataloging-in-Publication Data
A CIP catalog record for this book has been applied for at the Library of Congress.

Bibliografische Information der Deutschen Nationalbibliothek
Die Deutsche Nationalbibliothek verzeichnet diese Publikation in der Deutschen Nationalbibliografie; detaillierte bibliografische Daten sind im Internet über http://dnb.dnb.de abrufbar.

© 2017 Walter de Gruyter GmbH, Berlin/Boston
Dieser Band ist text- und seitenidentisch mit der 2014 erschienenen gebundenen Ausgabe.
Satz: Dr. Rainer Ostermann, München
Printing and binding: CPI books GmbH, Leck
♾ Gedruckt auf säurefreiem Papier
Printed in Germany

www.degruyter.com

Inhalt

Einleitung —— 1

Robert Jütte
Medizin und Judentum
Historische Grundzüge —— 6

Thomas Beddies und Gerhard Baader
Jüdische Ärzte in der Weimarer Republik —— 16

Susanne Doetz und Christoph Kopke
Die antisemitischen Kampagnen und Verfolgungsmaßnahmen gegen die jüdische Ärzteschaft seit 1933 —— 36

Daniela Angetter und Christine Kanzler
„Eltern, Wohnung, Werte, Ordination, Freiheit, Ehren verloren!" —— 58

Rebecca Schwoch
„Praktisch zum Verhungern verurteilt"
„Krankenbehandler" zwischen 1938 und 1945 —— 75

Annette Hinz-Wessels
Verfolgt als Arzt und Patient: Das Schicksal des ehemaligen Direktors der Landesheilanstalt Uchtspringe, Dr. Heinrich Bernhard (1893–1945) —— 92

Gideon Botsch
Dr. Dr. Walter Lustig – vom preußischen Medizinalbeamten zum „Ein-Mann-Judenrat" —— 103

Ursula Ferdinand
Vertreibungen im Umgestaltungsprozess der Medizinischen Fakultäten an deutschen Universitäten im ‚Dritten Reich' —— 117

Ronald Lambrecht
Entlassung, Verfolgung und Emigration medizinischer Hochschullehrer der Universität Leipzig in der Zeit des Nationalsozialismus —— 149

Wolfgang Rose
Hans Pollnow – Spuren seines Lebens —— 162

Ursula Ferdinand
Zum Schicksal des Ophthalmologen Aurel von Szily (1880–1945) —— 175

Anna E. von Villiez
Emigration jüdischer Ärzte im Nationalsozialismus —— 190

Thomas Mueller and Dinah Zur
Escaping Nazi Germany
On forced migration of psychoanalysts —— 203

Thomas Lennert
Lotte Landé —— 218

Alexander Friedman
„Professor Mamlock": Der sowjetische Spiefilm über das Schicksal eines jüdischen Medizinprofessors in Nazideutschland (1938) und seine Rezeption —— 226

Astrid Ley
Die Zwangslage jüdischer Häftlingsärzte im Konzentrationslager —— 240

Thomas Irmer
Deportierte Ärzte/Ärzte im KZ: Herbert Lewin —— 256

Tim Ohnhäuser
Verfolgung, Suizid und jüdische Ärzte
Annäherung an ein wenig erforschtes Thema —— 265

Sabine Schleiermacher
Entschädigung von Verfolgten des Nationalsozialismus —— 290

Ruth Jacob
Joseph Lachmann (1882–1961) —— 319

Matthis Krischel und Friedrich Moll
Der Berliner Chirurg und Urologe Paul Rosenstein zwischen Vertreibung und später Würdigung —— 335

Iris Ritzmann
Widersprüchliche Identitäten? Jüdischer Arzt und deutscher Patriot —— 346

Literaturverzeichnis —— 362

Über die Autorinnen und Autoren —— 401

Personenregister —— 406

Einleitung

Rassisch und politisch verfolgte Ärztinnen und Ärzte bilden nach 1933 nur eine der zahllosen Teilmengen in der kaum zu übersehenden Gruppe ausgegrenzter, vertriebener, misshandelter und schließlich ermordeter Menschen im nationalsozialistischen Deutschland. Die gesonderte Untersuchung dieses Berufsstandes mit seinen Ausbildungs- und Forschungseinrichtungen, Fachgesellschaften und Standesorganisationen erscheint uns unter verschiedenen Gesichtspunkten gerechtfertigt und sinnvoll:

Vor dem Hintergrund der Beobachtung, dass etwa seit dem Ende des 19. Jahrhunderts deutsche jüdische Ärztinnen und Ärzte relativ zu ihren deutschen nichtjüdischen Kolleginnen und Kollegen als besonders zahlreich und überrepräsentiert wahrgenommen wurden, unterlagen erstere zunehmend einem gezielten Antisemitismus, vergleichbar den rassistischen Stereotypien gegen Anwälte[1] oder auch Unternehmer und Bankiers.[2]

Unmittelbarkeit, Heftigkeit und unmissverständliche Brutalität der gegen Juden und politische Gegner gerichteten Maßnahmen betrafen nach der Machtübernahme in besonderer Weise Ärztinnen und Ärzte. Angesichts der absehbaren oder auch bereits vollzogenen Vernichtung ihrer wirtschaftlichen Existenz emigrierten sie zahlreich und relativ früh unter Umständen aus Deutschland, die vor dem Hintergrund der „Fluchten in letzter Minute" der späten 30er Jahre noch als (vergleichsweise) selbstbestimmt in Bezug auf das Aufnahmeland und die weitere Lebensplanung der Betroffenen bezeichnet werden können. Jedes dieser Emigrantenschicksale muss selbstverständlich individuell und unter Beachtung der jeweiligen familiären und wirtschaftlichen Verhältnisse gesehen werden. Es scheint aber so zu sein, dass die Emigrierten in ihrer Mehrzahl über kurz oder lang in den Aufnahmeländern ihren Beruf wieder ausüben konnten. Ärzte und Ärztinnen hatten im Großen und Ganzen relativ gute Berufschancen in der Emigration, auch wenn sprachliche Barrieren, Fragen der Anerkennung der akademischen Abschlüsse und auch Konkurrenzen mit den eingesessenen Kolleginnen und Kollegen durchaus eine Rolle spielten. Zu beachten ist allerdings auch, dass die frühe Emigration in benachbarte europäische Länder nicht selten dazu führte, dass nach dem Ausbruch des Zweiten Weltkriegs eine erneute dramatische Verfolgungssituation eintrat, der die Betroffen in vielen Fällen erlagen.

---

[1] Vgl. u.a.: Krach, Tillmann: Jüdische Rechtsanwälte in Preußen. Über die Bedeutung der freien Advokatur und ihre Zerstörung durch den Nationalsozialismus. München 1991.
[2] Münzel, Martin: Die jüdischen Mitglieder der deutschen Wirtschaftselite 1927–1955. Verdrängung, Emigration, Rückkehr. Paderborn 2006.

Die Ärztinnen und Ärzte, die Deutschland nicht verlassen wollten oder nicht rechtzeitig verlassen konnten, sahen sich nicht selten der Situation ausgesetzt, mit ihrer eingeschränkten, manchmal auch erzwungenen ärztlichen Tätigkeit in die nationalsozialistischen Unrechts- und Selektionsmaßnahmen und sogar auch in die Vernichtungspolitik einbezogen zu werden, sei es durch ihre Tätigkeit in den verbliebenen Behandlungseinrichtungen für jüdische Patienten (Jüdisches Krankenhaus Berlin, Israelische Heil- und Pflegeanstalt Bendorf-Sayn), sei es in ihrer Tätigkeit als Transport- und Häftlingsärzte in den Konzentrations- und Vernichtungslagern.

Während die universitäre Medizingeschichtsschreibung sich erst in den 1980er Jahren dem Schicksal jüdischer Ärzte und Ärztinnen in der Zeit des Nationalsozialismus zuwandte,[3] dokumentierten Betroffene selbst schon unmittelbar im Anschluss an die damaligen Ereignisse ihr Schicksal unter den nationalsozialistischen Verfolgungsmaßnahmen. So findet sich bereits in dem 1933 in Paris erschienenen „Braunbuch über Reichstagsbrand und Hitlerterror" ein Bericht über die Verhaftung und anschließende Misshandlung des Berliner Nervenarztes Fritz Fränkel,[4] und das vom Comité des Délégations Juives ebenfalls in Paris herausgegebene Schwarzbuch belegt in einem dem Gesundheitswesen gewidmeten Kapitel detailliert die „Säuberungen" innerhalb der „deutschen" Ärzteschaft anhand zeitgenössischer Zeitungsberichte und Verordnungen.[5] Und auch nach dem Zusammenbruch des „Dritten Reichs" waren es zunächst die betroffene Ärztinnen und Ärzte selbst, die Zeugnis über die antisemitischen Verfolgung- und Vernichtungsmaßnahmen ablegten. Zu denken ist hier an Lucie Adelsbergers Tatsachenbericht über Auschwitz, Siegfried Ostrowskis Augenzeugenbericht über das Schicksal jüdischer Ärzte im „Dritten Reich" oder die Autobiographien Rudolf Nissens oder Hermann Zondeks.[6] Inzwischen sind sowohl Überblicks-

---

3 Vgl. zum Forschungsstand den Überblick bei Jütte, Robert: Die Vertreibung jüdischer und „staatsfeindlicher" Ärztinnen und Ärzte. In: Jütte, Robert. (Hrsg.): Medizin und Nationalsozialismus. Bilanz und Perspektiven der Forschung. Göttingen 2011, S. 83–93, hier S. 84.
4 Braunbuch über Reichstagsbrand und Hitlerterror. Basel 1933. Faksimile-Nachdruck der Originalausgabe von 1933. Frankfurt a. M. 1973, S. 212.
5 Comité des Délégations Juives (Hrsg.): Die Lage der Juden in Deutschland 1933. Das Schwarzbuch – Tatsachen und Dokumente. Paris 1934, wiederaufgelegt Frankfurt a. M. [u.a.] 1983, S. 195–239.
6 Adelsberger, Lucie: Auschwitz. Ein Tatsachenbericht. Das Vermächtnis der Opfer für uns Juden und für alle Menschen. Berlin 1956; Ostrowski, Siegfried: Vom Schicksal jüdischer Ärzte im Dritten Reich. Ein Augenzeugenbericht aus den Jahren 1933–1939. Bulletin des Leo Baeck Instituts 6 (1963), S. 313–351; Nissen, Rudolf: Helle Blätter, Dunkle Blätter. Erinnerungen eines Chirurgen. Stuttgart 1969; Zondek, Hermann: Auf festem Fuße. Erinnerungen eines jüdischen Klinikers. Stuttgart 1973.

darstellungen als auch Regionalstudien, Untersuchungen zu einzelnen medizinischen Fachrichtungen sowie vielfältige Dokumentationen von Einzelschicksalen publiziert worden. Auch die ärztliche Emigration ist seit den 1980er Jahren Gegenstand der Betrachtung.[7] Trotz dieser – gerade auch im Vergleich zu anderen im Gesundheitswesen tätigen Berufsgruppen – mittlerweile umfangreichen Forschungslage, existieren immer noch zahlreiche Leerstellen. So ist beispielsweise wenig bekannt zur Lage der jüdischen Ärztinnen und Ärzte in den von Deutschland besetzten Gebieten. Auch der Einsatz emigrierter jüdischer Mediziner und Medizinerinnen in den Sanitätsdiensten der alliierten Streitkräfte oder der Internationalen Brigaden im Spanischen Bürgerkrieg bzw. ihre Beteiligung an kriegswichtiger Forschung stellt ein bislang vernachlässigtes Terrain dar.

Der vorliegende Band geht auf eine Tagung zurück, die im Sommer 2011 im Landesarchiv Berlin unter dem Titel „‚Die Bereinigung des Personalkörpers' – Biografische, personalpolitische und strukturelle Auswirkungen der Vertreibung jüdischer und politisch missliebiger Ärztinnen und Ärzte aus dem öffentlichen Gesundheitswesen im Nationalsozialismus" stattgefunden hat.[8] Veranstalter waren die Historische Kommission zu Berlin e.V., das Institut für Geschichte der Medizin der Berliner Charité sowie das Moses Mendelssohn Zentrum für europäisch-jüdische Studien der Universität Potsdam. Der Anstoß zur Tagung ergab sich aus dem von der Stiftung Deutsche Klassenlotterie Berlin geförderten Projekt „Verfolgte Ärztinnen und Ärzte des Berliner öffentlichen Gesundheitswesens (1933–1945)." Für den Sammelband konnten darüber hinaus weitere namhafte Autorinnen und Autoren gewonnen werden.

Die Darstellung gliedert sich in neun Übersichtsartikel, die die Spezifika der ärztlichen Verfolgung, ihre Vorgeschichte und ihre Folgen in verschiedenen Facetten darstellen. Spezifiziert werden sie durch eine Reihe von Fallstudien, die sich auf einzelne Personen oder Orte beziehen.

Robert Jütte gibt zu Beginn einen Überblick sowohl über Stellenwert und Konzeption der Medizin im Judentum vom Altertum bis in das 20. Jahrhundert als auch über die Pathologisierung von Juden seit dem Ende des Mittelalters. Die Ausgestaltung des Zusammenlebens zwischen Juden und Nicht-Juden in der Weimarer Republik, das sich im Spannungsfeld zwischen formal rechtlicher Gleich-

---

7 Vgl. Jütte, Vertreibung, S. 83–93.
8 Vgl. den Tagungsbericht von Rose, Wolfgang: „Die Bereinigung des Personalkörpers" – Biografische, personalpolitische und strukturelle Auswirkungen der Vertreibung jüdischer und politisch missliebiger Ärztinnen und Ärzte aus dem öffentlichen Gesundheitswesen im Nationalsozialismus. 24.06.2011, Berlin, in: H-Soz-u-Kult, 16.07.2011, http://hsozkult.geschichte.hu-berlin.de/tagungsberichte/id=3728.

stellung und antisemitischen Vorbehalten gerade auch gegenüber jüdischen Ärzten und Ärztinnen bewegte, steht im Mittelpunkt des Aufsatzes von *Thomas Beddies* und *Gerhard Baader*. Daran anknüpfend beschreiben *Susanne Doetz* und *Christoph Kopke* die schrittweise und auf mehreren Ebenen erfolgte Ausgrenzung, Verdrängung und Entrechtung jüdischer Mediziner und Medizinerinnen im damaligen „Altreich". Die im Vergleich hierzu in nur wenigen Monaten vollzogene Ausschaltung jüdischer Ärztinnen und Ärzte in Wien nach dem „Anschluss" Österreichs thematisieren *Daniela Angetter* und *Christine Kanzler*.

Rebecca Schwoch lenkt ihren Blick auf eine spezifische Gruppe unter den verfolgten Ärzten – den wenigen zur Versorgung der jüdischen Patientinnen und Patienten nach 1938 noch zugelassenen „Krankenbehandlern" und ihren von behördlichen Gängelungen geprägten Berufsalltag vor dem Hintergrund eines zunehmend auf Vernichtung ausgerichteten Antisemitismus. Den Lebensweg eines solchen „Krankenbehandlers" und die psychische Wirkung der Verfolgung zeichnet *Annette Hinz-Wessels* am Beispiel des ehemaligen Direktors der Landesheilanstalt Uchtspringe Heinrich Bernhard nach.

Gideon Botsch problematisiert die Gratwanderung zwischen der Einbindung in die nationalsozialistische Vernichtungspolitik und dem Versuch, einzelne Menschenleben zu retten, am Beispiel des ärztlichen Direktors des jüdischen Krankenhauses in Berlin, Walter Lustig, dem Zeitzeugen eine allzu enge Bindung an die Gestapo und Missbrauch seiner Machtposition attestierten.

Ursula Ferdinand leitet mit ihrem Beitrag über die schrittweise erfolgte Vertreibung der Juden aus den Medizinischen Fakultäten und Universitätskliniken ein weiteres Themenfeld ein, das *Ronald Lamprecht* mit seiner Untersuchung über die Entlassung und Verfolgung medizinischer Hochschullehrer an der Universität Leipzig vertiefend behandelt. Mit den beiden Biographien über den Berliner Nervenarzt Hans Pollnow von *Wolfgang Rose* und den weltberühmten Münsteraner Professor für Augenheilkunde Aurel von Szily von *Ursula Ferdinand* rücken zwei Angehörige unterschiedlicher Fachrichtungen und akademischer Stellung in den Mittelpunkt, die sich auch hinsichtlich ihres Umgangs mit dem rassischen Antisemitismus deutlich voneinander unterschieden.

Die Emigration war der am häufigsten gewählte Weg, der systematischen Ausgrenzung und Verfolgung zu entgehen. *Anna von Villiez* gibt sowohl aus wissenschafts- als auch sozialhistorischer Perspektive einen Überblick über dieses Themengebiet. Aus einer vergleichenden Perspektive porträtieren *Thomas Müller* und *Dinah Zur* die unterschiedlichen Migrationsprozesse der beiden Psychoanalytiker Heinrich Zvi Winnik und Heinrich Julius Löwenfeld. *Thomas Lennert* wiederum zeichnet den Weg der sozialpolitisch engagierten Kinderärztin Charlotte Landé in die Emigration und ihre Rückkehr nach Deutschland nach. Die mediale Verarbeitung der Verfolgung jüdischer Ärzte und ihre Instrumentalisierung und

Umgestaltung für die sowjetische Propaganda steht im Mittelpunkt des Aufsatzes über die sowjetische Rezeption von Friedrich Wolfs Drama „Professor Mamlock" von *Alexander Friedmann*.

Die ethisch nicht aufzulösenden Dilemmata, in denen sich – nicht nur jüdische – Mediziner und Medizinerinnen befanden, die aus dem „Altreich" oder aus den „angeschlossenen" Gebieten und besetzten Ländern deportiert und in den Konzentrationslagern als Häftlingsärzte eingesetzt wurden, zeigt *Astrid Ley* in ihrem Beitrag auf. Häftlingsarzt in den Konzentrationslagern Auschwitz und Sachsenhausen war der Kölner Frauenarzt Herbert Lewin, dessen Lebensweg und dessen Bedeutung für den Aufbau der Jüdischen Gemeinde im Nachkriegsdeutschland *Thomas Irmer* in seinem Porträt schildert.

Ein extremer Weg, um den Deportationen zu entkommen, lag im Suizid. *Tim Ohnhäuser* thematisiert in seinem Aufsatz nicht nur den Suizid unter Medizinern, sondern auch deren Umgang mit der Selbsttötung von Patienten.

Abschließend gibt *Sabine Schleiermacher* einen Überblick über das Themenfeld der „Wiedergutmachung". *Ruth Jacob* gibt mit ihrer Fallvignette über den Berliner Hals-Nasen-Ohrenarzt Joseph Lachmann einen Einblick in die Entschädigungspraxis der 1950er Jahre. Die bürokratischen Hürden, die in den bundesdeutschen Entschädigungsverfahren zu überwinden waren, sind auch Gegenstand des Beitrags von *Matthis Krischel* und *Friedrich Moll* über den Berliner Chirurgen und Urologen Paul Rosenstein. Das Thema der Remigration greift *Iris Ritzmann* in ihrem Portrait des konservativen Arztes Emanuel Firnbacher auf, der in Israel nicht heimisch wurde und wieder nach Deutschland (in die Bundesrepublik) zurückkehrte.

Insgesamt ergeben die Beiträge ein facettenreiches Bild der Ausgrenzung und Verfolgung jüdischer Ärztinnen und Ärzte zwischen 1933 und 1945. Gleichzeitig wird aber auch deutlich, dass auch auf diesem Forschungsfeld noch erheblicher Forschungsbedarf besteht.

Herausgeberin und Herausgeber danken dem Moses Mendelssohn Zentrum Potsdam für die Aufnahme des Bandes in die Reihe „Europäisch-jüdische Studien", die von Werner Treß sachkundig betreut wird. Unser Dank gilt auch Julia Brauch vom Verlag Walter de Gruyter, die das Entstehen des Bandes unkompliziert und kompetent begleitete. Und schließlich bedanken wir uns bei allen Autorinnen und Autoren für die gute Zusammenarbeit.

Berlin/Potsdam, im Juni 2014

Robert Jütte
Medizin und Judentum

Historische Grundzüge

Traditionslinien

Das antike Judentum teilte das Krankheitsverständnis, das seinen Grundzügen nach metaphysisch ist, mit seiner Umwelt, den vorderasiatischen Hochkulturen.[1] Der einzige Unterschied ist, dass es im Judentum keine Vielzahl an Göttern, sondern nur einen Gott gibt, der die Menschheit wegen Ungehorsams mit dem Verlust von Gesundheit strafen kann. Krankheit wird also als Folge des unergründlichen Zorn Gottes oder als Strafe Jahwes angesehen, wie es im Psalm 88 und Psalm 6 zum Ausdruck kommt. In nachexilischer Zeit entstand die Vorstellung, dass sich Gott dazu bestimmter „Werkzeuge" bedient. An erster Stelle ist hier an den Satan oder an Krankheitsdämonen zu denken. Auch zur Wiederherstellung der Gesundheit griff Gott auf Engel zurück (vgl. Tob. 12, 15–20). Der Arzt, wie er im Alten Testament gelegentlich erwähnt wird, steht nicht in Konkurrenz zur göttlichen Heilkunst, er ist vielmehr „Gottes Mitarbeiter", wie es der Marburger Alttestamentler Otto Kaiser unter Verweis auf Jesus Sirach formulierte: „Befreunde dich mit dem Arzt, ehe du ihn brauchst, / denn auch ihm hat Gott (seine Aufgabe) zugeteilt. / Von Gott stammt der Sachverstand des Arztes, und vom König erhält er seine Bezüge." (Sir 38, 1–2). Erst in nachtalmudischer Zeit führen rabbinische Autoritäten Krankheiten zum Teil im konkreten Fall auf natürliche Ursachen zurück.[2]

Auch wenn es gegen Ende des 19., Anfang des 20. Jahrhunderts von der Forschung anders gesehen wurde, so haben die angeblich so fortschrittlichen Hygienemaßnahmen, die die Juden bereits zu biblischen Zeiten praktizierten, einen religiösen und keinen medizinischen Hintergrund.[3] Sie dienten der kulturell-

---

[1] Kaiser, Otto: Krankheit und Heilung nach dem Alten Testament. Medizin, Gesellschaft und Geschichte 20 (2002), S. 9–43; Hogan, Larry P.: Healing in the Second Tempel Period. Fribourg 1992, S. 302ff.
[2] Zinger, Nimrod: „Natural" and „Unnatural" Causes for Illness in the Writings of Ba'alei Shem, Doctors and Patients among German Jews in the Eighteenth Century. In: Diemling, Maria/Veltri, Giuseppe (Hrsg.): The Jewish Body. Corporeality, Society, and Identity in the Renaissance and Early Modern Period. Leiden 2009, S. 127–158.
[3] Hart, Mitchell Bryan: The Healthy Jew: the Symbiosis of Judaism and Modern Medicine. Cambridge 2007.

religiösen Abgrenzung von anderen Völkern. In diesem Zusammenhang werden immer wieder die Speisevorschriften, Reinigungsrituale, die Sexualethik, das Ruhegebot und andere Vorschriften als vorbildlich genannt. Man schätzt, dass 213 der insgesamt 613 Gebote und Verbote, die sich in der Thora finden, im weitesten Sinne medizinisch relevant sind, auch wenn diese, wie bereits angemerkt, anders gedeutet werden müssen. Entscheidender als einzelne Praktiken, die gesundheitserhaltenden Wert haben mögen, ist jedoch die positive Grundhaltung zum Leben. So heißt es im apokryphen Buch der Sprichwörter: „Denn Leben bringen sie [die Worte Gottes] dem, der sie findet, und Gesundheit seinem ganzen Leib." (Spr. 4,22). In der Wertschätzung des Lebens und alldessen, was zu seiner Erhaltung beiträgt (einschließlich der Gesundheitsfürsorge) kommt dem Judentum in der Tat eine exponierte Stellung unter den antiken Hochkulturen zu. So hat die Erhaltung des Lebens sogar Vorrang vor der Einhaltung der Gebote und Verbote (*pikuakh nefesh*).

Von typisch „jüdischen" Krankheiten kann man nur in Hinblick auf einige wenige, genetisch bedingte Krankheiten sprechen. Das ist bei der Tay-Sachs-Krankheit, eine Erbkrankheit, der Fall.[4] Sie tritt bei aschkenasischen Juden in einer Häufigkeit von 1:6000 auf, während in der nicht-jüdischen Bevölkerung das Risiko bei 1:500 000 liegt. Sephardische Juden erkranken dagegen nicht selten am familiären Mittelmeerfieber (FMF), das bei den Aschkenasim beinahe unbekannt ist. Genetiker nehmen an, dass es sich bei diesen Erbkrankheiten um Genmutationen handelt, die ihre Ursachen in der Auswanderung in Verbindung mit religiöser Abgrenzung haben, d. h. während der jüdischen Diaspora entstanden sind.

Erst gegen Ende des Mittelalters lässt sich ein Diskurs der „Pathologisierung" des Judentums beobachten. Darunter versteht man die Zuschreibung bestimmter, meist negativ konnotierter Krankheiten. Unter dem Stichwort „Juden-Krankheiten" liest man in einer Enzyklopädie vom Ende des 18. Jahrhunderts: „Es gibt gewisse Krankheiten und Zufälle, welche der Nation der Juden mehrentheils eigen, und Folgen theils ihres Schicksales, ihrer Lebensart und Hanthierung, theils ihrer Mißbräuche, sind."[5] Gelegentlich findet man auch die gegenteilige Auffassung, dass nämlich Juden gegen bestimmte Krankheiten eher gefeit waren als andere Völker.[6]

---

4 Goodman, Richard Merle: Genetic Disorders among the Jewish People. Baltimore/London 1979.
5 Krünitz, Johann Georg: Ökonomische Encyklopädie in 242 Bänden (Berlin 1784–1858), Bd. 31: Berlin 1784, S. 602.
6 Jütte, Robert: Der kranke und der gesunde Körper. Gleichheit von Juden und Christen vor Krankheit und Tod. In: Gilman, Sander L. [u.a.] (Hrsg.): „Der schejne Jid". Das Bild des „jüdischen Körpers" in Mythos und Ritual. Wien 1998, S. 133–144.

Seit talmudischer Zeit trifft man in den Quellen auf das Argument, dass die Juden die besseren Ärzte hätten und sich mehr um ihre Kranken kümmerten.[7] Dabei wird meist auf die religiöse Pflicht zum Krankenbesuch und die talmudische Vorschrift, einen Arzt für die Gemeinde anzustellen (Babylonischer Talmud, *baba kama* 46b), hingewiesen. Entsprechend angesehen war der Arztberuf. Es gab im antiken Judentum nur wenige Rabbiner, die von ärztlicher Hilfe im Krankheitsfall abrieten und allein auf die Kraft des Gebetes vertrauten. Selbst die christliche Umwelt schätzte offenbar das Wissen und die große Erfahrung jüdischer Mediziner, die über viele Jahrhunderte zumeist nicht an einer Universität studieren konnten, sondern bei einem anderen Arzt in die Lehre gegangen waren.[8] Lediglich in Italien war Juden bereits im späten Mittelalter das Medizinstudium erlaubt. Vom hohen Ansehen jüdischer Mediziner zeugt nicht nur die Tatsache, dass viele Päpste und Bischöfe einen jüdischen Leibarzt zu Rate zogen. Auch die zahlreichen Pamphlete, die seit der frühen Neuzeit das Ziel verfolgten, jüdische Ärzte zu attackieren und der Lächerlichkeit preiszugeben,[9] belegen, wie populär jüdische Heiler gleichwohl in der christlichen Bevölkerung waren. Im Unterschied zu anderen Ländern gab es in Deutschland so gut wie keine jüdischen Ärzte, die gleichzeitig auch Rabbiner waren. Jüdische Ärzte waren auch Wegbereiter der Aufklärung, wie unter anderem das Beispiel Marcus Herz (1747–1803) zeigt.[10]

Trotz der im Mittelalter und Frühen Neuzeit geltenden kirchlichen Verbote setzten zahlreiche Christen, darunter nicht wenige hochgestellte Kleriker und weltliche Amtsträger, häufig ihre letzte Hoffnung auf die vielgerühmten Fähigkeiten jüdischer Ärzte und Heiler.[11] Das weckte natürlich Neidgefühle und führte bereits sehr früh zu einer üblen Hetzkampagne gegen jüdische Ärzte, die im 17.

---

7 Preuss, Julius: Biblisch-Talmudische Medizin. Berlin 1911 (ND Wiesbaden 1992), S. 10ff.
8 Vgl. Shatzmiller, Joseph: Jews, Medicine and Medieval Society. Berkeley 1994, S. 14ff.; Efron, John M.: Medicine and the German Jews: a History. New Haven 2001, S. 13ff.
9 Hortzitz, Nicole: Der „Judenarzt". Historische und sprachliche Untersuchungen zur Diskriminierung eines Berufsstands in der frühen Neuzeit. Heidelberg 1994.
10 Leder, Christoph M.: Die Grenzgänge des Marcus Herz: Beruf, Haltung und Identität eines jüdischen Arztes gegen Ende des 18. Jahrhunderts. Münster 2007. Zu jüdischen Ärzten und Aufklärung vgl. jetzt Wolff, Eberhard: Medizin und Ärzte im deutschen Judentum der Reformära. Die Architektur einer modernen jüdischen Identität. Göttingen 2014.
11 Vgl. Jütte, Robert: Contacts at the Bedside: Jewish Physicians and their Christian Patients. In: Lehmann, Hartmut/Hsia, Ronnie P. (Hrsg.): In and Out of the Ghetto. Jewish-Gentile Relations in Late Medieval and Early Modern Germany. New York 1995, S. 137–150, derselbe: Zur Funktion und sozialen Stellung jüdischer „gelehrter" Ärzte im spätmittelalterlichen und frühneuzeitlichen Deutschland. In: Schwinges, Rainer C. (Hrsg.): Gelehrte im Reich. Zur Sozial- und Wirkungsgeschichte akademischer Eliten des 14. bis 16. Jahrhunderts. Berlin 1996, S. 159–179.

und 18. Jahrhundert ihren ersten Höhepunkt erreichte. Jüdische Ärzte, die lange Zeit nicht an deutschen Universitäten studieren durften, diffamierte man als ungelehrt und gewinnsüchtig. Ihre Heilmethoden wurden angeprangert oder lächerlich gemacht. Unter anderem wurde ihnen vorgeworfen, dass sie ihre Heilerfolge entweder dem Zufall oder gar okkulten, kabbalistischen Praktiken (Amulette, Segenssprüche, Beschwörungen) verdankten

Die jüdische Krankenpflege lag bis ins 19. Jahrhundert überwiegend in den Händen freiwilliger religiöser Einrichtungen (ḥewra kadisha). Diese ursprünglich im späten Mittelalter (zunächst in Spanien) zur Totenbestattung gegründeten Vereinigungen übernahmen im Lauf der Neuzeit auch die Versorgung armer Kranker, vorrangig in den Gemeindespitälern.[12] In Mittel- und Osteuropa sind solche „Heiligen Vereinigungen" in den jüdischen Großgemeinden (Prag 1564, Frankfurt am Main 1597, Amsterdam und Worms 1609) erstmalig belegt. Später gliedert sich aus diesen multifunktionalen Wohlfahrtseinrichtungen auf freiwilliger Basis eine spezielle Krankenbesuchsgesellschaft (ḥewrot bikur ḥolim) aus. Seit dem 17. Jahrhundert gibt es auch entsprechende Unterstützungsvereine von Frauen, die u. a. unter der Bezeichnung „fromme Frauen" (nashim zadkaniyot) bekannt waren. In Berlin entstand eine solche Vereinigung, die sich ausschließlich um die Krankenpflege bedürftiger jüdischer Frauen kümmerte, im Jahre 1745. Hebammen werden bereits in der Bibel (Ex. 1, 16) und in der Mischna (z. B. Ḥullin IV, 3) erwähnt. Im Mittelalter und in der Frühen Neuzeit war es Jüdinnen gestattet, wenn die Gemeinde keine eigene Hebamme hatte, christliche Geburtshelferinnen heranzuziehen.

Die ungewöhnliche Hochschätzung, die der Arzt bereits in talmudischer Zeit genoss, darf aber nicht darüber hinwegtäuschen, dass Medizin bis weit in die Neuzeit hinein eine religiös-magische Komponente hat, wenngleich im 18. Jahrhundert der Rabbiner Chaim Joseph David Azulay (1724–1807) in seinen Kommentar zum shulḥan arukh seine Glaubensgenossen davor warnte, sich im Krankheitsfall auf Wunder zu verlassen, sondern eher an natürliche Krankheitsursachen zu denken und somit einen Arzt aufzusuchen. Auch andere Rabbiner verhielten sich zu jener Zeit, als sich die jüdische Aufklärung bereits ankündigte, durchaus pragmatisch, wenn sie selbst oder ihre Angehörigen krank wurden. Sie vertrauten neben Gebeten um Genesung zudem auf Mittel, die man der Volksmedizin zurechnen kann.[13] Frühe Beispiele für religiös-magische Therapien

---

12 Marcus, Jacob R.: Communal Sick-Care in the German Ghetto. Cincinnati 1947, S. 120ff.
13 Bohak, Gideon: Ancient Jewish Magic: a History. Cambridge 2009; Ruderman, David B.: Kabbalah, Magic, and Science: the Cultural Universe of a Sixteenth-Century Jewish Physician. Cambridge, Mass. 1988; Pollack, Herman: Jewish Folkways in Germanic Lands (1648–1806). Studies in Aspects of Daily Life. Cambridge/Mass. 1971, S. 113ff.

findet man beispielsweise im Werk des jüdischen Historikers Flavius Josephus, aber auch im Talmud. Besonders beliebt waren Amulette und Segenssprüche sowie tradierte Heilrituale mit magischen Elementen (z. B. Namenswechsel bei schweren Krankheiten). Hier unterscheidet sich die jüdische Bevölkerung nicht wesentlich von den Angehörigen anderer Religionen und Volksgruppen. Als Experten für diese Heilkünste galten neben jüdischen Ärzten, die sich auch auf die „Nachtseite" der Medizin verstanden und denen bis weit in die Neuzeit hinein die Magie nicht fremd war, Rabbiner bzw. jüdische Wunderheiler, die sich noch heute in Israel in bestimmten Schichten der jüdischen Bevölkerung einer gewissen Beliebtheit erfreuen.[14] Heilkundige Frauen sind ebenfalls in diesem Zusammenhang zu nennen.

In der Forschung besteht Einigkeit darüber, dass das antike Judentum keine Hospitäler kannte und dass sich entsprechende Einrichtungen in jüdischen Gemeinden erst seit dem späten Mittelalter nachweisen lassen, wo sie in hebräischen Quellen unter der Bezeichnung *hekdesh* oder in lateinischen Urkunden als *domus hospitale judaeorum* auftauchen (so z. B. Regensburg 1210, Würzburg 1218, Köln 1248).[15] Weitere Gründungswellen sind für das 14. und frühe 17. Jahrhundert überliefert. Diese Spitäler, die der Versorgung armer, häufig durchreisender Juden dienten, lagen meist in unmittelbarer Nähe zur Synagoge in den jeweiligen Judenvierteln, die nicht immer streng abgegrenzt waren. Die Krankenpflege in diesen multifunktionalen Einrichtungen lag fast immer in den Händen der bereits erwähnten ḥewrot kadisha bzw. später der ḥewrot bikur ḥolim. Diese Spitäler sind – wie auch ihre christlichen Pendants in dieser Zeit – nicht mit einem modernen Krankenhaus zu vergleichen. Als Proto-Klinik kann man dagegen den Neubau des jüdischen Krankenhauses in Berlin bezeichnen, der 1756 erfolgte und das seit 1703 existierende *hekdesh* ersetzte. In diesem Krankenhaus neuen Typs gab es nicht nur angestellte Ärzte, sondern es fanden dort auch Operationen statt.

---

14 Grözinger, Karl Erich: Jüdische Wundermänner in Deutschland. In: Grözinger, Karl Erich. (Hrsg.): Judentum im deutschen Sprachraum. Frankfurt a. M. 1991, S. 190–221; Grözinger, Karl Erich: Der Baʻal Schem von Michelstadt: ein deutsch-jüdisches Heiligenleben zwischen Legende und Wirklichkeit. Frankfurt a. M. 2010.
15 Murken, Axel Heinrich: Vom Hekdesch zum Allgemeinen Krankenhaus. Jüdische Krankenhäuser in Deutschland im Wandel ihrer 800jährigen Geschichte vom 13. Jahrhundert bis zum Zweiten Weltkrieg. Historia Hospitalium 19 (1993/94), S. 115–142; Bolzenius, Rupert: Beispielhafte Entwicklungsgeschichte jüdischer Krankenhäuser in Deutschland: das Hekdesch der jüdischen Gemeinde in Frankfurt a. M. und seine Nachfolgeeinrichtungen, das Israelitische Asyl für Kranke und Altersschwache in Köln, das Jüdische Krankenhaus in Gailingen, das Israelitische Altenheim in Aachen. Aachen 1994.

Die älteste medizinethische Schrift in hebräischer Sprache wird einer Person mit Namen Assaf ha-Yehudi zugeschrieben, von der aber keine Lebensdaten bekannt sind und von der nicht einmal sicher ist, dass sie gelebt hat. Der Eid, der seinen Namen trägt, ist unter anderem in einer mittelalterlichen hebräischen Handschrift erhalten, die sich heute in Oxford befindet.[16] In dieser wird auch ein Abtreibungsverbot – ähnlich wie im Hippokratischen Eid – erwähnt. Der jüdische Arzt Jehuda ben Saul ibn Tibbon (ca.1120–ca. 1190) erteilt in seinem Testament seinem Sohn Mahnungen und Weisungen für die medizinische Praxis, aber auch für das rechte Leben. So gibt er diesem beispielsweise den Rat, armen Kranken kostenlose medizinische Hilfe zuteil werden zu lassen. In einer medizinischen Fallsammlung des jüdischen Arztes Amatus Lusitanus (1511–1568) ist ein Ärzteeid überliefert, der in seiner Eingangsformel auf die Zehn Gebote als Richtschnur verweist und das Gebot enthält, in der Behandlung keinen Unterschied zwischen Juden, Christen und Moslems zu machen.[17] Das Gebet, das ein jüdischer Arzt täglich sprechen soll und das lange Zeit fälschlicherweise dem berühmten jüdischen Philosophen und Mediziner Maimonides (ca. 1135–1204) zugeschrieben wurde, stammt höchst wahrscheinlich von dem jüdischen Arzt und Aufklärer Marcus Herz (1747–1803).[18]

Moderne Entwicklungen

Fast gleichzeitig zum Diskurs über die größere Morbidität oder bestimmte pathologische Erscheinungen im Judentum fand im Zeitalter der jüdischen Aufklärung, der Haskalah, eine Debatte statt, in der man Beweise dafür suchte, dass der Gesundheitszustand bei den Juden besser ist oder dass die Juden zumindest in vieler Hinsicht gesünder seien. Nicht nur jüdische Autoren bemühten sich darum, die Fortschrittlichkeit des Judentums damit zu belegen, dass dieses bereits sehr früh solche lobenswerten hygienischen Einrichtungen gekannt habe.[19] Außer den

---

16 Pines, Shlomo: The Oath of Asaph the Physician and Yohanan ben Zabda: its Relation to the Hippocratic Oath and the Doctrina Duarum Viarum of the Didache. Jerusalem 1975.
17 Varella, Evangelista A.: Le serment d'Amatus Lusitanus et la ville de Salonique. Vesalius 12 (2006), S. 101–105.
18 Leder, Grenzgänge, S. 238ff.
19 Vgl. u.a. Schlich, Thomas: Die Medizin und der Wandel der jüdischen Gemeinde: Das jüdische rituelle Bad im Hygienediskurs des 19. Jahrhunderts. In: Jütte, Robert/Kustermann, Abraham P. (Hrsg.): Jüdische Gemeinden und Organisationsformen von der Antike bis zur Gegenwart. Wien 1996, S. 173–194.

üblichen rituellen Waschungen bei den verschiedensten Anlässen (z. B. vor dem Morgengebet) wurden auch andere religiöse Vorschriften mit langer Tradition auf der Dresdener Hygiene-Ausstellung von 1911 im Sinne einer modernen und fortschrittlichen Hygiene interpretiert oder umgedeutet.[20] Ebenfalls ist in diesem Zusammenhang die bis heute andauernde Debatte um die gesundheitlichen Vorteile der Beschneidung zu nennen.[21]

Die bereits in der Frühen Neuzeit zu beobachtende Pathologisierung des Judentums nahm ab dem 19. Jahrhundert noch zu.[22] Einen ersten Höhepunkt erreichte die Diskussion um die geringere bzw. höhere Morbidität der jüdischen Bevölkerung kurz vor dem Ersten Weltkrieg. Auch in der Weimarer Republik und im Dritten Reich ebbte die Diskussion um die Krankheitshäufigkeit bei den Juden aus den bekannten Gründen nicht ab. Nach dem Zweiten Weltkrieg verlor die „rassenbiologische" Ausrichtung dieser Forschung aus leicht nachvollziehbaren Gründen ihren ideologischen Nährboden und vor allem ihre politische Legitimation.

Seit den 1850er Jahren wetteiferten Spezialisten (Ärzte, Demographen, Anthropologen) darum, empirisch zu belegen, welche Krankheiten unter Juden häufiger oder seltener vorkommen als bei Nicht-Juden.[23] Daraus wurden dann meist weitreichende sozialhygienische und politische Schlüsse gezogen. Diese Debatte, an der sich auch jüdische Wissenschaftler beteiligten, lieferte den pseudowissenschaftlichen Unterbau für ein antisemitisches Stereotyp, das seit dem ausgehenden 19. Jahrhundert größere Verbreitung fand, nämlich die gedankliche Verbindung von Judentum, Krankheit, Perversion und Degeneration. Dieses Stereotyp beruht auf einer Kontrastierung von Eigenschaften und Merkmalen wie gut, gesund und stark einerseits und schlecht, krank und schwach andererseits. Zu den Widersprüchlichkeiten, die jedem Stereotyp anhaften, gehört es, dass die Juden zwar mit den obengenannten negativen Attributen versehen wurden, man

---

20 Grünwald, Max (Hrsg.): Die Hygiene der Juden. Im Anschluß an die Internationale Hygiene-Ausstellung Dresden 1911. Dresden 1911; Wiesemann, Falk: „Hygiene der Juden" auf der Düsseldorfer Gesolei 1926. Geschichte im Westen 8 (1993), S. 24–37.
21 Wolff, Eberhard: Medizinische Kompetenz und talmudische Autorität. Jüdische Ärzte und Rabbiner als ungleiche Partner in der Debatte um die Beschneidungsreform zwischen 1830 und 1850. In: Herzig, Arno [u.a.] (Hrsg.): Judentum und Aufklärung. Jüdisches Selbstverständnis in der bürgerlichen Öffentlichkeit. Göttingen 2002, S. 119–149.
22 Gilman, Sander L.: The Jew's Body. New York/London 1991; Hödl, Klaus: Gesunde Juden – kranke Schwarze: Körperbilder im medizinischen Diskurs. Innsbruck 2002.
23 Tschoetschel, Michael: Die Diskussion über die Häufigkeit von Krankheiten bei den Juden bis 1920. Diss. med. Mainz 1990.

sich aber gleichzeitig vor ihrer angeblichen Macht, ihrem offenkundigem Talent und ihrer vielfach unter Beweis gestellten Lebenskraft fürchtete.[24]

Erst mit der Öffnung der deutschen Universitäten für jüdische Studenten im 18. Jahrhundert stieg die Zahl der jüdischen Ärzte in Deutschland stark an.[25] Ein wesentlicher Faktor war, dass weltliche Bildung (insbesondere ein Medizinstudium) im Zeitalter der Emanzipation als das Eintrittsbillet in die bürgerliche Gesellschaft galt. Der moderne jüdische Arzt ist also ein Produkt der Aufklärung. Im 19. Jahrhundert nahm die Zahl der Juden, die Medizin studierten, rasant zu. In Preußen betrug der Anteil der jüdischen Studenten unter den angehenden Ärzten Ende der 1880er Jahre bereits 59 Prozent. Als jüdische Ärzte im ausgehenden 19. und beginnenden 20. Jahrhundert zu Pionieren auf zahlreichen Gebieten der naturwissenschaftlichen Medizin wurden, bahnbrechende Entdeckungen machten und ungeahnte Behandlungserfolge erzielten (man denke nur an Namen wie Paul Ehrlich, Ludwig Traube, August Wassermann), fiel es der antisemitischen Propaganda schwer, Juden ihre medizinischen Fähigkeiten abzusprechen. Man bezichtigte jüdische Ärzte daher des Rationalismus, aber auch der Gefühlskälte und des reinen Geschäftssinns.

Gegen Ende des 19. Jahrhunderts entstanden in Frankfurt am Main und in Berlin die ersten Vereine für jüdische Krankenschwestern. 1895 wurde in Berlin die erste jüdische Krankenpflegeschule eröffnet.[26]

Das erste moderne jüdische Krankenhaus auf dem Gebiet des heutigen Israels, das Rothschild Hospital, wurde 1854 in Jerusalem gegründet. Heute existieren nicht nur in Israel, sondern überall in der Welt jüdische Krankenhäuser. Dort wirken auch nicht-jüdische Ärzte. Allerdings wird in diesen Einrichtungen auf die besonderen Belange jüdischer Patienten (z. B. religiöse Vorschriften) Rücksicht genommen. Vorläufer des modernen Krankenhauses, die von privaten Stiftern, aber auch von jüdischen Gemeinden finanziert wurden, entstanden in Deutschland bereits gegen Ende des 18. Jahrhunderts.[27] Um 1918 gab es in Deutschland (einschließlich Elsass-Lothringen) 18 jüdische Krankenhäuser, denen zum Teil auch Altersheime bzw. Pfründneranstalten angeschlossen waren. Die meisten von ihnen befanden sich in Großstädten (Berlin, Frankfurt am Main,

---

24 Hödl, Klaus: Der „jüdische Körper" als Stigma. Österreichische Zeitschrift für Geschichtswissenschaft 8 (1997), S. 212–230.
25 Richarz, Monika: Der Eintritt der Juden in die akademischen Berufe: jüdische Studenten und Akademiker in Deutschland 1678–1848. Tübingen 1974.
26 Steppe, Hilde: „... den Kranken zum Troste und dem Judenthum zur Ehre...": zur Geschichte der jüdischen Krankenpflege in Deutschland. Frankfurt a.M. 1997.
27 Bolzenius, Krankenhäuser.

Breslau, Hannover, Köln), nur in einem Fall (Gailingen) leistet sich eine ländliche Judengemeinde ein eigenes Krankenhaus.

Die jüdische Medizinethik fußt auf Quellen der jüdischen Tradition, wie Thora oder Talmud, aber auch auf zahlreichen Einzelfallentscheidungen (Responsen) von Rabbinern, die im Laufe der Jahrhunderte in medizinisch relevanten Zweifelsfragen ergangen sind. Die heutige jüdische Medizinethik steht vor der Herausforderung, aus diesem Blickwinkel der jüdischen Religion die in der heutigen Zeit ständig wachsenden, vielschichtigen ethischen Probleme der modernen Medizin zu lösen.[28] Dazu gehört z. B. die Haltung zu neuen Techniken der Reproduktionsmedizin, aber auch die Frage nach der Legitimität von Organtransplantation, Sterbehilfe oder Abtreibung. Gerade die Stammzellen-Debatte hat gezeigt, dass das Judentum genuin „fortschrittliche" Positionen in der Medizinethik einnehmen kann. In anderen Fragen (z. B. Sterbehilfe, Autopsie) erweist sich dagegen die jüdische Medizinethik als sehr restriktiv. Ob eine Autopsie statthaft ist, wird im Judentum übrigens erst seit dem 18. Jahrhundert diskutiert, als auch vermehrt jüdische Studenten in Anatomiekurse drängten und medizinische Fakultäten, insbesondere in Polen, ihre Einschreibung in diese Kurse davon abhängig machten, dass jüdische Leichen gleichfalls seziert werden durften. Die jüdische Orthodoxie lehnt die Autopsie grundsätzlich ab und erlaubt nur wenige Ausnahmen. In Israel, das sich als jüdischer Staat versteht, ist die innere Leichenschau seit 1953 in einem Autopsie-Gesetz geregelt, das inzwischen mehrfach abgeändert worden ist. Danach ist eine Autopsie zwar erlaubt, aber nur unter bestimmten Bedingungen.

Wurde in der Vormoderne den jüdischen Ärzten von ihren christlichen Standeskollegen und Konkurrenten Magie und Empirismus vorgeworfen, so war es im ausgehenden 19. und frühen 20. Jahrhundert genau umgekehrt. Insbesondere die Nationalsozialisten stellten einer angeblich „herzlosen" und „materialistischen" Medizin die auf die Volksgesundheit bedachte sogenannte „Neue Deutsche Heilkunde" entgegen. Der deutschnationale Arzt Hermann Ahlwardt erhob 1890 den Vorwurf, dass jede echte Kunst und jede echte Wissenschaft verloren sei, „sobald das Judentum in ihnen massenhaft seinen Einzug hält."[29] Den jüdischen Ärzten warf er vor, den Umstand sich zunutze zu machen, dass die damalige Medizin noch keine festen therapeutischen Regeln kannte, was dem „jüdischen Schwindelgeist" Tür und Tor öffne. Angesichts der Fülle der Nobelpreise für Medizin, die

---

28 Steinberg:, Avraham: Encyclopedia of Jewish Medical Ethics, translated by Fred Rosner. 3 Bde., Jerusalem 2003.
29 Ahlwardt, Hermann: Der Verzweiflungskampf der arischen Völker mit dem Judentum. Berlin 1890, S. 192ff.

jüdische Ärzte und Forscher in den ersten drei Jahrzehnten des 20. Jahrhunderts eingeheimst hatten, fiel es der antisemitischen Propaganda gleichwohl schwer, Juden ihre offenkundigen medizinischen Fähigkeiten abzusprechen. So griff man sich die Psychoanalyse und die Sexualwissenschaft als Beispiel für den „zersetzenden" Einfluss jüdischer Wissenschaftler und Ärzte heraus. In diesen beiden Spezialgebieten, die von Sigmund Freud (1856–1939) bzw. von Magnus Hirschfeld (1868–1935) begründet worden waren, sah der Verfasser des berüchtigten *Handbuchs der Judenfrage* (^{45}1939) die „Hauptgefahr des Judentums in der Medizin". Und es wird dort die rhetorische Frage gestellt: „Was nützt es uns, wenn eine Anzahl von Kranken von einem jüdischen Arzt gerettet werden, und dafür die Seelen unserer Kinder zugrunde gehen?"[30].

---

[30] Fritsch, Theodor: Das Handbuch der Judenfrage. Die wichtigsten Tatsachen zur Beurteilung des jüdischen Volkes. Leipzig ^{45}1943, S. 408f.

Thomas Beddies und Gerhard Baader
Jüdische Ärzte in der Weimarer Republik

> Die aufgeklärte Selbstbeherrschung, mit der die angepaßten Juden die peinlichen Erinnerungsmale der Beherrschung [...] überwanden, hat sie aus ihrer eigenen, verwitterten Gemeinschaft vorbehaltlos zum neuzeitlichen Bürgertum geführt, das schon unaufhaltsam zum Rückfall in die bare Unterdrückung, zu seiner Reorganisation als hundertprozentige Rasse vorwärts schritt.[1]

Einleitung

Das Phänomen „jüdischer Ärzte" war ein prominentes Motiv antisemitischer Vorbehalte und Propaganda bereits während des zweiten Deutschen Kaiserreichs und der Weimarer Republik. Schon aus diesem Grund ist diese Erscheinung nicht nur ein wichtiger Aspekt jüdischer Geschichte in Deutschland, sondern auch einer „Vorgeschichte" des Nationalsozialismus. In diesem Kontext die wenigen Jahre der ersten deutschen parlamentarischen Republik zwischen Weltkrieg und Drittem Reich in einer eigenen Darstellung zu betrachten, ist unter verschiedenen Gesichtspunkten gerechtfertigt. Zwar machte die gesellschaftliche und kulturelle Gleichstellung der jüdischen deutschen Bevölkerung in dieser Zeit und vor allem in den urbanen Zentren vordergründig weitere Fortschritte und war auch rechtlich unstrittig, doch verstärkte sich vor dem Hintergrund wirtschaftlicher Not und gesellschaftlicher Polarisierung im Nachkriegsdeutschland gleichzeitig der rassische Antisemitismus ebenso wie eine auch xenophob und nationalistisch geprägte Judenfeindlichkeit als Ausdruck ökonomischer und sozialer Abschottungsbestrebungen. Indem es die politische Rechte und insbesondere die junge nationalsozialistischen Bewegung verstanden, das Schreckensbild eines Marxismus nach sowjetischem Vorbild mit dem Feindbild eines alles beherrschenden jüdischen Materialismus zu verbinden, erreichten sie mit ihrer Propaganda weite Teile eines durch Krieg, Niederlage und Revolution nachhaltig verstörten nationalkonservativen Bürgertums. Das „gleichmacherische" und kostenintensive Sozial- und Gesundheitssystem der Republik, mit einem darin „überproportional" vertretenen Anteil politisch überwiegend links (oder linksliberal) stehender, jüdischer Ärzte und Wissenschaftler bot vor dem Hintergrund existenzieller

---

[1] Horkheimer, Max/Adorno, Theodor W.: Dialektik der Aufklärung. Philosophische Fragmente. Frankfurt a. M. 2003, S. 178.

Sorgen zahlreicher angestellter und niedergelassener Mediziner ein fruchtbares Feld rechter politischer Agitation und Indoktrination.[2]

Welche Stellung kam jüdischen Medizinerinnen und Medizinern in der Zeit der parlamentarischen Republik nach dem Ersten Weltkrieg und bis zur Machtübernahme der Nationalsozialisten zu, welche Positionen und Funktionen wurden ihnen eingeräumt oder verweigert? Auch wenn diese Fragen zeitgenössisch vielleicht eine geringere Rolle spielten, stellen sie sich aus heutiger Sicht und vor dem Hintergrund der Ereignisse nach 1933 in besonderer Weise, und zwar vor allem auch unter dem Gesichtspunkt, ob und in welcher Ausprägung und Intensität in der Weimarer Zeit bereits Entwicklungen auszumachen sind, die es seit Anfang 1933 möglich machten, sehr schnell und überaus wirkungsvoll jüdischen Ärztinnen und Ärzten die Ausübung ihres Berufs in Praxen, Krankenhäusern und Behörden zu verleiden, zu erschweren und zu verbieten.

Dabei soll es weniger darum gehen, Existenz und Wirken jüdischer Ärzte unter dem Blickwinkel ihrer besonderen Erfolge retrospektiv hervorzuheben; wenn diese Sicht insofern auch ihre Berechtigung hätte, als die Leistungen, aber auch eine meritokratische „Unvollendetheit" jüdischer Ärzte (etwa in Bezug auf die Erlangung höherer akademischer Grade),[3] immer auch vor dem Hintergrund bestehender Vorurteile, Feindseligkeiten und struktureller Besonderheiten zu sehen sind. Hier wäre die vergleichsweise bedeutende Rolle jüdischer Wissenschaftler und Wissenschaftlerinnen im städtischen Gesundheitswesen ebenso hervorzuheben wie ihre Stellung in den noch jungen medizinischen Spezialdisziplinen wie Psychiatrie, Pädiatrie, Sozialhygiene und Sexualmedizin.[4] Besonders auf dem Gebiet der Empfängnisverhütung und des Schwangerschaftsabbruchs

---

2 Baader, Gerhard: ‚Politisch motivierte Emigration deutscher Ärzte'. Berichte zur Wissenschaftsgeschichte 7 (1984), S. 67–84; hier vor allem zur Frage der Ambulatorien: S. 69. Zur angeblichen „Proletarisierung" des Ärztestandes vgl. auch: Moser, Gabriele: Ärzte, Gesundheitswesen und Wohlfahrtsstaat. Zur Sozialgeschichte des ärztlichen Berufsstandes in Kaiserreich und Weimarer Republik (= Neuere Medizin- und Wissenschaftsgeschichte, 21). Freiburg 2011.
3 In den bis 1931 erscheinenden „Mitteilungen aus dem Verein zur Abwehr des Antisemitismus" wird 1908 berichtet, dass an der Berliner medizinischen Fakultät unter 19 Ordinarien sich kein Jude befände; unter den elf „ordentlichen Honorarprofessoren" wären drei Juden, unter 43 Extraordinariaten neun und unter den 113 Privatdozenten 44 Juden: „Ist wirklich unter so viel jüdischen Dozenten keiner, der eine Stellung als Ordinarius ausfüllen könnte? Verlieren diese Männer im Gegensatz zu ihren christlichen Kollegen nach längerer Zeit als Privatdozent ihre Fähigkeiten?" (Anonymus: Die Berufung von Juden zu ordentlichen Professoren an den medizinischen Fakultäten Deutschlands. Mitteilungen aus dem Verein zur Abwehr des Antisemitismus 18 (1908), S. 339).
4 Waigand, Beate: Antisemitismus auf Abruf. Das Deutsche Ärzteblatt und die jüdischen Mediziner 1918–1933 (= Medizingeschichte im Kontext, 7). Frankfurt a. M. 2001, S. 88ff.

waren die Vorreiter progressiver Ideen und Ansätze jüdische Ärzte, ebenso in Bezug auf die Einrichtung von Ehe- und Sexualberatungsstellen.[5] Auch der Fakt einer verhältnismäßig großen Anzahl jüdischer Medizinstudentinnen und Medizinerinnen wurde bereits zeitgenössisch wahrgenommen und kommentiert.[6]

Die Geschichte jüdischer Ärzte und Ärztinnen soll hier in Bezug auf das konkrete Zusammenleben von Juden und Nichtjuden in der Weimarer Republik in den Blick genommen werden, ein Zusammenleben, das entgegen aller Forderungen und Wünsche eben doch nicht zu einer völligen Verschmelzung der Juden in Deutschland mit ihrer Umgebung geführt hatte: Seit dem Ende des 19. Jahrhunderts, so argumentiert Shulamit Volkov, lebten die meisten Juden in Deutschland vielmehr in einer „dritten Sphäre": „Sie lebten in ihrem eigenen deutsch-jüdischen Kultursystem: sie hatten eine komplexe Struktur von öffentlichen und privaten Vereinen geschaffen und ein Netzwerk von Erziehungseinrichtungen. Sie unterhielten eine lebhafte Öffentlichkeit, vertraten eine Vielzahl widerstreitender ideologischer Positionen und versuchten, eine gemeinsame jüdische Tradition zu konstruieren."[7]

Jüdische Mediziner seit der rechtlichen Gleichstellung deutscher Juden um 1870

Formal verfügten die deutschen Juden seit 1871 mit der Übernahme des 1869 für den Norddeutschen Bund beschlossenen Gesetzes zur staatsbürgerlichen Gleichstellung unabhängig „vom religiösen Bekenntniss" über dieselben Rechte wie ihre nichtjüdischen Mitbürger.[8] Damit war auch verfassungsrechtlich ein Prozess

---

5 Soden, Kristine von: Sexualberatungsstellen der Weimarer Republik 1919–1933 (= Stätten der Geschichte Berlins, 18). Berlin 1988.
6 Huerkamp, Claudia: Jüdische Akademikerinnen in Deutschland 1900–1938. Geschichte und Gesellschaft 19 (1993), S. 311–331, S. 318f.
7 Volkov, Shulamit: Die Erfindung einer Tradition. Zur Entstehung des modernen Judentums in Deutschland. Historische Zeitschrift 253 (1991), S. 603–628, S. 610.
8 Gesetz, betr. die Gleichberechtigung der Confessionen in bürgerlicher und staatsbürgerlicher Beziehung, vom 3. Juli 1869, dessen einziger Artikel lautet: „Alle noch bestehenden, aus der Verschiedenheit des religiösen Bekenntnisses hergeleiteten Beschränkungen der bürgerlichen und staatsbürgerlichen Rechte werden hierdurch aufgehoben. Insbesondere soll die Befähigung zur Theilnahme an der Gemeinde und Landesvertretung und zur Bekleidung öffentlicher Aemter vom religiösen Bekenntniss unabhängig sein." (zitiert nach: Seydel, Max: Commentar zur Verfassungs-Urkunde für das Deutsche Reich. Freiburg i. Br. 1873, S. 49).

der Gleichstellung zum Abschluss gekommen, der im Verlauf des 19. Jahrhunderts in einer positiven wirtschaftlichen und sozialen Entwicklung seinen Anfang genommen hatte. Um die Wende zum 20. Jahrhundert waren Deutschlands Juden zu einem überwiegenden Teil verbürgerlicht und urbanisiert; sie partizipierten lebhaft am politischen, sozialen und kulturellen Leben des Kaiserreichs. Freilich blieb die Teilhabe an der bürgerlichen Bildungskultur (antisemitisch gewendet: die „Anbiederung" an dieselbe) auch nach der rechtlichen Gleichstellung nicht ohne Rückschläge und Enttäuschungen;[9] so blieb Juden der Zugang zu höheren staatlichen Ämtern zumeist ebenso verschlossen wie institutionalisierte Karrieren in der Wissenschaft oder im Militär.[10] Die Integration blieb unvollständig, und Sigmund Freuds Enttäuschung vom Beginn seines Studiums 1873 in Wien lässt sich wohl auch auf die Universitäten des Deutschen Reichs übertragen:

> Vor allem traf mich die Zumutung, daß ich mich als minderwertig und nicht volkszugehörig fühlen sollte, weil ich Jude war. Das erstere lehnte ich mit aller Entschiedenheit ab. Ich habe nie begriffen, warum ich mich meiner Abkunft, oder wie man zu sagen begann: Rasse, schämen sollte. Auf die mir verweigerte Volksgemeinschaft verzichtete ich ohne viel Bedauern. Ich meinte, daß sich für einen eifrigen Mitarbeiter ein Plätzchen innerhalb des Rahmens des Menschtums auch ohne solche Einreihung finden müsse.[11]

Ihren nachhaltigsten Ausdruck fand die Judenfeindlichkeit auch gebildeter Kreise wohl im „Berliner Antisemitismusstreit", der 1879 von dem Berliner Historiker Heinrich von Treitschke losgetreten wurde.[12] Treitschke konstatierte einen vermeintlichen Konsens seiner Zeitgenossen im Hinblick auf ein notwendiges Zurückdrängen des gesellschaftlichen Einflusses der Juden und forderte deren vollständiges Aufgehen im Deutschtum. Unter Hinweis darauf, „daß zahlreiche und mächtige Kreise unseres Judenthums den guten Willen schlechtweg Deutsche zu werden" durchaus nicht hegten,[13] konstatierte er eine unüberbrückbare „Kluft zwischen abendländischem und semitischen" Wesen: Der Gegensatz ließe sich nur mildern, „wenn die Juden, die so viel von Toleranz reden, wirklich tole-

---

9 Vgl. zur Entstehung dieser Bildungskultur und bes. zum Verhältnis von Juden und Protestanten: Jensen, Uffa: Gebildete Doppelgänger. Bürgerliche Juden und Protestanten im 19. Jahrhundert (= Kritische Studien zur Geschichtswissenschaft, 167). Göttingen 2005.
10 Zu der desillusionierenden Wirkung der sog. Judenzählung im Ersten Weltkrieg vgl.: Rosenthal, Jacob: „Die Ehre des jüdischen Soldaten". Die Judenzählung im Ersten Weltkrieg und ihre Folgen (= Campus Judaica, 24). Frankfurt a. M. 2007.
11 Freud, Sigmund: „Selbstdarstellung". In: Gesammelte Werke, Bd. XIV, Frankfurt a. M. ³1963, S. 41.
12 Treitschke, Heinrich von: Unsere Aussichten. Preußische Jahrbücher 44 (1879), S. 559–576.
13 Treitschke, Aussichten, S. 573.

rant werden und einige Pietät zeigen gegen den Glauben, die Sitten und Gefühle des deutschen Volks [...]. Daß diese Pietät einem Theile unseres kaufmännischen und literarischen Judenthums vollständig fehlt, das ist der letzte Grund der leidenschaftlichen Erbitterung von heute."[14] Die Polemik des „zornigen Patrioten" (Golo Mann) Treitschke, wonach die Juden nicht einfach Deutsche jüdischer Konfession sein wollten, sondern ihre eigene Identität und ihren kulturellen Zusammenhang behaupteten, während sie zugleich zu ihrem Vorteil an dem Leben der deutschen Nation teilnähmen, bestimmte nachhaltig die Sicht auf ein „parasitäres Judentum", das sich am deutschen „Wirtsvolk" zu dessen Nachteil nähre.[15] Zentrales Objekt antisemitischer Agitation war in diesem Zusammenhang das „Ostjudentum", also die gegen Ende des 19. Jahrhunderts ins Deutsche Reich (aber auch nach Österreich/Wien[16]) u.a. aus Polen, Litauen, Galizien und dem zaristischen Russland einwandernden Juden.[17] Die Bezeichnung „Ostjude" wurde, zumal nach dem Ersten Weltkrieg, zu einem Kampfbegriff völkisch-antisemitischer Publizistik, wobei die Unterscheidung von „West"- und „Ostjuden" weniger geographische als vielmehr soziokulturelle, religiöse und sprachliche Unterschiede markierte. Auf der einen Seite stand hier Assimilierung, Urbanisierung und der Gebrauch der deutschen Sprache im Westen, auf der anderen Seite Ghettoisierung und die Lebensform des Schtetl und die Beibehaltung der (ost-) jiddischen Sprache, die als charakteristisch für das osteuropäische Judentum angesehen wurden. Stereotype, die sich auch auf angeblich gesundheitli-

---

14 Treitschke, Aussichten, S. 576.
15 Uexküll, Jakob von: Staatsbiologie (Anatomie – Physiologie – Pathologie des Staates). Berlin 1920, S. 49f.: „Natürlich werden die fremdrassigen Einwohner sich als Symbionten des Staates ausgeben und nur den Nutzen, den durch ihre Arbeit im Staate bringen, in die Wagschale legen. Anderseits werden die Einwohner, wenn sie die Posten, die sie selbst erstrebten, durch Fremdrassige ersetzt sehen, die Fremden als Parasiten bezeichnen und nur den Schaden, den jene anstiften, auf die Wage werfen."
16 1876 beklagte sich der Chirurg Theodor Billroth über den seiner Meinung nach zu hohen Anteil jüdischer Medizinstudenten aus Ungarn und Galizien an den Universitäten; und die Wiener Satirezeitschrift Kikeriki konstatierte „Platzmangel" an der Wiener Universität, „aber nur für Arier" (vgl.: Hamann, Brigitte: Hitlers Wien. Lehrjahre eines Diktators. München 1998, S. 472).
17 Die komplementären Begriffe „Ostjuden" und „Westjuden" wurden um 1900 durch den jüdischen Publizisten Nathan Birnbaum geprägt, der damit zwei soziale Profile innerhalb des europäischen Judentums charakterisierte, die durch die unterschiedlichen Lebensbedingungen in Ost und West geprägt wurden (vgl. etwa: Birnbaum, Nathan: Den Ostjuden ihr Recht! Wien 1915. Vor dem Hintergrund, dass sich die Ostjuden nicht mehr „so ohneweiteres durch dieses oder jenes Volk ‚assimilieren' lassen" würden [S. 21], fordert Birnbaum hier vor dem Hintergrund des Kriegsverlaufs für das „ostjüdische Volk" ein „nationales Lebensrecht" in ihren Siedlungsgebieten in Russland, Polen, Galizien [S. 32]).

che Gefährdungen durch die Zuwanderer aus Ost- und Südosteuropa bezogen, wurden in der antisemitischen Propaganda weiterentwickelt und umgedeutet zu der Vorstellung, dass sich im „Ostjuden" diejenige „Minderwertigkeit" in besonders offensichtlicher und unverschleierter Form manifestiere, die der „jüdische Rasse" insgesamt eigen sei.[18]

Der Gegensatz zwischen einem rückständigen „Ghettojudentum" und den assimilierten deutschen Juden spielte auch in der jüdischen Bevölkerung Deutschlands eine nicht unbeträchtliche Rolle, für den hier der Auszug aus den Lebenserinnerungen des Internisten Herman Zondek als Beleg gelten kann, der „als armer Student von irgendwoher aus dem Halbghetto der Provinz Posen" in die Reichshauptstadt gekommen war und für die „Juden in Berlin-W" erstaunt ein „Bestreben der Assimilation bis zur Unkenntlichkeit" konstatierte:[19]

> Zu dieser Zeit (um 1910 als Medizinstudent in Berlin, d. Verf.) setzte sich eine innere Abneigung gegenüber einem gewissen jüdischen assimilationsbegierigen Menschtypus des Berliner Westens in mir fest, der sich bis zur Abwehr steigerte. [...] Ich kannte mich in den feinen Sitten nicht aus, meine Kleidung war höchst dürftig, mein äußeres Benehmen von eingeschüchtert provinzieller Ungelenkigkeit. Dazu war ich noch sehr jüdisch. Ich besuchte die Synagoge, aß nur koscher, legte morgens die Tefillin (Gebetriemen), kurz ich war in ihren Augen bestimmt ein ‚Ostjude'.[20]

Aus der entgegengesetzten Perspektive heißt es bei Walter Rathenau, selbst jüdischer Herkunft, in seinem Beitrag „Höre Israel!" für die Zeitschrift „Die Zukunft" über die „Kaftanjuden":

> Drohender erhebt sich die gesellschaftliche, die Kulturfrage. Wer ihre Sprache vernehmen will, mag an Berliner Sonntagen mittags um zwölf durch die Tiergartenstraße gehen oder abends in den Vorraum eines Theaters blicken. Seltsame Vision! Inmitten deutschen Lebens

---

18 So etwa die Frage die Verbreitung des Fleckfiebers durch zuwandernde Juden (Maurer, Trude: Medizinalpolizei und Antisemitismus. Die deutsche Politik der Grenzsperre gegen Ostjuden im ersten Weltkrieg. Jahrbücher für die Geschichte Osteuropas NF 33 (1985), S. 205–230, vor allem S. 220–225).
19 Zondek, Hermann: Auf festem Fuße. Erinnerungen eines jüdischen Klinikers. Stuttgart 1973, S. 33.
20 Zondek, Fuße, S. 33; er kolportiert in seinen Erinnerungen: „Von dem Berliner Kliniker Georg Klemperer, dem Direktor der IV. Medizinischen Universitätsklinik – er hatte sich wie auch sein Bruder Felix, der Lungenspezialist, taufen lassen, obwohl ihr Vater Prediger der Berliner jüdischen Reformgemeinde war –, wurde erzählt, er habe einmal einen seiner Schüler, als dieser sich von ihm verabschiedete, gefragt, was er nun zu tun gedenke. ‚Ich gehe nach Posen', war die Antwort. Darauf Klemperer: ‚nach Posen geht man nicht, von Posen kommt man'" (S. 34). Georg Klemperer emigrierte 1935 in die USA; Hermann Zondek ging 1934 über England nach Palästina.

ein abgesondert fremdartiger Menschenstamm glänzend und auffallend staffiert, von heißblütig beweglichem Gebaren. Auf märkischem Sand eine asiatische Horde. [...] In engem Zusammenhang unter sich, in strenger Abgeschlossenheit nach außen – : so leben sie in einem halb freiwilligen, unsichtbaren Ghetto, kein lebendes Glied des Volkes, sondern ein fremder Organismus in seinem Leibe.[21]

Die unreflektierte Übernahme eines Musters, das zwischen den Polen einer Aufgabe des „Jüdischseins" durch die deutsche jüdische Minderheit in der Weimarer Republik auf der einen und eines subversiven Atavismus in Gestalt des Ostjuden auf der anderen Seite anzusiedeln ist, macht deutlich, dass die Staatsbürgerschaftsfrage und die Rassenfrage „ostjüdischer" Migranten den Diskurs über die Positionierung jüdischen Lebens innerhalb der Mehrheitsgesellschaft wesentlich mitbestimmt hat. Einer vordergründigen Akzeptanz des assimilierten jüdischen Bevölkerungsteils steht unterschwellig ein weitgehend homogenisiertes Vorurteil von einer als fremd und bedrohlich wahrgenommenen jüdischen Kultur gegenüber.

Verstärkt wurde dieser Effekt zweifellos durch die traumatischen Erfahrungen des verlorenen Weltkriegs und der Revolution in Deutschland 1918/19. Besonders dem bis dahin „staatstragenden" wilhelminischen Bürgertum, zu dem die Ärzte überwiegend zu rechnen sind,[22] fiel es schwer,[23] den militärischen Zusammenbruch und die rasante Zerstörung seiner beschaulichen Lebenswelt als Konsequenz eines von ihm befürworteten („herbeigesehnten") Krieges zu akzeptieren.[24] Für diese gesellschaftliche Gruppe ging die Revolution einher mit

---

21 Rathenau, Walther: „Höre, Israel!" Die Zukunft (1897), S. 454–62; vgl. auch: Heimböckel, Dieter: Walter Rathenau und die Literatur seiner Zeit: Studien zu Werk und Wirkung. Würzburg 1996, S. 48–50.
22 Nach Einschätzung Heinz-Peter Schmiedebachs ließ der Ärztestand keine Zweifel am Ersten Weltkrieg aufkommen: „Innerhalb der Ärzteschaft, die im Wilhelmismus einen gewissen bürgerlichen Wohlstand hatte erwerben können und deren soziales Ansehen gestiegen war, erwies sich die Kombination von Chauvinismus mit rassenhygienisch-bevölkerungspolitischen Denken als besonders aggressiv und kriegsbejahend." (Schmiedebach, Heinz-Peter: Sozialdarwinismus, Biologismus, Pazifismus. Ärztestimmen zum Ersten Weltkrieg. In: Bleker, Johanna/Schmiedebach, Heinz-Peter (Hrsg.): Medizin und Krieg. Vom Dilemma der Heilberufe 1865 bis 1985. Frankfurt a. M. 1987, S. 93–121, S. 118).
23 Mit dem Begriff „Bürgertum" wird jener Teil der Bevölkerung bezeichnet, der sich zu Beginn des 20. Jahrhunderts in Deutschland vom Adel, den Bauern und der Arbeiterschaft eindeutig unterschied. Ohne dass jeweils eine scharfe Abgrenzung möglich wäre, können die (freien) Berufe mit akademischer Qualifikation (hier die Ärzte) jedenfalls zum Bürgertum gezählt werden (vgl.: Bieber, Hans-Joachim: Bürgertum in der Revolution. Bürgerräte und Bürgerstreiks in Deutschland 1918–1920 (= Hamburger Beiträge zur Sozial- und Zeitgeschichte 28). Hamburg 1992, S. 15).
24 Vgl.: Barth, Boris: Dolchstoßlegenden und politische Desintegration. Das Trauma der deut-

der endgültigen Auflösung einer durch den „Geist von 1914" auf Zusammenhalt und Überwindung der politischen, sozialen und ökonomischen Konflikte angelegten Gesellschaft,²⁵ die der Psychiater Alfred E. Hoche, dessen einziger Sohn in den ersten Kriegstagen gefallen war, so beschrieben hatte: „Unser subjektiver Anspruch auf alles Individuelle ist zusammengeschrumpft, es gibt kein Recht mehr auf Einzelfreude, kein Recht auf Einzeltrauer, das ganze Volk ist umgewandelt in einen einheitlichen geschlossenen Organismus höherer Ordnung."²⁶

Tatsächlich zeigten sich diese Kreise 1918/19 – zumal nach der Kapitulation – ebenso geschockt von der Radikalität und Kompromisslosigkeit der inneren Auseinandersetzungen wie gedemütigt und empört angesichts des Versailler „Schandfriedens" vom Juni 1919; und entsprechend schwer fiel es ihnen, die neuen Verhältnisse anzunehmen. Die Enttäuschung kam mit dem Frieden, und vor dem Hintergrund drängender Alltagssorgen wurde der Systemwechsel zu einem durchaus negativ konnotierten Ereignis: „Das Selbstverständnis der Weimarer Republik (und ihrer Träger) gründete sich nicht auf die Revolution, sondern auf deren Überwindung".²⁷ Besonders aus der national-konservativen, strikt antikommunistischen, tendenziell judenfeindlichen Perspektive wurden die Verwerfungen des privaten und öffentlichen Lebens als bedrohlich wahrgenommen, indem sich darin Egoismus, Neid und Gier, ja überhaupt alle „entfesselten niedrigsten Triebe im Menschen" ungehemmt austoben konnten und Kultur und (politische) Gesittung radikal in Frage stellten.²⁸ Von dieser Seite her wurde verklärend die „Tradition" gegen die „Moderne", die „Gemeinschaft" gegen die

---

schen Niederlage im Ersten Weltkrieg 1914–1933 (= Schriften des Bundesarchivs, 61). Düsseldorf 2003.
25 Verhey, Jeffrey: Der „Geist von 1914" und die Erfindung der Volksgemeinschaft. Hamburg 2000.
26 Hoche, Alfred E.: Krieg und Seelenleben. In: Hoche, Alfred E. (Hrsg.): Aus der Werkstatt. München/Berlin ²1941, S. 181–203, hier: S. 198.
Der Historiker Friedrich Meinecke urteilte 1926 – durchaus selbstkritisch – im Rückblick über die Haltung deutscher Professoren zum Krieg: „Unsere professorale Kriegsliteratur wurde mehr und mehr der Beweis dafür, daß eine ganz verkehrte poltische Mentalität bei uns zu Hause war. […] Sie vergaßen alle ihre rationalen Methoden und erlaubten sich alle Schnitzer dessen, was man emotionales Denken nennt. Sie zeigten, daß auch eine hochentwickelte Kultur und Geistesdressur nicht zu schützen vermag vor einer plötzlichen Überflutung durch elementare, ungeregelte Denkmotive." (Kahl, Wilhelm [u.a.]: Die deutschen Universitäten und der heutige Staat. Tübingen 1926, S. 21).
27 Rürup, Reinhart: Die Revolution von 1918/19 in der deutschen Geschichte. Vortrag vor dem Gesprächskreis Geschichte der Friedrich-Ebert-Stiftung in Bonn am 4. November 1993. Bonn 1993, S. 27.
28 Zitat aus: Hagener, Hermann (i.e. Dreyhaus, Hermann): Lava. Berlin 1921, S. 94.

„Gesellschaft", die „Nation" gegen die „Klasse" ins Feld geführt; und (jüdische) „Erfüllungspolitiker", (jüdische) Sozialisten, (jüdische) Inflationsgewinnler, aber auch die (jüdische) künstlerische Avantgarde als existenzielle Bedrohung aufgefasst. Antisemitismus ging so fast immer einher mit Antimodernismus, Antiurbanismus und Antiintellektualismus.

Entscheidend ist in diesem Zusammenhang die Utopie einer „Volks-" und „Schicksalsgemeinschaft" zur Überwindung der Kriegsfolgen und der Wiedererstarkung Deutschlands.[29] Dabei ist davon auszugehen, dass das Programm einer Beherrschung politischer, sozialer und konfessioneller Konflikte durch den viel beschworenen „Geist von 1914"[30] seit dem Ende des ersten Kriegsjahres unter der Bezeichnung der „Ideen von 1914" in der Absicht weiter entwickelt wurde, Deutschland und die Deutschen aus einer temporären nationalen „Verteidigungsgemeinschaft" in eine auf Dauer angelegte exklusive „Volksgemeinschaft" zu überführen. Steffen Bruendel weist darauf hin, dass, während der „Geist von 1914" sich noch als gemeinschaftsorientierte Haltung beschreiben lässt, mit den „Ideen" bereits die Umsetzung in ein konkretes politisches Programm einherging.[31] Vor allem Vertreter des Bildungsbürgertums (Professoren), die sich in besonderer Weise als nationale Sinnstifter begriffen,[32] formulierten nun Reformvorschläge und entwarfen einen „neuen deutschen Staat".[33] Sie deuteten die „Ideen von 1914" als Überwindung der „Ideen von 1789" und stellten modernen Vorstellungen von „Freiheit, Gleichheit und Brüderlichkeit" nationale Gegenwerte wie „deutsche Freiheit", „Kameradschaft" und „Sozialismus" gegenüber: „Deutsche Freiheit" umfasste demnach überindividuelle Bindung und freiwillige Einordnung in die Gesamtheit der Nation. „Kameradschaft" stellte im Sinne kollektiver Pflichterfüllung unter Beibehaltung der sozialen Hierarchie einen Gegenentwurf zur verpönten „Gleichmacherei" westlicher Prägung dar: ausgehend von natürlicher Ungleichheit wurde eine organische Gleichheit im Sinne militärischer

---

29 Die Ausführungen zu den „Ideen von 1914 und zur „Volksgemeinschaft" verdanken sich wesentlich: Bruendel, Steffen: Die Geburt der „Volksgemeinschaft" aus dem „Geist von 1914". Entstehung und Wandel eines „sozialistischen" Gesellschaftsentwurfs. In: Zeitgeschichte-online, Thema: Fronterlebnis und Nachkriegsordnung. Wirkung und Wahrnehmung des Ersten Weltkriegs, Mai 2004 (URL: http://www.zeitgeschichte-online/md=EWK-Bruendel; 15.5.2013); ausdrücklich sei auf den ausführlichen wissenschaftlichen Apparat Bruendels verwiesen.
30 Rolffs, Ernst: Der Geist von 1914. Preußische Jahrbücher 158 (1914), S. 377–391, S. 391.
31 Bruendel, Geburt, S. 6.
32 Vgl. Kümmel, Werner Friedrich: Antisemitismus und Medizin im 19./20 Jahrhundert. In: Peiffer, Jürgen (Hrsg.): Menschenverachtung und Opportunismus. Zur Medizin im Dritten Reich. Tübingen 1992, S. 44–67, S. 34ff.
33 Vgl. etwa: Plenge, Johann: Der Krieg und die Volkswirtschaft. Münster 1915, S. 189.

„Kameradschaftlichkeit" propagiert. Und „(Staats-) Sozialismus" oder „nationaler Sozialismus" galt schließlich als spezifisch deutsche Form von „Brüderlichkeit und Einheit". Die Volksgemeinschaftsidee bildete damit einen Gegenentwurf sowohl zur Klassengesellschaft des Kaiserreichs als auch zur revolutionären Staatsvision der Linken; Juden waren ausgeschlossen. Die Spaltung der Kriegsgesellschaft und der endgültige Bruch des Burgfriedens bedeuteten 1917 zwar das Ende aller Hoffnungen auf eine schnelle Realisierung dieser gesellschaftlichen Zielvorstellung,[34] gleichzeitig markiert jedoch die Gründung der „Deutschen Vaterlandspartei" im selben Jahr den Beginn konkreter politischer Arbeit für das angestrebte Ziel.[35]

In diesem Szenario erfolgen im Hinblick auf den verlorenen Weltkrieg über die Novemberrevolution, die wirtschaftlichen Probleme und die kulturellen „Begleiterscheinungen" klare Schuldzuweisungen an „die Juden". Mit Blick auf die ungeliebte Republik wurde pauschal von einer „Judenrepublik", auch von einer „Judenkultur" oder einem „typischen Judenprodukt" gesprochen.[36] Man ging von einer allgemeinen „Verjudung" der Kultur, der Wissenschaften, der Wirtschaft, bestimmter Berufe und Branchen aus und konstatierte damit eine Dominanz jüdischer Elemente: „Die Juden haben versucht, sich auf Deutschland aufzupropfen, so daß man die Verwachsungsstelle nicht mehr sieht."[37] Jüdisch war demnach alles Ambivalente, Widersprüchliche, Zerrissene, Utopische, Aufmüpfige, Revolutionäre, aber auch alles Modische, Lavierende, Nouveautésüchtige, Clevere, auf Profit Bedachte.[38] Die Angegriffenen, die sich als Teil der deutschen Kultur und Geisteswelt sahen, reagierten auf diese Anwürfe im Zuge der antisemitischen Radikalisierung am Ende der Weimarer Republik und dann auch angesichts der existenziell bedrohlichen Boykottaktionen und „Säuberungen" ab 1933 in spezifischer Weise: „Zutiefst gekränkt, [...] in ihrer politischen, sozialen und kulturellen Identität verletzt, sprachen auch sie [...] voller Stolz von

---

34 Wehler, Hans-Ulrich: Deutsche Gesellschaftsgeschichte. Bd. 4: Vom Beginn des Ersten Weltkriegs bis zur Gründung der beiden deutschen Staaten 1914–1949. München 2003, S. 122ff.
35 Hagenlücke, Hans: Deutsche Vaterlandspartei. Die nationale Rechte am Ende des Kaiserreichs. Düsseldorf 1997, S. 119ff.
36 Mosse, Werner E.: Der Niedergang der Weimarer Republik und die Juden. In: Mosse, Werner E. (Hrsg.): Entscheidungsjahr 1932. Zur Judenfrage in der Endphase der Weimarer Republik. 2. rev. Aufl. Tübingen 1966, S. 3–50, S. 26.
37 Blüher, Hans: Secessio Judaica. Philosophische Grundlegung der historischen Situation des Judentums und der antisemtischen Bewegung. Berlin 1922, S. 21.
38 Knütter, Hans-Helmuth: Die Juden und die deutsche Linke in der Weimarer Republik. Düsseldorf 1971, S. 23ff.

‚ihrer' Republik [...]"³⁹ und von einem überragenden jüdischen Anteil an den gesellschaftlichen, den kulturellen und wissenschaftlichen Leistungen in einem Zeitabschnitt, der später als „Zwischenkriegszeit" charakterisiert werden sollte. Diese ursprünglich als „Abwehrreaktionen gemeinten Argumente" erfreuen sich noch heute einer beträchtlichen Resonanz.⁴⁰ Fraglich ist, ob man ihnen in ihrer Massivität und Überspitzung noch folgen kann. Tatsächlich ist es heute wohl kaum noch möglich, ein „wahres", entzerrtes Bild der politischen und gesellschaftlichen Verhältnisse der kulturellen und wissenschaftlichen Verhältnisse der Weimarer Republik jenseits der antisemitischen Propaganda zu zeichnen.

Das Misstrauen gegenüber den bürgerlichen, assimilierten Juden in der Öffentlichkeit nährte sich aus der Vorstellung, ihre Anpassung sei lediglich Maskerade und Verstellung für geheime und dubiose Machenschaften. Ein Punkt, der dabei immer ins Feld geführt wurde, betraf ihre angebliche „Geistigkeit" (im Sinne eines Intellektualismus), eine Eigenschaft, die geprägt sei durch „Überbewertung des Wissens" und der „Wissenschaft" und hinter der kreative Fähigkeiten zurückstünden. Werner Sombart fasste die Juden in diesem Zusammenhang als eine anthropologisch vom europäischen Typus abweichende, vom unsteten Dasein geprägte Gruppierung auf:⁴¹ „‚Abstrakt', ‚rational' sehen wir sie [die Juden, d. Verf.] veranlagt: mit ausgeprägtem Sinn für begrifflich-diskursive Erfassung der Dinge; mit einem Mangel an sinnlicher Anschaulichkeit und empfindungsmäßiger Beziehung zur Welt. Wüste und Wald, Norden und Süden! [...] Daß der Sinn für das Lebendige, Organische, Gewachsene nur aus der tausendfältigen lebendigen Natur des Nordens sich entwickeln kann oder leichter sich entwickeln wird als aus der toten Natur des Orients, scheint nicht allzu unwahrscheinlich."⁴² Hinzu trat die angebliche Kälte und Rationalität der Juden, die sie zur Forcierung ihrer vor allem ökonomischen Interessen treibe. Im Bereich des Gesundheitswesens fiel dieses Vorurteil auf besonders fruchtbaren Boden, da durch die „Krise der Medizin"⁴³ und die ökonomischen Probleme in der Weimarer Republik viel Ärzte glaubten, um Ihre wirtschaftliche Existenz fürchten zu müssen. Besitzstanddenken und neidvolle Judenfeindschaft, die die sozialen „Aufsteiger" als existenzgefährdende Konkurrenz ansahen, äußerten sich in grob antisemitischen Attacken, die immer wieder auch darauf Bezug nahmen, dass

---

39 Hermand, Jost: Juden in der Kultur der Weimarer Republik. In: Grab, Walter/Schoeps, Julius H. (Hrsg.): Juden in der Weimarer Republik. Skizzen und Portraits. Darmstadt 1998, S. 9–37, S. 9.
40 Hermand, Juden, S. 10.
41 Sombart, Werner: Die Juden und das Wirtschaftsleben. München/Leipzig 1918, S. 313–319.
42 Sombart, Juden, S. 421f.
43 Klasen, Eva-Maria: Die Diskussion über eine „Krise" der Medizin in Deutschland zwischen 1925 und 1935. Diss. med. Mainz 1984; vgl. auch: Waigand, Antisemitismus, S. 69ff.

im akademischen Bereich neben dem Rechtsstudium „der Andrang der Juden zum Ärzteberuf am stärksten" sei.[44] Auch hier wurde wieder die Gefahr durch das „Ostjudentum" heraufbeschworen, indem eine „Verschärfung der Notlage für die deutsche gebildete Jugend dadurch hervorgerufen würde, dass zahlreiche „russische Juden" in Deutschland studierten und „hier hängen blieben"; die Zahl der aus Russland stammenden Studenten der Medizin sei von 1900 bis 1912 von 121 auf 1244 gestiegen.[45] Auch stereotype Vorwürfe im Hinblick auf eine angebliche „Entdeutschung" und „Judaisierung" des Heilwesens fehlen nicht: die Verdrängung „deutscher Ärzte" insbes. in den protestantisch geprägten urbanen Zentren durch jüdische Ärzte und Hochschullehrer („einer zieht den anderen nach sich; einer lobt den anderen"), die Bemächtigung der „eigentlich umfassenden Heilwissenschaft" durch das jüdische „Spezialistentum"; eine „kalte Nüchternheit und mechanistische Denkweise", die im kranken Körper eine „maschinenartige Zusammengesetztheit, nicht die lebendige Einheit" sehe, ein „geldschneiderisches" Verhalten bei der Entwicklung und Verschreibung von Arztmitteln.[46] Selbst den Hinweis darauf, dass jüdische Ärzte „wiederholt bei Behandlung von Frauen ihre Vertrauenstellung [sic!] schmählich mißbraucht" hätten, erspart man sich nicht.[47]

Jüdische Mediziner und Antisemitismus in der Endphase der Weimarer Republik

Als „akademische Trägerschicht" der Judenfeindlichkeit (auch) in der Medizin sind vor allem seit der zweiten Hälfte der 1920er Jahre die Studierenden auszumachen, die ein antisemitisches Klima an den Universitäten und Fakultäten beförderten und weiter aufheizten.[48] Auch wenn die Juden nur etwa ein Prozent der deutschen Bevölkerung ausmachten, so stellten sie vier bis fünf Prozent der Studierenden; an einigen Universitäten wie Frankfurt am Main und Berlin lagen die Prozentzahlen vor allem an den medizinischen und rechtswissenschaftli-

---

44 Fritsch, Theodor: Handbuch der Judenfrage. Eine Zusammenstellung des wichtigsten Materials zur Beurteilung des jüdischen Volkes. Hamburg [28]1919, S. 365.
45 Handbuch der Judenfrage 1919, S. 365.
46 Handbuch der Judenfrage 1919, S. 366.
47 Handbuch der Judenfrage 1919, S. 368.
48 Kampe, Norbert: Studenten und „Judenfrage" im deutschen Kaiserreich. Die Entstehung einer akademischen Trägerschicht des Antisemitismus (= Kritische Studien zur Geschichtswissenschaft, 76). Göttingen 1988.

chen Fakultäten noch weitaus höher; auch bei den weiblichen Studierenden lag der Anteil jüdischer Frauen (bei absolut noch geringen Zahlen) vergleichsweise hoch.[49] Aus Sicht der nichtjüdischen Kommilitonen bedeutete das nichts anderes, als dass die Juden ungerechtfertigte Privilegien in Anspruch nahmen; der Erfolg der nationalsozialistischen Studentenorganisation beruht so nicht zuletzt auf der Mobilisierung sozialer Neidgefühle vor dem Hintergrund einer „Überfüllungskrise" deutscher Universitäten nach dem Ersten Weltkrieg.[50] Bereits im Wintersemester 1929/30 war der Nationalsozialistische Deutsche Studentenbund der große Gewinner bei den Wahlen zu den Allgemeinen Studentenausschüssen. In Würzburg kam er auf 30, an der Technischen Hochschule Berlin auf 38, in Greifswald sogar auf 53 Prozent.[51] Der Rechtsruck war zweifellos wiederum auch Ausdruck sozialen Protests, indem die junge Generation der Akademiker sich gegen eine angeblich drohende „Proletarisierung" auflehnte und einem „System" den Kampf ansagte, das für materielle Not und schlechte Berufsaussichten verantwortlich gemacht wurde. Hass auf den Staat von Weimar und Abneigung gegenüber den Juden gingen hier wiederum Hand in Hand.

In der Wirtschaftskrise verschlechterte sich zu Ende der 1920er Jahre nicht nur die Lage der niedergelassene Mediziner alarmierend, vielmehr gerieten auch Medizinalpraktikanten und angestellte Ärzte infolge einschneidender Sparmaßnahmen im Gesundheitswesen unter wirtschaftlichen Druck. Durch die daraus resultierende Abschottungspolitik der Standesvertretungen wurden die angesichts der hohen Studentenzahlen ohnehin prekären Berufsaussichten junger Ärzte von den Absolventen als nahezu aussichtslos wahrgenommen.[52] Schlecht bezahlte Pflichtzeiten in Krankenhäusern und Praxen trugen darüber hinaus zur Unzufriedenheit unter den Nachwuchs-Medizinern bei, die sich materiell und sozial diskriminiert fühlten und auf Grund der restriktiven Zulassungspolitik auch nicht auf eine baldige Verbesserung ihrer Lage hoffen konnten.[53]

---

49 Huerkamp, Akademikerinnen, S. 318f.
50 Kratzsch, Tilman: Der „Verband Deutscher Medizinalpraktikanten" 1921–1925: Mediziner zwischen Studium und Beruf in der Weimarer Republik. Medizinhistorisches Journal 36 (2001), S. 185–225, S. 204f.; Tornau, (Udo?): Medizinstudium und Berufsüberfüllung. Deutsches Ärzteblatt 64 (1934), S. 1201–1204.
51 Winkler, Heinrich August: Geschichte des Westens. Die Zeit der Weltkriege 1914–1945. München 2011, S. 506f.
52 Hahn, Judith/Schwoch, Rebecca: Anpassung und Ausschaltung. Die Berliner Kassenärztliche Vereinigung im Nationalsozialismus. Berlin 2009, S. 19–27, hier vor allem S. 21.
53 Kater, Michael H.: Ärzte als Hitlers Helfer. München 2002, S. 42ff. Vgl. auch: Thomas, Hans (i.e. Zehrer): Akademisches Proletariat. Die Tat 22 (1930/31), S. 816ff. „Dass die Alten die Jungen nicht an die Macht ließen, wurde als Verweigerung eines an sich angestammten (Natur-) Rechtes

Zu der wachsenden Gruppe der nicht zur Kassenpraxis zugelassenen „Jungärzte" zählten in der zweiten Hälfte der 20er Jahre auch noch Kriegsteilnehmer, die sich in besonderer Weise getroffen fühlen mussten, den für sie ohnehin verspäteten Eintritts in das Erwerbsleben nicht vollziehen zu können.[54] Als Interessenorganisation dieser beruflich und standespolitisch noch nicht etablierten Mediziner hatte sich bereits 1926 im Rheinland die „Reichsnotgemeinschaft Deutscher Ärzte" gegründet, die von dem Arzt und Medizinhistoriker Fritz Lejeune[55] als eine gegen Kassen und Staat gerichtete „Kampfgemeinschaft von Kriegsteilnehmern" geführt wurde.[56] Seit 1930 richtete sich ihre konkrete Arbeit vor allem gegen die auf Grund des Artikels 48 der Weimarer Verfassung erlassenen Notverordnungen „zur Behebung finanzieller, wirtschaftlicher und sozialer Notstände".[57] In der zweiten dieser Notverordnungen vom 27. Juli 1930 war unter anderem festgelegt worden, dass ein Arzt auf je 1000 Versicherte kommen sollte, überschritt bei einer Kasse die Zahl der Ärzte das Bedürfnis, so konnte das Oberversicherungsamt anordnen, dass weitere Ärzte bei der Kasse nicht mehr zuge-

---

gedeutet." (Stoff, Heiko: Ewige Jugend. Konzepte der Verjüngung vom späten 19. Jahrhundert bis ins Dritte Reich. Köln 2004, S. 248).

54 Bereits der „Verband Deutscher Medizinalpraktikanten" (bis 1925) war von Studenten getragen worden, die am Krieg teilgenommen oder während des Krieges studiert hatten (vgl.: Kratzsch, Verband, hier S. 197).
Zum Phänomen der von Unsicherheit, Orientierungslosigkeit und Zukunftsängsten geprägten „überflüssigen" oder „ausgesperrten" Jugendgeneration vgl.: Stambolis, Barbara: Mythos Jugend – Leitbild und Krisensymptom. Ein Aspekt der politischen Kultur im 20. Jahrhundert (= Edition Archiv der deutschen Jugendbewegung, 11). Schwalbach i.Ts. 2003., S. 209ff. (mit weiterführenden Hinweisen); außerdem: Peukert, Detlev: Jugend zwischen Krieg und Krise. Lebenswelten von Arbeiterjungen in der Weimarer Republik. Köln 1987.

55 Fritz Lejeune (1892–1966) lehrte als einer der ersten professionellen Medizinhistoriker in Deutschland in Greifswald, Köln und seit August 1939 in Wien; vgl.: Schmierer, Klaus: Medizingeschichte und Politik. Karrieren des Fritz Lejeune in der Weimarer Republik und im Nationalsozialismus (= Abhandlungen zur Geschichte der Medizin und der Naturwissenschaft, 96). Husum 2002, bes. S. 76–119.

56 Schmierer, Medizingeschichte, S. 76.

57 Die Befugnisse aus Artikel 48 wurden durch die inhaltliche Unbestimmtheit stark von der konkreten Regierungspraxis, von Entscheidungen des Staatsgerichtshofs und der herrschenden Lehrmeinung der Staatsrechtler geprägt. Die herrschende staatsrechtliche Meinung billigte dabei dem Reichspräsidenten die Befugnis zum Erlass gesetzesvertretender Notverordnungen zu (vgl. etwa: Anschütz, Gerhard: Die Verfassung des Deutschen Reichs vom 11. August 1919. Ein Kommentar für Wissenschaft und Praxis (Stilkes Rechtsbibliothek, 1). 12. (3. bearb.) Aufl. Berlin 1930, S. 114).

lassen wurden.⁵⁸ Das hätte nach Ansicht der Reichsnotgemeinschaft „die Not der Nichtzugelassenen verewigt."⁵⁹

Fritz Lejeune vergab bereits Mitte der 30er Jahre – also zeitnah zu den Ereignissen – eine medizinhistorische Doktorarbeit zum Thema Reichsnotgemeinschaft, die im Ergebnis mit einer kaum auflösbaren Verquickung ihrer Geschichte mit der des NS-Ärztebundes aufwartet.⁶⁰ Der Autor suggeriert darin eine Deckungsgleichheit beider Bewegungen, die es so oder so eindeutig wohl nicht gegeben hatte,⁶¹ auch wenn seitens der Reichsnotgemeinschaft an die Erstarkung und Machtübernahme der Nationalsozialisten zweifellos große Hoffnungen geknüpft worden waren.⁶²

Jenseits ihres wissenschaftlichen Ertrags vermittelt die Darstellung aber einen Eindruck von dem hohen Grad politischer Radikalisierung gerade unter den jungen Ärzten in der Endphase der Weimarer Republik und lässt damit auch Rückschlüsse auf den schnellen Bedeutungszuwachs des Nationalsozialistischen Deutschen Ärztebunds (NSDÄB) zu.⁶³ Hatten 1929 in Nürnberg an der Gründungs-

---

58 Schmierer, Medizingeschichte, S. 103.
59 Ackermann, Wilhelm: Der ärztliche Nachwuchs zwischen Weltkrieg und nationalsozialistischer Erhebung (= Arbeiten der deutsch-nordischen Gesellschaft für Geschichte der Medizin, der Zahnheilkunde und der Naturwissenschaften, H. 25). Greifswald 1940, S. 68.
60 Ackermann, Nachwuchs.
61 Anfang November 1931 etwa stimmte der außerordentliche Ärztetag in Leipzig einem Abkommensentwurf vom 17. Oktober des Jahres zur Regelung der Beziehungen zwischen Ärzten und Krankenkassen zu, die Notgemeinschaft schloss sich an, die NS-Ärzte lehnten das Abkommen ab. Die Haltung der NS-Ärzte wird aus einem Redebeitrag Hans Deuschls, des nachmaligen Leiters der Reichsführerschule Alt-Rehse deutlich: „Die Leitung des Hartmannbundes will aus der Annahme bzw. Ablehnung des Berliner Abkommens eine Kabinettsfrage machen. Hierzu erkläre ich Ihnen ganz offen: wir nationalsozialistischen Ärzte haben zurzeit gar kein gesteigertes Interesse daran, die Leitung des Hartmannbundes zu stürzen. Ich erkläre Ihnen aber ebenso offen, dass wir zur gegebenen Zeit die Führung der deutschen Ärzteschaft übernehmen werden (Heiterkeit. Lebhafter Beifall), und zwar an dem Tage, an dem das Hakenkreuzbanner vom Brandenburger Tor weht. Und dann können wir es. (Zuruf: Da können wir aber lange warten!) [...] Die Entscheidung über das Schicksal des deutschen Volkes und damit auch die des deutschen Arztes, sie wird nicht gefällt durch Ministerialdirektoren im Reichsarbeitsministerium in Berlin, sie wird nicht gefällt in der Plagwitzer Straße in Leipzig, sie wird gefällt durch unsere deutschen Braunhemden auf der deutschen Straße. Heil. (Heilrufe und starker Beifall)." (Ackermann, Nachwuchs, S. 102).
62 Als Anfang 1934 die Reichsnotgemeinschaft Deutscher Ärzte die Selbstauflösung beschloss, begründete Fritz Lejeune diesen Akt gegenüber Wagner, indem er „der Meinung Ausdruck gab, dass die kommende Reichsärztekammer Gewähr dafür bieten würde, dass die Belange der ärztlichen Jugend in bester Weise geschützt seien." (Ackermann, Nachwuchs, S. 137f.).
63 Zapp, Albert: Untersuchungen zum Nationalsozialistischen Deutschen Ärztebund (NSDÄB). Diss. med. Kiel 1979, S. 20ff.

versammlung des NSDÄB gerade einmal 50 Ärzte aus ganz Deutschland teilgenommen, so versammelten sich im September 1932 auf der dritten Reichstagung in Braunschweig – damals übernahm Gerhard Wagner das Amt des Vorsitzenden – bereits annähernd 1000 Ärzte.[64] Der Braunschweiger Tagung schloss sich außerdem eine mehrtägige rassehygienische Schulung an, an der noch mehr als 300 Ärzte teilnahmen.[65] Leiter des Kurses war Hermann Boehm, der spätere Leiter des erbbiologischen Forschungsinstitutes an der Führerschule der deutschen Ärzteschaft im mecklenburgischen Alt Rehse.[66]

Nach 1933 spielten die „Jungärzte" in der deutschen Medizin dann eine wichtige Rolle, indem sie zahlreich von der nationalsozialistischen Machtübernahme profitierten, und auf die Plätze politisch und rassisch verfolgter Kollegen rückten, oder auch neu geschaffene Stellen im öffentlichen und parteiamtlichen Gesundheitswesen einnahmen. Leistungsbereit, karrierebewusst und linientreu, befreit von den Hemmungen und Hindernissen des von ihnen überwiegend abgelehnten „Systems" von Weimar und überwiegend wohl auch tatsächlich begeistert und inspiriert von dem „neuen Geist", setzte diese Generation in den folgenden Jahren die gesundheitspolitischen Konzepte des NS-Staats um.[67] Die Jungärzte der Weimarer Zeit spielten damit auch in der ideologischen Schulung und berufspraktischen Ausbildung junger Mediziner nach 1933 eine wesentliche Rolle. Sie gaben in den berufsständischen Organisationen, den Fachgesellschaften, den Universitäten zunehmend den Ton an und bestimmten die Inhalte der Gesundheitspolitik und die Praxis medizinischen Handelns nachhaltig.

Dabei nutzten sie die Aufgaben und Chancen, die sich nach 1933 mit der Umsetzung der gesundheitspolitischen Pläne der neuen Machthaber boten, auch als Möglichkeiten zur Aufwertung der medizinischen Wissenschaft und Praxis. Indem Mediziner – individuell wie auch durch ihre (jetzt „judenfreien") berufsständischen Repräsentationen – bereitwillig und ganz überwiegend in einem Akt der

---

64 Ackermann, Nachwuchs, S. 109.
65 Ackermann, Nachwuchs, S. 110.
66 Maibaum, Thomas: Die Führerschule der deutschen Ärzteschaft Alt-Rehse. Diss. med. Hamburg 2007, S. 148. (auch unter: http://deposit.d-nb.de/cgi-bin/dokserv?idn=986256293, 15.5.2013).
67 Vgl. auch: Harten, Hans Christian [u.a.]: Rassenhygiene als Erziehungsideologie des Dritten Reichs. Bio-bibliographisches Handbuch (= edition bildung und wissenschaft, 10). Berlin 2006. Die Autoren stellen fest, dass das Durchschnittsalter von 827 Autoren, in deren zwischen 1933 und 1945 erschienenen Schriften das Konzept der Rasse eine signifikante Rolle spielte, zwischen 36 und 37 Jahren lag: „Es handelt sich daher überwiegend um Personen im mittleren Alter, die [...] beruflich etabliert sind, und weniger, wie man ja auch hätte vermuten können, um junge Akademiker, die sich ein neues Paradigma zu eigen machen, wie sie sich davon einen günstigen Einstieg in die berufliche Karriere versprechen" (S. 97).

Selbst-Mobilisierung am Aufbau des NS-Gesundheitssystems teilnahmen, wiesen sie sich Aufgabenbereiche zu, die weit über die traditionellen kurativen Obliegenheiten hinausgingen und unter dem Oberbegriff „Gesundheitsführung" als ein „Kernbereich der NS-Gesellschaftspolitik" anzusprechen sind.[68] Das zugrunde liegende Konzept entsprang genuin nationalsozialistischem Gedankengut und ging wesentlich, so Leonardo Conti 1943, zurück auf den 1929 als Kampforganisation der Volksgesundheitsidee begründeten Nationalsozialistischen Deutschen Ärztebund:

> Nicht mit standespolitischen Fragen, so Conti, beschäftigte er sich, sondern über seiner Gründung stand das Wort: Vom Arzt des einzelnen zum Arzt der Nation! Aus ihm entwickelte sich das Hauptamt für Volksgesundheit als Führungsamt, aus diesem gingen das Amt Gesundheit und Volksschutz der Deutschen Arbeitsfront, das Amt Gesundheit der NS-Volkswohlfahrt und das Amt Gesundheit der Hitler-Jugend hervor, heute wichtigste Durchführungseinrichtungen für die Volksgesundheit.[69]

Schluss

Akademisch gebildete, intellektuelle Juden der Weimarer Republik, auch Ärzte, waren meist liberal oder standen politisch eher links; dem rechten politischen Spektrum konnten sie schon deswegen nicht angehören, weil die Rechte antisemitisch war. Juden waren damit wesentliche Träger eines aufklärerischen Ideals, das die nichtjüdischen Bürger zu einem beträchtlichen Teil aus Überzeugung nicht teilten und bei ihrem intellektuellen Abstieg in Nationalismus und Rassismus endgültig hinter sich ließen: „So wurde ein ‚gutes', aufklärerisches, vernunftzentriertes Bildungsideal von den zunehmend ‚schlechten', nationalistischeren, emotionalisierten Umgangsformen getrennt."[70]

Der antisemitische Gestus gegen Ärzte in der Weimarer Zeit stellt sich in diesem Zusammenhang also wesentlich als eine Art der Rebellion von „Modernisierungsverlierern" dar, indem standespolitische Fragen ebenso wie die hohe Akademikerarbeitslosigkeit und die Konkurrenz um Studienplätze, Assistenzarztstellen, Professuren und Niederlassungen als Folgeerscheinung jener Krisen angesehen werden können, welche in der Moderne unabänderlich zu sein schei-

---

68 Süß, Winfried: Der „Volkskörper" im Krieg. Gesundheitspolitik, Gesundheitsverhältnisse und Krankenmord im nationalsozialistischen Deutschland 1939–1945 (= Studien zur Zeitgeschichte, 65). München 2003, S. 12.
69 Conti, Leonardo: Nationalsozialismus und Volksgesundheit. Zum 30. Januar 1943. Die Gesundheitsführung, Jg. 1943, S. 29–31, S. 30.
70 Jensen, Doppelgänger, S. 31.

nen.[71] Der Antisemitismus gegen Ärzte entstand aber auch vor dem Hintergrund eines relativ großen Anteils „jüdischer" Ärzte insbesondere in den städtischen Ballungsräumen. Diese Beobachtung macht den Antisemitismus an sich nicht weniger verachtungswürdig; sie in die Überlegungen einzubeziehen, ermöglichte es aber, einen Beitrag zur Beantwortung der Frage zu leisten, welche konkreten, erfahrbaren und wirkmächtigen sozialen und kulturellen Rahmenbedingungen den vorhandenen antijüdischen Reflex steigerten und wirksam werden ließen. Ganz offenbar spielten zum krisenhaften Ende der Weimarer Republik hin „Mechanismen der Verdichtung" eine wesentliche Rolle,[72] die gerade auch in den alltäglichen Wahrnehmungen, Kommunikationen und Interaktionen zwischen Juden/jüdischen Ärztinnen und Ärzten und nichtjüdischen Kolleginnen und Kollegen wie auch Patientinnen und Patienten Ressentiments zutage treten ließen, deren Auswirkungen der Berliner Internist Heinrich Rosin bereits 1926 beklagte:

> Dem jüdischen Praktiker entzieht sich in neuester Zeit die christliche Klientel in einer Weise, wie es im 19. Jahrhundert gewiß nicht, aber vielleicht auch nicht einmal im Mittelalter der Fall war. Zum ersten Mal beobachtet man einen gewissen Boykott jüdischer Ärzte seitens eines nicht unbeträchtlichen Teiles des christlichen Publikums, und Hand in Hand damit geht die Tatsache, daß die Heranziehung jüdischer Autoritäten oder jüdischer Fachärzte seitens ihrer christlichen Kollegen in höchstem Maße nachgelassen hat.[73]

Insbesondere für die nicht-jüdischen Ärztinnen und Ärzte, die überwiegend dem nationalkonservativen Lager zuzurechnen sind, ist darüber hinaus aber auch auf den symbolischen „Wert" des Antisemitismus hinzuweisen, indem seine Vertreter damit einem identifizierbaren politischen Lager zugerechnet werden konnten: „Das Bekenntnis zum Antisemitismus wurde zu einem Signum kultureller Identität, der Zugehörigkeit zu einem spezifischen kulturellen Lager";[74] Werner

---

71 Hans Georg Güse und Norbert Schmacke konstatieren hinsichtlich der sozialökonomischen Situation der organisierten Ärzteschaft in der Weimarer Republik ein „ständisch-elitäres Gesellschaftsbild mit „antikapitalistisch-antisozialistischen, nationalistischen und militärisch-rassistischen Komponenten. (Güse, Hans Georg/Schmacke, Norbert: Psychiatrie zwischen bürgerlicher Revolution und Faschismus. Mit einem Vorwort von Erich Wulff. 2 Bde. Kronberg 1976. Bd. 2, S. 338–356).
72 Jensen, Doppelgänger, S. 31.
73 Hier zitiert nach: Kümmel, Werner Friedrich: Antisemitismus und Medizin im 19./20 Jahrhundert. In: Peiffer, Jürgen (Hrsg.): Menschenverachtung und Opportunismus. Zur Medizin im Dritten Reich. Tübingen 1992, S. 44–67, S. 61.
74 Volkov, Shulamit: Jüdisches Leben und Antisemitismus im 19. und 20. Jahrhundert. Zehn Essays, München 1990, (2., durch ein Register erweiterte Auflage unter dem Titel: Antisemitismus als Kultureller Code. Zehn Essays). München 2000, S. 23.

Friedrich Kümmel spricht mit Hinweis auf Carl C. Bry gar von einer „verkappten Religion", insofern, „als er für alle Bedrohungen, die die Gegenwart zu bringen schien, eine einfache Erklärung bot und alle Rettung ebenso einfach im Kampf gegen das Judentum sah."[75]

Die zu Stereotypen geronnenen Ressentiments gegen jüdische Ärzte und Wissenschaftler können vor diesem Hintergrund keinesfalls mehr als vorgeschobene „Argumente" gedeutet werden; vielmehr dürfen antisemitische Grundmotive von fremdrassigen „Weltverschwörern", Kapitalisten (aber auch Kommunisten) gerade auch in Bezug auf die jüdischen Ärzte nicht unterschätzt werden, indem hier antikapitalistische und rassistische Argumente zusammentrafen: Danach sei die Entmenschlichung der Umwelt (auch der Medizin) ein Effekt funktionalen und rationalen Denkens; die implizierte Technikkritik wird erweitert durch die Assoziation der Juden mit einer Kultur des Erwerbs und des Wettbewerbs. Abstammung und Rasse würden durch die Emanzipation, durch die Gewährung der Bürgerrechte, pervertiert, indem sich die natürlich-genetische Herkunft zu einem erwerbbaren Gut, sogar einem Marktwert wandle. Eine Gemeinschaft qua biologischem Schicksal drohte sich so zu einer Gesellschaft auf der Grundlage einer rechtlichen Entscheidung und ökonomischem Kalkül zu wandeln.[76]

Bereits in der Endphase der Weimarer Republik begann also die Auflösung des vordergründig engen deutsch-jüdischen Zusammenlebens, wie es sich seit der Judenemanzipation in Deutschland herausgebildet hatte, indem die Rassenzugehörigkeit gegen das Staatsbürgerrecht ins Feld geführt wurde, denn für die Nationalsozialisten waren „die Juden nicht eine Minorität, sondern die Gegenrasse, das negative Prinzip als solches."[77]

Der jüdische Berliner (Spandauer) Frauenarzt Hans Krohn (geb. 1901) berichtet aus der Endphase der Weimarer Republik von Schikanen, die auch viele seiner Kollegen damals bereits erlebt haben dürften, aber in ihren Weiterungen nicht zu deuten wussten oder wagten:

> Schon im Jahre 1932 kam es im Krankenhaus Spandau zu für mich unerfreulichen und unerträglichen Zwischenfällen. Jüngere Kollegen erschienen in SA- und SS-Uniformen, man griff mich versteckt oder auch offen wegen meiner rassischen Abstammung an und

---

[75] Kümmel, Antisemitismus, S. 49; Bry, Carl Christian: Verkappte Religionen. Kritik des kollektiven Wahns. Gotha/Stuttgart 1924, S. 98–106.

[76] „Aus diesen vier elementaren Eigenarten [...], wir können sie des gleichförmigen Tonfalls wegen als Intellektualismus, Teleologismus, Voluntarismus (oder Energismus) und Mobilismus bezeichnen, baut sich nun die ganze, oft genug komplizierte, jüdische Wesenheit auf." (Sombart, Juden, S. 323).

[77] Horkheimer/Adorno, Dialektik, S. 177.

weibliche Patienten erklärten, manchmal vor einer Operation im Saal, sich nicht von einem Juden anfassen lassen zu wollen. Meine Tätigkeit als leitender Arzt der geburtshilflichen Abteilung wurde so Ende 1932 unmöglich. Der dienstliche Betrieb lief nur noch reibungsvoll, ein Zustand, der im Interesse der Patienten nicht mehr vertretbar war. Auch persönlich war meine Arbeit unerfreulich, zumal man mir durch ausgelegte Zeitungen, wie z.B. den Stürmer, unmißverständlich zu verstehen gab, daß für jüdische Ärzte in öffentlichen Krankenhäusern kein Platz mehr sei. So entschloß ich mich schweren Herzens, den Dienst im Krankenhaus zunächst im Einvernehmen mit Prof. Dr. Zondek aufzugeben, um nach Eröffnung einer privaten Praxis mich weiterhin mit Prof. Zondek in Gemeinschaft wissenschaftlich zu betätigen. Die sich kurz nach dem Verlassen der Klinik, bis Ende Januar 1933 arbeitete ich dort noch einen Nachfolger ein, sich überschlagenden Ereignisse, gestatten mir nicht mehr, meine Pläne zu verwirklichen. Die am 1.2.1933 zugesagte Erlaubnis zur Niederlassung als Facharzt wurde durch eine Verfügung des Oberbürgermeisters, Bezirksamt Spandau, vom 31.3.1933 [...] über den Ausschluß als Wohlfahrtsarzt und durch den Beschluß des Oberversicherungsamtes Berlin, Abteilung Arztregister vom 10.6.1933 [...] über die Ausschließung von den Krankenkassenärzten völlig wertlos. Daraufhin verließ ich im Spätsommer 1933 Deutschland.[78]

---

[78] Landesamt für Bürger- und Ordnungsangelegenheiten Berlin (LABO); Entschädigungsbehörde, Reg.Nr. 64.413 – Entschädigungsakte Hans Krohn; Antrag vom 9. Juli 1956. Die Autoren danken Susanne Doetz für den Hinweis auf die Akte.

Susanne Doetz und Christoph Kopke
Die antisemitischen Kampagnen und Verfolgungsmaßnahmen gegen die jüdische Ärzteschaft seit 1933

Diskriminierung und früher Terror

Die Ausgrenzung, Verdrängung und Entrechtung jüdischer Ärzte und Ärztinnen fand schrittweise und auf mehreren Ebenen statt: Administrative sowie gesetzliche Maßnahmen wurden von unmittelbarem Terror flankiert und durch die (Selbst)- „Reinigung" ärztlicher Standesorganisationen und Verbände komplementiert.

In der ersten Phase der nationalsozialistischen „Machtergreifung" richteten sich die Aktionen der neuen Machthaber hauptsächlich gegen diejenigen jüdischen Ärzte, die gleichzeitig einer kommunistischen oder sozialistischen Gruppierung angehörten.[1] So wurde der dirigierende Arzt am städtischen Hufeland-Hospital in Berlin und Präsident der 1932 gegründeten Internationalen Gesellschaft der Ärzte gegen den Krieg, Felix Boehnheim (1890–1960), in den frühen Morgenstunden des 28. Februars 1933 verhaftet und für fünf Monate im Gefängnis Berlin–Spandau interniert.[2] Neben diesen in erster Linie gegen die politische Linke gerichteten Aktionen kam es bereits in dieser Phase auch zu vereinzelten, dezidiert antisemitischen Maßnahmen gegen jüdische Mediziner auf lokaler Ebene:

So wurden in Mainz im Februar 1933 drei Assistenzärzte aus dem dortigen Städtischen Krankenhaus entlassen, weil sie Juden oder jüdischer Herkunft waren.[3] In Nürnberg, der Gauhauptstadt Julius Streichers,[4] bestellte der Vorsitzende des Deutschen Ärztevereinbundes und des Hartmannbundes in Personalunion, der Nürnberger Gastroenterologe Alfons Stauder (1878–1937), Mitte Februar

---

1 Peter Longerich datiert die erste Phase der „Machtergreifung", die sich vor allem gegen die politische Linke richtete, auf den Zeitraum zwischen der Ernennung Hitlers zum Reichskanzler und den Reichstagswahlen vom 5. März. Longerich, Peter: Politik der Vernichtung. Eine Gesamtdarstellung der nationalsozialistischen Judenverfolgung. München 1998.
2 Vgl. Ruprecht, Thomas Michael: Felix Boenheim. Arzt, Politiker, Historiker. Hildesheim [u.a.] 1992.
3 Vgl. Kümmel, Werner Friedrich: Die „Ausschaltung" der jüdischen Ärzte in Mainz durch die Nationalsozialisten. In: Dumont, Franz [u.a.] (Hrsg.): Moguntia medica. Das medizinische Mainz. Vom Mittelalter bis ins 20. Jahrhundert. Wiesbaden 2002, S. 385–397.
4 Vgl. Rieger, Susanne und Gerhard Jochem: Jüdische Ärzte 1933–1945 in Nürnberg. In: transit nürnberg # 3. Menschen und Leben. Nürnberg 2009, S. 183–202.

den jüdischen Sanitätsrat und Sekretär der Kassenärztlichen Vereinigung Nürnbergs Ludwig Steinheimer zu sich und nötigte ihn, unbefristet Urlaub zu nehmen.[5] Der nationalkonservative Stauder setzte somit noch vor der „Gleichschaltung" der ärztlichen Spitzenverbände erste antisemitische Exklusionsmaßnahmen um. Und im nationalsozialistischen „Mustergau" Thüringen ordnete der dortige Reichsstatthalter Fritz Sauckel am 20. Februar 1933 an, dass dem „nicht-arischen" Chefarzt des Städtischen Krankenhauses in Gera, Hans Simmel, unverzüglich die Funktion entzogen werden solle. Einen Monat später wurde Simmel, gegen den bereits seit 1928 eine antisemitische Kampagne lief, wegen „staatsfeindlicher Äußerungen" in „Schutzhaft" genommen.[6]

Die erste antisemitische Welle des „Dritten Reiches" begann im März 1933 mit den unmittelbar auf die Reichstagswahlen folgenden antijüdischen Ausschreitungen.[7] Diese gingen insbesondere in Berlin, der Stadt mit dem höchsten Anteil an jüdischen Ärzten und Ärztinnen und vergleichsweise vielen Medizinern und Medizinerinnen, die im *Verein sozialistischer Ärzte* organisiert waren, mit der Besetzung städtischer Krankenhäuser durch die SA sowie der Verhaftung und Misshandlung jüdischer sowie politisch missliebiger Ärzte und vereinzelt auch Ärztinnen einher.[8] Nachdem ein Sturmtrupp der SA am 10. März 1933 das Bezirk-

---

5 Vgl. Kater, Michael H.: Ärzte als Hitlers Helfer. München 2002, S. 301; Damskis, Linda Lucia: Zerrissene Biografien. Jüdische Ärzte zwischen nationalsozialistischer Verfolgung, Emigration und Wiedergutmachung. München 2009, S. 31. Zu Stauder vgl. außerdem Schwoch, Rebecca: Ärztliche Standespolitik im Nationalsozialismus. Julius Hadrich und Karl Haedenkamp als Beispiele. (=Abhandlungen zur Geschichte der Medizin und der Naturwissenschaft, 95). Husum 2001, S. 375–376.
6 Vgl. Grieser, Thomas: Jüdische Ärzte in Thüringen während des Nationalsozialismus 1933–1945. Diss. med. Jena 2003., S. 113–114.
7 Vgl. Longerich, Politik, S. 25–30.
8 Bei den politisch missliebigen Ärzten handelte es sich in den meisten Fällen auch um jüdische bzw. von den Nationalsozialisten als „nicht-arisch" definierte Mediziner. Als Beispiele seien genannt: die Verhaftung des Stadtarztes des Berliner Bezirks Prenzlauer Berg Alfred Korach am 14. März 1933, die Verhaftung des Oberarztes am Kaiser- und Kaiserin-Friedrich-Kinderkrankenhaus Rudolf Neumann Ende März 1933, die Verhaftung der Pankower Stadtoberschulärztin Minna Flake am 8. April sowie die Verhaftungen des Neuköllner Fürsorgearztes Georg Benjamin am 12. April 1933 und von Erwin Marcusson, Assistenzarzt am Städtischen Krankenhaus Berlin-Britz, zur selben Zeit. Vgl. zu Korach: Labisch, Alfons/Tennstedt, Florian: Der Weg zum „Gesetz über die Vereinheitlichung des Gesundheitswesens" vom 3. Juli 1934. Entwicklungslinien und -momente des staatlichen und kommunalen Gesundheitswesens in Deutschland. Teil 2. Düsseldorf 1985, S. 440–442; Vgl. zu Neumann: Landesarchiv Berlin (LAB), C Rep. 118–01, Nr. 13287, Bl. 3; Zu Flake: Boghardt, Julie: Minna Flake. Macht und Ohnmacht der roten Frau: Von der Dichtermuse zur Sozialistin. Frankfurt a. M./New York 1997, S. 63; Zu Benjamin und Marcusson: Benjamin, Hilde: Georg Benjamin. Eine Biographie. Berlin 1987, S. 210 und 212.

samt Kreuzberg besetzt und den jüdischen Bezirksbürgermeister Carl Herz durch die Straßen getrieben hatte,[9] okkupierten SA-Männer unter Leitung des späteren Berliner Polizeipräsidenten Wolf-Heinrich Graf von Helldorf (1896–1944) am folgenden Tag das in Berlin-Kreuzberg gelegene Urban-Krankenhaus und setzten dessen ärztlichen Direktor Hermann Zondek eigenmächtig ab.[10] Dies sollte nicht der einzige „Besuch" bleiben, den die SA dem Kreuzberger Klinikum abstattete.

Im Zuge der Boykottaktion vom 1. April wurden erneut Ärzte des Urban-Krankenhauses, aber auch des Krankenhauses Berlin-Moabit verhaftet und in das berüchtigte, frühe Berliner Konzentrationslager in der General-Pape-Straße verbracht, wo sie brutal misshandelt wurden.[11] Zu den hier Inhaftierten gehörte auch der praktische Arzt Arno Philippsthal, der am 21. März 1933 wegen „nazifeindlicher Äußerungen" von SA-Männern in seiner Praxis in Berlin-Biesdorf verhaftet worden war. Er starb am 3. April 1933 an den Folgen der ihm zugefügten schweren Verletzungen.[12]

Die Inhaftierung jüdischer Ärzte beschränkte sich jedoch keinesfalls nur auf die Reichshauptstadt, wie folgende Beispiele aus anderen Städten zeigen: In Dortmund marschierte ein SA-Trupp unter der Führung eines der Sturmabteilung angehörenden Hautarztes in die Städtischen Klinikgebäude, verhaftete die dort tätigen jüdischen Ärzte und verfrachtete sie in ein Waldgebiet, wo sie unter fortwährenden Drohungen gezwungen wurden, mit erhobenen Händen zu stehen. Anschließend kamen sie für kurze Zeit in „Schutzhaft".[13] Der Münchner Arzt Ludwig Gluskinos wurde unter dem Vorwurf gegen das Abtreibungsgesetz verstoßen zu haben – eine häufig gegen jüdische Mediziner erhobene Anschuldi-

---

9 Vgl. Bericht des Kreuzberger Bürgermeisters Dr. Herz „über meine gewaltsame Amtsentsetzung am Freitag, dem 10. März 1933", LAB, A Rep. 001–02, Nr. 180, Bl. 30–36.
10 Zondek beschrieb die Vorgänge ausführlich in seiner Autobiographie: Zondek, Hermann: Auf festem Fuße. Erinnerungen eines jüdischen Klinikers. Stuttgart 1973, S. 163–166.
11 Vgl. Pross, Christian: Die „Machtergreifung" am Krankenhaus. In: Pross, Christian/Winau, Rolf (Hrsg.): „nicht mißhandeln". Das Krankenhaus Moabit 1929-1933. Ein Zentrum jüdischer Ärzte in Berlin. Berlin 1984, S. 180–205; Robert Koch-Institut (Hrsg.): Verfolgte Ärzte im Nationalsozialismus. Dokumentation zur Ausstellung über das SA-Gefängnis General-Pape-Straße. Berlin 1999; Braunbuch über Reichstagsbrand und Hitlerterror. Basel 1933. Faksimile-Nachdruck der Originalausgabe von 1933. Frankfurt a. M. 1973, S. 212; Schilde, Kurt [u.a.]: SA-Gefängnis Papestraße. Spuren und Zeugnisse. Berlin 1996.
12 Vgl. Ifland, Dorothee: Dr. Arno Philippsthal. In: Biesdorf – 650 Jahre. Chronik eines Festjahres. Hrsg. vom Förderverein für das Bezirksmuseum Mahrzahn. Berlin 2000, S. 41–50; Schilde, Papestraße, S. 103–105.
13 Vgl. Knippschild, Dieter: Das Schicksal der jüdischen Klinikärzte. In: Heimat Dortmund – Stadtgeschichte in Bildern und Berichten. Zeitschrift des Hist. Vereins Dortmund und die Grafschaft Mark e. V. in Verbindung mit dem Stadtarchiv Dortmund. Heft 1 (1996), S. 24–28.

gung –, verhaftet, aber nach einer Woche wieder freigelassen.[14] Weitaus schlimmer erging es dem Nürnberger Facharzt für Haut- und Geschlechtskrankheiten Theodor Katz. Er wurde in den Wochen nach dem Boykott in das Konzentrationslager Dachau verschleppt und dort im Oktober 1933 ermordet.[15]

Zeitgleich zu diesen Terrorakten erfolgte die „Gleichschaltung der deutschen Ärzteschaft". Am 23. März veröffentlichte der *Völkische Beobachter* auf seinem Titelblatt einen Aufruf des Nationalsozialistischen Deutschen Ärztebundes (NSDÄB) „an die deutsche Ärzteschaft". Dort hieß es unter anderem:

> Jüdische ‚Kollegen' setzten sich an die Spitze der Standesvereine und der Ärztekammern; sie verfälschten den ärztlichen Ehrbegriff und untergruben arteigene Ethik und Moral. […] ihnen verdanken wir, daß händlerischer Geist und unwürdige geschäftliche Einstellung sich immer mehr in unseren Reihen breitmachen.[16]

Am darauf folgenden Tag stimmten die Vorstände des Deutschen Ärztevereinsbundes und des Hartmannbundes der Vereinbarung zu, den Präsidenten des NSDÄB Gerhard Wagner zum Kommissar der beiden Spitzenverbände zu machen. Am selben Tag erschien der Aufruf des noch immer amtierenden Vorsitzenden beider Verbände Alfons Stauder. Darin

> ersuchen die Vorstände des Aerztevereinsbundes und des Hartmannbundes ihre Untergliederungen, im Sinne der Forderungen der deutschen Aerzteschaft beschleunigt dafür Sorge zu tragen, dass aus Vorständen und Ausschüssen die jüdischen Mitglieder ausscheiden und Kollegen, die sich innerlich der Neuordnung nicht anschliessen können, ersetzt werden.
>
> Ferner ist durch die Vorstände der kassenärztlichen Vereinigungen den Vorständen der Krankenkassen und den Versicherungsbehörden (Versicherungsämter, Oberversicherungsamt) gegenüber darauf zu dringen, dass jüdische und marxistische Vertrauensärzte beschleunigt ersetzt werden.[17]

---

14 Vgl. Kater, Ärzte, S. 303.
15 Vgl. Kater, Ärzte, S. 303; Eppinger, Sven: Das Schicksal der jüdischen Dermatologen Deutschlands in der Zeit des Nationalsozialismus. Frankfurt a. M. 2001, S. 233. Zu weiteren Verhaftungen siehe auch: Stielike, Heinz: Die Ausschaltung rassisch und politisch verfemter Ärzte im ersten Jahr des „Dritten Reiches". Diss. med. Kiel 1985, S. 21.
16 Zitiert nach Jäckle, Renate: Schicksale jüdischer und „staatsfeindlicher" Ärztinnen und Ärzte nach 1933 in München. München 1988, S. 12.
17 Die Säuberungsaktion innerhalb der deutschen Aerzteschaft. An die Mitglieder des Hartmannbundes und des Deutschen Aerztevereinsbundes. Völkischer Beobachter, 27. März 1933. Abgedruckt in: Comité des Délégations Juives (Hrsg.): Die Lage der Juden in Deutschland 1933. Das Schwarzbuch – Tatsachen und Dokumente. Paris 1934, wiederaufgelegt Frankfurt a. M. [u.a.] 1983, S. 201–203, hier S. 203.

Nicht überall erfolgten Ausschluss und „Gleichschaltung" so widerstandslos wie auf Reichsebene. In Berlin wurden alle elf Vorstandsmitglieder des Groß-Berliner-Ärztebundes von Leonardo Conti – damals „Kommissar zur besonderen Verfügung" im preußischen Innenministerium – genötigt, ihr Amt niederzulegen.[18] Die meisten von ihnen gehörten gleichfalls der Berliner Ärztekammer an, deren jüdische Vorstandsmitglieder zurücktreten mussten.[19] In Fürth wiederum ging der kommissarische Vorsitzende des ärztlichen Bezirksvereins und des dortigen kassenärztlichen Vereins noch über das Ersuchen Stauders hinaus. Er untersagte den „deutschen" Ärzten seines Bezirks, sich von jüdischen Ärzten vertreten zu lassen. Außerdem ernannte er eine Kommission zur Begutachtung der Schwangerschaftsunterbrechung von „arischen" Frauen, die nur noch aus „deutschen" Mitgliedern bestand.[20]

Der Boykott vom 1. April 1933

Einen Höhepunkt der ersten antisemitischen Welle stellte der „Aprilboykott" dar, zu dem die Nationalsozialisten am 29. März in allen Zeitungen aufgerufen hatten. Neben jüdischen Geschäften waren vor allem jüdische Rechtsanwälte und Ärzte das Hauptangriffsziel. Vor den Geschäften, Kanzleien und Praxen waren SA-, SS- oder HJ-Posten aufgestellt, Plakate mit der Aufschrift „Meidet jüdische Ärzte", oder „Die Juden sind unser Unglück" wurden angebracht und die Schilder von Arztpraxen beschmiert und zum Teil beschädigt. Auf öffentlichen Kundgebungen verlangten Mitglieder der NSDAP eine Beschäftigungsbeschränkung für jüdische Ärzte entsprechend ihres Anteils an der Gesamtbevölkerung.[21]

Eine kleine couragierte Minderheit der Bevölkerung befolgte den Boykottaufruf nicht und konsultierte demonstrativ jüdische Ärzte und Ärztinnen. Dies kann

---

18 Von den Vorstandsmitgliedern galten vier als „deutschblütig", drei als jüdisch, einer als „Mischling" und ein weiterer als „deutschblütig", war aber mit einer Jüdin verheiratet. Von zweien ist die Abstammung nicht bekannt. Vgl. Hahn, Judith/Schwoch, Rebecca: Anpassung und Ausschaltung. Die Berliner Kassenärztliche Vereinigung im Nationalsozialismus. Berlin 2009, S. 56–57.
19 Vgl. Hahn/Schwoch, Anpassung, S. 57.
20 Vgl. Kümmel, Werner Friedrich: Die „Ausschaltung" der jüdischen Ärzte in Mainz durch die Nationalsozialisten. In: Dumont, Franz [u.a.] (Hrsg.): Moguntia medica. Das medizinische Mainz. Vom Mittelalter bis ins 20. Jahrhundert. Wiesbaden 2002, S. 385–397, S. 56–81, hier S. 65.
21 Vgl. Kümmel, Ausschaltung, S. 65–66; Nathorff, Hertha: Das Tagebuch der Hertha Nathorff. Berlin-New York. Aufzeichnungen 1933 bis 1945. (Hrsg.): Benz, Wolfgang. Frankfurt a. M. 1988, S. 38.

jedoch nicht darüber hinwegtäuschen, dass die Mehrheit der Bevölkerung sich so verhielt, wie es das Regime erwartete.[22] Die jüdische Berliner Ärztin Hertha Nathorff schrieb dazu in ihrem Tagebuch:

> Ich selber habe heute mit Absicht in Geschäften gekauft, vor denen ein Posten stand. Einer wollte mich abhalten, in ein Seifengeschäft zu gehen. Ich schob ihn aber auf die Seite mit den Worten: ‚Für mein Geld kaufe ich, wo ich will'. Warum machen es nicht alle so? Dann wäre der Boykott schnell erledigt gewesen. Aber die Menschen sind ein feiges Gesindel, ich weiß es längst.[23]

Das Gesetz zur Wiederherstellung des Berufsbeamtentums

Eine Woche nach dem Boykotttag wurde mit dem Inkrafttreten des *Gesetzes zur Wiederherstellung des Berufsbeamtentums* die erste reichsweite Gesetzesgrundlage geschaffen, mit der Ärzte und Ärztinnen, die keine „arische" Abstammung vorweisen konnten – hierfür genügte bereits ein „nicht-arischer" Großvater bzw. eine „nicht-arische" Großmutter – , aus universitären, kommunalen sowie staatlichen Einrichtungen des Gesundheitswesens ausgeschlossen werden konnten. Waren zunächst nur Beamte betroffen, stellten die Verordnungen vom 24. April sowie vom 4. und 6. Mai 1933 die Wirksamkeit des Gesetzes auch für Angestellte und Arbeiter fest.[24] Nach den am 8. August erlassenen Richtlinien musste auch der Nachweis für die „arische" Abstammung der Ehepartner erbracht werden.[25]

Noch vor der Verabschiedung des Gesetzes, schafften lokale Funktionäre vielerorts bereits vollendete Tatsachen.[26] Neben den bereits erwähnten Entlassungen kam es mindestens in Berlin und Chemnitz zur Kündigung jüdischer

---

22 Vgl. Longerich, Politik, S. 37.
23 Nathorff, Tagebuch, S. 38–39.
24 Vgl. Kümmel, Ausschaltung, S. 67; Villiez, Anna von: Mit aller Kraft verdrängt. Entrechtung und Verfolgung „nicht arischer" Ärzte in Hamburg 1933 bis 1945 (= Studien zur jüdischen Geschichte, 11). Hamburg 2009, S. 74.
25 Vgl. Richtlinien zu § 1 a Abs. 3 des Reichsbeamtengesetzes in der Fassung des Gesetzes vom 30. Juni 1933 (Reichsgesetzbl. I S. 433). Vom 8. August 1933, Reichsgesetzbl. 1933 I, S. 575.
26 Obwohl inzwischen einige Regionalstudien vorliegen, ist der Forschungsstand hier sehr unbefriedigend, zumal die einzelnen Forschungsarbeiten nicht nach einheitlicher Fragestellung vorgingen. Die nachfolgenden Beispiele sind daher zufällig und es kann durchaus in vielen Städten auf ähnliche Weise vorgegangen worden sein.

Wohlfahrtsärzte[27], in München zur Entlassung jüdischer Schulärzte[28] und in Breslau,[29] Berlin und München zur Kündigung von Medizinern und Medizinerinnen städtischer Krankenhäuser:

Am 17. März 1933 gab der Berliner Staatskommissar Julius Lippert (1895–1956) auf einer Besprechung mit kommissarischen Bezirksbürgermeistern die Anweisung „jüdischen Kommunisten und Sozialdemokraten", die als Ärzte an städtischen Krankenhäusern tätig seien, zum nächstmöglichen Zeitpunkt zu kündigen.[30] Wie das oben erwähnte Beispiel der Besetzung des Urban-Krankenhauses zeigt, war es zuvor schon zu Entlassungen und Amtsenthebungen gekommen. Die Entlassungsmeldungen – häufig mit namentlicher Nennung der Gekündigten – konnten in den folgenden Wochen in der Presse nachgelesen werden.[31] Einerseits reproduzierten die Nationalsozialisten damit massiv ihre schon vor 1933 ständig vorgebrachte Propagandabehauptung von der „Verjudung der Deutschen Ärzteschaft" und demonstrierten andererseits ihren Willen zur Tat. In München, der „Hauptstadt der Bewegung", in der „zahlreiche überzeugte Anhänger der ‚neuen Zeit'" versuchten, „der nationalsozialistischen ‚Gesetzgebung' möglichst einen bis zwei Schritte voraus zu sein",[32] wurden drei Ärzte aus dem Krankenhaus Schwabing entlassen sowie die Tätigkeit der in städtischen Krankenanstalten beschäftigten jüdischen Ärzte und Ärztinnen auf jüdische Patienten beschränkt. Der Münchner Oberbürgermeister Karl Fiehler sorgte sich gar um die Toten: Jüdische Ärzte durften fortan nur noch jüdische Leichen sezieren.[33]

Mit dem am 7. April 1933 in Kraft getretenen Berufsbeamtengesetz erfolgte die reichsweite Vereinheitlichung dieser Einzelaktionen. Jüdische Mediziner und Medizinerinnen wurden nicht nur auf der Grundlage des „Arierparagraphen" entlassen, sondern auch mit der Begründung der „politischen Unzuverlässigkeit" oder der „Vereinfachung der Verwaltung". Von letzterem waren insbesondere Ärzte betroffen, denen aufgrund ihres Status als „Frontkämpfer"

---

27 Zu Berlin vgl. Lage der Juden, S. 209; zu Chemnitz vgl. Herrlich, Mario: Jüdische Ärzte in den Kreishauptmannschaften Dresden-Bautzen, Chemnitz und Zwickau vor und nach 1933 in Deutschland. Diss. med. Leipzig 1996, S. 69.
28 Vgl. Jäckle, Schicksale, S. 14.
29 Vgl. Vossische Zeitung, 30. März 1933, abgedruckt in: Lage der Juden, S. 209. Vgl. auch Baader, Gerhard: Keine Kollegen? – Diskriminierung, Vertreibung und Verfolgung jüdischer Ärzte in Deutschland. Bayerisches Ärzteblatt (1989), Heft 4, S. 157–171, hier S. 159.
30 Vgl. Gruner, Wolf: Judenverfolgung in Berlin 1933–1945. Eine Chronologie der Behördenmaßnahmen in der Reichshauptstadt. Berlin, 2009², S. 55.
31 Vgl. z.B. Berliner Börsencourier 25. März 1933.
32 Jäckle, Schicksale, S. 11.
33 Vgl. Jäckle, Schicksale, S. 16.

nicht gekündigt werden konnte.³⁴ Auf Drängen des Reichspräsidenten von Hindenburg waren diejenigen jüdischen Beamten die bereits seit 1914 Beamte waren oder während des Ersten Weltkrieges an der Front gekämpft hatten bzw. deren Väter oder Söhne während des Krieges gefallen waren, von der Regelung eigentlich ausgenommen.³⁵ Für weibliche jüdische Ärzte galt – allerdings erst ab September 1933 – die Ausnahmeregelung ferner, wenn der Ehemann im Krieg gefallen war.³⁶ Die für die Nationalsozialisten unerwartet hohe Anzahl von jüdischen Kriegsteilnehmern, die sich nicht mit der in der antisemitischen Propaganda immer wieder vorgebrachten Behauptung, die Juden hätten sich vor dem Kriegsdienst gedrückt, vereinbaren ließ, führte zu einer Verschärfung der Ausnahmeregelung. Als Frontkämpfer galt nur noch, wer einer „fechtenden Truppe" angehört und damit an einer ganzen Reihe von Kampfhandlungen teilgenommen hatte.³⁷ Zahlenmäßig fielen die Entlassungen vor allem in jenen Städten und Einrichtungen ins Gewicht, die eine hohe Dichte an jüdischen Ärzten und Ärztinnen aufwiesen. So wurden in Hamburg fast 10 Prozent aller an öffentlichen Krankenhäusern beschäftigen Ärzte entlassen.³⁸ In noch höherem Maße war die Reichshauptstadt betroffen. Hier wurden von insgesamt 1028 an städtischen Gesundheitseinrichtungen arbeitenden Medizinern und Medizinerinnen 458 als jüdisch klassifiziert.³⁹ Dies entsprach einem Anteil von rund 45 Prozent.

Der Entzug der Kassenzulassung

Mit der Verordnung des Reichsarbeitsministeriums über die Zulassung von Ärzten zur Tätigkeit bei den Krankenkassen vom 22. April 1933 wurden die Bestimmungen des *Gesetzes zur Wiederherstellung des Berufsbeamtentums* auf die niedergelassenen Kassenärzte und -ärztinnen übertragen. Diejenigen unter ihnen, die nicht „arischer" Abstammung waren oder sich „im kommunistischen Sinn betätigt hatten", wurde die Kassenzulassung entzogen. Die Neuzulassung solcher

---

34 Vgl. Hilberg, Raul: Die Vernichtung der europäischen Juden. Bd. 1. Frankfurt a. M. 1990, S. 90; Villiez, Kraft, S. 77.
35 Vgl. Kümmel, Ausschaltung, S. 67.
36 Vgl. Drittes Gesetz zur Änderung des Gesetzes zur Wiederherstellung des Berufsbeamtentums. Vom 22. September 1933, Reichsgesetzbl. 1933 I, S. 655–656.
37 Vgl. Stielike, Ausschaltung, S. 36–37.
38 Vgl. Villiez, Kraft, S. 84.
39 Vgl. Denkschrift des Stadtmedizinalrats Klein (1936), LAB, A Rep. 003–03, Nr. 29, Bl. 7.

Ärzte war ebenfalls nicht erlaubt. Analog zum Berufsbeamtengesetz galten auch hier die gleichen Ausnahmeregelungen mit dem einzigen Unterschied, dass auch der Dienst in einem Seuchenlazarett oder die ärztliche Tätigkeit an der Front anerkannt wurde.

Auch in diesem Fall hatte es vor der reichsweiten Regelung verschiedentlich Vorstöße auf lokaler Ebene gegeben: So hatte der Staatskommissar für die Badische Ärztekammer bereits am 30. März 1933 verfügt, dass in ganz Baden die jüdischen Ärzte von ihrer Tätigkeit bei den Krankenkassen und Fürsorgeverbänden mit sofortiger Wirkung ausgeschlossen werden und ihre Zulassung nur noch gemäß ihres Anteils an der Gesamtbevölkerung erfolge.[40] In Fürth wurde verboten, dass jüdische und „arische" Ärzte einander vertraten.[41] Diese Regelung erfolgte reichsweit erst im August 1933 und beinhaltete darüber hinaus weitere Maßnahmen zur Segregation jüdischer Ärzte und Ärztinnen. So durften „arische" Ärzte nur noch an „arische" Ärzte überweisen und umgekehrt nur im Notfall Überweisungen nicht „arischer" Ärzte annehmen. Auch die Konsiliartätigkeit war entsprechend geregelt, und Praxisgemeinschaften zwischen „arischen" und nicht „arischen" Ärzten waren nicht mehr gestattet.[42]

Die Durchführung der Zulassungs- und Ausschlussverfahren lag in den Händen der örtlichen Kassenärztlichen Vereinigungen. Die betroffenen Ärzte und Ärztinnen konnten beim Vorstand des Hartmannbundes Beschwerde einlegen. Über deren Stattgabe oder Ablehnung entschied in letzter Instanz das Reichsarbeitsministerium. Die Berliner Kassenärztliche Vereinigung zeichnete sich hinsichtlich ihrer Ausschlusspolitik durch besondere Rigidität aus, die selbst den Ministerialbeamten des Reichsarbeitsministeriums zu weit ging. Sie attestierten der Kassenärztlichen Vereinigung Berlin „eine nicht zu überbietende Leitfertigkeit". Von 50 Beschwerden Berliner Ärzte, die zwischen dem 12. und 21. August 1933 im Reichsarbeitsministerium eingingen, stimmten die Beamten in 27 Fällen den Beschwerdeführern zu und ließen die Betroffenen wieder zur Kassenpraxis zu.[43]

Julius Hadrich, der der Geschäftsführung der im August gegründeten Kassenärztlichen Vereinigung Deutschlands angehörte,[44] gab in einer Übersicht im Deutschen Ärzteblatt an, dass sich der Anteil der nicht „arischen" Kassenärzte von 16,5 Prozent im März 1933 auf 11,4 Prozent im Frühjahr 1934 verringert habe. In absoluten Zahlen ausgedrückt reduzierte sich ihre Zahl von 5308

---

40 Vgl. Kümmel, Ausschaltung, S. 68–69.
41 Vgl. Kater, Ärzte, S. 304.
42 Vgl. Kümmel, Ausschaltung, S. 71.
43 Vgl. Hahn/Schwoch, Anpassung, S. 64–73; Kümmel, Ausschaltung, S. 70.
44 Vgl. Schwoch, Standespolitik, S. 51–67.

auf 3641.⁴⁵ Diejenigen, die ihre medizinische Tätigkeit weiter ausüben konnten, waren vor allem ältere Ärzte. Die für sie zunächst günstige Ausnahmeregelung hatte jedoch häufig die fatale Folge, dass der Entschluss zur Emigration immer weiter hinausgezögert wurde.⁴⁶

Ebenfalls 1933 setzte die schrittweise Verdrängung und Entlassung von Juden aus den medizinischen Fakultäten der Hochschulen ein.⁴⁷ Ein preußischer Erlass vom Oktober desselben Jahres verfügte, dass „nicht-arische" Absolventen der Medizin und Zahnmedizin keine Approbation mehr erhielten. Das Doktordiplom wurde ihnen fortan nur noch ausgehändigt, wenn sie auf ihre deutsche Staatsangehörigkeit verzichteten.⁴⁸

Der Entzug der Privatkassen am 1. September 1933 zog eine weitere Verschlechterung der Arbeitsbedingungen für jüdische Ärzte und Ärztinnen nach sich.⁴⁹ Diese reagierten mit unterschiedlichen Mitteln auf ihre fortschreitende Entrechtung und dem Entzug ihrer Existenzgrundlage. Bereits 1933 emigrierten fast 2000 Mediziner und Medizinerinnen.⁵⁰ Die Maßnahmen des Jahres 1933 gegen die jüdischen Ärztinnen und Ärzte provozierten somit bereits den ersten Höhepunkt ärztlicher Emigration.⁵¹

Ein Teil der verbliebenen Ärzte kam in den in einigen deutschen Städten⁵² (Berlin, Breslau, Frankfurt/Main, Hamburg, Hannover, Leipzig, Köln) vorhandenen jüdischen bzw. israelitischen Krankenhäusern⁵³ unter. Hier wurden nicht

---

45 Vgl. Stieleke, Ausschaltung, S. 54.
46 Vgl. Hahn/Schwoch, Anpassung, S. 64.
47 Vgl. den Beitrag von Ursula Ferdinand über die Vertreibungen an den Medizinischen Fakultäten in diesem Band.
48 Vgl. Kümmel, Ausschaltung, S. 73; Walk, Joseph (Hrsg.): Das Sonderrecht für die Juden im NS-Staat. Eine Sammlung der gesetzlichen Maßnahmen und Richtlinien – Inhalt und Bedeutung. Heidelberg 1996², S. 57.
49 Vgl. Kümmel, Ausschaltung, S. 71.
50 Körner gibt die geschätzte Gesamtzahl der medizinischen Emigranten aus dem „Altreich" mit 6000 an, wovon 31,7 Prozent bereits 1933 Deutschland verließen. Vgl. Körner, Hans-Peter: Die Emigration deutschsprachiger Mediziner 1933–1945. Exilforschung 6 (1988), S. 83–97, hier S. 86.
51 Vgl. Jütte, Robert: Die Vertreibung jüdischer und „staatsfeindlicher" Ärztinnen und Ärzte. In: Jütte, Robert (Hrsg.): Medizin und Nationalsozialismus. Bilanz und Perspektiven der Forschung. Göttingen 2011, S. 83–93, hier S. 84.; Zur ärztlichen Emigration vgl. auch den Beitrag von Anna von Villiez in diesem Band.
52 Es gab nur ein einziges ländliches jüdisches Krankenhaus im südbadischen Gailingen.
53 Vgl. Adler-Rudel, Selbsthilfe, S. 140; Murken, Axel Heinrich: Vom Hekdesch zum Allgemeinen Krankenhaus. Jüdische Krankenhäuser in Deutschland im Wandel ihrer 800jährigen Geschichte vom 13. Jahrhundert bis zum Zweiten Weltkrieg. Historia Hospitalium 19 (1993/94), S. 115–142; Hartung-von Doetinchem, Dagmar/Winau, Rolf (Hrsg.): Zerstörte Fortschritte. Das Jüdische Krankenhaus in Berlin. 1756–1861–1914–1989. Berlin 1989; Reinke, Andreas: Judentum

nur zusätzliche Stellen für entlassene Mediziner geschaffen, sondern darüber die Aus- und Weiterbildung für die jüdischen Ärzte ermöglicht.

Einen wesentlichen Bestandteil der jüdischen Selbsthilfe stellte die im April 1933 gegründete Zentralstelle für jüdische Wirtschaftshilfe da, deren ärztliches Komitee Geldsammlungen zur Unterstützung notleidender Ärzte organisierte sowie Arbeitsplätze für arbeitslose Mediziner zu vermitteln suchte.[54] Die in Berlin eigens gegründete Beratungsstelle für Ärzte wurde in der NS-Presse als Geheimorganisation marxistischer, kommunistischer und anarchistischer Ärzte denunziert, die „Greuelpropaganda" verbreite.[55] Am Morgen des 7. Juli 1933 verhaftete die Gestapo im Beisein führender Berliner NS-Ärzte zwischen 50 und 60 Berliner Mediziner, die mit der Beratungsstelle in Verbindung standen. Sie verschleppten die Ärzte in ein SA-Gefängnis auf dem ULAP-Gelände (Universum Landes-Ausstellungs-Park), wo sie verhört und misshandelt und von dort auf andere Haftanstalten verteilt wurden. Etwa eine Woche später erfolgte ihre Freilassung. Die Beratungsstelle für Ärzte wurde geschlossen.[56]

„Wider den undeutschen Geist"

Bei der von der *Deutschen Studentenschaft* in Berlin initiierten Bücherverbrennung vom 10. Mai 1933 wurde die als jüdisch gebrandmarkte Psychoanalyse mit einem eigenen Feuerspruch bedacht. Bereits an vierter Stelle nach der Verdammung von Klassenkampf, Dekadenz und „Gesinnungslumperei" hieß es: „Gegen seelenzerfasernde Überschätzung des Trieblebens! Für den Adel des menschlichen [...] der menschlichen Seele! Ich übergebe dem Feuer die Schriften der Schule Sigmund Freuds!"[57] Verbrannt und verboten wurden die Werke Sigmund und Anna Freuds sowie die Bücher von Wilhelm Reich und Siegfried Bernfeld.[58]

---

und Wohlfahrtspflege in Deutschland. Das jüdische Krankenhaus in Breslau 1726–1944. Hannover 1999; Villiez, Kraft, S. 53–55 u. S. 132–138; Becker-Jákli, Barbara: Das jüdische Krankenhaus in Köln. Die Geschichte des Israelitischen Asyls für Kranke und Altersschwache 1869–1945. Köln 2004.
54 Vgl. Reinke, Judentum, S. 245–246.
55 Vgl. Der „Angriff", 7. Juli 1933, abgedruckt in: Lage der Juden, S. 225.
56 Vgl. Hahn/Schwoch, Anpassung, S. 87–92.
57 http://www.dhm.de/ausstellungen/holocaust/r2.htm, [29.1.2013]; vgl. auch Peglau, Andreas: Verbotene psychoanalytische Schriften im Nationalsozialismus. Das Beispiel Wilhelm Reich. In: Schoeps, Julius H./Treß, Werner (Hrsg.): Verfemt und Verboten. Vorgeschichte und Folgen der Bücherverbrennung 1933. Hildesheim [u.a.] 2010, S. 305–340.
58 Bei Anna Freud sowie bei Bernfeld handelt es sich um zwei nicht aus der Medizin kommende Psychoanalytiker.

Neben der Psychoanalyse richtete sich die Aggression gegen eine weitere als jüdisch stigmatisierte Fachrichtung – die Sexualwissenschaften. In der neun Tage nach dem Hauptakt in Berlin erfolgten Bücherverbrennung in Mannheim wurde der Feuerspruch gegen die Psychoanalyse variiert: „Gegen den Primat des Triebes, gegen Dekadenz und moralischen Verfall, für Zucht und Sitte in deutscher Familie!"[59] Statt gegen die Freud-Schule richtete er sich gegen zwei Sexualwissenschaftler – den friesisch-niederländischen Gynäkologen Theodoor Hendrik van de Velde, Autor des kontrovers rezipierten Buches *Die vollkommene Ehe*, sowie den für die Gleichberechtigung der Homosexuellen eintretenden Mediziner Magnus Hirschfeld, der bereits während der Weimarer Republik wiederholt Zielscheibe nationalsozialistischer Angriffe gewesen war.[60] Das Feindbild Hirschfeld wurde auch für die mediale Inszenierung der besonders exponierten Bücherverbrennung in Berlin am 10. Mai 1933 genutzt. Die Plünderung des von Hirschfeld 1919 gegründeten *Instituts für Sexualwissenschaft* diente als medienwirksames Ereignis, das den wenige Tage später folgenden Höhepunkt – die Bücherverbrennung – ankündigte. Dort wurden nicht nur aus dem Institut geraubte Bücher verbrannt, sondern sowohl ein zur Karikatur umgestaltetes Foto als auch ein Büste Hirschfelds dramaturgisch in Szene gesetzt: Während des Fackelzuges trug ein SA-Mann die Büste weithin sichtbar auf einem Stock; auf dem Operplatz angekommen, wurde sie dann neben dem Rednerpult aufgestellt.[61]

Der Ausschluss aus ärztlichen Gesellschaften und Vereinen

Der Ausschluss der jüdischen Ärzte aus den Vorständen der ärztlichen Spitzenverbände markierte den Beginn einer Entwicklung, in deren Verlauf jüdische Mediziner und Medizinerinnen nicht nur aus dem gesamtgesellschaftlichen, sondern speziell auch aus dem medizin-gesellschaftlichen Leben herausgedrängt und isoliert wurden. Das Verhalten der ausführenden ärztlichen Vereinigungen changierte dabei zwischen widerspruchsloser oder sogar befürwortender Umset-

---

59 Zitiert nach Peglau, Schriften, S. 311.
60 Vgl. Peglau, Schriften, S. 312; Herrn, Rainer: Magnus Hirschfelds Institut für Sexualwissenschaft und die Bücherverbrennung. In: Schoeps, Julius H./Treß, Werner (Hrsg.): Verfemt und Verboten. Vorgeschichte und Folgen der Bücherverbrennung 1933. Hildesheim [u.a.] 2010, S. 113–168.; zu van de Velde vgl. Sigusch, Volkmar/Grau, Günter (Hrsg.): Personenlexikon der Sexualforschung, Frankfurt a. M./New York 2009, S. 717–720.
61 Vgl. Herrn, Hirschfelds Institut, S. 113–168.

zung der diesbezüglichen nationalsozialistischen Vorgaben und punktueller Verweigerung. Während sich die Leitung der *Deutschen Gesellschaft für Kinderheilkunde* – wenn auch erfolglos – bemühte, ihren stellvertretenden Vorsitzenden Walther Freund im Vorstand zu belassen,[62] zeigte sich der Vorsitzende der *Deutschen Gesellschaft für Gynäkologie* Walter Stoeckel vom „freiwilligen" Rücktritt der beiden jüdischen Vorstandsmitglieder erleichtert. Die Ausgrenzung der jüdischen Kollegen kommentierte Stoeckel auf der im Herbst 1933 durchgeführten Tagung der Gesellschaft mit den Worten:

> Wir bedauern, dass diese Entwicklung auch Kollegen schwer getroffen hat, deren Persönlichkeit wir hochschätzen und deren wissenschaftliche Leitungen wir hoch bewerten. Wir können ihr Geschick nicht wenden; sie sind die beklagenswerten Opfer einer Härte geworden, die für die Gesundung des deutschen Volkes notwendig geworden war.[63]

Die von der NSDAP-Leitung empfohlene Zurückhaltung der jüdischen Mitglieder, die einem Redeverbot gleich kam, setzte er ebenso widerstandslos um wie der Vorsitzende der *Deutschen Gesellschaft für Chirurgie* Wilhelm Konrad Röpke dies bereits auf dem Chirurgenkongress im April 1933 praktiziert hatte:[64]

> Ich bitte alle Herren Redner, wie das zum Teil schon geschehen konnte, deren Auftreten hier angesichts der heutigen nationalen Strömung Unruhe oder Mißstimmung hervorrufen könnte, zurückzutreten; denn der ruhige Verlauf unserer Tagung und die Würde der Deutschen Gesellschaft für Chirurgie geht allem anderen voran.[65]

Eine Solidarisierung mit den verfolgten Kollegen und Kolleginnen fand selten statt. Stattdessen wurde ein Klima des Nicht-*Willkommenseins* erzeugt, das „nicht-arische" Ärzte und Ärztinnen häufig dazu bewegte, „freiwillig" aus ihren Verbänden auszuscheiden bzw. den Veranstaltungen fern zu bleiben. So sagte der Orthopäde Ernst Bettmann beispielsweise seine Teilnahme am Ortho-

---

[62] Vgl. Jahnke-Nückles, Ute: Die Deutsche Gesellschaft für Kinderheilkunde in der Zeit der Weimarer Republik und des Nationalsozialismus. Diss. med. Freiburg 1992, S. 69–70.
[63] Stoeckel, Walter: Eröffnungs-Ansprache des I. Vorsitzenden W. Stoeckel, Berlin zur 23. Tagung der Deutschen Gesellschaft für Gynäkologie. Archiv für Gynäkologie 146 (1934), S. XLI–XLVII, hier S. XLVII; vgl. Doetz, Susanne: Alltag und Praxis der Zwangssterilisation. Die Berliner Universitätsfrauenklinik unter Walter Stoeckel 1942–1944. Berlin-Brandenburg 2011, S. 173–174.
[64] Vgl. Doetz, Alltag, S. 173–174; Schmiedebach, Heinz-Peter/Schwoch, Rebecca: Prof. Dr. med. Wilhelm Konrad Röpke (1873–1945). In: Sachs, Michael [u.a.] (Hrsg.): Deutsche Gesellschaft für Chirurgie 1933–1945. Die Präsidenten. Heidelberg 2011, S. 1–13.
[65] Zitiert nach: Schmiedebach/Schwoch, Röpke, S. 4.

pädenkongress ab, da er sich dort nur weiteren Ignorierungen aussetze.[66] Der Pädiater L. Lauters gab in seiner Austrittserklärung aus der *Deutschen Gesellschaft für Kinderheilkunde* an, dass er nicht warten wolle, bis man ihn an die Luft setze.[67] Deren Schriftleiter gab in einem Brief unumwunden zu, dass er diesen „Weg der freiwilligen Selbstaustritte" viel glücklicher finde, „als wenn wir irgendeinen Druck ausgeübt hätten".[68] Andere Verbände gingen rigoroser vor. Der 1924 gegründete *Bund Deutscher Ärztinnen*, der laut seiner Statuten der Neutralität in politischen, religiösen und „rassischen" Fragen verpflichtet war und im März 1933 mehr als ein Viertel der damals im Deutschen Reich tätigen Ärztinnen vertrat, schloss bereits Ende Juni 1933 seine „nicht-arischen" Mitglieder mittels eines in die Satzung aufgenommenen „Arierparagraphen" aus.[69] Den von der Berliner Ortgruppe des Bundes im April 1933 vorweggenommenen Ausschluss der als jüdisch klassifizierten Ärztinnen beschrieb Hertha Nathorff in ihrem Tagebuch:

> Eine andere Kollegin [...] steht auf und sagt, ‚nun bitte ich also die deutschen Kolleginnen zu einer Besprechung ins Nebenzimmer'. Kollegin S., eine gute Katholikin, steht auf und fragt: ‚Was heißt das, die deutschen Kolleginnen?' ‚Natürlich alle, die nicht Jüdinnen sind', lautet die Antwort. So war es gesagt. Schweigend stehen wir jüdischen und halbjüdischen Ärztinnen auf und mit uns einige ‚deutsche' Ärztinnen. Schweigend verlassen wir den Raum, blaß, bis ins Innerste empört. Wir gingen dann zu Kollegin Erna B., zu besprechen, was wir tun sollen. ‚Geschlossen unseren Austritt aus dem Bund erklären' sagen einige. Ich bin dagegen. Die Ehre, uns herauszuwerfen, will ich ihnen gerne gönnen, aber ich will wenigstens meinen Anspruch auf Mitgliedschaft nicht freiwillig preisgeben. Nun will ich sehen, was weiter kommt. Ich bin so erregt, so traurig und verzweifelt, und ich schäme mich für meine ‚deutschen' Kolleginnen!⁷⁰

Auch aus dem *Deutschen Verband für psychische Hygiene*, der im selben Jahr an den *Deutschen Verein für Psychiatrie* angeschlossen wurde, mussten die „nicht-arischen" Mitglieder im Laufe des Jahres 1933 ausscheiden.[71] Einen besonderen

---

66 Vgl. Thomann, Hans-Dieter/Rauschmann, Michael: Orthopäden und Patienten unter der nationalsozialistischen Diktatur. Der Orthopäde 30 (2001), S. 696–711, hier S. 703.
67 Vgl. Jahnke-Nückles, Gesellschaft, S. 71 u. S. 75–76.
68 Zitiert nach: Jahnke-Nückles, Gesellschaft, S. 76–77.
69 Vgl. Bleker, Johanna/Eckelmann, Christine: „Der Erfolg der Gleichschaltungsaktion kann als durchschlagend bezeichnet werden" – Der „Bund deutscher Ärztinnen" 1933 bis 1936. In: Bleker, Johanna/Jachertz, Norbert (Hrsg.): Medizin im „Dritten Reich". Köln 1993², S. 87–96, S. 87–96; Eckelmann, Christine: Ärztinnen in der Weimarer Zeit und im Nationalsozialismus. Eine Untersuchung über den Bund Deutscher Ärztinnen. Wermelskirchen 1992.
70 Nathorff, Tagebuch, S. 40.
71 Vgl. Fellmann, Sabine: Die Tätigkeit der medizinisch-wissenschaftlichen Gesellschaften und

Weg wählte die *Deutsche Gesellschaft für Urologie*. Um sich von ihren österreichischen Mitgliedern, unter denen weiterhin viele jüdische Urologen in der Führung des Faches vertreten waren, zu trennen, gründeten Mitte der 1930er Jahre „deutsche" Mitglieder eine eigene *Gesellschaft reichsdeutscher Urologen*, in der für die „nicht-arischen" Mitglieder der alten Gesellschaft kein Platz mehr vorgesehen war.[72] Auch die Gerichtsmediziner gründeten eine neue Gesellschaft. Aus der *Gesellschaft für Gerichtliche und Soziale Medizin* wurde Ende 1934 die *Deutsche Gesellschaft für die gesamte gerichtliche Medizin*. Die neue Satzung sah vor, dass sämtliche Mitglieder „arischer" Abstammung sein mussten.[73] Auch in der sich erst während des Nationalsozialismus konstituierten *Deutschen Gesellschaft für Hämatologie und Onkologie* gab es keinen Platz für „Nichtarier".[74] Zu den wenigen Gesellschaften, die 1939 noch jüdische Ärzte auf ihren Mitgliedslisten führten, gehörten die sich international verstehende *Anatomische Gesellschaft* und die *Deutsche Ophthalmologische Gesellschaft*.[75]

Fortschreitende Entrechtung – die Jahre 1934 bis 1937

Im Vergleich zu den sich überschlagenden Ereignissen des Vorjahres verlief das Jahr 1934 relativ ruhig. Gleichzeitig ging die systematische Ausgrenzung weiter. Im Mai 1934 wurden die Zulassungsbedingungen zur Kassenpraxis verschärft: Um die Exklusion der Juden aus der „Volksgemeinschaft" weiter voranzutreiben, wurden nun auch die mit „nicht-arischen Ehepartnern verheirateten Ärzte und Ärztinnen unter Druck gesetzt. Für sie war ebenso wie für alle „nicht-ari-

---

Vereine im Bereich der Neurologie und Psychiatrie in Deutschland zwischen 1933 und 1945. Diss. med. Leipzig 2000, S. 35.
72 Vgl. Krischel, Matthis: Gleichschaltung und Selbstgleichschaltung der deutschen Urologie im Nationalsozialismus. In: Krischel, Matthis [u.a.] (Hrsg.): Urologen im Nationalsozialismus. Zwischen Anpassung und Vertreibung. Berlin 2011; Bellmann, Julia: Lebenswege der jüdischen Urologen während der Zeit des Nationalsozialismus. In: Krischel, Matthis [u.a.] (Hrsg.): Urologen im Nationalsozialismus. Bd. 1: Zwischen Anpassung und Vertreibung. Berlin 2011, S. 41–48.
73 Vgl. Herber, Friedrich: Gerichtsmedizin unterm Hakenkreuz. Leipzig 2002, S. 209.
74 Vgl. Voswinckel, Peter: 50 Jahre Deutsche Gesellschaft für Hämatologie und Onkologie. Würzburg 1987;http://www.dgho.de/gesellschaft/geschichte/ausstellung/Tafel4.pdf [14.5.2013.]
75 Vgl. Winkelmann, Andreas: The Anatomische Gesellschaft and National Socialism – a preliminary analysis based on the society proceedings. Annals of Anatomy 194 (2012), S. 243–250; Rohrbach, Jens Martin: Augenheilkunde um Nationalsozialismus. Stuttgart, New York 2007, S. 119–126.

schen" Mediziner eine Neuzulassung zur Krankenkasse fortan auch dann nicht mehr möglich, wenn sie als „Frontkämpfer" galten. Wer darüber hinaus einen „nicht-arischen" Ehegatten heiratete bzw. nach dem 1. Juli 1933 geheiratet hatte, musste mit dem Entzug der Kassenzulassung rechnen.[76] Der letzte Punkt wurde im Oktober insofern im Sinne der nationalsozialistischen „Rassenpolitik" modifiziert, als er auf „arische" Kassenärzte beschränkt wurde.[77]

Im Februar 1935 wurden die Prüfungsordnungen für Ärzte und Zahnärzte abgeändert. Von den Prüfungen und der Erteilung der Approbation waren Juden nun ausgeschlossen. Der Ausschluss von Juden von der Erteilung der Approbation wurde im Dezember 1935 auch in der Reichsärzteordnung festgeschrieben.[78]

Einen weiteren wichtigen Meilenstein der verrechtlichten Judendiskriminierung bildete schließlich die Verabschiedung der Nürnberger Gesetze im Jahr 1935. Insbesondere durch das Reichsbürgergesetz vom September 1935 wurden die deutschen Juden jetzt kollektiv zu Staatsbürgern zweiter Klasse deklassiert. Leitende jüdische Ärzte „an öffentlichen Krankenanstalten und freien gemeinnützigen Krankenanstalten" und Vertrauensärzte mussten nach der 2. Verordnung zum Reichsbürgergesetz zum 31. März 1936 den Dienst quittieren.[79] Gleichzeitig erfolgte durch die Nürnberger Gesetze „eine klare Regelung der Judenfrage", wie es „Reichsärzteführer" Wagner in seiner Anordnung vom 13. Februar 1936 ausdrückte. Sogenannte Vierteljuden und Halbjuden, die nicht der jüdischen Religionsgemeinschaft angehörten und mit einem nicht-jüdischen Ehepartner verheiratet waren, zählten nun zu den „deutschen" Ärzten. Ebenso wie „jüdisch Versippte" durften sie nicht mehr in den Verzeichnissen jüdischer Ärzte geführt werden. Allerdings blieb ihnen weiterhin die Kassenzulassung und abgesehen von Ausnahmefällen auch die Erteilung der ärztlichen Bestallung versagt.[80] Für einige Ärztinnen und Ärzte verbesserte sich durch diese neue Kategorisierung die berufliche Situation. Der im März 1933 wegen seiner jüdischen Abstammung am Städtischen Krankenhaus Berlin-Reinickendorf entlassene Internist Ernst Freund beschrieb dies z.B. rückblickend in seinem Entschädigungsverfahren:

> Immerhin wurde mir im Jahre 1937 die Niederlassung als frei praktizierender Arzt in Berlin gestattet, da ich nach den 1935 in Kraft getretenen Nürnberger Gesetzen als arisch verheirateter Mischling doch noch als deutscher Arzt galt und ‚arische' Patienten behandeln durfte.

---

76 Vgl. Walk, Sonderrecht, S. 80–81.
77 Vgl. Walk, Sonderrecht, S. 95.
78 Vgl. Baader, Keine Kollegen, S. 161; Kümmel, Ausschaltung, S. 73–74.
79 Vgl. Baader, Keine Kollegen, S. 161.
80 Vgl. Wagner, Gerhard: Anordnung. Deutsches Ärzteblatt 66 (1936), S. 207–208; vgl. Villiez, Kraft, S. 101–103.

Die Ausdehnung der Praxis war aber sehr begrenzt und verzögert, durch die teils auf Furcht, teils auf Überzeugung begründete Abneigung eines großen Teils der Bevölkerung, zu einem nicht rein arischen Arzt zu gehen.[81]

Die judenfeindlichen Bestimmungen des Gesetzes zur Wiederherstellung des Berufsbeamtentums wurden im Deutschen Beamtengesetz von 1937 weiter fortgeschrieben.[82]

Unter der immer umfassenderen sozialen Isolierung und wirtschaftlichen Kaltstellung hatte, wie auch andere jüdische Gewerbetreibende und Freiberufler, die jüdische Ärzteschaft immer stärker zu leiden. Stetig verstärkte sich die jüdische Binnenmigration vom Land in die Großstadt, vor allem nach Berlin. So lebten Anfang 1938 65% der deutschen Juden in sieben Großstädten. In Berlin lebten mit etwa 140 000 Juden fast 40% der noch in Deutschland verbliebenen jüdischen Einwohner.[83] Darüber hinaus nahm der Auswanderungsdruck weiter zu. Manche Ärzte versuchten sich mit Gelegenheitstätigkeiten oder als Hausierer durchzuschlagen.[84] Andere versuchten, in nichtärztlichen Heilberufen innerhalb der jüdischen Gesundheitsfürsorge Fuß zu fassen.[85]

Auch von den noch in Deutschland verbliebenen Ärzten praktizierte etwa die Hälfte in der Reichshauptstadt. So zählte eine nationalsozialistische Denkschrift, die wohl im Mai 1937 verfasst wurde, für Berlin noch 1623 Ärztinnen und Ärzte, die „erheblich überaltert, von der Behandlung der Wohlfahrtskranken ausgeschlossen [...] jüdische Krankenhausärzte [die] nur noch in jüdischen Krankenhäusern tätig" seien.[86] Neben den immer schlechter laufenden Privatpraxen waren es vor allem das öffentliche jüdische Gesundheitswesen, die jüdischen Krankenhäuser und Einrichtungen der jüdischen Wohlfahrt, die den überall Verdrängten noch Arbeitsplätze boten.[87]

---

81 LABO Berlin, Entschädigungsbehörde, Entschädigungsakte Ernst Freund, Reg. –Nr. 6849.
82 Vgl. Reichsgesetzblatt 1937, Bd. 1, S. 39–70;
83 Vgl. Barkai, Avraham: Vom Boykott zur „Entjudung". Der wirtschaftliche Existenzkampf der Juden im Dritten Reich 1933–1943. Frankfurt a. M. 1987, S. 123.
84 Vgl. Barkai, Boykott, S.90;
85 Vgl. Plum, Günter: Wirtschaft und Erwerbsleben. In: Benz, Wolfgang (Hrsg.): Die Juden in Deutschland 1933–1945. Leben unter nationalsozialistischer Herrschaft. München 1993³, S. 268–313, hier S. 292.
86 Zitiert nach: Barkai, Boykott, S. 145; Zum Entstehungskontext der Denkschrift ebd. 144.
87 Vgl. Barkai, Boykott, S.92

Das Jahr 1938: „Das Ende des jüdischen Arzttums"

Nachdem zum ersten Januar 1938 jüdischen Ärzten die Abrechnung bei sämtlichen Ersatz- und Krankenkassen verwehrt wurde und sie seit Mai 1938 auch keine Fürsorgepatienten mehr behandeln durften[88], kam mit dem Entzug der Approbation der wohl härteste Schlag. Mit der vierten Verordnung zum Reichsbürgergesetz wurde in § 1 verfügt: „Die Bestallungen (Approbationen) jüdischer Ärzte erlöschen am 30. September 1938." Auf Vorschlag der Reichsärztekammer konnte einzelnen jüdischen Ärzten die „Ausübung des Ärzteberufs" gestattet werden. (§2). Diese durften aber – „abgesehen von seiner Frau [sic!] und seinen ehelichen Kindern" – ausschließlich Juden behandeln. (§3,1) Damit hatte die seit 1933 erfolgte Politik der sukzessiven Zulassungsbeschränkung von Juden zum Arztberuf ihren endgültigen Abschluss gefunden. Das generelle Verbot, als Mediziner zu arbeiten, bewegte noch einmal eine große Zahl von Ärztinnen und Ärzten zur Emigration und führte zum zweiten Höhepunkt der ärztlichen Emigration seit 1933.[89] NS-Ärzteführer Gerhard Wagner bezeichnete in einer Parteitagsrede die „Entziehung der Approbation für jüdische Ärzte" als „die wichtigste Maßnahme des vergangenen Jahres"[90] und verkündete: „Der ärztliche Beruf und die deutsche medizinische Wissenschaft sind endgültig vom jüdischen Geist befreit worden."[91] Ähnlich bejubelten NS-Ärzte das „Ende des jüdischen Arzttums" in ihrem Verbandsorgan „Ziel und Weg": „Mit dem am 3. August erfolgten Bestallungsentzug für alle jüdischen Ärzte und dem mit Wirkung vom 31. Januar erfolgten Bestallungsentzug auch für Zahnärzte, Tierärzte und Apotheker sind die Juden aus sämtlichen Zweigen der deutschen Gesundheitsführung ausgeschaltet worden."[92]

Nur wenigen Ärztinnen und Ärzten war es fortan gestattet, als sogenannte „Krankenbehandler" noch (ausschließlich) jüdische Patienten zu behandeln. Von den noch 3252 praktizierenden Ärzten bekamen nur 709 die Genehmigung, als Krankenbehandler arbeiten zu dürfen; in Berlin waren dies 426 der noch verbliebenen 1623 jüdischen Ärztinnen und Ärzte.[93]

---

88 Vgl. Barkai, Boykott, S. 133f.
89 Vgl. Jütte, Vertreibung, S. 84.
90 Wagner, Gerhard: Rasse und Volksgesundheit. Rede auf dem Reichsparteitag 1938. In: Reden und Aufrufe. Gerhard Wagner 1888–1939. Herausgegeben von Dr. L. Conti, Reichsgesundheitsführer. Berlin, Wien 1943, S. 249–266, hier S. 250.
91 Ebd., 251.
92 Meier, H.H.: Das Ende des jüdischen Arzttums. Ziel und Weg (1939), Nr. 4, S. 110–112, 110. / Der Bestallungsentzug (zum 30. September 1938) erfolgte am 25. Juli, nicht am 3. August 1938. (Anmerkung SD/CK).
93 Vgl. Barkai, Boykott, S. 134; Schwoch, Rebecca: Medizinische Versorgung von Juden für

Spätestens das Novemberpogrom in der Nacht vom 9. auf den 10. November machte den restlichen noch in Deutschland verbliebenen Juden schlagartig klar, dass das NS-Regime willens war, seine antijüdische Politik noch weiter zu verschärfen und auch vor offener Gewaltanwendung nach wie vor nicht zurückschreckte. Während des Pogroms und danach kam es nicht nur zu Übergriffen und Brandschatzungen von Synagogen und anderen institutionellen Einrichtungen, sondern auch zu Angriffen auf Wohnungen und Geschäftsräume von Juden. Dabei blieben auch jüdische Arztpraxen nicht verschont.[94]

Zwar waren Juden auch in den Jahren zuvor schon gezielt aus antisemitischen Motiven, etwa wegen Verstößen gegen Bestimmungen der Nürnberger Gesetze und anderer vergleichbarer „Vergehen" in Konzentrationslager eingewiesen worden, eine größere eigenständige Gruppe innerhalb der KZ-Häftlinge stellten sie bis 1938 aber nicht. Schon im Sommer 1938 ließen reichsweit vorgenommene Verhaftungen vorbestrafter Juden im Zuge der sogenannten „Aso-Aktion" die Zahl jüdischer Häftlinge steigen. Vor allem aber sollte ihre Anzahl nach dem Novemberpogrom signifikant zunehmen. Reichsweit wurden zehntausende männliche Juden, oft bekannte, angesehene und wohlhabende Angehörige der örtlichen Gemeinden, inhaftiert und mehrheitlich in die großen Konzentrationslager Dachau, Sachsenhausen und Buchenwald eingewiesen. Darunter befanden sich auch viele Akademiker. Die in der Wiener Library gesammelten Erinnerungsberichte liegen inzwischen auch in gedruckter Form vor, worunter sich auch Berichte von Ärzten finden.[95]

In Dachau trafen bereits am 10. November über 1000 jüdische Häftlinge ein, im Dezember betrug ihre Zahl weit über 14 000. Sie waren zum Teil in Zelten untergebracht. Die meisten Gefangenen kamen in den kommenden Wochen und Monaten wieder frei, viele fanden allerdings auch in den Lagern den Tod: So starben in Dachau im Zeitraum vom 11. November 1938 bis zum 11. März 1939 allein 258 jüdische Häftlinge.[96] In Buchenwald wurden die nach dem Pogrom ein-

---

Juden? „Krankenbehandler" in Berlin 1938–1945. In: Heidel, Caris-Petra (Hrsg.): Jüdische Medizin – Jüdisches in der Medizin – Medizin der Juden? (= Medizin und Judentum, 10) Frankfurt a. M. 2011, S. 289–307. Zur Problematik der Zahlenangaben vgl. ebd. S. 290; Vgl. auch den Beitrag von Rebecca Schwoch in diesem Band.

94 Vgl. u.a. Benzenhöfer, Udo: Jüdische Ärzte in Hannover 1933–1945. Wetzlar 2000, S. 35; Damskis, Biografien, S. 137; Niemann, Charlotte/Leibfried, Stephan: Die Verfolgung Jüdischer und sozialistischer Ärzte in Bremen in der „NS"-Zeit. Bremen 1988, S. 17–20; Arbeitskreis Stolpersteine (Hrsg.): Steine gegen das Vergessen. Stolpersteine in Hilden. Hilden 2008, S. 20.

95 Barkow, Ben [u.a.] (Hrsg.): Novemberpogrom 1938. Die Augenzeugenberichte der Wiener Library. London/Frankfurt a. M. 2008.

96 Zamecnik, Stanislav: Das war Dachau. Luxemburg 2002, S. 105f. Unter den zwischen Ende

gelieferten Juden ebenfalls in Notunterkünften, „scheunenartigen Notbaracken", zusammengepfercht. Ihre Unterbringung und Behandlung war absolut untragbar. „Alle Extreme des Konzentrationslagers Buchenwald – Enge, Wassermangel, sanitärer Notstand und SS-Terror – vervielfachten sich hier in den Tagen nach dem 10. November 1938."[97]

Auch nach Sachsenhausen bei Oranienburg kamen jüdische Häftlinge in größerer Zahl erst im Sommer 1938 und vor allem nach dem Novemberpogrom, als etwa 6000 Juden eingeliefert wurden.[98] Die jüdischen Häftlinge wurden besonders drangsaliert und misshandelt und waren darüber hinaus unzureichend untergebracht. Viele erkrankten oder zogen sich Erfrierungen zu. Es wird berichtet, dass nach den Entlassungen allein im Berliner jüdischen Krankenhaus etwa 600 Amputationen erfrorener Gliedmaßen vorgenommen wurden.[99]

Stellvertretend für die jüdischen Ärzte, die während oder infolge des Novemberpogroms und der anschließenden Verhaftungswelle zu Tode kamen, soll an dieser Stelle nur auf das Schicksal eines Berliner Arztes exemplarisch hingewiesen werden: So starb der 61 jährige Arzt Leo Schaps, der von 1907 bis zu seiner 1933 erfolgten Entlassung als leitender Arzt an der Säuglings- und Kleinkinderfürsorge in Berlin-Prenzlauer Berg gewirkt hatte, Anfang Dezember 1938 vier Tage nach seiner Entlassung aus dem KZ Sachsenhausen an den Folgen der Haftbedingungen und dort erlittenen Misshandlungen.[100]

Die Inhaftierungen dienten vor allem dazu, den Druck zur Auswanderung zu erhöhen und somit die „Arisierung" der Wirtschaft zu beschleunigen. Gleichzeitig wurde durch die Verhängung verschärfter Sonderabgaben (Judenvermögensabgabe) die wirtschaftliche Ausplünderung der noch im Reich verbliebenen Juden intensiviert. Wer nach dem November 1938 zu emigrieren versuchte, konnte dies nur mit dem Verzicht auf erhebliche Vermögenswerte realisieren, wer im Reich blieb, musste nicht selten seinen Besitz oder Teile davon veräußern, um die Zwangsabgaben aufbringen zu können. Dies betraf auch zahlreiche Ärztinnen

---

März 1933 bis Mitte März 1939 insgesamt in Dachau zu Tode gekommenen jüdischen Häftlingen befanden sich sieben Ärzte. Vgl. Tabelle ebd, S .106

97 Stein, Harry: Buchenwald. In: Benz, Wolfgang/Distel, Barbara (Hrsg.): Der Ort des Terrors. Bd. 3: Sachsenhausen, Buchenwald. München 2006, S. 301–356, hier S. 322f.

98 Kaienburg, Herrmann: Sachsenhausen. In: Benz, Wolfgang/Distel, Barbara (Hrsg.): Der Ort des Terrors. Geschichte der nationalsozialistischen Konzentrationslager. Bd. 3, München 2006, S. 17–72, hier S. 31.

99 Naujoks, Harry: Mein Leben im KZ Sachsenhausen. Erinnerungen des ehemaligen Lagerältesten. Berlin 1989, S. 93.

100 LABO Berlin, Entschädigungsbehörde, Entschädigungsakte, Schaps, Leo.

und Ärzte.[101] Nach Beginn des Krieges im September 1939 war eine geregelte Ausreise kaum mehr möglich, im Oktober 1941 war sie schließlich untersagt.

Vernichtung und Neuanfang

Nur wenigen der in Deutschland verbliebenen zumeist älteren jüdischen Ärzte gelang es nach Kriegsbeginn noch zu emigrieren. Die meisten wurden wie die anderen Juden in die Vernichtungslager oder in das KZ Theresienstadt deportiert. Dort sollen zeitweise 600 bis 1000 jüdische Ärztinnen und Ärzte interniert gewesen sein und auch zum Teil praktiziert haben.[102]

Die jüdischen Kliniken wurden größtenteils geschlossen, enteignet oder in den Prozess der Verschleppung und Ermordung der deutschen Juden einbezogen, in dem sie – ganz oder teilweise – zu Gettos oder Sammellagern umfunktioniert wurden.[103] Viele Ärzte und Ärztinnen, die nach NS-Definition als „Mischlinge I. Grades" oder als „jüdisch versippt" galten wurden im weiteren Kriegsverlauf zum Notdienst zwangsverpflichtet. Ihr Einsatzbereich reichte von der Vertretung in Arztpraxen über die Arbeit in Krankenhäusern bis hin zum Einsatz in Zwangsarbeitslagern.[104]

Für manche jüdischen Ärztinnen und Ärzte erschien der Suizid als geeignetes Mittel, der Deportation und Vernichtung zu entgehen.[105] Andere schafften es, in den letzten Monaten des „Dritten Reiches" unterzutauchen und illegal zu überleben. Hier ist stellvertretend an den Berliner Schularzt Alfred Willy Bruck zu erinnern, dem es im Herbst 1943 gelang, zusammen mit Frau und Tochter in Berlin

---

101 Vgl. z.B. die Fallstudie zu dem berühmten Berliner Pathologen Ludwig Pick und der erzwungenen Veräußerung seiner Gemälde und Grafiksammlung: Kopke, Christoph: „Friedrich der Große in Bildnissen seiner Zeit". Zur erzwungenen Versteigerung der Privatsammlung Ludwig Pick im Jahre 1939. Zeitschrift für Religions- und Geistesgeschichte (ZRGG) 64 (2012), Nr. 3, S. 279–286.
102 Zahlenangaben nach: Kümmel, Ausschaltung, S. 76 in Verbindung mit S. 259.
103 Vgl. u.a. die Fallstudie von Gideon Botsch in diesem Band; Villiez, Kraft, S. 53–55 u. S. 131–144; Reinke, Judentum, S. 240–300; Jütte, Robert: Jüdische Krankenhäuser, „Krankenbehandler", Ärzte in Ghettos und im KZ. In: Jütte [u.a.], Medizin im Nationalsozialismus, S. 256–266; Elkin, Rivka: „Das Jüdische Krankenhaus muß erhalten bleiben!" Das Jüdische Krankenhaus in Berlin zwischen 1938 und 1945. Berlin 1993; Silver, David B.: Überleben in der Hölle. Das Berliner Jüdische Krankenhaus im „Dritten Reich", Berlin 2006.
104 Vgl. z.B. LABO Berlin, Entschädigungsbehörde, Entschädigungsakte Otilie Fechner, Reg.-Nr. 4590; Entschädigungsakte Ernst Freund, Reg.-Nr. 6849; Entschädigungsakte Walter Schönebeck, Reg.-Nr. 376168 Villiez, Kraft, S. 103.
105 Vgl. den Beitrag von Tim Ohnhäuser in diesem Band.

unterzutauchen und mit Hilfe nicht-jüdischer Antifaschisten bis Kriegsende in der Illegalität zu überleben.[106]

Wie viele jüdische Ärztinnen und Ärzte schließlich von den Nationalsozialisten ermordet wurden bzw. aufgrund der Verfolgungsmaßnahmen ihr Leben lassen mussten, lässt sich nicht beziffern. Von den seit 1933 emigrierten jüdischen Medizinerinnen und Medizinern kehrten nach 1945, wie verschiedene Studien belegen, nur rund 5% in die Nachfolgestaaten des „Dritten Reiches" zurück[107].

---

106 Doetz, Susanne: Alfred Willy Bruck (1877–1967), Allgemein- und Schularzt. In: Jacob, Ruth/Federspiel, Ruth (Hrsg.): Jüdische Ärzte in Schöneberg. Topographie einer Vertreibung (= Frag doch! Geschichte konkret, 2). Berlin 2012, S. 103–104.
107 Jütte, Vertreibung, S. 90.

Daniela Angetter und Christine Kanzler

„Eltern, Wohnung, Werte, Ordination, Freiheit, Ehren verloren!"[1]

Das Schicksal der in Wien verbliebenen jüdischen Ärzte von 1938 bis 1945 und die Versorgung ihrer jüdischen Patienten

Einleitung

Mitte der 1990er Jahre begann die Medizinische Fakultät der Universität Wien, nicht zuletzt auf Druck aus dem Ausland, mit der Aufarbeitung ihrer Geschichte in der Zeit des Nationalsozialismus. Federführend waren medizinhistorische Projekte wie die Untersuchungen zur Anatomischen Wissenschaft an der Universität Wien zwischen 1938 und 1945, die auch die Vorgänge in der Anstalt „Am Spiegelgrund" und die Euthanasie inkludierten[2], oder Forschungen zur Geschichte der Dermatologie, ein bis 1938 stark von jüdischen Medizinern geprägtes Fach.[3]

Bereits zu Beginn des 20. Jahrhunderts wurden die Gegensätze zwischen deutschnational-antisemitischer und liberal-demokratischer Gesinnung immer stärker. Eine der ersten Eskalationen erfolgte 1910, als Julius Tandler (1869–1936)

---

1 Fragebogen der Wiener Ärztekammer, ausgefüllt von Friedrich Pecker am 4.10.1946, WStLA [= Wiener Stadt- und Landesarchiv], Ärztekammer Wien, A1 – Personalakten, A1/27 (Friedrich Pecker). („Haben Sie durch die Kriegsereignisse Schäden erlitten?").
2 Untersuchungen zur Anatomischen Wissenschaft in Wien 1938–1945, Untersuchungsbericht des Senatsprojektes der Universität Wien, Hrsg. Akademischer Senat der Universität Wien. Wien 1998; Angetter, Daniela Claudia: Anatomical Science at University of Vienna 1938–1945. The Lancet 355 (2000), Nr. 9213, S. 1454–1457.
3 Angetter, Daniela [u.a.]: Der Einfluß des Nationalsozialismus auf die Dermatologie in Österreich 1933–1955 (illustriert am Beispiel der Österreichischen Gesellschaft für Dermatologie und Venerologie und an den beiden Wiener Universitäts-Hautkliniken). In: Plettenberg, Andreas [u.a.] (Hrsg.): Dermatologie an der Schwelle des neuen Jahrtausends. Aktueller Stand von Klinik und Forschung. Bericht von der 40. Tagung der DDG. Berlin/Heidelberg/New York 2000, S. 745–750; Angetter, Daniela Claudia/Holubar, Karl: Die Medizin in Österreich zwischen 1938 und 1945 illustriert am Beispiel der Anatomie und der Dermatologie an der Universität Wien. In: Ruzicka, Thomas [u.a.] (Hrsg.): Mensch und Medizin in totalitären und demokratischen Gesellschaften. Beiträge zu einer tschechisch-deutschen Tagung der Universitäten Prag und Düsseldorf. (= Veröffentlichungen zur Kultur und Geschichte im östlichen Europa, Bd. 21). Essen 2001, S. 61–69; Angetter, Daniela Claudia/Holubar, Karl: Eine kurzgefasste Geschichte der Österreichischen Gesellschaft für Dermatologie und Venerologie mit besonderer Berücksichtigung der Jahre 1933–1945. Wien 2002.

das Ordinariat der I. Anatomischen Lehrkanzel erhielt. Seine Besetzung war umstritten und Aussagen wie „Dr. Tandler ist weitaus mehr Jude als Anatom" waren an der Tagesordnung. Die beiden Wiener anatomischen Lehrkanzeln waren damals politisch stark polarisiert, Lehrkörper und Hörerschaft politisch different. An der I. Anatomischen Lehrkanzel studierten vor allem jüdische und linksgerichtete Studenten, die II. Lehrkanzel war deutsch-völkisch und konservativ eingestellt. Zwischen den Studenten der beiden Institute kam es zu teils blutigen Zwischenfällen. Die antisemitische Gesinnung führte in den Hörsälen zu regelrechten Schlachten, bei denen Studenten oft schwer verletzt wurden. Immer wieder kam es zu antisemitischen Äußerungen in den Vorlesungen. Mit der Machtübernahme der Nationalsozialisten in Deutschland 1933 erreichte die Welle der Gewalt einen weiteren Höhepunkt. Nationalsozialisten stürmten wiederholt Tandlers Institut und schleuderten Präparate auf Studenten. Raufereien mit Stahlruten, Gummiknüppeln, Sesselbeinen und Lederriemen forderten Verletzte. Kurzfristig musste das Anatomische Institut für den Betrieb sogar gesperrt werden.[4]

Eine Diskriminierung von Medizinern jüdischer Herkunft bestand ebenfalls bereits vor 1938. Ihre Karrierebestrebungen im universitären Bereich wurden vielfach behindert und endeten gewöhnlich beim Berufstitel eines ao. Professors. Seit dem Frühjahr 1933 wurden nach Angaben der Vereinigung jüdischer Ärzte in Wien Jungärzte jüdischer Herkunft an öffentlichen Spitälern weder angestellt noch befördert.[5] Leichter war es, sich im Bereich der Krankenkassen und Kassenambulatorien zu etablieren. Die Kündigungswelle nach den Ereignissen des Bürgerkriegs im Februar 1934 betraf jedoch gerade auch jüdische Ärzte sozialistischer Gesinnung.[6] Qualität und Ausmaß der Diskriminierung können allerdings nicht mit der Verfolgung verglichen werden, die nach dem „Anschluss" Österreichs an das nationalsozialistische Deutschland diejenigen Ärzte traf, die nach den Nürnberger Gesetzen als Juden galten.

Mit der Machtübernahme der Nationalsozialisten in Österreich im März 1938 begann der beispiellose Terror gegen Juden, politisch Andersdenkende, Geistliche und gesellschaftliche Randgruppen. Viele von ihnen wurden aus ihren Positionen verdrängt, ihres Privateigentums beraubt und gezwungen, überstürzt ihre Heimat zu verlassen. Diejenigen, denen eine Flucht nicht gelang, wurden in Kon-

---

4 Angetter, Daniela: Die Wiener Anatomische Schule. Wiener klinische Wochenschrift 18 (1999), S. 764–774, hier: S. 768–770.
5 Unsere Generalversammlung. Mitteilungsblatt der Vereinigung jüdischer Ärzte in Wien 4 (1934), S. 2, vgl. auch Schach dem Numerus nullus. Mitteilungsblatt der Vereinigung jüdischer Ärzte in Wien 7 (1934), S. 1.
6 Laut Arbeiter-Zeitung vom 18.11.1934 wurden bis zum Sommer 1934 in Heil- und Fürsorgeinstitutionen der Gemeinde Wien 58 Ärzte gekündigt, von denen 56 jüdischer Herkunft waren.

zentrationslagern interniert und fielen schließlich dem systematischen Massenmord zum Opfer, darunter auch eine große Anzahl an Vertretern der berühmten Wiener medizinischen Schule, denn viele Ärzte und Professoren waren jüdischer Abstammung. Rasch erfolgte 1938 die Umwandlung der österreichischen Hochschulen und Universitäten in nationalsozialistische Institutionen infolge Umgestaltung des Lehrkörpers durch Säuberungen und politische Rekrutierungspraxis, Heranziehen einer NS-loyalen Studentenschaft und Umgestaltung der Hochschulverfassung. Über 50 Prozent der Angehörigen des Lehrkörpers wurden entlassen oder aus ihren Ämtern vertrieben.[7] Die Folge war eine irreparable Schädigung der Medizinischen Fakultät, die bis dahin zu den weltbesten gezählt hatte.

Während im „Altreich" die Ausgrenzung jüdischer Ärzte schrittweise im Laufe von Jahren durchgeführt wurde und mit dem Erlöschen der Approbationen im Jahr 1938 ihren Abschluss erreichte[8], vollzog sich die Vertreibung ihrer österreichischen Kollegen aus dem Berufsleben (die Nürnberger Gesetze traten in Österreich am 20. Mai 1938 in Kraft) binnen weniger Monate und führte zu einer völligen Umstrukturierung des Ärztestandes sowie der Gesundheitsversorgung der Wiener Bevölkerung.

Wie sah nun die ärztliche Versorgung für die Bevölkerung aus? Infolge der Dezimierung des ärztlichen Personals war die Versorgungslage denkbar schlecht. Erkrankte mussten rund zwei bis drei Tage auf den Besuch des Arztes warten. Arbeitstage der Ärzte dauerten bis zu 18 Stunden. Die Chefärzte im Allgemeinen Krankenhaus trugen SA-Uniformen und waren oft unter 30 Jahre alt. Ihnen fehlte Erfahrung und Todesfälle infolge misslungener Operationen waren an der Tagesordnung.[9]

Während der NS-Zeit waren auch die Direktiven für Lehre und Forschung an der Universität Wien neu gegeben. Neue Lehrinhalte wie Rassenbiologie, Rassenhygiene und Wehrmedizin wurden eingeführt.[10] Die medizinischen Fachzeitschriften wurden unter politische Kontrolle gestellt. Die traditionsreiche

---

[7] Lichtenberger-Fenz, Brigitte: Österreichs Universitäten und Hochschulen – Opfer oder Wegbereiter der nationalsozialistischen Gewaltherrschaft? (Am Beispiel der Universität Wien). In: Heiß, Gernot/Mattl, Siegfried [u.a.] (Hrsg.): Willfährige Wissenschaft. Die Universität Wien 1938 bis 1945. Wien 1989, S. 3–16.

[8] Vgl. etwa für Berlin: Schwoch, Rebecca: Medizinische Versorgung von Juden für Juden? „Krankenbehandler" in Berlin 1938–1945. In: Heidel, Caris-Petra (Hrsg.): Jüdische Medizin – Jüdisches in der Medizin – Medizin der Juden? Frankfurt a. M. 2011, S. 289–307, hier: S. 289.

[9] Vgl. dazu auch Walter, Ilsemarie: Auswirkungen des „Anschlusses" auf die österreichische Krankenpflege. In: Horn, Sonia/Malina, Peter (Hrsg.): Medizin im Nationalsozialismus. Wege der Aufarbeitung. Wien 2001, S. 143–159.

[10] Malina, Peter/Neugebauer, Wolfgang: NS-Gesundheitswesen und -Medizin. In: Tálos, Emmerich [u.a.] (Hrsg.): NS-Herrschaft in Österreich. Ein Handbuch. Wien 2000, S. 696–720.

Gesellschaft der Ärzte erlebte nach dem Ausschluss der jüdischen Ärzte einen dramatischen Mitgliederschwund, die Bibliothek konnte nicht mehr bestellt werden und die Gesellschaft wurde im Oktober 1938 aufgelöst. 1939 wurde sie als Wiener medizinische Gesellschaft neu gegründet. Der damalige Festvortrag *Nationalsozialismus und Medizin* spricht für sich.[11] Die nationalsozialistische Machtübernahme hatte also nicht nur personelle, sondern auch strukturelle Konsequenzen in allen Bereichen wie Universität, wissenschaftlichen Gesellschaften, Publikationsorganen, Spitälern, in der Ausbildung und Gesundheitsverwaltung.

Forschungsstand

Mit dem Berufsverbot für Ärzte und seinen Auswirkungen haben sich Wissenschaftlerinnen und Wissenschaftler seit den 1980er Jahren befasst, wobei der Schwerpunkt auf dem Vertreibungsaspekt lag. Judith Bauer-Merinsky erarbeitete in ihrer 1980 vorgelegten Dissertation *Die Auswirkungen der Annexion Österreichs durch das Deutsche Reich auf die Medizinische Fakultät im Jahre 1938*[12] zahlreiche Biblio-Biografien von Professoren und Dozenten, die unmittelbar nach dem „Anschluss" von der Medizinischen Fakultät der Universität Wien entlassen worden waren. Zu nennen ist ebenso Michael Hubenstorf, der in Beiträgen zum Symposium *Vertriebene Vernunft* (1987)[13] sowie in weiteren Publikationen eine Gesamteinschätzung der Vertreibung der jüdischen Ärzteschaft aus dem Berufsleben und auch den Versuch einer Quantifizierung ihres Anteils an der Gesamtzahl der Wiener Ärzte unternahm. Renate Feikes wertete in ihrer Diplomarbeit *Veränderungen in der Wiener jüdischen Ärzteschaft 1938*[14] bzw. ihrer Dissertation *Emigration jüdischer Wiener Ärzte ab 1938 in die USA, speziell nach New York*[15] (1993

---

[11] Tragl, Karl Heinz: Geschichte der Gesellschaft der Ärzte in Wien seit 1838 als Geschichte der Medizin in Wien. Wien [u.a.] 2011, S. 151–158.
[12] Bauer-Merinsky, Judith: Die Auswirkungen der Annexion Österreichs durch das Deutsche Reich auf die Medizinische Fakultät im Jahre 1938. Biographien entlassener Professoren und Dozenten. Diss. Wien 1981.
[13] Hubenstorf, Michael: Vertriebene Medizin – Finale des Niedergangs der Wiener Medizinischen Schule? In: Stadler, Friedrich (Hrsg.): Vertriebene Vernunft. Emigration und Exil österreichischer Wissenschaft. Internationales Symposion, 19. bis 23. Oktober 1987 in Wien. Wien [u.a.] 1988, Bd. 2, S. 766–793.
[14] Feikes, Renate: Veränderungen in der Wiener jüdischen Ärzteschaft 1938. Unveröff. Diplomarbeit, Wien 1993.
[15] Feikes, Renate: Emigration jüdischer Wiener Ärzte ab 1938 in die USA, speziell nach New York. Diss. phil. Wien 1999.

bzw. 1999) ca. 3000 Karteikarten der Ärztekammer aus und bezog auch Quellen zur Deportation von Ärzten mit ein. Eine Arbeitsgruppe der Österreichischen Historikerkommission widmete sich in ihrer Untersuchung zur rassistisch und politisch begründeten nationalsozialistischen Umstrukturierung der Arbeit auch der Berufsgruppe der Ärzte als Angehörige der freien Berufe sowie als Beschäftigte im Öffentlichen Dienst.[16] Ingrid Arias befasste sich in einem ausführlichen Beitrag mit dem Schicksal der jüdischen Ärztinnen in Wien während der Periode des Nationalsozialismus und lieferte biografische Daten zur Verfolgungsgeschichte dieser Ärztinnen.[17] In diese Arbeit flossen die im Projekt *Namentliche Erfassung der österreichischen Holocaustopfer* des Dokumentationsarchivs des österreichischen Widerstandes (DÖW) eruierten Daten ein.[18]

Das von der Stadt Wien geförderte Projekt *Das Schicksal der in Wien verbliebenen jüdischen Ärzte von 1938 bis 1945 und die Versorgung ihrer jüdischen Patienten* wurde von den Autorinnen am Österreichischen Biographischen Lexikon der Österreichischen Akademie der Wissenschaften durchgeführt (2009–2012). Anhand von Primär- und Sekundärquellen erfolgte eine umfassende Namensrecherche zu den zwischen 1938 und 1945 in Wien lebenden jüdischen Ärzten, respektive „Krankenbehandlern". Bislang konnten über 3100 jüdische Ärzte, die zum Zeitpunkt des „Anschlusses" 1938 in Wien tätig gewesen waren, erfasst werden. Diese teilweise unbekannten Namen wurden mit Lebensdaten, soziale/familiäre Herkunft, Ausbildung, Karriere, wissenschaftlichen Leistungen, Auszeichnungen und Würdigungen, Verbleib und Schicksal während der NS-Zeit, Ausblick auf den beruflichen Werdegang nach 1945 sowie mit Quellen- und Literaturangaben in die Datenbank des ÖBL eingepflegt. Neben der biografischen Dokumentation trägt das Projekt der wissenschafts- und sozialgeschichtlichen Forschung Rechnung. Eine zentrale Rolle spielen als Institutionen das Rothschild-Spital am Währinger Gürtel sowie das Israelitische Spital in der Seegasse

---

16 Mejstrik, Alexander [u.a.]: Berufsschädigungen in der nationalsozialistischen Neuordnung der Arbeit. Vom österreichischen Berufsleben 1934 zum völkischen Schaffen 1938–1940. (= Veröffentlichungen der Österreichischen Historikerkommission. Vermögensentzug während der NS-Zeit sowie Rückstellungen und Entschädigungen seit 1945 in Österreich, Bd. 16). Wien [u.a.] 2005.
17 Arias, Ingrid: „.... und in Wirklichkeit war es Zufall, dass man am Leben geblieben ist." Das Schicksal der jüdischen Ärztinnen in Wien 1938–1945. In: Arias, Ingrid (Hrsg.): „Im Dienste der Volksgesundheit". Frauen – Gesundheitswesen – Nationalsozialismus. Wien 2006, S. 31–92.
18 Vgl. dazu auch die Homepage der Universitätsbibliothek der Medizinischen Universität Wien: Vertrieben 1938 – Biographien entlassener Professoren und Dozenten der Medizinischen Fakultät der Universität Wien. http://ub.meduniwien.ac.at/blog/?p=772 (23.5.2012) sowie die Online-Datenbank Gedenkbuch für die Opfer des Nationalsozialismus an der Universität Wien 1938. http://gedenkbuch.univie.ac.at/ (23.5.2012).

im 9. Wiener Gemeindebezirk, das auch als Altersheim und Versorgungsanstalt galt. Beide wurden 1942 von der GESTAPO geräumt und dann im „Krügerheim" in der Malzgasse in Wien 2 untergebracht.[19]

Berufsverbot und Enteignung

Ende April 1938 wurden die Hochschullehrer jüdischer Herkunft aus ihren Positionen entfernt.[20] Im Juli desselben Jahres wurden jüdischen Ärzten die Kassenverträge entzogen, Ende September erloschen ihre Bestallungen.[21] Die juristische Basis bildete die Vierte Verordnung zum Reichsbürgergesetz.[22]

Von dem Berufsverbot waren mehr als 3000 Personen betroffen.[23] Lediglich 368 Ärzte wurden im Oktober 1938 als sogenannte „Krankenbehandler" (praktische Ärzte bzw. oft auch als Oberbegriff verwendet), „Fach(kranken)behandler" (Fachärzte) und „Zahnbehandler" (Zahnärzte) ausschließlich zur Behandlung jüdischer Patienten zugelassen. Ihnen war untersagt, die Bezeichnung „Arzt" oder Amtstitel wie etwa „Sanitätsrat" zu führen. Sie wurden von der Israelitischen Kultusgemeinde der Reichsärztekammer namhaft gemacht und von dieser dem Reichsinnenministerium vorgeschlagen. Der Reichsminister des Innern erteilte daraufhin sogenannte Gestattungen, wonach der jeweilige Arzt seinen Beruf unter massiven Einschränkungen bis auf Widerruf ausüben durfte. Diese Ärzte unterstanden dem Gesundheitsamt. Für sie war ein von der Reichsärztekammer bestellter Kommissar, Max Tobis[24], zuständig, dessen Anweisungen sie Folge zu

---

19 Projekt Kulturabteilung der Stadt Wien, LW0172-22300).
20 Die Grundlage bildete das nationalsozialistische Gesetz zur Wiederherstellung des Berufsbeamtentums vom 7. April 1933 bzw. die Verordnung zur Neuordnung des österreichischen Berufsbeamtentums vom 31. Mai 1938.
21 Nicht betroffen von der Verordnung waren „Mischlinge 1. und 2. Grades", vgl. Ärzteblatt für die deutsche Ostmark 13 (1938), S. 225.
22 Kundmachung des Reichstatthalters in Österreich, wodurch die Vierte Verordnung zum Reichsbürgergesetz vom 25. Juli 1938 bekanntgemacht wird. Gesetzblatt für das Land Österreich. Ausgegeben am 9. August 1938, 94. Stück, ALEX – Historische Rechts- und Gesetzestexte online. http://alex.onb.ac.at/cgi-content/alex?aid=glo&datum=1938&page=1393&size=45 (23.5.2012).
23 Lt. Michael Hubenstorf wurde der Anteil jüdischer Ärzte an der Wiener Ärzteschaft 1938 im Rahmen von – oft antisemitisch motivierten – Statistiken sehr unterschiedlich beziffert: bei Annahme einer Gesamtzahl aller Wiener Ärzte von 4550 bis 5700 zwischen 85% (vor 1938) und 44% (nach 1945), vgl. Mejstrik, Berufsschädigungen, S. 242.
24 Geb. 2.10.1874 Wien, Promotion 1899 an der Universität Wien. 1903–1926 praktischer Arzt in Niederösterreich, danach Übersiedelung nach Wien. Langjähriger Sozialversicherungsreferent, stellvertretender Vorsitzender im Präsidium des Reichsverbands österreichischer Ärzteorgani-

leisten hatten. Sie gehörten keiner Standesvertretung mehr an. Die Ausübung der ärztlichen Praxis für Juden war auf Wien beschränkt, wo die jüdische Bevölkerung Österreichs nach der Vertreibung der Juden aus der Provinz konzentriert war. Das Kontingent der „Krankenbehandler" – ihre Namen wurden in Abständen im „Jüdischen Nachrichtenblatt" veröffentlicht – fluktuierte aufgrund von Emigration, Todesfällen und Nachbesetzungen. Von 368[25] im Oktober 1938 reduzierte es sich bis Ende 1941 auf rund 200[26], mit Stand per Ende August 1942 betrug die Zahl der „Krankenbehandler" 136[27], bevor auch diese Gruppe der jüdischen Bevölkerung im Jahr 1942 in größerer Zahl von den Deportationen erfasst wurde. Im Dezember 1943, als die Phase der Massendeportationen bereits abgeschlossen war, versahen noch insgesamt 47 zugelassene „Kranken-" und „Zahnbehandler" ihren Dienst, bis auf wenige Ausnahmen im Ghettobezirk Leopoldstadt.[28] Die Ärzte waren, um ihrem Beruf nachgehen zu können, von gewissen antijüdischen Repressionsmaßnahmen ausgenommen. So durften sie eingeschränkt öffentliche Verkehrsmittel benutzen und waren teilweise von der Kennzeichnungspflicht ausgenommen.

Der Verlust der Einkommensmöglichkeit ging mit einem Raubzug am Vermögen der jüdischen Ärzte einher. Es kam zu Kündigungen und Beschlagnahmungen von Ordinationen sowie zur „Arisierung" von privaten Sanatorien und Heilanstalten. Profiteure waren Berufskollegen und nationalsozialistische Institutionen. Bekannt ist der Fall des Sanatoriums Fürth in Wien-Josefstadt, eine vor allem für ihre Geburtshilfestation international renommierte Klinik, die beschlagnahmt und einem kommissarischen Verwalter unterstellt wurde. Der Besitzer Lothar Fürth und seine Frau, die am 2. April 1938 zum Aufwaschen des Straßenpflasters vor dem Sanatorium gezwungen worden waren, nahmen sich am darauf folgenden Tag das Leben. Das Sanatorium ging an den Reichsfiskus Heer über und diente zeitweilig als Lazarett.[29] Auch andere jüdische Ärzte ver-

---

sationen. Ärztlicher Beisitzer am Erbgesundheitsgericht, als solcher für Zwangssterilisierungen verantwortlich.
25 Ärzteblatt für die deutsche Ostmark 13 (1938), S. 225–231.
26 Dr. Otto Lederer für die Ärzteberatung der Auswanderungsabteilung der Israelitischen Kultusgemeinde an den Amtsdirektor Josef Löwenherz, 1. Dezember 1941. In: Feikes, Emigration. Genannt wird ein Stand per 30. November von 127 zugelassenen „Krankenbehandlern" (handschriftlich hinzugefügt: 128) sowie 63 für Spital und Altersheim der Kultusgemeinde zugelassenen Ärzten (handschriftlich hinzugefügt: 74).
27 Bericht der Israelitischen Kultusgemeinde Wien an die Geheime Staatspolizei, Leitstelle Wien, 9. September 1942. In: Feikes, Veränderungen.
28 Jüdisches Nachrichtenblatt, Ausgabe Wien 34 (1943), S. 2.
29 Vgl. Walzer, Tina: Das Sanatorium Fürth. In: Karlsson, Irmtraud [u.a.] (Hrsg.): [...] lebte in der Josefstadt. Steine der Erinnerung 1938–1945. Wien 2008, S. 161–168, hier: S. 161–165.

übten aufgrund der ihnen zugefügten Demütigungen Selbstmord, so etwa der bekannte Pädiater und Leiter des Karolinen-Kinderspitals Professor Wilhelm Knöpfelmacher am 23. April 1938 kurz nach seiner Entfernung von der Universität Wien.

Die Israelitische Kultusgemeinde richtete im Rahmen ihrer Auswanderungsabteilung eine eigene Ärzteberatung ein, die Qualifikationen und Berufswünsche erhob, und Unterstützung bei den Vorbereitungen zur Emigration leistete. Mittellos gewordene ehemalige Ärzte wurden aus einem Solidarfonds der Ärztehilfe der IKG finanziell unterstützt.[30] Bis Jänner 1940 waren 54,6 % der Wiener Ärzte jüdischer Herkunft emigriert.[31]

Nach der Entfernung der jüdischen Ärzte aus ihrem Berufsstand triumphierte der Beauftragte des Reichärzteführers Rudolf Ramm[32]:

> Wie groß auch immer der Verlust an Volkskraft durch die Bastardisierung wertvollen deutschen Erbgutes durch den Juden sein mag, er ist geringfügig, gemessen an den Verlusten, die der jüdische Arzt durch Vernichtung der Leibesfrucht deutscher Mütter der Bevölkerung der Ostmark beigebracht hat! Wie befreiend wird sich die Tat unseres Führers erweisen, durch die er dem Juden die Ausübung des ärztlichen Berufes innerhalb unserer Volksgemeinschaft verbot! Vom 1. Oktober d. J. ab ist kein deutschblütiger Mensch der Gefahr mehr ausgesetzt, von jüdischen Ärzten an Körper und Seele vergiftet zu werden. Es gibt von da ab keinen jüdischen Arzt auf deutschem Boden mehr.[33]

Das jüdische Gesundheitswesen 1938–1945

Der Wiener Israelitischen Kultusgemeinde (ab November 1942: Ältestenrat der Juden in Wien) gelang es, unter Kontrolle der nationalsozialistischen Behörden und trotz dramatischen Mangels an materiellen Ressourcen, bis zum Ende des Krieges ein Netz von Gesundheits- und Fürsorgeeinrichtungen aufrechtzuerhalten. Die Leitung sämtlicher Gesundheitseinrichtungen hatte ab Anfang 1940 der

---

30 Vgl. Arias, Wirklichkeit, S. 54f.
31 Vgl. Arias, Wirklichkeit, S. 43.
32 Geb. 23.11.1887 Dortmund, gest. 9.8.1945 Berlin. Arzt bei der deutschen Reichsbahn, Gauobmann des Nationalsozialistischen Deutschen Ärzte-Bundes des Gaues Rheinpfalz, 1930 SS-Standarten-Arzt, 1932/33 Mitglied des Reichstages (NSDAP), Beauftragter des Reichsärzteführers im Stab des Reichskommissars für die Wiedervereinigung Österreichs mit dem Deutschen Reich Josef Bürckel, Leiter der Akademie für Ärztliche Fortbildung Wien, Leiter der Ärztekammer Westmark.
33 Sechs Monate ärztliche Aufbauarbeit in der Ostmark! Von Dr. Ramm, Beauftragter des Reichsärzteführers. In: Ärzteblatt für die Deutsche Ostmark 13 (1938), S. 219.

Arzt Emil Tuchmann inne. Er war der Gestapo berichtspflichtig und hatte eine heikle Gratwanderung zwischen den Interessen der Patientenschaft und den Auflagen der NS-Behörden zu bewältigen.[34]

Die Konsultation eines nichtjüdischen Arztes bzw. eines Spitals war Personen, die nach den Nürnberger Gesetzen als Juden galten, untersagt[35], wie auch umgekehrt kein jüdischer Arzt einen nichtjüdischen Patienten betreuen durfte. Eine Einschränkung dieses Prinzips war für jüdische Patienten in der Provinz vorgesehen, die „arische" Ärzte aufzusuchen hatten, da außerhalb Wiens keine jüdischen „Krankenbehandler" zugelassen waren. Der Exodus der jüdischen Bevölkerung aus den Bundesländern ließ diese Regelung jedoch bald obsolet werden. Die jüdische Patientenschaft wurde auf Bezirksebene von niedergelassenen Ärzten mit Kassenvertrag betreut. Sie konnte überdies eine Reihe von medizinischen Einrichtungen in Anspruch nehmen. An erster Stelle ist das renommierte, seit 1873 bestehende Rothschild-Spital am Währinger Gürtel zu nennen, dessen Direktion der ehemalige Generalstabsarzt Arnold Raschkes innehatte. Neben mehreren Ambulanzen standen den Patienten eine chirurgische (zugleich urologische), eine gynäkologische, eine dermatologische, eine neurologische Abteilung, ein bis zwei interne Abteilungen sowie mehrere Ambulanzen und ein Röntgeninstitut zur Verfügung. Obwohl immer mehr Primarärzte durch Emigration ausschieden, traten namhafte Mediziner ihre Nachfolge an. Zu ihnen zählten u.a. der Chirurg Matthias Reich[36], der Gynäkologe Josef Schiffmann[37], der Dermato-

---

34 Vgl. DÖW 17142/a, Tuchmann, Emil: Bericht über meine Tätigkeit bei der Wiener Kultusgemeinde in den Jahren des Naziregimes 1938–1945.
35 Die Segregation zwischen „arischen" und „jüdischen" Patienten konnte in der Phase des Krieges nicht immer aufrechterhalten werden. So gab es Ausnahmen bei bestehender Lebensgefahr, wenn eine Unterbringung in einer jüdischen Einrichtung nicht zeitgerecht möglich war, wobei für gesonderte Unterbringung und möglichst baldigen Transfer ins Rothschild-Spital gesorgt werden sollte. Diese Regelung fand keine Anwendung auf Juden, die wegen Infektionskrankheiten oder psychiatrischer Erkrankungen aufgenommen wurden. Vgl. Archiv der Republik, Kurator der wissenschaftlichen Hochschulen in Wien, Aktenzeichen 7100: 1940–1945, Karton 29. An den Kurator der wissenschaftlichen Hochschulen in Wien, Schreiben der Gemeindeverwaltung des Reichsgaues Wien, Hauptabteilung E – Gesundheitswesen und Volkspflege, Anstaltenamt, 24.7.1942. Vgl. auch weiter unten (medizinische Betreuung ungarischer Zwangsarbeiter).
36 Geb. 30.9.1878 Baja, gest. 30.11.1957 Wien. Promotion 1903 an der Universität Wien. 1903–1912 Sekundararzt (Assistent) an der 1. chirurgischen Abteilung des Wiener Allgemeinen Krankenhauses, 1920–1938 Vorstand der chirurgischen Abteilung des Kaiser-Franz-Josef-Ambulatoriums in Wien Mariahilf. Überlebte in Wien. Direktor und Primar des 1952 wiedererrichteten Israelitischen Spitals.
37 Geb. 16.12.1879 Wien, gest. 25.5.1944. Promotion 1904 an der Universität Wien. Ausbildung an den Abteilungen für Innere Erkrankungen und Gynäkologie am Allgemeinen Krankenhaus in Wien, später an der gynäkologischen Abteilung des Wiedener Krankenhauses und am Elisabeth-Spital tätig. 1922 Habilitation im Fach Geburtshilfe und Gynäkologie, Dozent an der

loge Robert Otto Stein[38], der Internist Julius Donath[39] und der noch junge Neurologe Viktor Frankl. Als einziger weiblicher Primar stand Nelly Grete Blum[40] der Röntgenabteilung vor. Das Spital war aber auch ein Auffangbecken für aus ihren Positionen entfernte Ärzte und für den medizinischen Nachwuchs, etwa junge Ärztinnen und Ärzte, die im Rahmen einer sogenannten Nichtarierpromotion ihr Studium hatten abschließen können. Am Rothschild-Spital fanden darüber hinaus Umschulungskurse für Ärzte, die zu emigrieren beabsichtigten, statt, etwa ein Ausbildungskurs für Kosmetik an der dermatologischen Abteilung.[41] Trotz der Isolation vom nationalen und internationalen Wissenschaftsbetrieb wurden auch medizinische Forschungen weitergeführt, wie z.B. auf der von Prof. Heinrich Schur geleiteten Diabetikerstation, wo die Ärzte den Einfluss der Unterernährung auf den diabetischen Prozess beobachteten.[42] Umstritten hingegen waren unter der Kollegenschaft im Rothschild-Spital Viktor Frankls experimentelle hirnchirurgische Eingriffe, die er an Patienten durchführte, die Selbstmordversuche unternommen hatten.[43] Im Oktober 1942, als die jüdische Bevölkerung Wiens

---

Medizinischen Fakultät der Universität Wien. Im April 1938 Entzug der Venia legendi. 1944 verstorben.
38 Geb. 13.12.1880 Wien, gest. 12.5.1951 ebendort. Promotion 1904 an der Universität Wien. Assistent an der Klinik für Haut- und Geschlechtskrankheiten. Danach Leitung der Abteilung für Haut- und Geschlechtskrankheiten am Kaiser-Franz-Josef-Ambulatorium in Wien-Mariahilf. 1915 Habilitation, Privatdozent bzw. ab 1926 ao. Professor für Dermatologie und Syphilidologie an der Medizinischen Fakultät. Im April 1938 Entzug der Venia legendi, Entfernung aus allen Funktionen. 1945 zum Ambulanzleiter bei der Wiener Gebietskrankenkasse bestellt, Wiederaufnahme der Lehrtätigkeit an der Universität Wien. 1946 Verleihung des Titels eines ordentlichen Professors. Autor grundlegender Werke auf dem Gebiet der Haut- und Geschlechtskrankheiten. Forschungsschwerpunkte: Pilzerkrankungen der Haut, Haarerkrankungen.
39 Geb. 11.11.1870 Wien, gest. 1950 ebendort. Promotion 1895 an der Universität Wien. Danach u.a. Assistent an der Wiener Poliklinik, dann an der 1. medizinischen Universitätsklinik. 1905 Habilitation im Fach Innere Medizin. 1910–1936 Primararzt am Krankenhaus der Wiener Kaufmannschaft, Konsiliararzt der Krankenkasse für kaufmännische Angestellte. 1927 ao. Professor. Im April 1938 Entfernung aus seiner Position an der Universität Wien sowie aus allen weiteren Funktionen. Forschungsschwerpunkte: paroxysmale Hämoglobinurie (gemeinsam mit Karl Landsteiner – „Donath-Landsteiner-Syndrom", „Donath-Landsteiner Hämolysetest" etc.).
40 Geb 14.4.1891 Kimpolung, gest. 11.4.1945 Wien. Promotion 1918 an der Universität Wien, später Assistentin am Röntgeninstitut der Arbeiterkrankenkasse. Blum wurde im April 1945 gemeinsam mit anderen Jüdinnen und Juden vor dem Haus Förstergasse 7 im 2. Wiener Gemeindebezirk wenige Stunden vor Eintreffen der Roten Armee von einem Kommando der Waffen-SS ermordet.
41 Vgl. Jüdisches Nachrichtenblatt, Ausgabe Wien 48 (1939), S. 7.
42 Schur, Heinrich: Klinische Erfahrungen über den Diabetes mellitus unter den besonderen Verhältnissen der Kriegszeit. Österreichische Ärztezeitung 4 (1946), S. 8–10; 6/7 (1946), S. 12–15.
43 Zu Frankls Experimenten vgl. Pytell, Timothy: Viktor Frankl. Das Ende eines Mythos? Innsbruck [u.a.] 2005, S. 101–110. Pytells Darstellung ist allerdings stark polemisch und teilweise verkürzt.

durch die Deportationen bereits stark dezimiert war, übersiedelte das Spital in die Malzgasse 16 im 2. Bezirk.[44] Weitere Betreuungseinrichtungen waren u.a. das Altersheim in der Seegasse im 9. Bezirk unter der Leitung von Doz. Albert Herz bzw. Oswald Freund (mit mehreren Zweigstellen in verschiedenen Bezirken), ein 1940 eingerichtetes Siechenheim in der Radetzkystraße im 3. Bezirk (Leiter: Maximilian Kohorn, Stellvertreterin: Maria Herzberg), ein Heim für Blinde, Gehörlose und Körperbehinderte im 19. Bezirk (ehemaliges Israelitisches Blindeninstitut) und ein 1941 eröffnetes Kinderkrankenhaus in der Ferdinandstraße im 2. Bezirk mit Ambulanz und Mutterberatungsstelle, das von den Ärztinnen Fanny Reiter (Leiterin) und Sala Weitz (Stellvertreterin) betreut wurde. Im Zuge der Deportationen wurden etliche dieser Institutionen aufgelöst.[45]

Zusätzlich standen mittellosen, unversicherten Personen einige Fürsorgeärzte zur unentgeltlichen Behandlung zur Verfügung.[46]

Erzwungene Kooperation

In der Phase der Vertreibung der jüdischen Bevölkerung zählte neben ihrer medizinischen Betreuung auch die Ausstellung von Gesundheitsattesten für Personen, die vor der Emigration standen, zu den Aufgaben der „Krankenbehandler".

Als 1941 die Massendeportationen einsetzten, waren jüdische Ärzte gezwungenermaßen in den organisatorischen Ablauf involviert, so z.B. als Gutachter in den Sammellagern, um die Transportfähigkeit der Internierten zu prüfen. Sie hatten bei der sogenannten Kommissionierung, d.h. der Auswahl und Vorbereitung der Häftlinge zur Deportation, anwesend zu sein. Sie mussten entscheiden, ob Personen aus gesundheitlichen Gründen entlassen, vom Transport zurückgestellt oder in ein Spital überstellt werden sollten. Geplante medizinische Eingriffe hatten mit Rücksicht auf das Datum der Deportation durchgeführt zu werden. Auch bei der Abfertigung von Deportationszügen am Wiener Aspangbahnhof waren sie vor Ort, um im Bedarfsfall Erste Hilfe zu leisten.[47]

1944 wurde das als Notspital konzipierte Krankenhaus in der Malzgasse von einer neuen Patientengruppe frequentiert: ungarische Juden, die als Zwangs-

---

44 Zur Geschichte des Rothschild-Spitals unter nationalsozialistischer Herrschaft vgl. Stern, Erich: Die letzten zwölf Jahre Rothschild-Spital Wien 1931–1943. Wien 1974, S. 7–15.
45 Vgl. Arias, Wirklichkeit, S. 47–50.
46 Vgl. Arias, Wirklichkeit, S. 50.
47 Vgl. Arias, Wirklichkeit, S. 63; Rabinovici, Doron: Instanzen der Ohnmacht. Wien 1938–1945. Der Weg zum Judenrat. Frankfurt a. M. 2000, S. 290–292.

arbeiter nach Wien verschleppt worden waren. Viele waren durch mangelnde Ernährung, katastrophale hygienische Verhältnisse und infolge ihrer Arbeitsbedingungen erkrankt oder Opfer von Misshandlungen geworden. Unter der Ägide von Emil Tuchmann als Oberarzt der zahlreichen Wohn- und Arbeitslager in und um Wien wurden sogenannte Kontrollärzte für die medizinische Überwachung dieser Lager abgestellt. Als Betroffene des Berufsverbotes zuvor als Hilfsarbeiter tätig, führten sie nun regelmäßige Visiten in den Lagern durch, um die Insassen vor Ort zu behandeln oder sie in Spitäler einzuweisen. Zusätzlich wurden Ärzte aus den Reihen der ungarisch-jüdischen Zwangsarbeiter in die Versorgung der Patienten eingebunden. Die Meinung der Ärzte galt jedoch wenig, wenn es um die wirtschaftliche Auspressung und die Vermeidung von Krankenständen ging. Da die Kapazitäten des Spitals Malzgasse für die Versorgung der Zwangsarbeiter nicht ausreichten, wurden zusätzliche Bettenkapazitäten und Pflegepersonal im jüdischen Altersheim in der Malzgasse und – was bemerkenswert ist – in öffentlichen Krankenhäusern Wiens organisiert. Nicht zuletzt sollte durch diese Maßnahmen der Ausbruch von Epidemien verhindert werden.[48]

1942 gerieten die Mitarbeiter der Israelitischen Kultusgemeinde selbst in die Mühlen der Vernichtung. Im September und Oktober 1942 wurden zahlreiche ihrer Angestellten nach Theresienstadt deportiert, darunter viele „Krankenbehandler". Einige waren auch dort als Mediziner tätig, wie zum Beispiel die Internistin Olga Weiss[49], die in lagereigenen Siechen- und Alteneinrichtungen beschäftigt war.

Widerstand

Angesichts dieser Bedingungen kann nicht genug hervorgehoben werden, dass Ärzte versucht haben, sich den diskriminierenden Vorschriften und der Ausgrenzung zu widersetzen. Dieses – für Patienten oft lebensrettende – Verhalten muss

---

48 Zur medizinischen Versorgung der Zwangsarbeiter vgl. Szabolcs, Szita: Verschleppt, verhungert, vernichtet. Die Deportation von ungarischen Juden auf das Gebiet des annektierten Österreich. Wien 1999, S. 109–114; Lappin-Eppel, Eleonore: Ungarisch-jüdische Zwangsarbeiter und Zwangsarbeiterinnen in Österreich 1944/45. Arbeitseinsätze, Todesmärsche, Folgen. Wien [u.a.] 2010, S. 84f.; Tuchmann, Bericht.
49 Geb. 20.8.1885 Wien, gest. 7.2.1979 Wien. Ursprünglich promovierte Botanikerin, im Oktober 1938 „Nichtarierpromotion", anschließend Eintritt als Hospitantin in die 1. Medizinische Abteilung des Rothschild-Spitals, ab Juli 1939 dort als Sekundarärztin angestellt. Im Oktober 1942 gemeinsam mit ihrem Mann Paul Weiss, ebenfalls Arzt, nach Theresienstadt deportiert. Anfang August 1945 Rückkehr nach Wien, danach in Wien als Spitalsärztin tätig.

angesichts der umfassenden Vernichtungsintention des NS-Regimes als Widerstand bezeichnet werden.

Wie der Chirurg Erich Stern in seinen Erinnerungen schreibt, wurden zahlreiche Menschen in Spitalspflege aufgenommen, um sie der drohenden Deportation zu entziehen. Die Folge waren Razzien der SA, die die Feststellung des tatsächlichen Gesundheitszustandes des jeweiligen Patienten und die Kontrolle von Besuchern zum Zweck hatten. Stern war in der Lage, die Transportunfähigkeit seiner Patienten glaubwürdig zu belegen.[50] Oft konnten die Ärzte jedoch nur hilflos zusehen, wie trotz ihres Einspruchs Schwerkranke zur Deportation abgeholt wurden, wie Heinrich Schur berichtet:

> Während der Behandlung war natürlich, solange die Patientin in unserer Beobachtung stand, immer die Frage in Schwebe, ob wir sie nicht operieren lassen sollten. [...] Und als ich schließlich zu dem Entschluß kam, die Operation zu empfehlen, wurde uns die Patientin trotz unseres Einspruches durch Abtransport nach Theresienstadt entzogen. Es tut mir sehr leid, daß wir der Patientin die Chance einer operativen Behandlung nicht zuteil werden lassen konnten, denn der Weg ins Lager, den wir nicht verhindern konnten, war der sichere Weg in den Tod [...].[51]

Im Durchgangslager Laxenburg wiederum lernten die Mediziner rasch, dass bestimmte Diagnosen die Deportation zur Folge hatten. Sie waren daher bestrebt, etwa Lungenkranke möglichst rasch aus der medizinischen Betreuung zu entlassen.[52] Der ehemalige Polizeisanitätsrat Paul Klaar, Chefarzt der Sammellager Sperlgasse und Malzgasse, versuchte im Rahmen seiner Gutachtertätigkeit Menschen vor der Deportation zu retten, was zuweilen gelang. Klaar wurde später selbst nach Theresienstadt deportiert und überlebte, vom Erlebten psychisch schwer gezeichnet. Der niedergelassene „Krankenbehandler" Ernst Pick (1896–1871) ging das Risiko ein, jüdische „U-Boote" zu behandeln, wie von deren Helfern bezeugt wird.[53] Diese Tätigkeit blieb unentdeckt, der mutige Arzt verlor aber wegen „Inkrankenstandnahme unter Scheindiagnose" seine Kassenpraxis.[54]

---

50 Vgl. Stern, Jahre, S. 13; Tuchmann, Bericht.
51 Schur, Heinrich: Klinische Erfahrungen über den Diabetes mellitus unter den besonderen Verhältnissen der Kriegszeit. Österreichische Ärztezeitung 4 (1946), S. 14 und S. 15.
52 Vgl. Lappin-Eppel, Zwangsarbeiter, S. 139f.
53 Vgl. Dokumentationsarchiv des österreichischen Widerstandes (Hrsg.): Erzählte Geschichte. Berichte von Widerstandskämpfern und Verfolgten. Bd. 3: Jüdische Schicksale. Wien 1992, S. 641.
54 Vgl. WStLA, Ärztekammer Wien, A1 – Personalakten, A1, A1/28 (Ernst Pick). Pick scheint noch 1943 als „Krankenbehandler" ohne Kassenvertrag auf, er überlebte.

Nach der Befreiung

Welche Möglichkeiten der Wiederetablierung ergaben sich für jene Ärztinnen und Ärzte, die die nationalsozialistische Ära überlebt hatten? Die in Wien verbliebenen oder aus den Konzentrationslagern heimgekehrten Ärzte waren ihrer Wohnungen und Ordinationen samt Einrichtung beraubt worden und standen vor dem ökonomischen Nichts. Die Ärztekammer Wien wies ihnen unbenutzte Wohnungen und Ordinationen zu, es mangelte jedoch vielfach an Geräten und Einrichtungen. Der aus dem KZ zurückgekehrte Friedrich Pecker etwa musste zweimal die Übernahme von Ordinationen verweigern, da diese mangels Mobiliars sowie sanitärer und elektrischer Anlagen unbrauchbar waren.[55] Paul Klaar urgierte nach seiner Rückkehr aus dem Lager Theresienstadt wiederholt bei der Ärztekammer Ordinationsmöbel und erhielt schließlich von deren Präsidenten die Empfehlung, sich an die diversen Polizeikommissariate zu wenden, da diese verschiedentlich Ordinationen sichergestellt hätten, ohne die Ärztekammer davon zu informieren oder ihr ein Inventarverzeichnis zu vermitteln.[56] 1946 wurde innerhalb der Wiener Ärztekammer ein Wiedergutmachungs-Referat gegründet, zu dessen Aufgaben die Bereitstellung finanzieller und materieller Hilfe zur Einrichtung von Praxen an NS-geschädigte Ärzte wie auch deren Wiedereinsetzung in ihre vor 1938 innegehabten Positionen zählten, ebenso sollten sie ein Vorzugsrecht bei der Besetzung freier Stellen genießen.[57] Dass die Wiener Ärztekammer diesem Auftrag nicht in wirksamer Weise nachgekommen war, stellte im März 1947 eine Vollversammlung politisch verfolgter Ärzte mit Bedauern fest und forderte von der Standesvertretung die Einrichtung eines Wiedergutmachungsfonds, der aus den Sühneabgaben der im Sinne des kurz zuvor verabschiedeten Nationalsozialistengesetzes belasteten Ärzte gespeist werden sollte.[58]

Nur wenige der von der Universität Wien vertriebenen Hochschullehrer kehrten nach der Befreiung in den Lehrkörper zurück. Einer von ihnen war Robert Otto Stein, der als Primar am Rothschild-Spital die Ära des Nationalsozialismus – geschützt durch seine Ehe mit einer Nichtjüdin – überdauert hatte. 1946 wurde ihm der Titel eines ordentlichen Professors verliehen. Ein weiterer Mediziner war der Pathologe Michael Eisler-Terramare (1877–1970). Ab 1904 wirkte er als Assistent am Staatlichen Serotherapeutischen Institut. 1910 habilitierte er sich

---

55 Vgl. WStLA, Ärztekammer Wien, A1 – Personalakten, A1, A1/27 (Friedrich Pecker).
56 Vgl. WStLA, Ärztekammer Wien, A1 – Personalakten, A1, A1/17 (Paul Klaar).
57 Ein Wiedergutmachungs-Referat in der Ärztekammer. Österreichische Ärztezeitung 9/10 (1946), S. 10f.
58 Wiedergutmachungsreferat. Österreichische Ärztezeitung 7 (1947), S. 77f.

für Allgemeine und Experimentelle Pathologie, im Jänner 1917 wurde ihm der Titel eines ao. Professors, 1922 der eines o. Professors verliehen. 1929 übernahm er die Leitung des Serotherapeutischen Instituts. An der Medizinischen Fakultät der Universität Wien lehrte er das Fach Allgemeine Pathologie. Zu seinen wissenschaftlichen Leistungen zählten Forschungen auf dem Gebiet der Serologie, der Mikrobiologie und der Immunitätsforschung (u.a. gemeinsam mit dem österreichischen Nobelpreisträger Karl Landsteiner). Nach dem „Anschluss" verlor er zunächst seine Stellung am Serotherapeutischen Institut, erst im April 1939 wurde er an der Universität Wien in den Zwangsruhestand versetzt. Im August 1944 wurde er nach Theresienstadt deportiert. Nach seiner Rückkehr arbeitete er wieder am Serotherapeutischen Institut und wurde im März 1946 zu dessen Leiter bestellt. Kurz zuvor hatte er seine Lehrtätigkeit an der Medizinischen Fakultät wiederaufgenommen, die er 1950 beendete.

Etliche Ärzte, die als „Krankenbehandler" überlebt hatten, konnten im öffentlichen Gesundheitswesen der Stadt Wien bzw. bei Behörden wie der Polizei Fuß fassen, wo Bedarf an politisch unbelasteten Personen bestand. Einige von ihnen waren bereits vor 1938 als beamtete Mediziner tätig gewesen. So war Emil Tuchmann (1899–1976) Arzt der Wiener kaufmännischen Krankenkasse gewesen, bis er 1934 gekündigt wurde und sich als praktischer Arzt niederließ. Nach der Befreiung war Tuchmann, der sich politisch für die Sozialdemokratie engagierte, als Chefarzt der Wiener Gebietskrankenkasse für Arbeiter und Angestellte für den Wiederaufbau des österreichischen Krankenkassenwesens verantwortlich. Zu seinen Verdiensten zählte u.a. die Einrichtung von Kassenambulatorien. Sein besonderes Interesse galt der Jugendfürsorge. Als Beispiele seien die Errichtung eines Jugendambulatoriums in Wien-Wieden 1949 sowie die Initiierung von Reihenuntersuchungen an Wiener Lehrlingen genannt. Als bedeutender Sozialmediziner erhielt Hofrat Tuchmann 1965 das Große Ehrenzeichen für Verdienste um die Republik Österreich, 1969 wurde er Ehrenbürger der Universität Wien.

Die Kinderärztin Fanny Reiter (1895–1972), die als „Krankenbehandlerin" an verschiedenen Kinderkrankenhäusern und im Kinderheim tätig gewesen war, hatte ihre Ausbildung am städtischen Mautner-Markhofschen Kinderspital absolviert und war anschließend am Karolinen-Kinderspital Assistentin und Primaria. Unmittelbar nach der Befreiung wurde Reiter als Mutterberatungsärztin bei den Beratungsstellen im 9. und 17. Wiener Gemeindebezirk angestellt, 1946 trat sie ihren Dienst im Zentralkinderheim der Stadt Wien an und wurde schließlich Primaria dieser Anstalt.

Paul Klaar (1887–1948) kehrte nach mehr als zweijähriger Haft aus dem Konzentrationslager Theresienstadt, wo er eine Altersheimabteilung geleitet hatte, Anfang August 1945 nach Wien zurück. Ursprünglich Gynäkologe, dann niedergelassener praktischer Arzt, war er bereits 1919 in den Polizeidienst getreten und im Juli 1938 aus seiner Stellung als Polizeisanitätsrat entlassen worden. 1946 wurde er wieder in den Polizeidienst aufgenommen und rückte bald darauf zum Chefarzt auf. Klaar verkraftete seine Rolle während der NS-Herrschaft nicht, er soll drei Selbstmordversuche unternommen haben. 1948 wurde er von einer Straßenbahn überfahren und erlag seinen Verletzungen.[59]

Schlussbemerkung

Zusammenfassend können wir feststellen, dass die wenigen in der Praxis verbliebenen jüdischen Ärzte in die Rolle von Erfüllungsgehilfen der nationalsozialistischen Ausgrenzungs-, Vertreibungs- und Vernichtungspolitik gezwungen wurden[60], die wohl gerade Ärzte in kaum vorstellbare moralische Grenzsituationen brachte. Unter dem Druck der materiellen Not und der lebensbedrohenden Repression war es oft nicht mehr möglich, die ethischen Standards des Ärzteberufs zur Anwendung zu bringen. Deutlich wird diese Ambivalenz am Fall Emil Tuchmann, der in dem erzwungenen Kooperationsgefüge zwischen Israelitischer Kultusgemeinde und nationalsozialistischen Behörden eine nicht unproblematische Machtposition innerhalb seiner Gemeinde errungen hatte. Tuchmann bemühte sich unter widrigsten Umständen, die Interessen der Patienten zu vertreten, indem er dank seines Organisationstalents für die ihm unterstellten Einrichtungen unermüdlich vermehrte Aufnahmekapazitäten schuf, über illegale Kanäle Medikamente und Nahrungsmittel beschaffte und Inventar vor dem Zugriff der Behörden rettete. Durch Aufnahme und möglichst langfristige Hospitalisierung gelang es ihm, Menschen vor der Deportation zu bewahren. Unmittelbar nach der Befreiung Wiens wurde Tuchmann jedoch verhaftet. Ihm wurde von jüdischen Opfern vorgeworfen, er habe Mitarbeiter des Rothschild-Spitals, die sich nicht an die Vorschriften hielten, zur Deportation preisgegeben, so z.B. eine

---

59 Vgl. Clare, George: Letzter Walzer in Wien. Wien 2001, S. 267f.
60 In seiner Studie über die Leitung der Wiener jüdischen Gemeinde in der Zeit von 1938 bis 1945, in der er sich auch mit der Rezeption dieser Verstrickung nach 1945 befasst, gelangt Doron Rabinovici zu folgendem Resümee: „Die jüdischen Funktionäre sahen keine Alternative. Die Kooperation mit den Nazis schien das jeweils geringere Übel zu sein. Immer wieder schöpften sie Hoffnung, einen Teil der Gemeinde noch retten zu können. Wer die Politik der jüdischen Gemeinden während der nationalsozialistischen Verfolgung kritisch beleuchtet, muß die Grenzen ihrer Handlungsfähigkeit anerkennen. Die jüdische Gemeindeleitung unterlag denselben Zwängen wie alle Juden, sie verfügte über keine eigene Macht, sondern war zur bloßen Instanz geschwunden, zu einer Instanz der Ohnmacht. Auch im nachhinein tut sich keine Handlungsalternative zum damaligen Dilemma auf." Rabinovici, Instanzen, S. 426.

Krankenschwester, die die Flucht eines Gestapo-Häftlings nicht verhindert hatte. Tuchmann, von Mitarbeitern als autoritär im Umgang beschrieben, wurde sogar der Kollaboration mit der Gestapo und der Bespitzelung von Kollegen bezichtigt. Das Gerichtsverfahren gegen Tuchmann, für den sich andere ehemalige Mitarbeiter des Rothschild-Spitals und der Kultusgemeinde einsetzten, wurde schließlich 1946 eingestellt.[61] Der Fall Tuchmann erinnert in vielen Aspekten an den des Berliner Arztes Walter Lustig, der als Verantwortlicher der Gesundheitsfürsorge in der Reichsvereinigung der Juden, Leiter des Jüdischen Krankenhauses und schließlich Vorsitzender des Judenrats zahlreiche Krankenhausinsassen vor dem Abtransport ins Lager rettete, andere wiederum aufgrund von Fluchtversuchen zur Deportation vorschlug.[62] Möglicherweise ethisch fragwürdige Verhaltensweisen von Individuen können jedoch vor dem Hintergrund der nationalsozialistischen Gewaltherrschaft nur bedingt als Resultat persönlicher Eigenschaften interpretiert werden, sie müssen vielmehr aus dem strukturell bedingten Dilemma der Einbeziehung der Opfer in das Kalkül der Täter begriffen werden.

---

61 Vgl. Rabinovici, Instanzen, S. 389f.; vgl. auch DÖW 22340, Der Fall Tuchmann.
62 Vgl. Meyer, Beate: Gratwanderung zwischen Verantwortung und Verstrickung. Die Reichsvereinigung der Juden in Deutschland und die Jüdische Gemeinde zu Berlin 1938–1945. In: Meyer, Beate/Simon, Hermann (Hrsg.): Juden in Berlin 1938–1945. Begleitband zur gleichnamigen Ausstellung in der Stiftung „Neue Synagoge Berlin – Centrum Judaicum", Mai bis August 2000. Berlin 2000, S. 318–332, hier: 325–330.

Rebecca Schwoch
„Praktisch zum Verhungern verurteilt"
„Krankenbehandler" zwischen 1938 und 1945

Einleitung

In der Forschungsliteratur über die Verfolgung jüdischer Ärzte werden immer wieder auch „Krankenbehandler" thematisiert.[1] In all diesen Publikationen ist jedoch kaum etwas darüber zu lesen, nach welchen Kriterien ein „Krankenbehandler" ausgewählt wurde, oder wie sich der Alltag eines „Krankenbehandlers" resp. die medizinische Versorgung von Juden zwischen 1938 und 1945 gestaltete.[2] Eine ausführliche Erarbeitung dieses Desiderats findet zurzeit in einem von der DFG geförderten Projekt statt.[3] An dieser Stelle soll ein Überblick zum derzeitigen Forschungsstand bezüglich der Situation von „Krankenbehandlern" in Berlin gegeben werden.

---

1 Vgl. beispielsweise: Hahn, Judith/Schwoch, Rebecca: Anpassung und Ausschaltung. Die Berliner Kassenärztliche Vereinigung im Nationalsozialismus. Berlin 2009, S. 172–200; Hartung-von Doetinchem, Dagmar/Winau, Rolf (Hrsg.): Zerstörte Fortschritte. Das Jüdische Krankenhaus in Berlin. 1756–1861–1914–1989. Berlin 1989; Kater, Michael H.: Medizin und Mediziner im Dritten Reich. Eine Bestandsaufnahme. Historische Zeitschrift 244 (1987), S. 299–352; Kater, Michael H.: Ärzte als Hitlers Helfer. Hamburg, Wien 2000; Leibfried, Stephan/Tennstedt, Florian: Berufsverbote und Sozialpolitik 1933. Die Auswirkungen der nationalsozialistischen Machtergreifung auf die Krankenkassenverwaltung und die Kassenärzte. Analyse. Materialien zu Angriff und Selbsthilfe. Erinnerungen (= Arbeitspapiere des Forschungsschwerpunktes Reproduktionsrisiken, soziale Bewegungen und Sozialpolitik, Nr. 2). Bremen 1981; Ostrowski, Siegfried: Vom Schicksal jüdischer Ärzte im Dritten Reich. Ein Augenzeugenbericht aus den Jahren 1933–1939. Bulletin des Leo Baeck Instituts 6 (1963), S. 313–351; Stürzbecher, Manfred: Vom approbierten Arzt zum widerruflich zugelassenen Heilbehandler. Judenverfolgung im Berliner Gesundheitswesen 1938. Ärzteblatt für Berlin 101 (1988), S. 685–687.
2 Erste Ansätze bei: Schwoch, Rebecca: Medizinische Versorgung von Juden für Juden? „Krankenbehandler" in Berlin 1938–1945. In: Heidel, Caris-Petra (Hrsg.): Jüdische Medizin – Jüdisches in der Medizin – Medizin der Juden? Frankfurt a. M. 2011, S. 289–307.
3 Die Autorin führt derzeit ein von der DFG gefördertes Projekt mit dem Titel „Medizinische Versorgung von Juden für Juden? ‚Krankenbehandler' in Berlin und Hamburg, 1938 bis 1945" durch.

Entrechtung per Gesetz

Bereits im April des Jahres 1933 wurde das „Gesetz zur Wiederherstellung des Berufsbeamtentums" erlassen, das Behörden ermächtigte, Beamte „nichtarischer Abstammung" in den Ruhestand zu versetzen bzw. aus dem Staatsdienst zu entlassen. Damit wurde „Jüdischsein" auf die „rassische Abstammung" reduziert, denn als „nichtarisch" galt, wer mindestens einen jüdischen Eltern- oder Großelternteil hatte. Unter den Entlassenen befanden sich auch zahlreiche Ärzte, die sich daraufhin in vielen Fällen um eine Kassenzulassung bemühten, um weiterhin Geld verdienen zu können. Aber auch den Kassenärzten wurde nach und nach die Existenzgrundlage entzogen. Bis 1937 erschienen sieben Zulassungsverordnungen, mit denen jüdischen Kassenärzten diese Berechtigung zur Berufsausübung entzogen wurde.

Missliebige Ärzte wurden so auf gesetzlicher Basis immer weiter ausgegrenzt. Hier seien nur einige Beispiele erwähnt: Ab August 1933 konnten Mietverträge vorzeitig gekündigt werden; jüdische Besitzer von Privatkliniken durften die Untersuchungen von gesetzlich Krankenversicherten nicht mehr abrechnen; ab November 1933 durften jüdische Ärzte keine ärztlichen Fortbildungskurse mehr besuchen und wurden vom ärztlichen Bereitschaftsdienst ausgeschlossen; von 1935 an durften in den Räumen der Kranken- und Ersatzkassen Listen ausgehängt werden, in denen alle zugelassenen Ärzte unterschiedslos aufgeführt waren, wobei diese Verzeichnisse den Zusatz erhielten: „Über die Rassezugehörigkeit der Kassenärzte erteilt auf Befragen der Schalterbeamte Auskunft". Die sog. Nürnberger Rassegesetze vom September 1935 führten eine Klassifizierung von „Volljuden", „Halbjuden", „Vierteljuden" ein: alle Juden wurden damit gesetzlich zu Bürgern zweiter Klasse degradiert. Die Reichsärzteordnung, im April 1936 in Kraft getreten, schrieb unter anderem fest, dass nun nur noch solche Ärzte zur Behandlung und Gesundheitsführung „deutscher" Menschen neu zuzulassen seien, die in „rassischer" Beziehung den nationalsozialistischen Anforderungen genügten. Im Januar 1938 erlosch die Zulassung jüdischer Ärzte zur Ersatzkassen-Praxis, gleichgültig, ob sie noch zu den Pflichtkrankenkassen zugelassen waren oder nicht.[4]

---

[4] Vgl. die Zusammenstellung gesetzlicher Maßnahmen, die Verfolgung und Ausgrenzung jüdischer Ärzte betreffend: Hahn/Schwoch Anpassung, S. 61–92, 141–171; Schwoch, Rebecca: Ärztliche Standespolitik im Nationalsozialismus. Julius Hadrich und Karl Haedenkamp als Beispiele. (=Abhandlungen zur Geschichte der Medizin und der Naturwissenschaft, 95). Husum 2001, S. 133–163; Walk, Joseph (Hrsg.): Das Sonderrecht für die Juden im NS-Staat. Eine Sammlung der gesetzlichen Maßnahmen und Richtlinien – Inhalt und Bedeutung. Heidelberg 1996².

Das Ziel der Nationalsozialisten beschränkte sich allerdings nicht auf solche Einschränkungen und die Verfolgung, sondern vielmehr darauf, jüdische Ärzte komplett von der medizinischen Versorgung auszuschließen und – wie alle Juden – aus der Gesellschaft zu verbannen. Dies übernahm die „Vierte Verordnung zum Reichsbürgergesetz" vom 25. Juli 1938, mit der ausnahmslos allen jüdischen Ärzten die Approbation entzogen wurde. Im Paragraphen 1 hieß es: „Bestallungen (Approbationen)[5] jüdischer Ärzte erlöschen am 30. September 1938." Im Paragraphen 2 folgte: „Der Reichsminister des Innern oder die von ihm ermächtigte Stelle kann auf Vorschlag der Reichsärztekammer Ärzten, deren Bestallung auf Grund des § 1 erloschen ist, die Ausübung des Ärzteberufes widerruflich gestatten."[6] Erhielten jüdische Ärzte eine solche Genehmigung, durften sie nur noch Familienangehörige sowie jüdische Patienten behandeln. Erhielten sie keine Genehmigung, so war die „Ausübung der Heilkunde" für jüdische Ärzte verboten. Mit der Vierten Verordnung galt die „Ausschaltung" der jüdischen Ärzte als beendet. Reichsärzteführer Gerhard Wagner (1888–1939) konnte nun befriedigt feststellen: „Diesen jüdischen Verbrechern ist jetzt das Handwerk gelegt."[7] Da der Approbationsentzug auch für jüdische Ärzte in Österreich galt, konnte der Beauftragte des Reichsärzteführers in der sogenannten Ostmark, Rudolf Ramm, ebenso aufatmen: „Vom 1. Oktober d. J. ab ist kein deutschblütiger Mensch der Gefahr mehr ausgesetzt, von jüdischen Ärzten an Körper und Seele vergiftet zu werden."[8] Und auch die Presse reagierte prompt: So war in der Berliner Börsenzeitung zu lesen, die Ausschaltung des Judentums aus dem ärztlichen Beruf sei für alle Zeiten sichergestellt.[9] Und das „Ärzteblatt für Berlin und Kurmark" pointierte in der Juli-Ausgabe 1938: Die Vierte Verordnung „bedeutet eine der einschneidensten

---

5 Mit Beginn des Nationalsozialismus wurde immer öfter der deutsche Begriff „Bestallung" statt „Approbation" benutzt; durch die Verordnung vom 25.3.1936 wurde die „Prüfungsordnung für Ärzte" in „Bestallungsordnung für Ärzte" umbenannt; vgl. Reichsministerialblatt 1936, S. 75. In der Dritten Verordnung über die Zulassung von Ärzten zur Tätigkeit bei den Krankenkassen vom 8.9.1937 ist im Paragraphen 14, Absatz 7 zu lesen: „Das Wort Approbation wird durch Bestallung ersetzt." Vgl. Reichsgesetzblatt 1937, S. 973. Vgl. auch Schwoch, Standespolitik, S. 115. In dem Sinne wurde die Vierte Verordnung zum Reichsbürgergesetz im Deutschen Ärzteblatt auch betitelt mit: „Bestallungsentziehung jüdischer Ärzte"; vgl. Vierte Verordnung zum Reichsbürgergesetz.
6 Vierte Verordnung zum Reichsbürgergesetz.
7 Wagner, Gerhard: Rasse und Volksgesundheit. Rede auf dem Reichsparteitag 1938. In: Reden und Aufrufe. Gerhard Wagner 1888–1939. Herausgegeben von Dr. L. Conti, Reichsgesundheitsführer. Berlin, Wien 1943, S. 123.
8 Ramm, (Rudolf): Sechs Monate ärztliche Aufbauarbeit in der Ostmark. Ärzteblatt für die deutsche Ostmark 1 (1938), S. 219.
9 Vgl. Landesarchiv Berlin (LAB): A Rep. 003–03, Nr. 250, Bl. 57.

Maßnahmen auf dem Gebiete der Rassenpolitik, des Gesundheitswesens und der Gesundheitsführung".[10]

Und dennoch: Allein die Aufnahme des Paragraphen 2, mit dem die Möglichkeit einer – wenn auch jederzeit widerrufbaren – Sonder-Genehmigung zur Ausübung der Heilkunde eingeräumt wurde, zeigt, dass die Nationalsozialisten die komplette Ausschaltung jüdischer Ärzte zu dieser Zeit noch nicht realisieren konnten. Im sogenannten Altreich lebten im Mai 1939 noch 213 930 Juden von ehemals über 525 000 Juden im Jahre 1933; Ende Dezember 1942 waren es immer noch 51 327 Juden, die meisten von ihnen lebten in Berlin.[11] Diese Menschen mussten unter Umständen auch medizinisch versorgt werden. Da „arische" Ärzte möglichst nur „arische" Patienten medizinisch zu versorgen hatten – es sei denn, ein jüdischer Arzt war nicht erreichbar, und der Krankheitszustand des jüdischen Patienten verlangte eine sofortige Behandlung bzw. eine Krankenhauspflege –,[12] waren für die Zeit nach dem Approbationsentzug Vorkehrungen zur weiteren Versorgung der jüdischen Bevölkerung zu treffen. Im August 1938 fand in Berlin aus diesem Grund eine Besprechung zwischen Vertretern der Gesundheitsbehörden,

---

10 Anonym: Keine jüdischen Ärzte mehr für Deutsche. Ärzteblatt für Berlin und Kurmark 43 (1938), S. 540.
11 Vgl. Meyer, Beate: Gratwanderung zwischen Verantwortung und Verstrickung. Die Reichsvereinigung der Juden in Deutschland und die Jüdische Gemeinde zu Berlin 1938–1945. In: Meyer, Beate/Simon, Hermann (Hrsg.): Juden in Berlin 1938–1945. Begleitband zur gleichnamigen Ausstellung in der Stiftung „Neue Synagoge Berlin – Centrum Judaicum", Mai bis August 2000. Berlin 2000, S. 43; Barkai, Avraham: Vom Boykott zur „Entjudung". Der wirtschaftliche Existenzkampf der Juden im Dritten Reich 1933–1943. Frankfurt a. M. 1987, S. 11, 123; Poliakov, Leon u. Wulf, Josef: Das Dritte Reich und die Juden. Dokumente und Aufsätze. Berlin 1955, S. 244.
12 Beispielsweise waren Überweisungen von „deutschstämmigen Ärzten" an „fremdrassige Ärzte" nach der Anordnung des Ärztekommissars vom 29.7.1933 verboten. In Berlin wurde die Krankenanstaltsversorgung jüdischer Hilfsbedürftiger, Kassenpatienten und Selbstzahler in erster Linie den vorhandenen jüdischen Einrichtungen überlassen; jüdische Kranke durften hingegen dann in „deutschen" Krankenhäusern aufgenommen werden, „wenn die Abweisung eine schwere unmittelbare Gefahr für das Leben oder die Gesundheit des Kranken" bedeuten würde; vgl. Verordnung betr. die Krankenanstaltsversorgung der Juden (Landesarchiv Berlin: Rep. 12, Acc. 1641, Nr. 250, Bl. 7). Offensichtlich kam es hier und da vor, dass jüdische Patienten in „deutschen" Krankenhäusern versorgt werden mussten, so dass das Reichsinnenministerium im Juni 1938 die Anordnung erließ, dass Juden in besonderen Krankenzimmern untergebracht werden müssten, um die „Gefahr der Rassenschande" zu vermeiden; vgl. Runderlass des Reichsinnenministeriums über Mißstände in Krankenanstalten vom 22.6.1938, in: Walk, Sonderrecht, S. 629. Zu den regionalen Verfügungen zählt diejenige des Landrats in Biberach an den Krankenhausverwalter in Laupheim vom 21.12.1938, wonach die Aufnahme von jüdischen Patienten in Kreiskrankenhäuser eingeschränkt wurde; abgedruckt in: Pätzold, Verfolgung, S. 206. Weitere gesetzliche Maßnahmen vgl. Kater, Michael H.: Ärzte als Hitlers Helfer. München 2002, S. 332–333; Schwoch, Standespolitik, S. 294–354.

der Ärztekammer sowie der Kassenärztlichen Vereinigung statt, um die „Zulassung jüdischer Ärzte zur Ausübung des Ärzteberufs in Berlin für Juden im allgemeinen und für jüdische Wohlfahrtspatienten" sowie auch über den „Ausschluß der Juden von der Benutzung von Säuglings- und Kleinkinderfürsorgestellen u[nd] anderen Fürsorgestellen" zu regeln. Nach eingehender Aussprache kam man überein, für rund 1.200 Berliner Juden einen jüdischen Arzt zuzulassen,[13] insgesamt rund 175 jüdische Ärzte, wobei diese auch die Betreuung der jüdischen Hospitäler, Altersheime usw. übernehmen sollten. Die Jüdische Gemeinde wurde bei der Auswahl der in Frage Kommenden mit einbezogen.[14]

Hier wie auch schon im Text der Vierten Verordnung zum Reichsbürgergesetz ist die Rede von „Juden" oder „jüdischen Ärzten". Eine alternative Bezeichnung für Ärzte, die auf Grund des Approbationsentzuges nicht mehr als solche galten, sich mithin auch nicht mehr als solche bezeichnen durften, hatte man noch nicht. So ist auch in folgenden gesetzlichen Maßnahmen von „Juden" oder von „jüdischen Ärzten" die Rede.[15] Hier und da ist von „ehemaligen jüdischen Ärzten" oder „früheren jüdischen Ärzten" zu lesen.[16] In Berlin gab es einen „Beauftragten für jüdische Behandler", der an die Berliner Ärztekammer angebunden und für alle jüdischen Ärzte weisungsberechtigt war; ob es für andere Arztbezirke eine gleiche Einrichtung gab, konnte bisher nicht eruiert werden. Der Berliner „Beauftragte" war Arno Hermann (1888–1961), der schon seit 1931 Mitglied der NSDAP sowie der SS war und seit 1934 in verschiedenen Gremien der Berliner Ärztekammer standespolitisch tätig war. Als „Alter Kämpfer" wurde er 1935 zu einem der hauptamtlichen Geschäftsführer der Berliner Kassenärztlichen Vereinigung ernannt.[17]

---

13 Das reguläre Verhältnis betrug einen Arzt auf 600 Kassenmitglieder; vgl. Verordnung über die Zulassung von Ärzten zur Tätigkeit bei den Krankenkassen vom 17. Mai 1934, in: Reichsgesetzblatt, 1934, § 11, S. 399.
14 Vgl. Hahn/Schwoch, Anpassung, S. 172–173.
15 Vgl. z.B. die Verordnung über die Teilnahme von Juden an der kassenärztlichen Versorgung vom 6. Oktober 1938 (Reichsgesetzblatt, 1938, S. 1391). In späteren gesetzlichen Maßnahmen, die sich mit der Einführung des Approbationsentzuges in eroberten Gebieten oder der Teilnahme an der kassenzahnärztlichen bzw. kassendentistischen Versorgung beschäftigen, ist von „Personen" die Rede, wenn eine Benennung nicht gänzlich vermieden wurde; vgl. Verordnung über die Einführung der Vierten und Achten Verordnung zum Reichsbürgergesetz in den sudetendeutschen Gebieten vom 5. Mai 1939, in: Reichsgesetzblatt, 1939, S. 880; Verordnung über die Teilnahme an der kassenzahnärztlichen und kassendentistischen Versorgung vom 19. September 1939, in: Reichsgesetzblatt, 1939, S. 1855.
16 Vgl. z.B. LAB: A Rep. 003–03, Nr. 250, Bl. 57, Nr. 5; LAB: A Rep. 003–03, Nr. 250, Bl. 60.
17 Weitere biographische Angaben vgl. Hahn/Schwoch, Anpassung, S. 147–148, 179–190. Auf einigen Briefköpfen Hermanns steht ebenso: „Der Beauftragte für Juden"; vgl. LAB: A Rep. 003–03, Nr. 250, Bl. 67.

In den vom „Beauftragten für Jüdische Behandler" erlassenen „Anordnungen für Juden" ist zumeist von „Behandlern" oder „jüdischen Behandlern" die Rede; so auch in dem im Sommer 1939 publizierten „Verzeichnis der jüdischen Behandler in der Reichshauptstadt Berlin"[18]. Bereits ein Jahr zuvor hatte die Reichsvertretung der Juden in Deutschland die „jüdischen Krankenbehandler im Deutschen Reich (Altreich) im Jahre 1938" zusammengestellt.[19] Vom 19. November 1942 stammt schließlich die „Liste der zugelassenen jüdischen Krankenbehandler", die von der Jüdischen Kultusvereinigung zu Berlin für die Geheime Staatspolizei angefertigt worden war. In dieser Zusammenstellung sind die Namen von 178 Berliner „Krankenbehandlern" nebst Adresse, Telefonnummer, Angaben zum Familienstand, zur Zahl der im Haushalt lebenden Kinder sowie den jeweiligen Fachgebieten bzw. beruflichen Funktionen aufgeführt. Der Liste selbst wurde ein Anschreiben Philipp Kozowers von der Jüdischen Kultusvereinigung Berlin e.V. an die Geheime Staatspolizei Berlin vorangestellt. Daraus geht hervor, dass der Gestapo neben der Liste der zugelassenen „Krankenbehandler" auch eine Liste der zugelassenen „Zahnbehandler" und Dentisten zugesandt wurde. Das Schreiben scheint auch an die Reichsvereinigung der Juden in Deutschland gegangen zu sein, jedenfalls ist der Name Dr. Eppstein darin vermerkt. Paul Eppstein und auch der Rechtsberater der Jüdischen Gemeinde Berlin, Philipp Kozower, gehörten zu den Leitern der Reichsvereinigung der Juden in Deutschland; beide wurden Ende Januar 1943 nach Theresienstadt bzw. nach Auschwitz deportiert und kamen ums Leben.[20] Nicht zuletzt wurden „Krankenbehandler" auch als „Judenbehandler" bezeichnet, ein Ausdruck, der bisher allerdings nur in autobiographischen Zeugnissen gefunden wurde.[21]

In den bisher eruierten Gesetzestexten sind Auswahlkriterien für „Krankenbehandler" nicht genannt. Der Paragraph 2 der „Vierten Verordnung zum Reichsbürgergesetz" beließ das Recht auf eine Zulassung eines „Krankenbehandlers" beim Reichsinnenminister.[22] In den folgenden Verordnungen wurde es jedoch

---

18 Vgl. Arbeitsgemeinschaft Verzeichnis vom 17. Juli 1939.
19 Vgl. Arbeitsberichte der Reichsvertretung der Juden in Deutschland für das Jahr 1938, S. 70–73 (Leo Baeck Institute New York), abgedruckt bei: Leibfried, Stephan/Tennstedt, Florian: Berufsverbote und Sozialpolitik 1933. Die Auswirkungen der nationalsozialistischen Machtergreifung auf die Krankenkassenverwaltung und die Kassenärzte. Analyse. Materialien zu Angriff und Selbsthilfe. Erinnerungen (= Arbeitspapiere des Forschungsschwerpunktes Reproduktionsrisiken, soziale Bewegungen und Sozialpolitik, Nr. 2). Bremen 1981, S. 301.
20 Vgl. Hahn/Schwoch, Anpassung, S. 174–175.
21 Z.B. im Entschädigungsantrag von Dr. Lucie Adelsberger, die sich als „Judenbehandlerin" bezeichnete; vgl. LABO Berlin, Entschädigungsbehörde, Nr. 51.255, Bl. E1.
22 Vgl. Deutsches Ärzteblatt 68 (1938), S. 545–546 sowie Reichsgesetzblatt 1938, S. 969.

auf anderen Ebenen konkreter: „Krankenbehandler", so hieß es in einer Verordnung des Reichsministers des Innern vom 1. Oktober 1938, unterstanden dem örtlichen Gesundheitsamt. Sie hatten aber auch den Weisungen des 1938 eigens von der Reichsärztekammer bestellten „Beauftragten für jüdische Behandler" Folge zu leisten, dem bereits erwähnten Arno Hermann. Nach dieser Verordnung durften sich „Krankenbehandler" zwar weder „Arzt" nennen noch eine „arztähnliche Bezeichnung", wie beispielsweise „Sanitätsrat" führen, doch hatten sie sich „nach den für die Ärzte geltenden Vorschriften zu richten." Jüdischen Ärzten wurde zudem explizit das Züchten von Krankheitserregern, das Herstellen von Sera und Impfstoffen sowie die Durchführung von syphilisdiagnostischen Blutuntersuchungen verboten.[23] Für jene „Krankenbehandler", die als Kassen- und Wohlfahrtsärzte arbeiteten, galt zusätzlich die Pflicht, die Praxis besonders zu kennzeichnen: „Sie haben ein Schild zu führen, das auf blauem Grund einen gelben Kreis mit blauem Davidstern zeigt. Dieses Zeichen ist auch auf Rezepten, Briefbogen usw. zu führen, auf dem Schild und den genannten Papieren ist außerdem der Vermerk: ‚Zur ärztlichen Behandlung ausschließlich von Juden berechtigt' deutlich sichtbar anzubringen."[24] Die Konsequenzen dieser Verordnung betrafen Ärzte wie Patienten gleichermaßen. So mussten alle nichtjüdischen Kassenpatienten, die sich bis dahin noch bei einem jüdischen Arzt in Behandlung befanden, den Arzt wechseln; das gleiche galt selbstverständlich auch für jüdische Patienten, die bei nichtjüdischen Ärzten in Behandlung waren. Jüdische Bakteriologen wiederum fürchteten nach dem expliziten Verbot, Impfstoffe herzustellen oder syphilisdiagnostische Blutuntersuchungen durchzuführen, erst recht um ihre Berufserlaubnis. Manchen unter ihnen ist es dennoch gelungen, weiter zu arbeiten; Zum Beispiel Dr. Fritz J. von Gutfeld (1888–1947). Er wurde 1938 durch ausdrückliche Genehmigung des Berliner Hauptgesundheitsamtes und seines Leiters Leonardo Conti (1900–1945) in seinem Amt als Chefarzt der Bakteriologischen Abteilung des Jüdischen Krankenhauses bestätigt. Anfang 1939 emigrierte er über Stockholm nach New York, wo er im Alter von 58 Jahren starb.

Weitere Anordnungen des „Beauftragten für Jüdische Behandler" der Ärztekammer Berlin wurden offensichtlich nicht veröffentlicht, sondern an das Hauptgesundheitsamt in Berlin-Mitte, an die Bezirks-Gesundheitsämter sowie an die „früheren jüdischen Ärzte" selbst geschickt. Darin wurde minutiös festgelegt, wie sich jüdische „Behandler" zu verhalten und welche Tätigkeiten genau sie auszuüben hatten. Am 12. Oktober 1938 erschien die erste Anordnung. Danach

---

23 Vgl. LAB: A Rep. 003–03, Nr. 250, Bl. 71; vgl. auch Hahn/Schwoch, Anpassung, S. 180.
24 LAB: A Rep. 003–03, Nr. 250, Bl. 71; vgl. auch Hahn/Schwoch, Anpassung, S. 180f.

mussten sich „Behandler" zunächst vergewissern, „dass der von Ihnen Behandelte ein Jude ist". Ein Umzug war nur nach „vorheriger rechtzeitiger Anmeldung" mit Genehmigung des „Beauftragten für Jüdische Behandler" gestattet. Des Weiteren musste jede berufliche Veränderung gemeldet werden. Wenn „Krankenbehandler" ab dem 1. Oktober 1938 an einer neuen Stelle tätig wurden, wurde ihnen gestattet, in einer oder mehreren jüdischen Zeitungen je drei Mal ihre neue Wohnung anzuzeigen. Trotz aller Einschränkungen und Bedrohungen waren allerdings auch „Krankenbehandler" dazu verpflichtet, „in Notfällen, die mit Lebensgefahr verbunden sind, wie jedermann Hilfe zu leisten". „In der Regel" war eine Beschränkung auf das „gewählte Fach" geboten.[25]

Die darauf folgenden Anordnungen des „Beauftragten" Hermann enthalten nicht nur erneut wiederholte Reglementierungen für „Krankenbehandler", sondern geben auch Aufschluss über die weitere Organisation der ärztlichen Versorgung der jüdischen Bevölkerung Berlins und über die Folgen von Gewalt- und Zwangsmaßnahmen gegenüber Berliner Juden. Am 25. Oktober 1938 erschien die „Anordnung Nr. 2 für Juden, denen gemäss § 2 der 4. Verordnung zum Reichsbürgergesetz vom 25. Juli 1938 die Ausübung des Ärzteberufes widerruflich gestattet ist". Hier sind insbesondere die letzten drei Abschnitte bemerkenswert: Zunächst stellte Hermann darin fest, dass bis zum 1. Oktober 1938 „jüdische Behandler in solchem Ausmaße nach dem Westen Berlins verzogen" seien, dass weitere Umzugsgenehmigungen nicht mehr erteilt werden könnten. „Sollte sich ergeben", so hieß es in der Anordnung weiter, „dass die Versorgung der jüdischen Bevölkerung einzelner Stadtgebiete durch Fortzug von jüdischen Behandlern gefährdet erscheint, behalte ich mir eine zwangsweise Umsiedlung vor."[26] Des Weiteren sah Hermann „zur Nacht- und Feiertagsversorgung der jüdischen Bevölkerung" die Notwendigkeit, einen „jüdischen Nacht- und Sonntagsdienst" einzurichten und forderte: „Aus den Kreisen der jüdischen Behandler sind deshalb für die Leitung dieses Nacht- und Sonntagsdienstes geeignete Personen vorzuschlagen."[27] In diesem Zusammenhang forderte er die „Krankenbehandler" insgesamt dazu auf, „aus den Kreisen der jüdischen Behandler ein oder zwei Sprecher zu bestimmen, an die sich die jüdischen Behandler in erster Linie mit ihren Fragen zu wenden haben und die ihrerseits Fühlung mit mir aufrecht erhalten".[28] Vorschläge seien

---

25 Vgl. LAB: A Rep. 003–03, Nr. 250, Bl. 60–61. Vgl. Hahn/Schwoch, Anpassung, S. 183–184.
26 Vgl. LAB: A Rep. 003–03, Nr. 250, Bl. 63.
27 Vgl. LAB: A Rep. 003–03, Nr. 250, Bl. 63.
28 Vgl. LAB: A Rep. 003–03, Nr. 250, Bl. 63.

ihm umgehend mitzuteilen. Die Bestätigung resp. die Akzeptanz hielt sich Hermann jedoch persönlich vor.[29]

Die beiden Sprecher waren Dr. Felix Viktor Caro, Jahrgang 1881, und Dr. Adolf Metz, Jahrgang 1899.[30] Felix Viktor Caro war niedergelassener Allgemeinpraktiker und Chirurg sowie langjähriger Chefarzt des Unfallklinik-Ambulatoriums der nordöstlichen Eisen- und Stahl-Berufsgenossenschaft. Als „Krankenbehandler" war Dr. Caro bis zu seinem Tode in Berlin-Charlottenburg tätig. Er starb im Juni 1940 kurz vor seinem 59. Geburtstag. Der Allgemeinpraktiker Dr. Metz arbeitete ehrenamtlich für die Reichsvereinigung der Juden und wurde von der Ärztekammer als Leiter der „Abteilung Krankenbehandler der Kassenverrechnungsstelle" neben Dr. Caro Sprecher der Berliner „Krankenbehandler", was ihn jedoch nicht geschützt hat. Adolf Metz wurde mit dem 93. „Alterstransport" vom 30. Juni 1943 in das Ghetto Theresienstadt deportiert. Er überlebte und emigrierte nach New York, wo er im Mai 1978 starb.[31]

Dass auch „Krankenbehandler" von den gewalttätigen Übergriffen auf Juden in Berlin betroffen waren, macht nicht zuletzt die „Anordnung Nr. 3 für Juden" vom 15. November 1938 deutlich. Daraus geht hervor, dass bei der Verhaftungswelle, die auf die von der Parteiführung reichsweit organisierten Pogrome vom 9. und 10. November 1938 folgte, in Berlin auch „Behandler" in Konzentrationslager verschleppt wurden. Wörtlich heißt es bereits im ersten Absatz der Anordnung: „Sämtliche Behandler, die in Schutzhaft genommen sind oder waren, haben dies bis zum 18. Nov.1938 schriftlich hierher zu melden. Im Falle der Abwesenheit des Behandlers ist die Meldung durch einen Angehörigen oder Angestellten zu erstatten. Bei dieser Gelegenheit ist mitzuteilen, in welcher Form die Vertretung geregelt ist oder war."[32]

Was die weiteren Auflagen für „Krankenbehandler" betrifft, die Berlin nicht verließen, so geht aus dieser dritten Anordnung vom 15. November 1938 hervor, dass sich der „Beauftragte für jüdische Behandler" das Recht vorbehielt, zu bestimmen, welche und wie viele der zugelassenen „Behandler" in freier Praxis jüdische Kassen- und Wohlfahrtspatienten zu behandeln hatten. Die Regelung betraf vorwiegend „Behandler", die auch klinisch tätig waren und nicht zusätzlich auch noch Sprechstunden abhalten konnten oder wollten. Diese „Behandler"

---

29 Vgl. LAB: A Rep. 003–03, Nr. 250, Bl. 8–12, 66, 79. Vgl. Hahn/Schwoch, Anpassung, S. 185, 189.
30 Vgl. LAB: A Rep. 003–03, Nr. 250, Bl. 8–12. Vgl. Hahn/Schwoch, Anpassung, S. 185.
31 Vgl. die Biographien von Dr. Felix Viktor Caro und Dr. Adolf Metz in: Hahn/Schwoch, Anpassung, S. 185; Schwoch, Rebecca (Hrsg.): Berliner jüdische Kassenärzte und ihr Schicksal im Nationalsozialismus. Ein Gedenkbuch. Berlin 2009.
32 LAB: A Rep. 003–03, Nr. 250, Bl. 70. Vgl. Hahn/Schwoch, Anpassung, S. 186–187.

mussten beim „Beauftragten" einen Antrag auf Befreiung stellen und begründen, weshalb sie keine Sprechstunden für Kassen- und Wohlfahrtspatienten abhalten konnten.[33] Wie ist diese Maßnahme zu bewerten? Vor dem Hintergrund des beschriebenen Versorgungsschlüssels zur Sicherung der ärztlichen Betreuung der jüdischen Bevölkerung in Berlin, nach dem seitens der ärztlichen Standesvertretungen von vornherein eine medizinische Unterversorgung mit einkalkuliert worden war, lässt sich die Anordnung als Zwangsmaßnahme zur Mehrarbeit für „Behandler" lesen. Zwar blieb den „Behandlern" dadurch, dass sie überhaupt noch praktizieren durften, der unmittelbare, völlige Ruin und die Emigration – vorerst – erspart. Allerdings zu einem hohen Preis. Um den Druck zur Auswanderung zu erhöhen, wurde ihr Handlungsspielraum immer weiter eingeschränkt. Den verordneten Mangel aufzufangen, die Patienten und Hilfesuchenden nicht im Stich zu lassen und für eine möglichst angemessene ärztliche Betreuung zu sorgen, verlangte von den wenigen „Krankenbehandlern", „bis zur Erschöpfung zu arbeiten" (Judith Hahn).[34] Einem Schreiben der Jüdischen Gemeinde Berlin an alle Ärzte, Schwestern und weitere Angestellte der Berliner Krankenanstalten und Hospitäler vom Juni 1939 ist zu entnehmen, dass die vielfachen Emigrationen dazu führten, dass die Versorgung jüdischer Patienten immer schwieriger wurde: „Die dringende Notwendigkeit, die sanitären Einrichtungen der Gemeinde zu erhalten, veranlaßt uns, alle unsere Mitarbeiter, die an irgend einer Stelle dieser Institutionen wirken, dringend zu bitten, uns nicht im Stich zu lassen."[35] Dass die Gemeinde nun dazu aufforderte, nicht zu emigrieren, zeigt zudem das moralische Dilemma, in dem sich Juden bzw. jüdische Organisationen befanden. Aber trotz dieser Bemühungen wanderten immer mehr aus – solange es noch ging.

Die Kassenärztlichen Vereinigungen waren in die „Organisation des verwalteten Mangels" (Judith Hahn) einbezogen, indem nämlich Prüfung, Abrechnung und Auszahlung der Leistungen, die „Krankenbehandler" in ihrer Tätigkeit bei Krankenkassen und in der Wohlfahrt erbracht hatten, über die Kassenärztlichen Vereinigungen erfolgten.[36]

Bedeuteten die gesetzlichen Maßnahmen schon eine permanente Bedrohung für jüdische Ärzte, so zeigen die Anordnungen des „Beauftragten für Jüdische Behandler", in welchem Maße „Krankenbehandler" allein durch ihn kontrolliert und schikaniert wurden. Die schwindende Zahl von „Behandlern" bereitete den

---

33 Vgl. LAB: A Rep. 003–03, Nr. 250, Bl. 70. Vgl. Hahn/Schwoch, Anpassung, S. 189.
34 Vgl. Hahn/Schwoch, Anpassung, S. 189.
35 Zitiert nach: Hartung-von Doetinchem, Dagmar/Winau, Rolf (Hrsg.): Zerstörte Fortschritte. Das Jüdische Krankenhaus in Berlin. 1756–1861–1914–1989. Berlin 1989, S. 171.
36 Vgl. Hahn/Schwoch, Anpassung, S. 189.

Nationalsozialisten trotz des eigentlichen Wunsches, sämtliche Juden zu verbannen und zu vertreiben, große Sorgen, sollte doch auch immer verhütet werden, dass sich in der „Volksgemeinschaft Zersetzungs- und Fäulnisherde" entwickeln, die dann den „arischen Volkskörper" gefährdet hätten.[37]

Zur Zahl der „Krankenbehandler"

Bis heute ist eine exakte Angabe über die Zahl der „Krankenbehandler" nicht möglich. Nach dem Approbationsentzug sind ab 1. Oktober 1938 von möglicherweise einst 9.000 jüdischen Ärzten im gesamten Deutschen Reich 709 als „Krankenbehandler" zugelassen worden; davon waren 351 Allgemeinpraktiker und 358 Fachärzte. Ende 1938 verblieben noch 285 „Krankenbehandler" im gesamten Deutschen Reich. Diese Zahlenangaben, die Stephan Leibfried und Florian Tennstedt 1981 nach einem Bericht der „Reichsvertretung der Juden in Deutschland" aus dem Jahre 1938 publiziert haben, können bis heute weder eindeutig bestätigt noch korrigiert werden, so dass sie nach wie vor als Richtschnur dienen müssen.[38] Unter den Berliner jüdischen Kassenärzten, für die in 2009 ein Gedenkbuch veröffentlicht worden ist, und das aus 2.018 Kurzbiographien besteht – 1.794 Kassenärzte und 224 Kassenärztinnen – befinden sich 350 „Krankenbehandler", darunter 16 Ärztinnen.[39] Diese 350 „Krankenbehandler" waren jedoch nicht alle zur gleichen Zeit „Krankenbehandler": Viele unter ihnen haben nur für einige Wochen oder wenige Monate als solche gearbeitet, bis sie emigrieren konnten, untergetaucht sind oder deportiert wurden. Manche haben nicht gleich 1938 oder 1939 eine entsprechende Zulassung erhalten.[40]

Dass in Berlin die meisten „Krankenbehandler" tätig waren, wie vorher auch schon jüdische Ärzte, liegt allein daran, dass Berlin die größte jüdische Gemeinde hatte, mithin die meisten jüdischen Patienten und jüdischen Ärzte. Die Jüdische Gemeinde Berlin nannte im August 1938 selbst die Zahl von 140 000 jüdischen

---

37 Vgl. Schwoch, Rebecca: „Die amtlichen Gesundheits- und Fürsorgestellen müssen für alle sorgen ..." Nationalsozialistische Versorgungsstrukturen: Gesundheitspolitische Vorstellungen vs. Versorgung im Alltag. In: Stöckel, Sigrid/Walter, Ulla (Hrsg.): Prävention in Gesellschaft. Historische Grundlagen und zukünftige Entwicklung. Weinheim 2002, S. 144.
38 Vgl. Arbeitsberichte der Reichsvertretung der Juden in Deutschland für das Jahr 1938, S. 70–73 (Leo Baeck Institute New York), abgedruckt bei: Leibfried/Tennstedt, Berufsverbote, S. 106, 107, 280, 301, 302.
39 Vgl. Schwoch, Berliner jüdische Kassenärzte.
40 Vgl. Schwoch, Versorgung, S. 290.

Gemeindemitgliedern, die es zu versorgen galt, wobei gemäß dieser Angaben eine nicht bezifferte Anzahl „Rassejuden", die nicht der jüdischen Religionsgemeinschaft angehörten, nach den Nürnberger Rassegesetzen von 1935 aber als Juden galten, noch hinzu kam.[41]

In anderen deutschen Städten war die Zahl jüdischer Ärzte – nicht erst ab 1938 – sehr viel geringer: Beispielsweise waren 1933 in Hamburg 432 jüdische Ärzte tätig, in Frankfurt am Main 276, in München 252, in Stuttgart 86 und im Stadtkreis Hannover waren es in jenem Jahr 56.[42] Einige Forscher meinen, dass etwa 11–16 Prozent der jeweiligen Ärzteschaft – außer der Berliner – nach der nationalsozialistischen Ideologie als jüdisch galt, was dem Durchschnitt im Deutschen Reich entspreche.[43] Die Zahl der „Krankenbehandler" war in Städten außer Berlin entsprechend gering: In Hamburg wurden 23 „Krankenbehandler" zugelassen, in München waren nur 14 „Krankenbehandler" zugelassen, im Stadtkreis Hannover 16.[44]

„praktisch zum Verhungern verurteilt": Beispiele

Trotz der schwierigen Quellenlage lässt sich an Einzelbeispielen darstellen, unter welchen extremen Bedingungen jüdische Ärzte als „Krankenbehandler" tätig und welchen Schikanen sie ausgesetzt waren.

Hier ist zum Beispiel von Dr. Hermann Gottberg zu berichten. Hermann Gottberg wurde am 31. Januar 1894 im Mecklenburgischen Bad Doberan geboren, studierte in München, Königsberg und Berlin Medizin, erhielt im August 1920 seine Approbation. Im Dezember 1931 heiratete er die Nichtjüdin Lucie Margarete Elisabeth Gußmann (geboren am 13. Juli 1889 in Berlin, gestorben am 16. Januar 1973 in Berlin-Buckow). Die Ehe war kinderlos geblieben. Seit 1923 war Dr. Gottberg als Facharzt für Haut- und Geschlechtskrankheiten in der Berliner Andreasstr. 77a

---

41 Vgl. Schwoch, Berliner jüdische Kassenärzte, S. 93–95; Hahn/Schwoch, Anpassung, S. 177.
42 Vgl. Villiez, Anna von: Mit aller Kraft verdrängt. Entrechtung und Verfolgung „nicht arischer" Ärzte in Hamburg 1933 bis 1945 (= Studien zur jüdischen Geschichte, 11). Hamburg 2009, S. 13; Drexler-Gormann, Birgit: Jüdische Ärzte in Frankfurt am Main 1933–1945: Isolation, Vertreibung, Ermordung. Frankfurt a. M. 2009, S. 15; Damskis, Linda Lucia: Zerrissene Biografien. Jüdische Ärzte zwischen nationalsozialistischer Verfolgung, Emigration und Wiedergutmachung. München 2009, S. 11; Rueß, Susanne: Stuttgarter jüdische Ärzte während des Nationalsozialismus. Würzburg 2009, S. 20, 347; Benzenhöfer, Udo: Jüdische Ärzte in Hannover 1933–1945. Wetzlar 2000, S. 11.
43 Vgl. Benzenhöfer, Ärzte, S. 11.
44 Vgl. Villiez, Kraft, S. 132; Damskis, Biografien, S. 149; Benzenhöfer, Ärzte, S. 33.

als Kassenarzt niedergelassen. Offensichtlich wurde ihm bereits im Jahre 1933 die Zulassung zur gesamten Kassenpraxis entzogen, nach erfolgreicher Beschwerde jedoch wieder zugesprochen, so dass der damals zuständige Gross-Berliner Ärztebund, Provinzialverband Berlin des Verbandes der Ärzte Deutschlands (Hartmannbund) am 29. November 1933 mitteilte: „Sehr geehrter Herr Kollege! Ihr Ausschluss aus der Tarifkassenpraxis ist hiermit nach der weiteren Zulassung als R.V.O.-Arzt seitens des Reichsarbeits-Ministeriums wieder aufgehoben." Allerdings, so schrieb Dr. Gottberg viel später, seien seine Patienten bereits „abgewandert" gewesen. Gottbergs Einnahmen gingen demnach bereits 1933/1934 so rapide zurück, dass er die Praxis in seine Wohnung verlegen musste, um Miete zu sparen. Im Rahmen seines Entschädigungsantrages schrieb Gottberg im Februar 1957: „Mit Verlust unserer Approbation und bedingter Zulassung als juedischer Krankenbehandler fuer Haut- und Geschlechtskrankheiten begann die volle Vernichtung unserer Existenz, erstens aus Mangel an Krankheiten dieser Art, und zweitens aus Mangel an Patienten." Seine Situation als „Krankenbehandler" hatte er in einem Lebenslauf kurz nach Ende des Krieges beschrieben:

> Damit war ich praktisch zum Verhungern verurteilt, da Geldmittel nicht vorhanden waren[,] und ich von dem verbotenen Verkauf meiner Sachen leben mußte. Ein Versuch noch auszuwandern, scheiterte. Meine Tätigkeit als Facharzt für nicht vorhandene Geschlechtskrankheiten brachte mir nachweislich lt. Kassenabrechnung 60 M im Vierteljahr ein! Eine Aufzeichnung der durchgemachten Leiden halte ich für überflüssig, jeder Deutscher konnte sich ja durch Augenschein davon überzeugen. Durchgehalten habe ich nur durch die Tatkraft meiner Frau [...] und durch den Verkehr mit Gleichgesinnten nichtjüdischen Antifaschisten, die meinen Glauben an eine Beendigung der Leidenszeit stärkten.[45]

Am Ende des Krieges stand Dr. Gottberg im 51. Lebensjahr mittellos da, körperlich und seelisch gebrochen. Für eine kurze Zeit war er noch in der Beratungsstelle für Haut- und Geschlechtskrankheiten im Bezirk Wilmersdorf tätig, emigrierte aber mit seiner Frau in die USA. In Chicago konnte er noch wenige Jahre – aus gesundheitlichen Gründen jedoch nur stundenweise – im American Hospital als Arzt wirken. Am 29. Mai 1958 starb Dr. Hermann Gottberg auf der Überreise von den USA nach Deutschland an Bord der MS „Arosa Sky".[46]

Auch das folgende Beispiel zeigt Bedingungen und Schikanen deutlich: Dr. William Leszczynski, am 30. November 1881 in Stettin geboren, hatte in Berlin Medizin studiert, 1905 die Approbation erhalten, später hat er die Nichtjüdin

---

45 Centrum Judaicum Archiv: 4.1, Nr. 518.
46 Zur Biographie Dr. Hermann Gottbergs vgl.: LABO Berlin, Entschädigungsbehörde, Reg.Nr. 51.473, Bl. M1, M18, E3, E5–E8, Berliner Adressbücher 1932; Schwoch, Berliner jüdische Kassenärzte.

Emma Salbach geheiratet, das Paar bekam eine Tochter. In der Strassmannstr. 41, Berlin O 34, ließ er sich als Allgemeinpraktiker nieder und baute sich eine große Praxis „mit viel Geburtshilfe" auf. „Mit der Freude an der Arbeit und der inneren Ruhe", so formulierte er in seinem Entschädigungsantrag, sei es bald vorbei gewesen:

> Am 1. Oktober 1938 musste ich die Wohnung, in der ich viele Jahre gelebt und gearbeitet hatte, fristlos verlassen und die Praxis ohne Sang und Klang einem arischen SA-Arzt übergeben. Durch raffinierte Machenschaften, im Einverständnis mit der Hauswirtin, hatte er es verstanden, mich auch aus der Wohnung mit Zustimmung der Ärztekammer auszutreiben. An dem Schock, den dieses Unrecht uns verursachte, hatten meine Familie und ich sehr schwer zu leiden.[47]

Emigrationsmöglichkeiten taten sich trotz verschiedener Versuche nicht auf, so dass die Familie Leszczynski aufgab, „mutlos und körperlich und mit den Nerven fertig". Erst jetzt hatte sich Dr. Leszczynski entschlossen, einen Antrag als „Krankenbehandler" zu stellen, um „jüdischer Behandler" zu werden, „mit dem Judenstern an den Schildern und auf meinen Rezepten, Krankenscheinen etc." Und weiter: „Diese Tätigkeit war sehr mühsam und aufregend (oft fast tägliche Behandlung von Juden, die Suicid begingen; der Jammer der zur Evakuierung Bestimmten; die höchst gefährliche Behandlung von illegal lebenden Juden; vielfache häufige Schikanen durch die Behörden und die Gestapo und vieles andere)." Die „Behandlerpraxis" sei auch körperlich sehr anstrengend gewesen, da er auch sehr weit entfernte Krankenbesuche annehmen musste, um diese Praxis erst einmal aufzubauen. Hinzu kamen Schwierigkeiten, erneut Wohn- und Praxisräume zu bekommen, so dass die Leszczynskis eine Zeitlang nur ein Zimmer hatten, das der Sprechstunde genauso diente wie als Schlaf- und Wohnraum. Dr. Leszczynski verlor „alle Freude an der Arbeit und an den Patienten", Körper und Nerven parierten nicht mehr, schwere Depressionen folgten, so dass er 1945 nicht mehr in der Lage war, als „Krankenbehandler" zu arbeiten. Bis zum „Zusammenbruch der Nazis" hielt er sich versteckt. Erst im Juni desselben Jahres eröffnete er erneut eine Praxis in der Charlottenburger Carmerstr. 2. Am 21. Februar 1961 ist Dr. Leszczynski gestorben.[48]

Dass nicht nur die in sogenannter Mischehe Lebenden eine Sondergenehmigung zum „Krankenbehandler" erhielten, zeigt das Beispiel des Sanitätsrats Dr. Felix Opfer, Jahrgang 1865, der mit der Jüdin Dorothea Fanny Freund, Jahrgang

---

47 LABO Berlin, Entschädigungsbehörde, Reg.Nr. 15.284, Bl. B13–B15.
48 Zur Biographie Dr. William Leszczynskis vgl.: LABO Berlin, Entschädigungsbehörde, Reg.-Nr. 15.284, Bl. M80, C5–C7, B13–B15; Schwoch, Berliner jüdische Kassenärzte.

1882, verheiratet war. Das Paar bekam zwei Kinder: Den 1905 geborenen Erwin, der im jungen Alter von 26 Jahren an Kinderlähmung gestorben war – er hatte gerade die medizinische Approbation erhalten – und die 1903 geborene Margot. Dr. Opfer hatte 33 Jahre lang eine urologische Fachpraxis in der Friedrichstr. 109. Bis 1938 konnte er seine Praxis einigermaßen unbehelligt weiterführen. Nach dem Approbationsentzug musste er die große Wohnung in der Friedrichstraße aufgeben. Es wurde ihm eine kleine Wohnung im „jüdischen Viertel" in Schöneberg zugewiesen. In der neuen Wohnung in der Barbarossastr. 57 baute er sich erneut eine Praxis auf, die alte hatte er für wenig Geld verkaufen müssen. Als Urologe war er in der neuen Gegend ein gefragter Arzt – für jüdische Patienten. Als Tochter Margot mit der Enkelin Eva – jedoch ohne den geschiedenen, nichtjüdischen Ehemann und Vater Otto Steinicke, der noch 1945 im Bombenhagel ums Leben kam – im Februar 1939 nach England emigrieren konnten, war Felix Opfer sich im klaren, dass es kein Wiedersehen geben würde. So verabschiedete sich der Großvater auf dem Bahnhof von seiner Enkelin: „Liebes Kind, wir werden uns nicht wiedersehen." Von nun an wurden zahlreiche Briefe und Karten geschrieben, deren Inhalt ich der Enkelin Eva Tucker verdanke. So schrieb Doris Opfer Ende März 1939: „[...] er ist wieder zugelassen, u. demnächst wird ein blaues Schild an unserem Hause prangen." Und immer wieder ist in den Briefen zu lesen, wie froh Dr. Opfer war, überhaupt noch arbeiten zu können, auch wenn die Praxis oft so gut wie leer war. Ende April 1939 schrieb Dr. Opfer an seine Tochter: „Praxis tägl. 1–2 Patienten! Kolossal! Eßzimmer fast immer frei." Und im September desselben Jahres hieß es: „[...] hoffentlich bleiben wir weiter gesund u. arbeitsfähig. In der Praxis habe ich z. Z. ziemlich viel zu thun u. dann denkt man nicht zu viel!" Gut zwei Jahre später hieß es: „Meine Praxis ist weiter im Gange, wenn auch durch viele Fortzüge eingeengt, gewährt Anregung, Ablenkung, Befriedigung." Im September 1942 schrieb Doris Opfer nach England:

> Dienstag erhielten wir die Nachricht, dass wir fort müssen. [...] wollen auch wir tapfer sein u. uns der Gnade Gottes anvertrauen, auch wir geben die Hoffnung auf ein Wiedersehen nicht auf, das ist unser Lebensziel. [...] die Patienten sind riesig traurig[,] ihren so sehr geliebten Arzt zu verlieren. Wir hoffen, dass mein gel.[iebter] Mann auch draussen wird praktizieren können [...].

Die Eheleute Opfer wurden im Oktober 1942 nach Theresienstadt deportiert. Felix Opfer hörte dort medizinische Vorträge oder besuchte eine medizinische Bibliothek. Er war mittlerweile 78 Jahre alt. Vom 20. November 1943 stammt die vorletzte Karte, unterschrieben mit „Witwe Dorothea Opfer". Felix war am 11. Oktober 1943 gestorben. Zwei Tage zuvor war die 62jährige Doris Opfer nach Auschwitz verschleppt worden, wo sie wahrscheinlich noch 1944 starb.[49]

Fazit

Erste Ergebnisse des zur Zeit laufenden DFG-Projektes über die „Krankenbehandler" in Berlin und Hamburg zeigen, dass zwar offensichtlich die meisten „Krankenbehandler" einen nichtjüdischen Ehepartner resp. eine nichtjüdische Ehepartnerin hatten, nicht wenige „Krankenbehandler" jedoch eruiert werden konnten, die in „volljüdischer" Ehe lebten oder gar nicht verheiratet waren. Nach wie vor fehlt es an Details über die medizinische Versorgung jüdischer Patienten zwischen 1938 und 1945 genauso wie über den Alltag eines „Krankenbehandlers". Aufgrund der schwierigen Quellenlage muss der Forschungsweg über Einzelschicksale erfolgen, der hoffentlich in naher Zukunft eine befriedigende Aufklärung bietet.

Die NS-Volkskörperideologie beabsichtigte die Verwirklichung der „Volksgesundheit" einer „Volksgemeinschaft" mit Hilfe der Erb- und Rassenpflege. Dazu gehörten nicht die Juden. Sie, wie alle anderen „minderwertigen Elemente", wurden von vorhandenen Versorgungsstrukturen, aber auch von Präventionskonzepten weitgehend ausgeschlossen und nur noch unter den schwierigsten Voraussetzungen von immer weniger werdenden „Befugten" ärztlich versorgt.[50] Dennoch wurde eine notwendige minimale staatliche Fürsorge für „rassenfremde" und andere missliebige Kranke im Nationalsozialismus befürwortet, so wie es Hermann Hebestreit (geb. 1904), Mitarbeiter des Amtes für Volksgesundheit der Deutschen Arbeitsfront, formuliert hat:

> Die amtlichen Gesundheits- und Fürsorgestellen müssen für alle sorgen, auch für Idioten, Rassenfremde usw. Diese Sorge muß im nationalsozialistischen Staat erhalten bleiben, um

---

49 Zur Biographie Dr. Felix Opfers vgl.: LABO Berlin, Entschädigungsbehörde, Reg.Nr. 73.866, Bl. E10–E12; Schwoch, Berliner jüdische Kassenärzte; Nachlass Doris und Dr. Felix Opfer; Tucker, Eva/Schwoch, Rebecca: „Dienstag erhielten wir die Nachricht, dass wir fort müssen." Sanitätsrat Dr. med. Felix Opfer. In: Jacob, Ruth/Federspiel, Ruth (Hrsg.): Jüdische Ärzte in Schöneberg. Topographie einer Vertreibung (= Frag doch! Geschichte konkret, Bd. 2). Berlin 2012, S. 58–60.
50 Vgl. Schwoch, Rebecca: „Die amtlichen Gesundheits- und Fürsorgestellen müssen für alle sorgen ..." Nationalsozialistische Versorgungsstrukturen: Gesundheitspolitische Vorstellungen vs. Versorgung im Alltag. In: Stöckel, Sigrid/Walter, Ulla (Hrsg.): Prävention in Gesellschaft. Historische Grundlagen und zukünftige Entwicklung. Weinheim 2002, S. 136–151.

zu verhüten, dass in der Volksgemeinschaft Zersetzungs- und Fäulnisherde entstehen, die vom Kranken aus auf das Gesunde und Wertvolle übergreifen.[51]

Friedrich Bartels (1892–1968), 1933 noch Referent im Reichsministerium des Innern und später stellvertretender Reichsärzteführer, schränkte diese „Fürsorge" insofern ein, als das „erbbiologisch und rassisch Minderwertige nur so weit versorgt werden sollte, „daß mit dessen Versorgung nicht die Aufgabe am wertvollsten Volkstum gefährdet wird".[52]

Die Auswirkungen der nationalsozialistischen Ausschaltungspolitik waren verheerend. Die medizinische Versorgung wurde von den Verantwortlichen selbst – vor allem in Berlin – als nicht gewährleistet erkannt. Die Realisierung eines „gesunden Volkskörpers" musste ein Traum bleiben. Das hatte auch damit zu tun, dass die vielen Ausschaltungen jüdischer, aber auch staatsfeindlicher Ärzte es unmöglich machten, eine (kassen-)ärztliche Versorgung auch nur der „Förderungswürdigen" flächendeckend zu gewährleisten. Edmund van Kann, für die statistischen Erhebungen im Hartmannbund zuständig, stellte noch 1940 Berlins „vorherige Verjudung" heraus, weswegen in der Reichshauptstadt noch zu Beginn jenes Jahres keine Zunahme von Ärzten zu verzeichnen sei; Berlin habe den Stand von 1937 noch nicht erreicht.[53] Letztendlich lag es auf den Schultern der wenigen „Krankenbehandler", jüdische Patienten unter schwierigsten Bedingungen zu versorgen. Dabei ist noch nicht die Rede davon, dass diese jüdischen Ärzte selbst unter ständigen Drangsalierungen und Bedrohungen leiden mussten und sich zunehmend in Lebensgefahr befanden.

---

51 Bundesarchiv Berlin: RAM 34678, Film 4747, o. Bl.
52 Bartels, Friedrich: Gesundheitsführung des Volkes – die Aufgabe des Staates. Deutsches Ärzteblatt 63 (1933), S. 20.
53 Vgl. Kann van, Edmund: Die Zahl der Ärzte und ihre Gliederung im Jahre 1939. Deutsches Ärzteblatt 70 (1940), S. 283.

Annette Hinz-Wessels
Verfolgt als Arzt und Patient: Das Schicksal des ehemaligen Direktors der Landesheilanstalt Uchtspringe, Dr. Heinrich Bernhard (1893–1945)

Anlässlich des 120jährigen Jubiläums präsentiert das SALUS-Fachklinikum Uchtspringe seit diesem Jahr auf seiner Homepage eine Chronik der Einrichtung, die erstmals auch einen kurzen Hinweis auf den Psychiater Dr. Heinrich Bernhard enthält.[1] Dieser war 1933 als Direktor der Landesheilanstalt Uchtspringe entlassen und 1945 im Konzentrationslager ermordet worden. Bis 2014 hatte man sein Schicksal nicht für erwähnenswert gehalten, obwohl die frühere Oberärztin Kriemhild Synder bereits 2001 darauf aufmerksam gemacht hatte.[2] Eine umfassende Biographie, die sowohl seine Leistungen als Psychiater und Anstaltsleiter als auch seine Verfolgung durch das NS-Regime thematisiert, fehlt bis heute. Diese erscheint auch aus (medizin)historischer Sicht lohnend, da Heinrich Bernhard aufgrund seiner jüdischen Herkunft sowohl als Arzt und Klinikdirektor als auch als Patient den nationalsozialistischen Vernichtungsstrategien ausgesetzt war.

Heinrich Julius Bernhard wurde am 23. Juli 1893 in Potsdam als Sohn des jüdischen Bankiers Franz Bernhard (1862–1943)[3] und seiner Frau Clara, geb. Marcuse (1865–1907) geboren. Nach dem frühen Tod der Mutter heiratete der Vater die 14 Jahre jüngere Henriette Veilchenfeld (1876–vor 1943[4]); Heinrich und seine zwei Jahre ältere Schwester Henni erhielten so im Teenageralter eine Stiefmutter.

---

[1] http://www.salus-lsa.de/fachkliniken-zentren/fachklinikum-uchtspringe/Jubilumsjahr_2014/ (29.6.2014) Der Hinweis findet sich in der PDF-Datei „chronologie_geschichte_fachklinikum_ Uchtspringe-klein".
[2] Synder, Kriemhild: Die Landesheilanstalt Uchtspringe und ihre Verstrickung in nationalsozialistische Verbrechen. In: Hoffmann, Ute (Hrsg.): Psychiatrie des Todes. NS-Zwangssterilisation und „Euthanasie" im Freistaat Anhalt und in der Provinz Sachsen. Teil 1. Magdeburg 2001, S. 73–95, hier S. 74.
[3] Franz Bernhard wurde mit dem 75. Alterstransport am 20.11.1942 nach Theresienstadt deportiert und verstarb dort am 24.5.1943. http://www.potsdam.de/content/franz-bernhard (29.6.2014).
[4] Das genaue Todesdatum von Henriette Bernhard ist nicht bekannt. Auf der „Liste der in Potsdam wohnenden Juden nach dem Stande vom 6.10.1942" ist sie nicht aufgeführt, siehe Nakath, Monika (Hrsg): Aktenkundig: „Jude". Nationalsozialistische Judenverfolgung in Brandenburg 1933–1945. Vertreibung-Ermordung-Erinnerung. Berlin 2010, S. 236f. (Dok. 137).

Ungeachtet der bisherigen Familientradition trat Heinrich Bernhard nach dem Abitur am Potsdamer Viktoria-Gymnasium nicht in das väterliche Bankgeschäft ein, sondern studierte ab dem Sommersemester 1912 in Freiburg und Rostock Medizin.[5] Während des Ersten Weltkriegs diente er als Feldunterarzt bzw. Feldhilfsarzt in verschiedenen Reservelazaretten.[6]

Nach erfolgreicher Approbation und Promotion an der Universität Rostock mit einer Arbeit „Über den Bau und die Entstehung der Keimdrüsenteratome, insbesondere der des Hodens" im Jahr 1920[7] konzentrierte sich Heinrich Bernhard in den folgenden fünf Jahren auf eine berufliche Laufbahn als Neurologe und Psychiater. Zu seinen Ausbildungsstationen und akademischen Lehrern zählten unter anderem die Nervenabteilung des Friedrich-Wilhelms-Hospitals in Berlin unter Paul Schuster (1867–1940), die zweite medizinische Klinik der Charité unter Friedrich H. Lewy (1885–1950), die Psychiatrische und Nervenklinik der Universität Frankfurt a. M. unter Karl Kleist (1879–1960) und die Nervenpoliklinik in Berlin unter Richard Cassirer (1868–1925).

Kurz nach seiner erfolgreichen Kreisarztprüfung im Juli 1926 trat Bernhard als Hilfsassistent in das Städtische Hospital Berlin-Buch ein, wechselte jedoch schon nach zwei Monaten auf eine offensichtlich attraktivere Stelle als Hilfsarzt in der Nervenabteilung des Friedrich-Wilhelm-Hospitals.[8] Nur wenige Wochen später gelang ihm trotz seiner geringen Berufserfahrung ein deutlicher Karrieresprung: Im Rahmen eines Auswahlverfahrens wurde ihm zum 1. Februar 1927 die Stelle eines Strafmedizinalrates beim Strafgefängnis in Plötzensee zunächst vorläufig und sechs Monate später aufgrund der positiven Beurteilung durch seine Vorgesetzten endgültig übertragen.

Bereits 1926 war Bernhard in die SPD eingetreten.[9] Sein politisches Engagement gründete sich nicht zuletzt auch auf seinen beruflichen Erfahrungen. In einem 1926 publizierten Vortrag vor der forensisch-medizinischen Vereinigung in Berlin warb er eindringlich für eine engere Zusammenarbeit von Wohnungs- und

---

5 Landeshauptarchiv Sachsen-Anhalt, Magdeburg (LHASA, MD), C 92, Nr. 5312, Bd. 1: Lebenslauf Bernhards anlässlich seiner Bewerbung beim Berliner Hauptgesundheitsamt um eine Assistentenstelle an einer städtischen Irrenanstalt vom 14.7.1926.
6 LHASA, MD, C 92, Nr. 5312, Bd. 2: Militärdienstbescheinigung.[o.D.]
7 Bernhard, Heinrich: Über den Bau und die Entstehung der Keimdrüsenteratome, insbesondere der des Hodens. Diss. med. 1920.
8 LHASA, MD, C 92, Nr. 5312, Bd. 1: Bescheinigung des Bezirksamts Prenzlauer Berg über die Bernhards Tätigkeit vom 10.8.1926 bis 31.1.1927.
9 LHASA, MD, C 92, Nr. 5312, Bd. 2: Fragebogen zur Durchführung des Gesetzes zur Wiederherstellung des Berufsbeamtentums, ausgefüllt am 16.5.1933.

Fürsorgeämtern und eine Verbesserung der Wohnungsnot in den Großstädten,[10] die aus seiner Sicht schwere psychische Störungen hervorrufen oder verschlimmern konnte. Darüber hinaus publizierte er als Gefängnisarzt Kasuistiken aus seiner alltäglichen medizinischen Praxis.[11]

Nach rund zweijähriger Tätigkeit in Plötzensee folgte bereits der nächste Karriereschritt: Zum 1. April 1929 übernahm Heinrich Bernhard im Alter von 35 Jahren die Leitung der rund 100 Kilometer von Berlin entfernten Landesheilanstalt Uchtspringe in der preußischen Provinz Sachsen. Zu diesem Zeitpunkt versorgte die 1894 eröffnete Einrichtung über 1250 Patienten, von denen mehr als ein Viertel minderjährig waren. Die Kinder- und Jugendpsychiatrie zählte seit der Gründung zum besonderen Anstaltsprofil,[12] ebenso wie die Familiepflege und die Arbeitstherapie. Für den systematischen Ausbau dieser Aufgabengebiete war vor allem der erste Direktor Konrad Alt (1861–1922) verantwortlich, der die Einrichtung mehr als ein Vierteljahrhundert geleitet und mit seiner Pionierarbeit auf dem Feld der Außenfürsorge wichtige Impulse für die gesamte deutsche Anstaltspsychiatrie gesetzt hatte. Anlässlich der Pensionierung seines Nachfolgers Hermann Bockhorn wurde die Stelle des Direktors im Herbst 1928 in mehreren renommierten Fachzeitschriften ausgeschrieben.[13] Dreizehn der insgesamt fünfzehn beim Provinzialverband eingereichten Bewerbungen[14] stammten von Oberärzten, stellvertretenden oder gar leitenden Direktoren an staatlichen Heil- und Pflegeanstalten, die zumeist in der Provinz Sachsen lagen. Aus der Landesheilanstalt Uchtspringe gingen insgesamt drei Bewerbungen ein, darunter die des stellvertretenden Direktors Oskar Reimann (1876–?). Angesichts der Bewerberlage und des Anstaltsprofils dürfte die Entscheidung des Provinziallandtags für den Kandidaten Heinrich Bernhard, der über keine ausgewiesenen Erfahrungen in der Kinder- und Jugendpsychiatrie verfügte,[15] sowohl in Uchtspringe als auch in der

---

10 Bernhard, Heinrich: Wohnungsnot und Psychose. Monatsschrift für Kriminalpsychologie und Strafrechtsreform 17 (1926), S. 498–505.
11 Bernhard, Heinrich: Beitrag zur Frage der Haftunfähigkeit. Aerztliche Sachverständigen-Zeitung 34 (1928), S. 97–98; ders.: Kritische Betrachtungen zum Fall „Böttcher und seine Verbrechen Aerztliche Sachverständigen-Zeitung 34 (1928), S. 209–212.
12 Bernhard, Heinrich/Inglessis, Michael: Heilerziehung im Rahmen des Staffelsystems mit besonderer Berücksichtigung der Uchtspringer Heilpädagogischen Abteilung. Monatsschrift für Psychiatrie und Neurologie 79 (1931), S. 195–215.
13 LHASA, MD, C 92 Nr. 2708: Landeshauptmann an Annoncen-Expedition des Invalidendank vom 7.11.1928.
14 LHASA, MD, C 92 Nr. 2708: Nachweisung der eingegangenen Bewerbungen um die Stelle des Direktors der Landesheilanstalt Uchtspringe (o. D.) [1929].
15 Leider liegt die Bewerbung Bernhards nicht vor. Sie ist mutmaßlich in der Personalakte enthalten, die in Uchtspringe verwahrt und dort in den 1990er Jahren von Kriemhild Synder noch

nationalen Psychiaterzunft für Verwunderung, möglicherweise sogar für Unmut gesorgt haben. Für letzteres spricht zumindest der 1930 von Anstaltsmitarbeitern veranstaltete Fackelzug zur Verabschiedung des ehemaligen Konkurrenten um die Direktorenstelle, Oskar Reimann, sowie die Mitteilung Bernhards an seinen Vorgesetzten, der Deutsche Verein für Psychiatrie wolle auf seinem Kongress im April 1930 den internen Tagungsordnungspunkt „Stellungnahme zur Besetzung des Direktorpostens in Uchtspringe" beraten.[16]

Nach seinem Amtsantritt arbeitete sich Heinrich Bernhard schnell in sein neues Aufgabengebiet ein und baute die von Konrad Alt begründete Kinder- und Jugendpsychiatrie auf der Grundlage moderner Therapiekonzepte systematisch aus. Er übernahm das in den Wittenauer Heilanstalten von Emil Bratz entwickelte Staffelsystem der Anstaltsfürsorge[17] und richtete hierfür drei unterschiedliche Heilerziehungsabteilungen in Uchtspringe ein, in denen 1931 rund 550 Kinder und Jugendliche – differenziert nach ihren intellektuellen und körperlichen Fähigkeiten – unterrichtet und erzogen wurden.[18] Für ihre Erziehung standen ein Rektor, fünf Lehrer, fünf Hortnerinnen, drei Hausmütter, ein Hausvater, eine Kindergärtnerin sowie rund 50 Pflegerinnen zur Verfügung. Bernhard legte zudem großen Wert auf die sportliche und musikalische Betätigung der Kinder und Jugendlichen sowie auf gemeinsame Freizeitaktivitäten. 1930 initiierte er eine eigene Anstaltszeitung („Uchtspringer Sonntagsgruß"), die teilweise von den Kindern und Jugendlichen selbst gestaltet wurde.[19] Auch auf anderen Gebieten zeigte sich Bernhard gegenüber neueren Entwicklungen und modernen Therapiekonzepten aufgeschlossen. So richtete er eine spezielle Abteilung zur Behandlung der Encephalitis epidemica ein[20] und schickte einen Arzt zur entsprechenden Weiterbildung an die Göttinger Nervenklinik.[21]

---

genutzt wurde. Nach Auskunft des Direktors des Fachklinikums Uchtspringe vom 29.3.2012 ist die Akte heute nicht mehr auffindbar.
16 LHASA, MD, C 92 Nr. 5312, Bd. 2: Aussage Rendant Karl Thomas vom 23.6.1933; LHASA, MD, C 92, Nr. 4407, Bl. 22: Bernhard an Landeshauptmann vom 3.4.1930. Der offizielle Verhandlungsbericht enthält keine Hinweise zu einem solchen TOP (Auskunft von Hans Walter Schmuhl vom 28.2.2012).
17 Bratz, Emil: 50 Jahre Dalldorf. In: Festschrift zum 50jährigen Bestehen der Anstalt Dalldorf (Hauptanstalt der Wittenauer Heilstätten) (SD aus: Allgm. Zs. für Psychiatrie 92), Berlin 1929, S. 1–17.
18 Bernhard/Inglessis, Heilerziehung, S. 213.
19 Bernhard/Inglessis, Heilerziehung, S. 211.
20 Die auch als „Kopfgrippe" bezeichnete Gehirnentzündung trat zeitgleich mit der Spanischen Influenza auf und forderte zwischen 1916 und 1925/27 in Europa, Nordamerika, Japan und Australien unzählige Tote; viele Menschen überlebten sie mit schweren, bleibenden Hirnschäden.
21 LHASA, MD, C 92 Nr. 4407, Bl. 8: Bernhard an Landeshauptmann vom 10.10.1929.

Die Machtübernahme der Nationalsozialisten beendete seine auch von den vorgesetzten Behörden positiv beurteilte Leitungsarbeit abrupt.[22] Am 10. April 1933 beschloss der Landtag der Provinz Sachsen, das Staatsministerium wolle Heinrich Bernhard wegen seiner nicht arischen Herkunft laut § 3 des Gesetzes zur Wiederherstellung des Berufsbeamtentums vom 7. April 1933 (BBG)[23] umgehend entlassen. Die in § 3 Abs. 2 BBG beschriebene Ausnahmeregelung für Frontkämpfer des Ersten Weltkriegs wurde ihm nicht zugebilligt. Am 24. April 1933 wurde der Beschluss des Provinziallandtags noch dahingehend erweitert, dass seine Entlassung nun nicht nur aufgrund seiner jüdischen Herkunft, sondern auch aufgrund seiner politischen Betätigung (§ 4 BBG) ausgesprochen werden sollte. Die Anwendung dieses Paragraphen bot zusätzlich die Möglichkeit einer Pensionskürzung. Konkret sah sich Heinrich Bernhard mit dem Vorwurf konfrontiert, er habe als Anstaltsdirektor stets SPD-Mitglieder bevorzugt und Angehörige von nationalen Verbänden und Parteien benachteiligt; seinem Verhalten sei es zuzuschreiben, dass die Landesheilanstalt den Beinamen „rotes Uchtspringe" trage.[24] Als Beleg für diese Anschuldigungen dienten Aussagen, die der Rektor der dortigen Heilerziehungs-Schulabteilung, Oskar Dennhardt, in Uchtspringe gesammelt hatte. Sie stammten zumeist von Mitarbeitern, die der NS-Bewegung nahestanden.[25] Diese sogenannten Zeugen, unter ihnen Verwaltungs- und Pflegekräfte sowie zwei Anstaltsärzte, sagten unter anderem aus, dass Bernhard vorwiegend Personal eingestellt habe, das der SPD angehörte oder „der marxistischen Weltanschauung" nahestand und atheistisch eingestellt sei. Ferner habe er geduldet, dass für die Gewerkschaft „Reichssektion Gesundheitswesen" geworben und neueingestellte Pflegekräfte zum Eintritt in die Gewerkschaft gedrängt worden seien.

Auch habe er versucht, durch das Auslegen von Freiexemplaren der sozialdemokratischen „Volksstimme" die Patienten „im marxistischen Sinne" zu beeinflussen, und die Bekanntgabe nationaler Versammlungen verboten. Dagegen seien Besichtigungen durch sozialdemokratische Vereinigungen entgegen den behördlichen Anweisungen aus Mitteln der Anstalt unterstützt worden.

---

22 LHASA, MD, C 92 Nr. 4395, Bl. 41: Bericht des Ausschusses zur fortlaufenden Besichtigung der Provinzialanstalten in der Provinz Sachsen über die Besichtigung der Landesheilanstalt Uchtspringe am 24.9.1932.
23 RGBl 1933 Teil 1, Bl. 175.
24 LHASA, MD, C 92, Nr. 5312, Bd. 2: Bericht des komm. Landeshauptmanns an den Preußischen Minister des Innern vom 1.7.1933.
25 Laut Zeugenaussage hatte die NS-Bewegung im Jahr 1932 in Uchtspringe „Fuß zu fassen" begonnen, siehe LHA Magdeburg, C 92 Personalakten, Nr. 5312, Bd. 2: Aussage des Werkstättenvorstehers Rossau vom 23.6.1933.

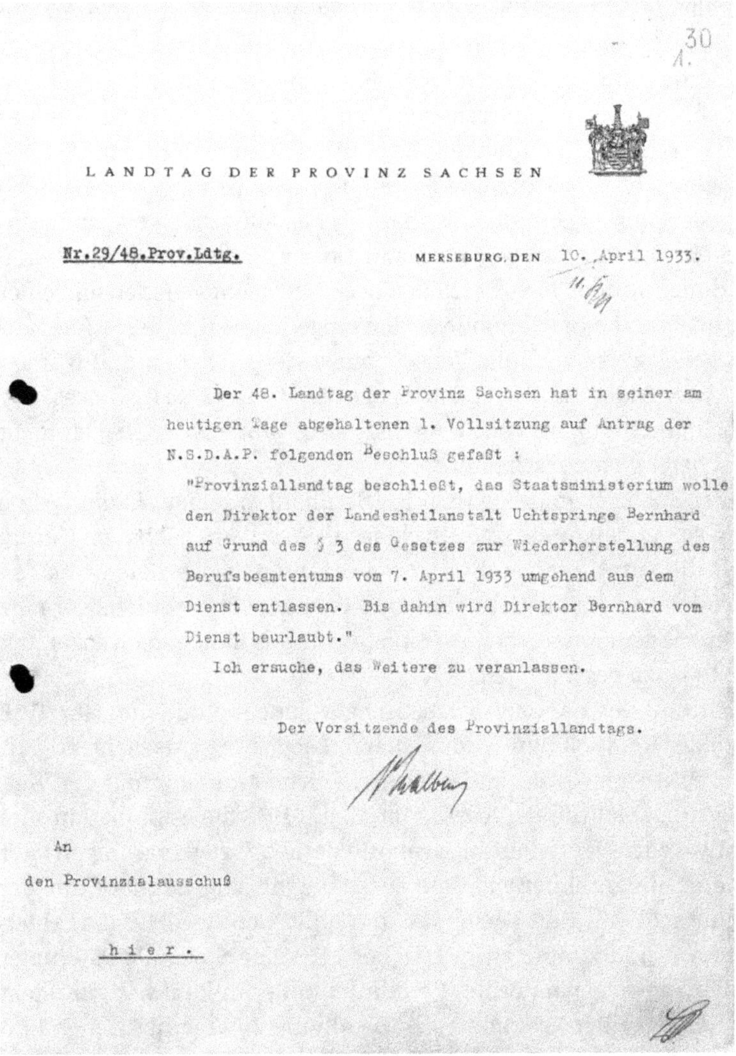

Abb. 1: Antrag der NSDAP im Landtag der Provinz Sachsen, den Direktor der Landesanstalt Uchtspringe, Dr. Heinrich Bernhard, zu entlassen, 10. April 1933, LHASA, MD, C 92, Nr. 5312, Bd. 2

Heinrich Bernhard konnte sich in seiner Stellungnahme zu den erhobenen Vorwürfen nur auf sein Gedächtnis stützen, da ihm jegliche Akteneinsicht verwehrt wurde. Ohnehin spielten seine Äußerungen zu den Anschuldigungen keine Rolle in dem laufenden Verfahren. Am 29. Juli 1933 verfügte der Preußische Innenminister seine Entlassung aufgrund des § 4 BGG. Gleichzeitig wurde ihm verboten, die Dienstgebäude „zwecks mündlicher Vorstellung aus Anlaß der Versetzung in den Ruhestand" zu betreten.

Seit Beginn des Entlassungsverfahrens hatte sich Heinrich Bernhard in seinem Elternhaus in Potsdam aufgehalten. Am 10. Oktober 1933 heiratete er seine langjährige Freundin, die Krankenpflegerin Wilhelmine Helfmann (1899–1946) und bezog mit ihr eine Wohnung in Berlin-Charlottenburg. Die Ehe blieb kinderlos und galt damit nach nationalsozialistischer Auffassung als „nichtprivilegierte Mischehe". Nach den von Hermann Göring Ende 1938 aufgestellten geheimen Richtlinien wurden einer solchen Ehe zwischen einem Juden und einer „deutschblütigen" Frau keinerlei Sonderrechte eingeräumt, d.h. beide Ehepartner konnten beispielsweise in „Judenhäuser" eingewiesen werden und wurden im Falle einer Auswanderung wie Juden behandelt.[26] Trotz des Druckes, der damit auf Wilhelmine Bernhard lastete, ließ sie sich während der NS-Zeit nicht von ihrem jüdischen Ehemann scheiden.

Kurz nach der Hochzeit eröffnete Heinrich Bernhard in seiner Wohnung eine Privatpraxis für Nervenheilkunde und Psychiatrie, die er 1936 nach dem Umzug des Ehepaares in die Nürnberger Straße dort weiter führte. Nach eigenen Angaben hatte er viele Patienten aus Künstlerkreisen und verdiente daher zunächst „ganz gut". Zusammen mit der monatlichen Pension reichte das Einkommen sogar, um eine Hausangestellte zu beschäftigen.[27]

Die Verschärfung der nationalsozialistischen „Judenpolitik" im Jahr 1938 wirkte sich auch auf Heinrich Bernhards weiteren Lebensweg entscheidend aus. Wie sämtlichen jüdischen Ärzten im Deutschen Reich wurde ihm mit der Vierten Verordnung zum Reichsbürgergesetz vom 25. Juli 1938 die Approbation zum 30. September 1938 entzogen. Allerdings gehörte Bernhard zu den wenigen jüdischen Medizinern, die anschließend eine Zulassung als sogenannte Krankenbehandler zur ausschließlichen Versorgung der jüdischen Bevölkerung erhielten.[28] Aus diesem Grund konnte er im Oktober 1938 eine Stelle als Psychiater im traditionsreichen Privatsanatorium Berolinum in Berlin-Lankwitz antreten. Die Stelle war frei geworden, nachdem das Berolinum zu einer jüdischen Einrichtung erklärt worden war und der bisherige nichtjüdische Chefarzt Hanns

---

26 Richtlinien (geheim) des Beauftragten für den Vierjahresplan, gez. Göring, Ministerpräsident Generalfeldmarschall, vom 28.12.1938, abgedruckt in: Heim, Susanne (Hrsg.): Deutsches Reich 1938–August 1939 (= Die Verfolgung und Ermordung der europäischen Juden durch das nationalsozialistische Deutschland 1933–1945, Bd. 2). München 2009, S. 583f. (Dok. 215).
27 LABO Berlin, Entschädigungsbehörde, Entschädigungsakte Reg.Nr. 305 116: Aussage von Wilhelmine Helfmann vom 26.5.1946.
28 Zur Situation in Berlin siehe Hahn, Judith/Schwoch, Rebecca: Anpassung und Ausschaltung. Die Berliner Kassenärztliche Vereinigung im Nationalsozialismus. Berlin 2009, S. 167–200.

Schwarz (1898–1977) ausscheiden musste.[29] Die Nachfolge in der ärztlichen Leitung übernahm daraufhin Hans Citron (1900–1985), der bereits seit 1934 im Berolinum arbeitete und nun von Heinrich Bernhard unterstützt wurde. Seine Tätigkeit an der Seite von Hans Citron beschrieb Heinrich Bernhard später als eine „sehr anstrengende und seelisch zermürbende Arbeit", nicht zuletzt weil viele Juden in dem Privatsanatorium Schutz vor antisemitischer Verfolgung suchten.[30] Als Hans Citron im Zuge des Novemberpogroms 1938 für mehrere Wochen im Konzentrationslager Sachsenhausen interniert wurde, war Heinrich Bernhard allein für die ärztliche Versorgung von mehr als 70 Patienten verantwortlich.[31]

Seine Tätigkeit im Berolinum dauerte jedoch nicht lange, da die Einrichtung Ende Juni 1939 aufgelöst wurde. Für einige Wochen übernahm Heinrich Bernhard die Stelle eines ärztlichen Direktors in der 1869 gegründeten Israelitischen Privatanstalt in Bendorf-Sayn bei Koblenz, die über rund 200 Betten verfügte. Die beiden Eigentümer Dr. Paul und Dr. Fritz Jacoby[32] planten zu diesem Zeitpunkt ihre Auswanderung und suchten daher einen geeigneten Nachfolger für die medizinische Leitung der Einrichtung, die nach dem Willen des Koblenzer Regierungspräsidenten als „ausschließlich für Juden" bestimmte Heilanstalt erhalten bleiben sollte.[33] Die von Bernhard erhoffte Festanstellung scheiterte jedoch. Möglicherweise war den Brüdern Jacoby der gestiegene Verbrauch an Morphium und anderen Schmerzmitteln während seiner Tätigkeit aufgefallen. Schon 1937 hatte Heinrich Bernhard im Anschluss an eine Operation zur Bekämpfung der Schmerzen häufig zu Sedativa gegriffen. Aufgrund der nervlich aufreibenden Tätigkeit im Berolinum, der fehlgeschlagenen Festanstellung in Bendorf-Sayn

---

29 Schwarz, Hanns: Jedes Leben ist ein Roman. Erinnerungen eines Arztes. Berlin 1975, S. 148–151.
30 Die Angaben sind Bernhards Krankenakte entnommen, die 2003 auf dem Gelände der Bucher Klinken bei Projektrecherchen eingesehen wurde. Heute befindet sich die Akte im Landesarchiv Berlin (LAB) unter der Signatur A Rep 003-04-01 Nr. 1268, hier: Anamnese vom 18.10.1939.
31 LABO Berlin, Entschädigungsbehörde, Entschädigungsakte Reg.Nr. 305 116: Hans Citron an Henni Koppel vom 21.2.1959. Laut Ergänzungskarten zur Volkszählung 1939 waren im Mai 1939 insgesamt 74 jüdische Patienten dort gemeldet, siehe BAB R 1509.
32 Zum 1.4.1940 ging die Einrichtung an die zwangsweise gegründete Reichsvereinigung der Juden in Deutschland über und diente laut Runderlass des Reichsministers des Innern vom 12.12.1940 fortan offiziell als einzige Aufnahmeanstalt für jüdische Psychiatriepatienten in Deutschland, siehe Schabow, Dietrich: Die Israelitische Heil- und Pflegeanstalt für Nerven- und Gemütskranke (Jacoby'sche Anstalt, 1869–1942) und die spätere Verwendung der Gebäude. In: Die Heil- und Pflegeanstalten für Nerven- und Gemütskranke in Bendorf. Hrsg vom Rheinischen Eisenkunstguss-Museum. Bendorf-Sayn 2008, S. 55–95.
33 Schabow, Dietrich: Zur Geschichte der Juden in Bendorf. Bendorf 1979, S. 15.

und den daraus resultierenden wirtschaftlichen Schwierigkeiten und seelischen Depressionen steigerte sich sein Schmerzmittel-Bedarf immer mehr. Seine häufigen Verordnungen von Opiaten, die letztlich dem Eigenverbrauch dienten, blieben auch der Berliner Rauschgiftzentrale nicht verborgen. Heinrich Bernhard musste sich einer ärztlichen Untersuchung durch Victor Müller-Hess (1883–1960) im Institut für Gerichtliche Medizin der Berliner Universität unterziehen und wurde am 14. Oktober 1939 auf Veranlassung des Amtsgerichts Berlin wegen Vergehens gegen das Opiumgesetz in die Städtische Heilanstalt Berlin-Buch eingewiesen. Zur Begründung führte das Amtsgericht am 7. Dezember 1939 aus, Bernhard habe die Entnahme und Verwendung von Morphiumlösungen für den Eigenbedarf sowohl im Berolinum als auch in der Israelitischen Heilanstalt in Bendorf Sayn zugegeben und müsse wegen seiner Rauschgiftsucht sowohl in seinem eigenen als auch im Interesse der öffentlichen Sicherheit in einer Heilanstalt untergebracht werden.

In Buch verhielt sich Heinrich Bernhard sowohl gegenüber den anderen Patienten als auch gegenüber dem Anstaltspersonal laut Angaben in seiner überlieferten Krankenakte sehr zurückhaltend. Bei ärztlichen Untersuchungen zeigte er sich einsilbig, äußerte keine Klagen und verlor auch kein Wort über seine berufliche Vergangenheit. Zu diesem Zeitpunkt hoffte Heinrich Bernhard anscheinend noch darauf, nach seiner Entlassung wieder als „Krankenbehandler" arbeiten zu können, und auf die finanzielle Unterstützung seines Vaters, die ihm die Auswanderung ermöglichen sollte. Seine Ehefrau, die ihn regelmäßig in der Anstalt besuchte, wollte er nachholen, sobald er sich im Ausland eine Existenz aufgebaut hatte.

Laut Krankenakte belegte Heinrich Bernhard „ein Einzelzimmer, damit wegen seiner jüd. Rasse kein Anstoß bei den Mitpatienten genommen wird."[34] Diese Begründung überrascht angesichts der Tatsache, dass in der Heilanstalt Buch in den 1930er Jahren regelmäßig zwischen 100 und 130 jüdische Kranke versorgt wurden.[35] Wahrscheinlicher ist, dass das medizinische Personal einem ehemaligen Kollegen – noch dazu einem früheren Anstaltsdirektor – nicht die Unterbringung in einem lärmenden Patientenschlafsaal zumuten wollte. Nachdem man ihn ausweislich seiner Krankenakte am 18. Juni 1940 zunächst im Landhaus aufgenommen hatte, wurde er am 1. Juli 1940 in eines der beiden sogenannten Festen Häuser der Anstalt verlegt. Zu diesem Zeitpunkt erfuhr das ursprünglich für die Unterbringung von psychisch kranken Straftätern und gewalttätigen Patienten errichtete Haus 12 eine neue Bestimmung. Im Rahmen der „Aktion T4",

---

34 LAB A Rep 003-04-01 Nr. 1268: Eintrag in der Krankengeschichte vom 27.11.1939.
35 Hinz-Wessels, Annette: Doppelt stigmatisiert. Jüdische Psychiatriepatienten in Berliner Heil- und Pflegeanstalten im Nationalsozialismus. In: Berlin in Geschichte und Gegenwart. Jahrbuch des Landesarchivs Berlin 2013, S. 195–225, hier S. 197.

des ersten, systematisch betriebenen Krankenmordes der Nationalsozialisten in den Jahren 1940/41, übernahm das Gebäude im Juli 1940 die Funktion einer Sammelstelle für die in Berliner und brandenburgischen Heilanstalten untergebrachten jüdischen Patienten. Nach offiziellen Angaben wurden sie von dort ins Generalgouvernement gebracht, tatsächlich jedoch in die rund 80 Kilometer entfernten T4-Tötungsanstalt in Brandenburg/Havel transportiert und anschließend mittels Kohlenmonoxid ermordet. Diese Sonderaktion, bei der die jüdischen Patienten unabhängig von den sonst üblichen Selektionskriterien der „Aktion T4" – nämlich Dauer des Anstaltsaufenthalts, Heilungschancen und Arbeitsfähigkeit – in speziellen Sammelanstalten konzentriert und anschließend planmäßig allein aufgrund ihrer Abstammung ermordet wurden, gilt heute als der erste systematische Massenmord des NS-Regimes an Juden im Deutschen Reich.[36] Ihm fielen reichsweit nach heutigen Erkenntnissen mehr als 1900 jüdische Psychiatriepatienten zum Opfer; allein aus der Heilanstalt Berlin-Buch, der ersten im Rahmen der Sonderaktion errichteten Sammelstelle, wurden im Juli 1940 über 470 jüdische Patienten aus Berliner und brandenburgischen Anstalten zur Ermordung in die T4-Tötungsanstalt Brandenburg/Havel verlegt.[37]

Zur Tätigkeit Heinrich Bernhards in der Bucher Sammelstelle für jüdische Patienten heißt es in seiner Krankengeschichte lapidar:

> 11.7.40: Seit 1.7.40 als Arzt auf Haus XII. mit der Betreuung der Juden beschäftigt. In seinem Wesen aufgeschlossener, im Verkehr sehr zurückhaltend [...]
> 15.7.40: Auf Veranlassung der Ehefrau mit Zustimmung der Staatsanwaltschaft am 15.7. entlassen.

Heinrich Bernhard gehörte damit zu den ganz wenigen jüdischen Patienten, die im Verlauf der Sonderaktion nicht im Sammeltransport in eine Tötungsanstalt verlegt, sondern nach Hause entlassen wurden. Über die Hintergründe dieser Entscheidung lässt sich nur spekulieren: Möglicherweise war es die Empathie mit dem früheren Kollegen seitens der Bucher Anstaltsärzte oder das hartnäckige Insistieren und Drängen der Ehefrau, die seine Verlegung mit den übrigen jüdischen Patienten in die Tötungsanstalt Brandenburg verhinderten.

Tatsächlich bedeutete die Entlassung Heinrich Bernhards zu seiner Ehefrau nur einen vorläufigen Schutz vor der nationalsozialistischen Verfolgung. Ab 1941 musste er zunächst als Fabrikarbeiter bei der Firma Pertrix, später als Abbruch-

---

36 Zur Sonderaktion gegen jüdische Psychiatriepatienten während der „Aktion T4" siehe unter anderem Friedlander, Henry: Der Weg zum NS-Genozid. Von der Euthanasie zur Endlösung. Berlin 1997, S. 418–448.
37 Hinz-Wessels, Doppelt stigmatisiert, S. 213.

arbeiter bei der Firma Richard Wählich (Tiefbau und Abbrüche) in Berlin-Plötzensee Zwangsarbeit verrichten.[38] Schließlich wurde er am 18. Oktober 1944 laut Nachkriegsaussage seine Ehefrau nach Auschwitz deportiert.[39] Über seinen dortigen Aufenthalt ist nichts bekannt. Zwar wurde er nach der Ankunft in Auschwitz augenscheinlich nicht für den Tod in der Gaskammer selektiert, sondern mutmaßlich zum Arbeitseinsatz gezwungen, doch bedeutete dies nur einen Aufschub. Nach Recherchen des Internationalen Suchdienstes (ITS) in Arolsen gehörte Heinrich Bernhard zu den tausenden von Häftlingen, die im Zuge der Auflösung der osteuropäischen Vernichtungslager kurz vor der Befreiung durch die Rote Armee im Januar 1945 von Auschwitz in das oberösterreichische Konzentrationslager Mauthausen überstellt wurden.[40] Er starb am 15. Februar 1945 um 7.10 Uhr im Alter von 51 Jahren im dortigen Außenlager Ebensee, die offizielle Todesursache lautete „akute Herzschwäche". Wilhelmine Bernhard überlebte ihn nur um ein gutes Jahr: sie starb 47jährig – in Ungewissheit über das Schicksal ihres Ehemannes – am 26. Juni 1946 in Berlin.

---

38 LABO Berlin, Entschädigungsbehörde, Entschädigungsakte Reg.Nr. 305 116: Aussage von Wilhelmine Helfmann vom 26.5.1946. Im Dokumentationszentrum NS-Zwangsarbeit in Berlin-Schöneweide sowie bei der Berliner Geschichtswerkstatt e.V. liegen keine Informationen zu Heinrich Bernhard vor (Auskunft von Silvija Kavčič, Dokumentationszentrum NS-Zwangsarbeit vom 18.5.2012.
39 Für dieses Datum ist kein Transport aus dem Deutschen Reich in die osteuropäischen Vernichtungslager nachgewiesen, siehe Gottwaldt, Alfred/Schulle, Diana: Die „Judendeportationen" aus dem Deutschen Reich 1941–1945. Wiesbaden 2005, S. 465. Der 58. Osttransport von Berlin mit Ziel „Auschwitz" fand am 12.10.1944 statt, der 59. Osttransport mit mutmaßlichem Ziel „Auschwitz" erst am 24.11.1944, ebd. S. 439–441. Auf den im Brandenburgischen Landeshauptarchiv eingesehenen Transportlisten vom 12.10.1944 und 24.11.1944 ist ein Heinrich Bernhard nicht aufgeführt, siehe BLHA A Rep 36a Nr. 55163 und 55164. Beim Internationalen Suchdienst (IST) in Bad Arolsen liegen keine Angaben über sein Deportationsdatum vor (Auskunft von Andrea Hoffmann, Recherche und Benutzerservice ITS, vom 10.5.2012).
40 LABO Berlin, Entschädigungsbehörde, Entschädigungsakte Reg.Nr. 305 116, Entschädigungsakte Reg.Nr. 305 116.

Gideon Botsch
Dr. Dr. Walter Lustig – vom preußischen Medizinalbeamten zum „Ein-Mann-Judenrat"

Der Chirurg und Medizinalbeamte Dr. med. et phil. Walter Lustig[1] ist nicht wegen besonderer Leistungen auf medizinischem Gebiet bekannt geworden, sondern auf Grund seiner Rolle während der Deportation der Juden aus der Reichshauptstadt Berlin seit 1941[2] sowie als Leiter der „Reichsvereinigung der Juden" (RV)[3] seit Mitte 1943. Von Zeitzeugen und vor allem Zeitzeuginnen wird Lustig mit starken negativen Attributen belegt. Erwähnt wird der exzessive Missbrauch seiner Stel-

---

1 Vgl. Nadav, Daniel S./Stürzbecher, Manfred: Walter Lustig. In: Hartung-von Doetinchem, Dagmar/Winau, Rolf (Hrsg.): Zerstörte Fortschritte. Das Jüdische Krankenhaus in Berlin 1756–1861–1914–1989. Berlin 1989, S. 221–226; Elkin, Rivka: „Das Jüdische Krankenhaus muß erhalten bleiben!" Das Jüdische Krankenhaus in Berlin zwischen 1938 und 1945. Berlin 1993, S. 53–59; Elkin, Rivka: The Survival of the Jewish Hospital in Berlin 1938–1945. YBLBI 38 (1993), S. 157–192; Wolff, H.-P. (Hrsg.): Biographisches Lexikon zur Pflegegeschichte. Berlin/Wiesbaden 1997, S. 122f.; Meyer, Beate: Gratwanderung zwischen Verantwortung und Verstrickung. Die Reichsvereinigung der Juden in Deutschland und die Jüdische Gemeinde zu Berlin 1938–1945. In: Meyer, Beate/Simon, Hermann (Hrsg.): Juden in Berlin 1938–1945. Begleitband zur gleichnamigen Ausstellung in der Stiftung „Neue Synagoge Berlin – Centrum Judaicum", Mai bis August 2000. Berlin 2000, S. 318–332, hier: S. 325–330; Meyer, Beate: Tödliche Gratwanderung. Die Reichsvereinigung der Juden in Deutschland zwischen Hoffnung, Zwang, Selbstbehauptung und Verstrickung (1939–1945). Göttingen 2011, S. 357–363; Maierhof, Gudrun: Frauen in der jüdischen Selbsthilfe 1933–1943. Frankfurt/New York 2002, S. 338; Klimpel, Volker: Ärzte-Tode. Unnatürliches und gewaltsames Ableben in neun Kapiteln und einem biographischen Anhang. Würzburg 2005, S. 135; Silver, Daniel B.: Überleben in der Hölle. Das Berliner Jüdische Krankenhaus im Dritten Reich. Berlin 2006, S. 40–46; Schwoch, Rebecca (Hrsg.): Berliner jüdische Kassenärzte und ihr Schicksal im Nationalsozialismus. Ein Gedenkbuch. Berlin 2009, S. 571–573. – Der Stiftung Topographie des Terrors und ihrem Direktor Andreas Nachama danke ich für ihre Unterstützung bei den Recherchen.
2 Vgl. Gruner, Wolf: Judenverfolgung in Berlin 1933–1945. Eine Chronologie der Behördenmaßnahmen in der Reichshauptstadt. Berlin 1996; Meyer/Simon, Juden; Kundrus, Birthe/Meyer, Beate (Hrsg.): Die Deportation der Juden aus Deutschland. Pläne – Praxis – Reaktionen 1938–1945. Göttingen 2004; Gottwaldt, Alfred/Schulle, Diana: Die „Judendeportationen" aus dem Deutschen Reich 1941–1945. Wiesbaden 2005; Meyer, Gratwanderung; Jah, Akim: Die Deportation der Juden aus Berlin. Die nationalsozialistische Vernichtungspolitik und das Sammellager Große Hamburger Straße. Berlin 2013
3 Vgl. Hildesheimer, Esriel: Jüdische Selbstverwaltung unter dem NS-Regime. Der Existenzkampf der Reichsvertretung und Reichsvereinigung der Juden in Deutschland. Tübingen 1994; Meyer, Gratwanderung.

lung, um Frauen zu sexuellen Handlungen zu bewegen[4], seine Gefühlskälte, äußere Arroganz und innere Unsicherheit, sein autokratisches Verhalten und seine allzu enge Bindung an die Gestapo. Hierbei handelt es sich nicht nur um retrospektive Zuschreibungen. Bereits 1939 ist von einem „innerlich [...] zerrissenen und äußerlich [...] gehemmten" Mann die Rede.[5] Laut Hildegard Henschel, die als Sekretärin unter Lustig arbeitete, war er „auf seinem Gebiete ein grosser Könner, ein hervorragender Verwaltungsbeamter, aber ein gewissenloser Antisemit, von dem ich nie verstanden habe, wie er sich aus Neigung dem Arztberufe zuwenden konnte".[6] Für die überlebenden Berliner Juden wurde Lustig zu einem Symbol der Kollaboration aus moralisch niedrigen, egoistischen Motiven.

In jüngster Zeit ist eine überraschende Neuinterpretation vorgetragen worden. „Dank seiner Courage", so schreibt Daniel B. Silver, gestützt auf die späten Erinnerungen einer Zeitzeugin[7], und dank „seiner intimen Kenntnisse der Mentalität der deutschen Bürokratie"[8], sei es ihm gelungen, das Krankenhaus vor dem geplanten „Vernichtungsschlag" durch die Gestapo im entscheidenden Moment zu bewahren. Im Lichte der Quellen kann diese Interpretation als abwegig bezeichnet werden. Ein genauerer Blick auf Leben und Wirken von Lustig ermöglicht es, den negativen wie positiven Mythenbildungen um seine Person ein differenziertes Bild entgegen zu setzen.

---

4 Silver, Überleben, S. 43f.: „Keiner, der ihn beschreibt, unterlässt den Hinweis auf diese Seite seines Verhaltens"; vgl. auch Edvardson, Cordelia: Gebranntes Kind sucht das Feuer. München/ Wien 1986, S. 62f.; der häufig kolportierte Spottname „Oberlustrat Gierig" ist überliefert bei Blau, Bruno: Vierzehn Jahre Not und Schrecken (Ms., 1952), zit. n. Richarz, Monika: Jüdisches Leben in Deutschland, Bd. 3. Selbstzeugnisse zur Sozialgeschichte, 1918–1945. Stuttgart 1982, hier: S. 461.
5 Erich Seligmann, Tagebucheintrag v. 31. 7. 1939, zit. n. Hartung-von Doetinchem/Winau, Fortschritte, S. 172.
6 Henschel, Hildegard: Aus der Arbeit der Jüdischen Gemeinde Berlin während der Jahre 1941–1943. Zeitschrift für die Geschichte der Juden 9 (1972), S. 33–52, Zitat: S. 38; zu Henschel vgl. u. a. Maierhof, Frauen, S. 278–281 u. 331.
7 Vgl. Silver, Überleben, S. 44 , unter Bezugnahme auf Hilde Kahan, Sekretärin bei Lustig von 1941 bis Kriegsende (Videointerview, Yad Vashem Archives); Silver bemerkt die Diskrepanz zwischen Lustigs Überhöhung zum „mutige[n] Mann" und „Genie" in diesen späten Erinnerungen und Kahans früheren, außerordentlich negativen Charakterisierungen in einem Ms. u. d. T. „Chronik deutscher Juden, 1939–1945" (der in den Yad Vashem Archives überlieferten Niederschrift von 1980 liegt eine Aufzeichnung aus dem Jahr 1949 zu Grunde, auf die sich u. a. Kahans Aussage im Rahmen des sog. Bovensiepen-Verfahrens stützt, vgl. LG Berlin, 3P Ks 1/71 gegen Otto Bovensiepen u. a., Bd. LX, S. 217–233: Hilda H. Kahan v. 30.10.1968. [Die Akten des Verfahrens, die sich inzwischen im Landesarchiv Berlin befinden, werden hier durchweg zit. n. d. Kopien im Archiv der Stiftung Topographie des Terrors]).
8 Silver, Überleben, S. 156 .

Karriere als Medizinalbeamter

Walter Lustig[9] wird am 10. August 1891 in Ratibor/Oberschlesien geboren als Sohn des Kaufmannes Bernhard Simon Lustig und seiner Frau Regina, geb. Besser. Nach dem Studium der Medizin in Breslau erhält er 1915 die Approbation. Teile seiner wissenschaftlichen Ausbildung absolviert Lustig im Umfeld des Breslauer Instituts für Anthropologie. In diesem Zusammenhang entsteht seine medizinische Dissertation, die auf eine rassen-anthropologische Unterscheidung der Neandertaler von den Aurignac-Menschen zielt.[10] Um sich auch an der Philosophischen Fakultät zu promovieren, greift Lustig eine Kontroverse um einige seiner Thesen auf und baut sie zu einer 46seitigen Dissertationsschrift aus. Beide Arbeiten atmen den Geist der Rassenlehren des frühen 20. Jahrhunderts, mit ihren wertenden Zuschreibungen und ihrem Interesse an praktischer Anwendung durch Sozialhygieniker und Kriminalisten: „Während die Aurignacrasse [...] auf einer hohen kulturellen Stufe stand, so wird für die Neandertaler, die, charakterisiert durch ihr plumpes, massives Knochengerüst, den Negern Afrikas nahestehen, eine Inferiorität in kultureller und auch physischer Hinsicht [...] angenommen."[11]

Beide Doktorarbeiten entstehen, als Lustig bereits zum Kriegsdienst eingezogen ist. Als Oberarzt an einem Breslauer Krankenhaus, das während des Krieges als Festungs-Lazarett dient, sammelt Lustig praktische Erfahrungen in seinem Fachgebiet Chirurgie. Mit der Demobilmachung 1919 wird er zunächst weiter vom Breslauer Garnisons-Lazarett beschäftigt. Nach einer Zwischenstation am Anatomischen Institut Bonn tritt er 1920 in Koblenz in die Laufbahn als Medizinalbeamter ein. Neben seinen amtlichen Tätigkeiten führt er eine Privatpraxis.

Ein Blick in die schriftlichen Quellen widerlegt die Annahme, Lustig habe sich in den Krisenjahren der frühen Weimarer Republik einem Freikorps angeschlossen. Vielmehr unterstützt er den „passiven Widerstand" gegen die französische Rheinlandbesetzung und beteiligt sich, einer Bescheinigung des Regierungspräsidenten in Koblenz zu Folge, „im nationalen Sinne bei der Abwehr der

---

9 Biographische Angaben folgen, soweit nicht anders angegeben, Nadav/Stürzbecher, Lustig.
10 Lustig, Walter: Die Skelettreste der unteren Extremität von der spätdiluvialen Fundstätte Hohlerfels und ihre rassenmorphologische Stellung. Diss. med. Braunschweig 1915.
11 Lustig, Walter: Ein neuer Neandertalfund. Diss. phil. Breslau 1916, S. 43f. – Lustig bezieht sich auf einen Vortrag seines akademischen Lehrers Hermann Klaatsch auf dem 7. Internationalen Kongress für Kriminalanthropologie in Köln: „Die Morphologie und Psychologie der niederen Menschenrassen in ihrer Bedeutung für die Kriminalistik".

Separatisten".¹² Für seine Aktivitäten im Krieg und in den Bürgerkriegsjahren nach 1918 erhält er eine Reihe von Auszeichnungen¹³.

Als Medizinalbeamter in Koblenz verfasst Lustig eine Reihe praxisorientierter Schriften, darunter sein Hauptwerk, das Handbuch „Der Arzt als öffentlicher Gesundheitsbeamter, Gesundheitspolitiker und gerichtlicher Sachverständiger", nebst einem Ergänzungsband, dem „Kleinen Lustig"¹⁴. Im Vorwort zu einer kleineren Ausarbeitung über Zwangsuntersuchung und -behandlung gleicht er die Notwendigkeit derartiger Maßnahmen mit den Bestimmungen der Reichsverfassung ab.¹⁵ Politisch gehörte er wohl der SPD an.¹⁶

Anfang 1927 heiratet Lustig die Ärztin Annemarie Preuss, eine Nichtjüdin. Einen Tag nach der Hochzeit nimmt er seinen Dienst im Polizeipräsidium Berlin auf, wo er zum Leiter des Medizinaldezernats, Oberregierungs- und Medizinalrat aufsteigt. Im Prüfungswesen für das ärztliche Hilfspersonal tätig, legt er verschiedene Schriften zur Ausbildung in den Heil- und Pflegeberufen vor. Seine 1931 erstmals erschienene „Gesetzes- und Rechtskunde [...] in Frage und Antwort" erscheint noch 1937, nachdem er bereits als Jude aus seinen Ämtern gedrängt worden ist, in vierter erweiterter Auflage. Jetzt enthält sie auch Abschnitte zur „Erb- und Rassenpflege" und zur „Verhütung erbkranken Nachwuchses".¹⁷

Ein Zeitzeuge hat nach dem Krieg unterstellt, Lustig sei „von jüdischem Wissen gänzlich unbelastet"¹⁸ gewesen, und in der Sekundärliteratur wird immer wieder kolportiert, er habe sich taufen lassen.¹⁹ Der jüdischen Gemeinde habe er bis zum Beginn der nationalsozialistischen Verfolgungspolitik „äußerst fern" gestanden, erst nach 1933 habe der „gewandte und geltungssüchtige" Lustig

---

12 Centrum Judaicum – Archiv (CJA), Bestand 2A 1K, Nr. 121: Personalakte Dr. Dr. Walter Lustig, Bl. 50: Der Regierungspräsident in Koblenz, gez. Turner, an Polizeipräsident Berlin v. 3. 7. 1933; vgl. dagegen Nadav/Stürzbecher, Lustig, S. 221: „Abwehr der Spartakisten" (recte: Separatisten), die aber auf S. 222 korrekt zitieren; vgl. Silver, Überleben, S. 40; Meyer, Gratwanderung, S. 358.
13 Vgl. CJA 2A 1K, NR. 121, Bl. 39, 42, 46, 67 u. 73.
14 Lustig, Walter: Der Arzt als öffentlicher Gesundheitsbeamter, Gesundheitspolitiker und gerichtlicher Sachverständiger. Ein Handbuch für Medizinal-, Verwaltungs- und richterliche Beamte. Berlin 1926; Ergänzungsband, Berlin 1929.
15 Vgl. Lustig, Walter: Zwangsuntersuchung und Zwangsbehandlung. München 1926, S. 7f.
16 Vgl. Schwoch, Berliner jüdische Kassenärzte, S. 571; Meyer, Gratwanderung, S. 358f.
17 Lustig, Walter: Gesetzes- und Rechtskunde für Kranken-, Säuglings- und Fürsorgeschwestern, Sozialbeamte, Masseure, Hebammen und Irrenpflegepersonen. Ein Lehrbuch in Frage und Antwort. 4. erw. Aufl., Berlin-Schöneberg 1937, S. 8–16; in seinem Handbuch von 1926 hatte Lustig den Forderungen der Euthanasie noch eine Absage erteilt, vgl. S. 222.
18 Pineas, Hermann, Unsere Schicksale seit dem 30. Januar 1933 (Ms, 1945), zit. n. Richarz, Leben, S. 429–442, Zitat: S. 433; Nadav/Stürzbecher, Lustig, S. 223 lesen irrig „Wesen".
19 Vgl. Silver, Überleben, S. 23; Meyer, Gratwanderung, S. 358.

sich dort ein „neues Wirkungsfeld" gesucht.[20] Indes konnte bereits Rivka Elkin zeigen, dass Lustig sich schon in den frühen 1930er Jahren als Jude verstand und als Mitglied der Wohlfahrtskommission der Jüdischen Gemeinde zu Berlin aktiv am Gemeindeleben teilnahm.[21]

In der Gesundheitsverwaltung der Jüdischen Gemeinde Berlin

1933 wird Lustig aufgrund des „Gesetzes zur Wiederherstellung des Berufsbeamtentums" entlassen,[22] kann aber auch nach 1938 – als „Krankenbehandler" – weiter praktizieren. Seit 1934 gehört er der Gesundheitsverwaltung der Jüdischen Gemeinde zu Berlin unter Professor Erich Seligmann an. Als dieser Mitte Juni 1939 nach England auswandert, übergibt er die Leitung an Lustig[23], der gleichzeitig auch mit dem Arbeitsfeld Gesundheitsfürsorge der neu gegründeten Reichsvereinigung betraut wird[24].

Nach dem Novemberpogrom fordert die Gesundheitsverwaltung ihre Mitarbeiter auf, „auch an die Vorbereitung ihrer Auswanderung zu denken".[25] Lustig dagegen versucht, den Personalstand zu halten und fordert beispielsweise ausreisewillige Krankenschwestern auf, zu bleiben.[26] Unmittelbar nach der Auswanderung von Seligmann, am 29. Juni 1939, sendet die Jüdische Gemeinde einen Brief an die Ärzte, Schwestern und Angestellten ihrer Krankenanstalten und Hospitäler und fordert sie auf, vorerst nicht weiter ihre Auswanderung zu betreiben; in deren Tätigkeit sehe die Gemeinde

> weder eine Gefahr, noch können wir eine besondere Dringlichkeit gerade ihrer Auswanderung erkennen, weil die Fortsetzung der Arbeit in unseren Heilanstalten ebenso notwendig wie seitens der städtischen und staatlichen Behörden erwünscht ist. Wir richten heute die Bitte an Sie, an Ihren Arbeitsplätzen [...] auszuharren schon in Gedanken an die Pflicht, die wir allen alten und kranken Menschen gegenüber haben. Sie können damit rechnen, daß,

---

20 Nadav/Stürzbecher, Lustig, S. 223.
21 Elkin, Krankenhaus, S. 53; vgl. Jüdisches Adressbuch für Gross-Berlin. Ausgabe 1931. Berlin 1931 (Reprint. Berlin 1994), S. 263.
22 Vgl. Schwoch, Berliner jüdische Kassenärzte.
23 Vgl. Hartung-von Doetinchem/Winau, Fortschritte, S. 172.
24 Vgl. Gruner, Wolf: Öffentliche Wohlfahrt und Judenverfolgung. Wechselwirkungen lokaler und zentraler Politik im NS-Staat (1933–1942). München 2002, S. 222.
25 Zit. n. Hartung-von Doetinchem/Winau, Fortschritte, S. 171.
26 Vgl. Hartung-von Doetinchem/Winau, Fortschritte, S. 165f.

wenn die Auswanderung später auch für Sie geboten erscheint, wir Ihnen nach Möglichkeit zur Seite stehen werden.[27]

Als im Oktober 1941 die systematische Deportation der Juden aus dem „Altreich" und damit auch aus der Reichshauptstadt Berlin beginnt, wird Lustig mit der medizinischen Versorgung der Sammellager beauftragt.[28] Diese Maßnahmen dienen nicht der Gesundheit der Deportierten, sondern sollen nur deren reibungslosen Abtransport garantieren; zugleich wird dadurch suggeriert, dass es sich um eine geregelte „Umsiedlung" handelt, als welche die Deportation zunächst noch getarnt wird. In diesem Zusammenhang steht auch die Einrichtung einer „Untersuchungsabteilung für Transportreklamation" unter Leitung von Lustig. Mit der Anordnung zur Einrichtung dieses Gremiums an die Jüdische Gemeinde reagiert die Gestapo auf die zahlreichen Eingaben von Juden, welche versuchen, der Deportation unter Hinweis auf ihren Gesundheitszustand zu entgehen. Das achtköpfige Ärztekollegium unter Leitung von Lustig soll bemüht gewesen sein, so oft wie möglich Deportationen zu verhindern. Wie eine der Sekretärinnen, Hilde Kahan, sich erinnert, wurde „nichts unversucht gelassen, keine Spezialuntersuchung versäumt, wenn man ein für die Zukunft des Kranken günstiges Resultat erhoffen konnte"[29]. Diese Aussage deckt sich mit den Erinnerungen von Hildegard Henschel, die insgesamt ein sehr negatives Bild von Lustig zeichnet, ihm aber zugesteht, dass er als Leiter der Untersuchungsabteilung „mit grosser Gewissenhaftigkeit die Interessen der zu Evakuierenden wahrnahm". Henschel spricht aber gleichzeitig von Lustigs „vielleicht zu guten Beziehungen zur Gestapo".[30] Ein anderer Zeitzeuge berichtet, Lustigs „Wesen und Gebaren" habe den „maßgebenden Gestapobeamten" gefallen.[31] Diese enge Verbindung dürfte bewirkt haben, dass sein Zuständigkeits- und Einflussbereich durch die Gestapo nochmals erweitert wird.

Am 25. Juni 1942 fordert das Judenreferat der Berliner Stapoleitstelle vom Vorstand der RV – in Anwesenheit von Lustig –, „das Personal im Verhältnis zur Verringerung der Anzahl der Juden [...] unter Anlegung eines strengen Maßstabes entsprechend zu vermindern".[32] Am 20. Oktober greift die Zentralinstanz – Eichmanns Judenreferat im Reichssicherheitshauptamt – unmittelbar in die Deportation der Berliner Juden ein. Mit der „Gemeindeaktion" erlebt die Berliner

---

27 Zit. n. Hartung-von Doetinchem/Winau, Fortschritte, S. 171.
28 Vgl. Elkin, Survival, S. 160; Jah, Deportation, S. 265 ff. .
29 Zit. n. Hartung-von Doetinchem/Winau, Fortschritte, S. 184.
30 Henschel, Arbeit, S. 38f.
31 Blau, Jahre, S. 461.
32 Zit. n. Hartung-von Doetinchem/Winau, Fortschritte, S. 186.

Gemeinde in ihren eigenen Räumlichkeiten in der Oranienburger Straße erstmals eine direkte Selektion.³³ Unter massiven Drohgebärden, begleitet von einzelnen gewalttätigen Übergriffen, verkündet Eichmanns Stellvertreter Rolf Günther den Gemeindeangestellten, dass der „Abbau" des Mitarbeiterbestandes bevorstehe. Hektisch ändert die Gemeindeverwaltung im Detail die Zusammenstellung der Listen, muss aber die geforderte Zahl von Angestellten „entlassen" und damit zur Deportation frei stellen.³⁴ Über Lustig berichtet Henschel, er sei in dieser Hinsicht am „erfolgreichsten" gewesen und habe „für das Krankenhaus einige wichtige Menschen" gerettet, sei beim Austausch der Namen insgesamt aber „nach ganz subjektiven Gesichtspunkten" vorgegangen.³⁵

Es zeigt sich, dass die Gestapo ihre Forderung vom Juni 1942 wörtlich meint: Waren in den 12 Monaten seit Beginn der Deportation etwa 37 Prozent der Berliner Juden deportiert worden, so werden im Zuge der Gemeindeaktion etwa 38 Prozent der Angestellten der Jüdischen Kultusvereinigung Berlin (JKV) „abgebaut".³⁶ Die Sonderrolle der Gesundheitsverwaltung kommt darin zum Ausdruck, dass sie gemessen an den anderen Abteilungen zu einem relativ niedrigeren Prozentsatz betroffen ist: Von gut 300 Mitarbeitern werden 91 durch die Gestapo angefordert. Dies ist aber nicht das Ergebnis einer geschickten Taktik Lustigs, sondern entspricht dem Interesse der Gestapo an der Aufrechterhaltung einer medizinischen Grundversorgung für diejenigen Juden in Berlin, die – aus unterschiedlichen Gründen – nicht sofort deportiert werden können. Um sich eine unmittelbare Kontrolle zu sichern, ordnet die „Aufsichtsbehörde", also das Judenreferat im Reichssicherheitshauptamt, im Zuge der „Gemeindeaktion" vom 20. Oktober 1942 die direkte Unterstellung des Jüdischen Krankenhaus unter die Zentralinstanz an und macht Lustig persönlich dafür verantwortlich.³⁷ Im Kontext eines verschärften, unmittelbar durch das Eichmann-Referat gesteuerten Vorgehens gegen die Berli-

---

33 Vgl. zur Gemeindeaktion u. a.: CJA, I, 75 A Be 2 Berlin, Nr. 239: „Abbau der Gemeindeangestellten (Handakte Henschel)"; Henschel, Arbeit, S. 41f.; LG Berlin, 3P Ks 1/71 gegen Otto Bovensiepen u. a., Bd. LX: Hilda H. Kahan v. 30.10.1968, S. 222f.; Elkin, Krankenhaus, S. 49ff.; Silver, Überleben, S. 87ff.; Meyer, Gratwanderung, S. 205ff. Die RV hatte bereits im Juni 1942 eine „Razzia" mit anschließender Deportation in ihren Räumen erlitten, vgl. Jah, Deportation, S. 267 f./Fn 304, zur „Gemeindeaktion": S. 325 ff.
34 Detaillierte Listen in: CJA, I, 75 A Be 2 Berlin, Nr. 239.
35 Henschel, Arbeit, S. 42.
36 Von ca. 70 000 Juden in Berlin im Oktober 1942 sind ca. 26.000 bereits deportiert worden; im Zuge der Gemeindeaktion werden von den über 1.400 Gemeindeangestellten über 500 „abgebaut", wobei ihre Familienangehörigen i. d. R. mit betroffen sind (eigene Berechnung).
37 Vgl. LG Berlin, 3P Ks 1/71 gegen Otto Bovensiepen u. a., Bd. XXXI, Fritz Wöhrn v. 12.9.1967, hier: S. 182f.

ner Juden fällt auch die „Untersuchungsabteilung für Transportreklamation" fort.[38] Ende Januar 1943 werden die führenden Persönlichkeiten der Reichsvereinigung nach Theresienstadt verschleppt. Die JKV wird aus dem Vereinsregister gelöscht und in die Reichsvereinigung eingegliedert.

Der Mitarbeiterbestand – inklusive der Gemeindeverwaltung – ist jetzt auf etwas über 800 Personen geschrumpft. Unter ihnen befindet sich auch Hilde Kahan, die nach der Einstellung der Arbeiten der „Untersuchungsabteilung" von Lustig als Sekretärin übernommen wird. Im Zuge der berüchtigten „Fabrikaktion" – der schlagartigen Verhaftung aller Juden im „geschlossenen Arbeitseinsatz" Ende Februar 1943 – soll auch Kahan deportiert werden. Auf unmittelbare Intervention von Lustig wird sie gemeinsam mit ihrer Mutter von der Abschiebung zurück gestellt, obwohl sie nicht zur Gruppe der „privilegierten" Juden gehört. Auch hier darf Lustigs Einfluss auf Entscheidungen der Gestapo nicht überbewertet werden: Die Rückstellung der jungen Frau geschieht in erster Linie, weil die Reichsvereinigung der Gestapo vermitteln kann, dass zur Erledigung ihrer Aufgaben „dringender Bedarf (...) an Stenotypistinnen" besteht.[39] Von nun an ist Kahan unmittelbar von der Gunst ihres Chefs abhängig, der ihr Wohlverhalten u. a. durch die Drohung mit der Deportation nach Auschwitz erzwingt.[40]

Von der „Fabrikaktion" ist das Krankenhaus zunächst ausgenommen. Doch die Gestapo hält an der Absicht fest, den Mitarbeiterbestand im Zuge der Deportationen proportional mit zu verringern und dabei nicht privilegierte Juden gegen „Privilegierte" auszutauschen. Auf die „Fabrikaktion" folgt die „Krankenhausaktion", eine der letzten großen Deportationsmaßnahmen in Berlin. Sie bedeutet den tiefsten Einschnitt in der Krankenhausgeschichte. Auf Druck der Gestapo müssen 99 Personen, die Hälfte der Mitarbeiter, zur Deportation freigestellt werden. Die Aktion bringt indes nicht – wie zeitweilig befürchtet – die restlose Liquidierung. Als am Morgen des 10. März 1943 Polizeibeamte und Lastwagen vor dem Krankenhaus erscheinen, entsteht vor Ort der Eindruck, dass nun das gesamte Krankenhaus aufgelöst, alle Mitarbeiter und Patienten abtransportiert werden sollen, wie dies einige Zeit zuvor im Jüdischen Krankenhaus München geschehen ist. Lustig, der vermutlich bereits seit dem Vortag über den geplanten

---

38 Vgl. Bundesarchiv Berlin, Abteilungen Reich (BArch), R 7 C Re 1, Nr. 26, Bl. 120: Karteikarte Henschel (hier zit. n. d. Mikrofiches in CJA); LG Berlin, 3P Ks 1/71 gegen Otto Bovensiepen u. a., Bd. LX: Hilda H. Kahan v. 30.10.1968, Bl. 219; Henschel, Arbeit, S. 39.
39 BArch R 7 C Re 1, Nr. 50, Bl. 417: Kurt Israel Levy, Aktennotiz Nr. 243, Rücksprache im Reichssicherheitshauptamt (Amtmann Woehrn), 9.3.1943.
40 Vgl. LG Berlin, 3P Ks 1/71 gegen Otto Bovensiepen u. a., Bd. LX: Hilda H. Kahan v. 30.10.1968, Bl. 233.

"Austausch" in der Gesundheitsverwaltung informiert ist[41], vermittelt gegenüber Hilde Kahan den Eindruck, er habe eine solche vollständige Liquidierung durch geschicktes Taktieren gegenüber der Gestapo verhindern können:

> Unser Chef kapitulierte [...] nicht so schnell. Eine Diskussion seitens eines Juden war in dieser Situation ja nicht möglich. Er erklärte nur, daß er unverzüglich unsere Aufsichtsbehörde informieren müsse [...] Die Beamten, die im Auftrage der Gestapoleitstelle Berlin die Verhaftungen hatten vornehmen wollen, erhielten daraufhin von dem tel[efonisch] benachrichtigten Reichssicherheitshauptamt als der übergeordneten Dienststelle die Gegenorder, und die für uns bereitgestellten Wagen fuhren wieder fort.[42]

Anschließend seien der für das Krankenhaus zuständige Mitarbeiter Eichmanns, Fritz Wöhrn, sowie zwei Beamte des Judenreferats der Berliner Stapoleitstelle im Krankenhaus erschienen und hätten persönlich angeordnet, dass das Krankenhaus zwar nicht liquidiert werde, aber die Hälfte des Personalbestands zu deportieren sei. Hinter verschlossenen Türen habe Lustig den beiden Sekretärinnen die Namen der Opfer diktiert.

Offenbar handelt es sich bei dieser Erzählung um eine Legende, die sich ausschließlich auf die Berichte von Hilde Kahan stützt, einer Beteiligten, aus deren Erinnerungen an mehreren Stellen deutlich wird, dass sie ihre Mitwirkung an der Erstellung der Listen mit Schuldgefühlen verbindet. In der Aussage von Selmar Neumann, als Wirtschaftsleiter des Krankenhauses einer der engsten Mitarbeiter Lustigs, findet sich nichts über ein vermeintliches Telefonat mit dem RSHA, durch das eine unmittelbar bevorstehende, komplette Liquidierung des Krankenhauses verhindert worden sei,[43] obgleich auch Neumann während der „Krankenhausaktion" an der Erstellung der Deportationslisten mitwirken muss. Aus eigenem Erleben kann Kahan den Vorgang nicht bezeugen, wie sie einräumt: „Ich kann heute [...] nicht mehr sagen, ob ich gesehen habe, wie Dr. Lustig einem der Gestapoleute den Hörer übergab, damit dieser telefonieren konnte, oder ob ich dies nur nachträglich gesprächsweise von Dr. Lustig erfahren habe".[44]

---

[41] Der Vermerk über die Rücksprache der RV mit dem RSHA (Wöhrn) vom Vortag der Krankenhausaktion (BArch R 7 C Re 1, Nr. 50, Bl. 417), der den Austausch der Arbeitskräfte behandelt, benennt einen dringenden Bedarf an „Pflegekräften für das Gesundheitswesen"; es ist höchst unwahrscheinlich, dass Lustig davon keine Kenntnis hatte, und folglich dürfte er auch nicht mit einer kompletten Liquidierung des Krankenhauses gerechnet haben.
[42] LG Berlin, 3P Ks 1/71 gegen Otto Bovensiepen u. a., Bd. LX, Hilda H. Kahan v. 30.10.1968, S. 225 ff.
[43] Vgl. LG Berlin, 3P Ks 1/71 gegen Otto Bovensiepen u. a., Bd. XIII, Bl. 102, Selmar Neumann v. 6.12.1965.
[44] LG Berlin, 3P Ks 1/71 gegen Otto Bovensiepen u. a., Bd. LX, Hilda H. Kahan v. 30.10.1968, S. 227.

Es ist allerdings nicht ausgeschlossen, dass am 10. März 1943 zunächst eine widersprüchliche Situation im Krankenhaus entsteht. Die Massendeportationen vom Februar und März 1943 haben einen für Berlin bis dahin beispiellosen Umfang. Bei der Bewältigung der Fabrikaktion sieht sich die Gestapo mit erheblichen Problemen konfrontiert, so dass Missverständnissen und Reibungen zwischen den Instanzen nicht ausbleiben. Die relative Schonung des Jüdischen Krankenhauses kann indes nicht als Ergebnis eines subtilen Widerstandsaktes der Krankenhausleitung betrachtet werden.[45] Denn unabhängig von möglichen Telefonaten Lustigs ist die totale Liquidierung zu diesem Zeitpunkt nicht beabsichtigt. Es darf nicht vergessen werden, dass die Gestapo ein eigenes Interesse an der weiteren Existenz dieser Institution hat, da das Jüdische Krankenhaus die Durchführung der Deportationen erheblich vereinfacht.

Auch für die letzte Phase der Massendeportationen aus der Reichshauptstadt wird Lustig durch seine Mitarbeiter noch ein geschicktes und erfolgreiches Wirken im Sinne des Krankenhauses bescheinigt. So bemerkt der Wirtschaftsleiter Selmar Neumann, Lustig habe „jedes Mal versucht, Härtefälle zu vermeiden", und sich insbesondere „für den Verbleib der Ärzte und Krankenschwestern sowie des Personals eingesetzt, jedoch vergeblich".[46] Demgegenüber weist Kahan auf die Willkürlichkeit der Entscheidungen Lustigs hin und auf den persönlichen Nutzen, den sie für ihn gehabt haben.[47]

Leiter der „Rest-Reichsvereinigung"

Als die Gestapo nach den letzten Massendeportationen im Juni 1943 die Büros der RV in der Kantstraße und der JKV in der Oranienburger Straße schließt, verkündet sie zugleich die Auflösung der letzten jüdischen Institutionen in Deutschland. Gleichwohl nimmt schon im Juli 1943 ein kleiner Mitarbeiterstab im Jüdischen Krankenhaus, geleitet von Walter Lustig, die Arbeit als „Reichsvereinigung der Juden in Deutschland" wieder auf.

Die im Pariser Exil erscheinende zionistische Zeitschrift „Neue Jüdische Rundschau" hatte der Reichsvereinigung schon anlässlich ihrer Begründung im Juli 1939 vorausgesagt, sie sei nur eine „Liquidationsstelle des deutschen

---

45 In diese Richtung weist die Interpretation bei Silver, Überleben, S. 155–160. Vgl. dagegen auch Jah, Deportation, S. 459 f.
46 LG Berlin, 3P Ks 1/71 gegen Otto Bovensiepen u. a., Bd. XIII, Bl. 102, Selmar Neumann v. 6.12.1965.
47 Vgl. Hartung-von Doetinchem/Winau, Fortschritte, S. 193.

Judentums".⁴⁸ Dies entspricht völlig den Intentionen der Verfolgungsbehörden, Aufgabe der RV sei, dass sie die *„geordnete Abwanderung der Juden vorbereitet, d. h. ihre räumliche Trennung vom deutschen Volk. Sie bedeutet damit den letzten Abschnitt auf dem Wege zur endgültigen innerpolitischen Lösung des Judenproblems".*⁴⁹ Erziehung und Fürsorge werden der RV nur als ergänzende Aufgaben zugewiesen.⁵⁰ Wiewohl in den ersten beiden Phasen der Reichsvereinigung – vor bzw. nach Beginn der Deportationen – ihre Repräsentanten ohne Frage eine schwierige „Gratwanderung" (Beate Meyer) versuchen, scheint ihre letzte Phase, die Ära Lustig, das Verdikt des zionistischen Exilblattes zu bestätigen. Rechtlich und institutionsgeschichtlich ist die Reichsvereinigung mit den Aktionen im Juni 1943 nicht aufgelöst worden. Walter Lustig gehört als Leiter des Gesundheitsdezernats schon dem alten Vorstand an. Sein kleiner bürokratischer Apparat übernimmt die Verwaltungsaufgaben, soweit sie nicht durch die Deportationen obsolet geworden sind, verbleibende Gebäude und Liegenschaften sowie das Personal. Das Reichsfinanzministerium veröffentlicht am 3. August 1943 einen unmissverständlichen Erlass, in dem es heißt: „Die Reichsvereinigung besteht weiterhin, sie ist nicht aufgelöst".⁵¹

Ungeachtet dessen haben sich Charakter und Funktion der Reichsvereinigung gewandelt. Von ihren drei ursprünglichen Aufgaben – Auswanderung, Erziehung und Fürsorge – sind die ersten beiden im Lauf des Jahres 1941 fortgefallen. Nur noch der Bereich Fürsorge – zu dem man auch die Gesundheitsfürsorge rechnen muss⁵² – bleibt bestehen, außerdem die Verwaltungs- und Registraturarbeiten. Mit dem alten Vorstand endet auch die kollegiale Leitung: Walter Lustig agiert als „Ein-Mann-Judenrat" und trifft seine Entscheidungen nur aufgrund der Weisungen der Gestapo.⁵³ Der ehemalige Polizei- und Verwaltungs-Mediziner kann sich zudem nicht auf irgendein Mandat seitens der deutschen Juden berufen, über das die früheren Vorstandsmitglieder noch verfügten. Er ist nichts weiter als der jüdische Beauftragte der Gestapo, und – was schwerer wiegt: er handelt auch entsprechend.

---

48 Zit. n. Hildesheimer, Selbstverwaltung, S. 109.
49 Stuckart, Wilhelm/Schiedermair, Rolf: Rassen- und Erbpflege in der Gesetzgebung des Reiches. 4. umgearb. Aufl. Leipzig 1943, S. 85 (Hervorhebung i. O.).
50 Vgl. Walk, Joseph (Hrsg.): Das Sonderrecht für die Juden im NS-Staat. Eine Sammlung der gesetzlichen Maßnahmen und Richtlinien – Inhalt und Bedeutung. Heidelberg 1996², S. 297.
51 Zit. n. Hildesheimer, Selbstverwaltung, S. 233.
52 Vgl. Gruner, Wohlfahrt, S. 221–234. – In den Personalstatistiken (s.u.) werden Gesundheits- und Fürsorgeverwaltung indes getrennt geführt.
53 Vgl. Meyer, Tödliche Gratwanderung.

Um die Frage zu beantworten, warum die Gestapo im Juni 1943 die Restverwaltung der Reichsvereinigung komplett im Jüdischen Krankenhaus konzentriert und ihre Leitung an Lustig übergibt, lohnt der Blick auf die Entwicklung des Personalbestands. Im Februar 1943 ist die größte Gruppe der 816 Angestellten noch im Fürsorgebereich (ohne Gesundheitsverwaltung) tätig. Im Zuge der Fabrikaktion sowie im Juni 1943 sinkt der Personalstand jeweils um ein weiteres Drittel, so dass am 9. Juni nur noch 540 und am 10. Juli nur noch 352 Angestellte bei der Reichsvereinigung beschäftigt sind. Für Mitte April 1944 zeigt die letzte überlieferte Statistik einen Personalstand von nur noch 321 Angestellten. Die Gesundheitsverwaltung mit dem Jüdischen Krankenhaus ist jetzt die größte verbliebene Abteilung der RV. Sind zwischen Fabrikaktion und Juni 1943 etwa ein Drittel der Angestellten in diesem Bereich tätig, so sind es anschließend etwa 44 Prozent. Weitere 40 Prozent arbeiten unmittelbar für die Gestapo. Etwa 140 Mitarbeitern in Krankenhaus und Gesundheitsverwaltung stehen nur noch etwas über 40 Personen in der allgemeinen und der Fürsorge-Verwaltung gegenüber.[54]

Aber Lustig wird die Leitung der RV nicht nur auf Grund seiner Funktion im Gesundheitswesen übertragen. Durch seine Sozialisation im Preußischen Verwaltungsapparat und insbesondere bei der Polizei wird er zu einem Mitarbeiter, der sich besonders leicht steuern lässt. Ab dem Moment seiner Amtsübernahme als Leiter der RV wird Lustig allgemein nur noch als Instrument der Gestapo wahrgenommen, der sich den Juden gegenüber illoyal, willkürlich und despotisch verhält. Lediglich um die Deportation von Kindern zu vermeiden, die in einer Kinderunterkunft auf dem Gelände des JKB leben müssen, solange ihr jeweiliger Status als „Mischling" noch ungeklärt ist, legt Lustig größeres Engagement an den Tag, wie Zeitzeugen in Übereinstimmung mit der spärlichen Aktenüberlieferung bestätigen.[55]

Dagegen hat Lustig nichts für das Überleben des Jüdischen Krankenhauses in den letzten Kriegstagen getan. Während er selbst sich vom Krankenhausgelände absetzt, droht den jüdischen Angestellten und Patienten sowie den Häftlingen des Sammellagers, das seit 1944 im pathologischen Pavillon des Krankenhauses untergebracht ist, im April 1945 der Tod durch Erschießen. Die vom Leiter des Berliner Judenreferats der Gestapo angeordnete Liquidierung der rund 800 dort versammelten Juden kann zufällig durch die Geistesgegenwart eines jüdischen

---

54 Eigene Berechnungen auf Grundlage der Statistiken in: BArch R 7 C Re 1, Nr. 9 (ein leichter Anstieg der Mitarbeiterzahlen Mitte September 1943 geht ausschließlich auf die Ausweitung von Arbeiten im „behördlichen Sondereinsatz" zurück, insbes. beim Bunkerbau für das RSHA); vgl. auch Meyer, Tödliche Gratwanderung; Jah, Deportation, S. 471. ff.
55 Vgl. Elkin, Krankenhaus, S. 66–69; BArch R 7 C Re 1, Nr. 762–778.

„Kalfaktors" der Gestapo abgewendet werden.[56] Die nachrückenden Soldaten der Sowjetischen Armee wollen zunächst nicht glauben, dass es sich bei den Befreiten um überlebende Opfer handelt.[57] Erst nach der Befreiung kehrt Lustig zurück. Von der Sowjetischen Besatzungsmacht wird er zum Leiter des Gesundheitsamts Wedding ernannt. Darüber hinaus versucht er, an die von der Gestapo übertragene Funktion anzuknüpfen und die Reichsvereinigung unter seiner Führung als Nachfolgerin der Jüdischen Gemeinde zu Berlin zu konstituieren. Doch der jüdische Boxer Bully Salmen Schott, der in der Illegalität überlebt hatte, bezichtigt Lustig im Beisein sowjetischer Offiziere, für die Deportation seiner Mutter verantwortlich zu sein.[58] Von den Sowjets inhaftiert, verliert sich Lustigs Spur. Es ist davon auszugehen, dass er entweder erschlagen oder erschossen worden ist – sei es durch überlebende Juden, sei es durch die sowjetische Besatzungsmacht. Als offizielles Todesdatum gilt der 31. Dezember 1945.

Schlussbemerkung

Betrachtet man Leben und Wirken von Walter Lustig im Lichte der Quellenüberlieferung, so besteht weder Grund zur Dämonisierung noch zur Heroisierung. Zwar markiert Lustigs Amtsübernahme einen deutlichen Wandel in der Reichsvereinigung. Sie stellt aber keinen totalen Bruch mit deren bisher geübter Praxis dar, welche dazu führte, dass die „Judenverfolgung auch das Gesicht der jüdischen Funktionäre und ihrer Mitarbeiter" trug, deren „Gründlichkeit, Pflichterfüllung und Arbeitseifer sich als lebensbedrohende Gefahr" für die deutschen Juden auswirkten.[59] In ihren Nachkriegserinnerungen haben jüdische Überlebende auf eine Reihe problematischer Verhaltensweisen Lustigs hingewiesen, die in solcher Dichte und Übereinstimmung tradiert werden, dass sie im Kern als gesichert gelten können: Machtdünkel, emotionale Kälte, sexuelle Übergriffe auf Frauen, die von ihm abhängig waren. Vielleicht aus dem Bedürfnis heraus, den Kontinuitätsbruch noch deutlicher zu markieren, wurde darüber hinaus die Annahme tradiert, Lustig habe der jüdischen Gemeinschaft eigentlich fern gestanden und

---

56 Vgl. LG Berlin, 3P Ks 1/71 gegen Otto Bovensiepen u. a., Bd. VII, S. 1–13: Curt Naumann v. 14. 7. 1965; Meyer, Gratwanderung, S. 324f.
57 Vgl. Silver, Überleben, S. 22ff.
58 Vgl. Kwiet, Konrad: „Ich habe mich durchs Leben geboxt!" Die unglaubliche Geschichte des Bully Salmen Schott. In: Kaplan, Marion/Meyer, Beate (Hrsg.): Jüdische Welten. Juden vom 18. Jahrhundert bis in die Gegenwart. Göttingen 2005, S. 231–247, hier S. 214.
59 Meyer, Gratwanderung, S. 432.

sei getauft gewesen. Dies kann als widerlegt gelten. Auch lässt sich sein Verhalten nicht mit der gegenrevolutionären Gewalttätigkeit der Freikorps in Verbindung bringen; weit eher mit der obrigkeitsstaatlichen Perspektive eines zwar sozialdemokratisch orientierten, gleichwohl autoritär strukturierten Technokraten der Gesundheits- und Sozialreform.

Ebenfalls verfehlt sind Versuche zur Rehabilitierung seiner Aktivitäten. Lustig mag, dies belegen die Zeitzeugenberichte, ein geschickter Verwaltungsbeamter gewesen sein, aber sein Einfluss auf die Entscheidungen der Gestapo blieb gering. Den Bestand des Krankenhauses vermochte er aus eigener Kraft nicht zu sichern; die „Rettungslegende" um die Krankenhausaktion vom 10. März 1943 ist äußerst schwach belegt, unbewiesen und kaum plausibel. Aufs Ganze besehen ist der Arzt und Medizinalbeamte Dr. Dr. Walter Lustig kein so „schwer fassbarer Charakter"[60] gewesen, als der er uns heute vielleicht erscheinen mag. In ihrer Ambivalenz zeigt seine Biographie auch das tragische Schicksal eines jüdischen Arztes im Nationalsozialismus.

---

60 Silver, Überleben, S. 42.

Ursula Ferdinand
Vertreibungen im Umgestaltungsprozess der Medizinischen Fakultäten an deutschen Universitäten im ‚Dritten Reich'

Mit der politischen Zäsur 1933 ging ein radikaler Bruch in der Hochschul- und Wissenschaftspolitik einher.[1] Obgleich sich die Konturen der nationalsozialistischen Hochschulpolitik erst 1935/36 herausbildeten, war sofort wie in anderen Politikbereichen ein radikaler Antisemitismus integrativer Teil der Umstrukturierungs- und Nazifizierungsprozesse der Universitäten im beginnenden ‚Tausendjährigen Reich'. Zentrales Mittel dabei war die Personalpolitik, über die der nationalsozialistische Machtanspruch an den Universitäten durchgesetzt wurde. Dessen Nachhaltigkeit sicherte die strukturelle Gleichschaltung mit der Einführung des ‚Führerprinzips'.[2]

> Der Rektor der Universität führt diese nach eigener Verantwortung, er wird vom Minister ernannt und ernennt die Dekane. Die Dekane führen die Fakultäten [...] in eigener Verantwortlichkeit nach dem Rat der Dozentenschaft, der engeren Fakultät und der Studentenschaft. Neben den Kreis der ordentlichen Professoren, [...], sind die beiden neuen Säulen getreten, die das Geistesgut der Universität zu tragen gewillt und berufen sind, die Dozentenschaft und die Studentenschaft. Dieses neue Recht hat die scheinbar unantastbare Vormachtstellung der ordentlichen Professoren beseitigt.[3]

Die Personal- und Berufungspolitik zielte auf „Vertreibung realer und vermeintlicher Gegner, auf personelle Erneuerung durch forcierten Generationswechsel und auf die ‚politische Auslese' der im NS-Staat tätigen Wissenschaftler". Mit ihr gestaltete sich der janusköpfige Gleichschaltungsprozess – Zerschlagung, Säuberung, Repression und Verfolgung einerseits, Integration andererseits – als Fusion

---

[1] Grüttner, Michael: Wissenschaftspolitik im Nationalsozialismus. In: Kaufmann, Doris (Hrsg.): Geschichte der Kaiser-Wilhelm-Gesellschaft im Nationalsozialismus. Bestandsaufnahme und Perspektiven der Forschung. Göttingen 2000, S. 557–585.
[2] Jahr, Christoph: Die nationalsozialistische Machtübernahme und ihre Folgen. In: Grüttner, Michael in Zusammenarbeit mit Christoph Jahr, Sven Kians, Anne Chr. Nagel, Jens Thiel: Die Berliner Universität zwischen den Weltkriegen 1918–1945. Berlin 2012, S. 295–324.
[3] Holfelder, H.: Weg und Ziel der medizinischen Fakultät. Deutsche Medizinische Wochenschrift 60 (1934), S. 71–74, hier S. 71.

von verordneter und Selbstgleichschaltung.⁴ In der „Normalität der Anpassung"⁵ betrafen die ‚Säuberungen' Studierende wie das nicht-akademische und akademische Personal, einschließlich Emeriti, gleichermaßen. Dabei regelten Gesetze, die festlegten, wer als Jude, als ‚Mischling' – welchen Grades auch immer – zu gelten hatte, deren Zwangsentlassungen bzw. Zwangsruhestandsversetzungen wie ihre nachhaltige Ausgrenzung durch Verweigerung der Habilitation (1934), der Promotion (1937), der Immatrikulation (1938) etc. (Tab. 1)

Im Zuge der ‚Säuberungspolitik' verloren die 23 deutschen Universitäten (im ‚Altreich') 19,3 Prozent ihres Lehrkörpers.⁶ Das Ausmaß der Verluste unterschied sich von Universität zu Universität. Es war an der Universität Tübingen mit einer traditionell „deutschnational-konservativ geprägten Berufungspolitik" ähnlich wie in Rostock und Erlangen gering, während die vor 1933 relativ liberalen Univer sitäten Frankfurt, Berlin, Heidelberg, Hamburg, Göttingen und Köln „mehr als ein Fünftel, teilweise sogar mehr als ein Drittel des Lehrkörpers" verloren.⁷

---

4 Grüttner, Michael: Die deutschen Universitäten unter dem Hakenkreuz. In: Connelly, John/Grüttner, Michael (Hrsg.): Zwischen Autonomie und Anpassung in den Diktaturen des 20. Jahrhunderts. Paderborn u.a. 2003, S. 67–100, hier S. 82. John, Jürgen/Stutz, Rüdiger: Die „Friedrich-Schiller-Universität" der NS-Zeit. In: Traditionen – Brüche – Wandlungen. Die Universität Jena 1850–1995. Hrsg. Senatskommission zur Aufarbeitung der Jenaer Universitätsgeschichte im 20. Jahrhundert. Köln, Weimar, Jena 2009, S. 417–586, hier S. 426–428. Vgl. Rürup, Reinhard unter Mitwirkung von Michael Schüring: Schicksale und Karriere. Gedenkbuch für die von den Nationalsozialisten aus der Kaiser-Wilhelm-Gesellschaft vertriebenen Forscherinnen und Forscher. Göttingen 2008, S. 49.
5 Langewiesche, Dieter: Die Universität Tübingen in der Zeit des Nationalsozialismus. Formen der Selbstgleichschaltung und Selbstbehauptung. In: Geschichte und Gesellschaft 23/1997, S. 618–646, hier S. 618.
6 Grüttner, Michael/Kinas, Sven: Die Vertreibung von Wissenschaftlern aus den deutschen Universitäten 1933. Vierteljahrshefte für Zeitgeschichte 1/2007, S. 123–186, S. 141. Diese Studie erfasst 15 der 23 Universitäten. Zur ‚Säuberungspolitik' an Universitäten in den von den Nazis okkupierten Ländern siehe u.a. Hlaváčková, Ludmila/Svobodny, Petr: Biographisches Lexikon der Deutschen Medizinischen Fakultät in Prag 1883–1945. Prag 1998; Míšková, Alena: Die deutsche (Karls-)Universität vom Münchener Abkommen bis zum Ende des Zweiten Weltkrieges. Prag 2007; Heiß, Gernot [u.a.] (Hrsg.): Willfährige Wissenschaft. Die Universität Wien 1938–1945. Vgl. Nagel, Anne C.: Hitlers Bildungsreformer. Das Reichsministerium für Wissenschaft, Erziehung und Volksbildung. Franfurt/Main 2012, S. 302f., 312–314; Vossen, Johannes: Der politische Systemwechsel von 1933 und seine Auswirkungen auf die Hochschulpolitik. In: Schleiermacher, Sabine/Schagen, Udo (Hrsg.): Wissenschaft und Politik. Hochschule in den politischen Systembrüchen 1933 und 1945. Stuttgart 2009, S. 19–27.
7 Grüttner/Kinas, Die Vertreibung, S. 148f; Kinas, Sven: Massenentlassungen und Migration. In: Grüttner, Die Berliner Universität, S. 325–403, hier S. 387; Buddrus, Michael/Fritzlar, Sigrid: Die Professoren der Universität Rostock im Dritten Reich. (Texte und Materialien zur Zeitgeschichte,

Tab. 1: Reichsweite Rechtsgrundlagen der Vertreibungen von Juden bzw. ‚Nichtariern' aus Universitäten und Hochschulen[8]

Datum	Rechtsgrundlage
7.4.1933	Gesetz zur Wiederherstellung des Berufsbeamtentums (Berufsbeamtengesetz, BBG)
25.04.1933	Gesetz gegen die Überfüllung deutschen Schulen und Hochschulen
14.7.1933	Gesetz über den Widerruf von Einbürgerungen und über die Aberkennung der deutschen Staatsbürgerschaft
13.12.1934	Reichshabilitationsordnung (RHO)
21.1.1935	Gesetz über die Entpflichtung und Versetzung von Hochschullehrern aus Anlass des Neuaufbaus des Hochschulwesens (GEVH) (begrenzt bis 31. Dezember 1937)
3.5.1935	Richtlinien zur Vereinheitlichung der Hochschulverwaltung
15.9.1935	Reichsbürgergesetz (RGB)
26.1.1937	Deutsches Beamtengesetz (DBG)
9.4.1938	Hochschullehrergesetz
17.2.1939	Neue RHO
7.6.1939	Gesetz über die Führung akademischer Grade

In den Fächern differierte das Ausmaß der Verluste ebenso – z.B. betrafen an den sächsischen Hochschulen 21,2 Prozent aller Entlassungen Rechts- und Staats-

---

Bd. 16). München 2007, S. 19f.; Deinert, Juliane: Die Studierenden der Universität Rostock im Dritten Reich. Rostock 2010, S, 158–167; Wendehorst, Alfred: Geschichte der Universität Erlangen-Nürnberg 1743–1993. München 1993, S. 179–216; John/Stutz, Die „Friedrich-Schiller-Universität", S. 432f.

8 Grüttner/Kinas: Die Vertreibung; John/Stutz, Die „Friedrich-Schiller Universität", S. 434–442; Kümmel, Werner Friedrich: Die „Ausschaltung" der jüdischen Ärzte in Deutschland durch den Nationalsozialismus. In: Pross, Christian/Winau, Rolf: nicht mißhandeln. Das Krankenhaus Moabit. (Stätten der Geschichte Berlins, Bd. 5). Berlin 1985, S. 30–50; Paletschek, Sylvia: Zur Geschichte der Habilitation an der Universität Tübingen im 19. und 20. Jahrhundert. In: Marcon, Helmut (Hrsg.): 200 Jahre Wirtschafts- und Staatswissenschaften an der Eberhard-Karls-Universität Tübingen: Leben und Werk der Professoren. Bd. 2. Stuttgart 2004, S. 1364–1399; Harrecker, Stefanie: Degradierte Doktoren. Die Aberkennung der Doktorwürde an der Ludwig-Maximilians-Universität München während der Zeit des Nationalsozialismus. München 2007; Rürup, Schicksale, S. 55f.; Fijal, Andreas: Die Rechtsgrundlagen der Entpflichtung jüdischer und politisch missliebiger Hochschullehrer nach 1933 sowie des Umbaus im nationalsozialistischen Sinne: In: Exodus von Wissenschaften aus Berlin. Fragestellungen – Ergebnis – Desiderate. Entwicklungen vor und nach 1933. Herausgegeben von Wolfram Fischer [u.a.], Berlin, New York 1994, S.101–115; Bergemann, Hans/Ladwig-Winters, Simone: Richter und Staatsanwälte jüdischer Herkunft in Preußen im Nationalsozialismus. Köln 2004, S. 27–35.

wissenschaftler, 15,2 Prozent Mediziner.⁹ Im regionalen Vergleich gab es entsprechend auch von Fakultät zu Fakultät große Unterschiede: An der Medizinischen Fakultät Berlin wurde über 160 Mitgliedern des Lehrkörpers „die Lehrbefugnis entzogen bzw. ihrer Position an der Hochschule beraubt",[10] die Freiburger Medizinische Fakultät mussten 39 Mitarbeiter verlassen,[11] während die Marburger Medizinische Fakultät 1933 zwei Assistenten jüdischen Glaubens entließ und 1937 den Pädiater Ernst Freudenberg (1884–1967), dessen Ehefrau als Jüdin galt, in den Ruhestand zwangsversetzte.[12] Die Vertreibungen führten an einigen Medizinischen Fakultäten zum Erliegen ganzer Forschungszweige, zum Ende von Forschungskooperationen und nicht selten zum Verlust der wissenschaftlichen Reputation von Kliniken und Instituten.[13] Die „in ihren Stellen verbliebenen

---

9 Parak, Michael: Hochschule und Wissenschaft in zwei deutschen Diktaturen. Elitenaustausch an sächsischen Hochschulen 1933–1952. Köln, Weimar, Wien 2004, S. 233.
10 Schagen, Udo: Wer wurde vertrieben? Wie wenig wissen wir? Die Vertreibungen aus der Berliner Medizinischen Fakultät 1933. Ein Überblick. In: Schleiermacher, Sabine/Schagen, Udo: Die Charité im Dritten Reich. Zur Dienstbarkeit medizinischer Wissenschaft im Nationalsozialismus. Paderborn u.a. 2008, S. 51–65, hier S. 53. Vgl. Grüttner/Kinas, Die Vertreibung; Kinas, Massenentlassungen, S. 387f.
11 Schulz-Baldes, Annette: Das Jahr 1933. Die Medizinische Fakultät und die „Gleichschaltung" an der Universität Freiburg. In: Grün, Bernd [u.a.] (Hrsg.): Medizin und Nationalsozialismus. Die Freiburger Medizinische Fakultät und das Klinikum in der Weimarer Republik und im „Dritten Reich". Frankfurt/Main 2002, S. 139–160; Mattes, Jasmin Beatrix: Demütigung – Vertreibung – Neuanfang: Aus Freiburg geflohen in alle Welt. In: Grün [u.a.], Medizin und Nationalsozialismus, S. 161–188.
12 Aumüller, Gerhard/Grundmann, Kornelia: Antisemitismus, Verfolgung und Opposition. In: dies. [u.a.]: Die Marburger Medizinische Fakultät im „Dritten Reich". München 2001, S. 205–240, hier S. 210–216.
13 Eckart, Wolfgang Uwe: Medizin in der NS-Diktatur. Ideologie, Praxis, Folgen. Wien, Köln, Weimar 2012, S. 112f.; ders.: „Kampf um die Totalität" oder „Ambivalenz der Moderne". DFG-Forschungsförderung in der Medizin 1920–1970. In: Reulecke, Jürgen/Roelcke, Volker (Hrsg.): Wissenschaften im 20. Jahrhundert: Universitäten in der modernen Wissenschaftsgesellschaft. Stuttgart 2008, S. 216–244; hier S. 237f.; Schmuhl, Hans-Walter: Die Charité und die Forschungspolitik der KWG und der DFG. In: Schleiermacher/Schagen, Die Charité, S. 229–235, hier S. 235; Hubenstorf, Michael/Walther, Peter Th.: Politische Bedingungen und allgemeine Veränderungen des Berliner Wissenschaftsbetriebes 1925–1950. In: Exodus; S. 5–100, hier S. 34–38; Kreft, Gerhard: „ ... nunmehr judenfrei ...". Das Neurologische Institut 1933 bis 1945. In: Kobes, Jörn/Hesse, Jan-Otmar (Hrsg.): Frankfurter Wissenschaftler zwischen 1933 und 1945. Göttingen 2008, S. 125–156; Ferdinand, Ursula: Die Medizinische Fakultät der Westfälischen Wilhelms-Universität Münster von der Gründung bis 1939. In: Thamer, Hans-Ulrich [u.a.] (Hrsg.): Die Universität Münster im Nationalsozialismus. Kontinuitäten und Brüche zwischen 1920 und 1960. 2 Bde. (Veröffentlichungen des Universitätsarchivs Münster, Bd.5). Münster 2012 S. 413–530, hier S. 489; Freimark, Peter: Juden an der Hamburger Universität. In: Krause, Eckart [u.a.] (Hrsg.): Hoch-

vormaligen Kollegen schwiegen ganz überwiegend".[14] Zugleich fand sich für nahezu jeden Vertriebenen ein ‚Vertreibungsgewinnler'.[15] Diese konsolidierten den nationalsozialistischen Umbau ihrer Fakultäten und gestalteten vielfach deren Geschicke in der frühen Nachkriegszeit.[16]

Für die Opfer bedeutete ihre Vertreibung eine tiefgehende Zäsur innerhalb der eigenen Biographie – die Zerstörung einer Welt: Lebensleistungen wurden negiert, „Berufserwartungen zerstört, Existenzen vernichtet, Ehren gekränkt, Hoffnungen enttäuscht."[17] Viele wurden aus biographischen Nachschlagwerken ausgeschieden, ihre Werke und Leistungen der „Damnatio memoriae" in Fach- und Universitätsgeschichten anheimgegeben.[18]

Erst in den letzten 35 Jahren widmen sich vermehrt medizinhistorische Studien den Biographien und Schicksalen individueller Opfer:[19] Neben Lexika[20] geben

---

schulalltag im „Dritten Reich". Die Hamburger Universität 1933–1945. Berlin, Hamburg 1991, S. 125–147.
14 Walther, Peter Th.: Entlassungen und Exodus: Personalpolitik an der Medizinischen Fakultät und in der Charité 1933. In: Schleiermacher/Schagen, Die Charité, S. 37–50, hier S. 49; Hubenstorf / Walther, Politische Bedingungen, S. 38–41; Jahr, Die nationalsozialistische Machtübernahme, S. 317. Vgl. Thiel, Jens: Der Lehrkörper der Berliner Friedrich-Wilhelms-Universität im Nationalsozialismus. In: Grüttner, Die Berliner Universität, S. 465–538, hier S. 487–504.
15 Bisher bekannt ist nur die Weigerung des Berliner Pharmakologen Otto Krayer, die Zwangsentlassung eines Kollegen als Karrierechance zu nutzen. Vgl. Schagen, Udo: Widerständiges Verhalten im Meer von Begeisterung, Opportunismus und Antisemitismus. Der Pharmakologe Otto Krayer (1899–1982), Professor der Berliner Universität 1933. In: Jahrbuch für Universitätsgeschichte 19 (2007), S. 223–247.
16 U.a. Schleiermacher, Sabine: Die universitäre Medizin nach dem Zweiten Weltkrieg. In: Oehler-Klein, Sigrid/Roelcke Volker (Hrsg.): Vergangenheitspolitik in der universitären Medizin nach 1945. Institutionelle und individuelle Strategien im Umgang mit dem Nationalsozialismus. Stuttgart 2007, S. 21–42., hier S. 22f.; Schagen, Udo/Schleiermacher, Sabine: Charité in Trümmern. In: Bleker, Johanna/Hess, Volker (Hrsg.): Die Charité. Geschichte(n) eines Krankenhauses. Berlin 2010, S. 188–203.
17 Eckart, Medizin in der NS-Diktatur, S. 113.
18 Voswinckel, Peter: Damnatio Memoriae: Kanonisierung, Willkür und Fälschung in der ärztlichen Biographik. In: Beyer, Karin [u.a.] (Hrsg.): Universitäten und Hochschulen im Nationalsozialismus und in der frühen Nachkriegszeit. Stuttgart 2004, S. 249–270, hier S. 249f.; Kreft, ... nunmehr judenfrei".
19 Roelcke, Volker: Medizin im Nationalsozialismus. Historische Kenntnisse und einige Implikationen. In: Oehler-Klein, Sigrid (Hrsg.): Die Medizinische Fakultät der Universität Gießen im Nationalsozialismus und in der Nachkriegszeit: Personen und Institutionen, Umbrüche und Kontinuitäten. Stuttgart 2007, S. 13–32.
20 U.a. Voswinckel, Peter: Biographisches Lexikon der hervorragenden Ärzte der letzten 50 Jahre. Hildesheim 2003; Ebert, Andreas D.: Jüdische Hochschullehrer an preußischen Universitäten (1870–1924). Frankfurt/Main 2008.

Studien über die Emigration deutscher Wissenschaftler bzw. Mediziner[21] wie über Medizinische Fakultäten[22] bzw. ihre Einzelkliniken und Institute[23] sowie über medizinische Fachgesellschaften bzw. ärztliche Standesorganisationen[24] im ‚Dritten Reich' Auskunft über die Vertreibungen und Schicksale medizinischer Hochschullehrer wie über die Ausgrenzungen jüdischer, ‚nichtarischer' und ‚jüdisch versippter' Nachwuchswissenschaftler und Studenten. Jedoch sind noch heute viele medizinische Fächer „unzureichend erforscht."[25] Auch fehlt eine

---

21 U.a. Kröner, Hans-Peter: Die Emigration deutschsprachiger Mediziner 1933–1945. Versuch einer Befunderhebung. In: Exilforschung. Ein internationales Jahrbuch, Bd. 6 (1988), S. 83–97; Rürup, Schicksale; Peters, Uwe Henrik: Psychiater und Psychoanalytiker im Exil. In: Böhne, Edith/Motzkau-Valeton, Wolfgang (Hrsg.): Die Künste und die Wissenschaften im Exil 1933–1945. Gerlingen 1992, S. 357–378; Trendelenburg, Ullrich; Verfolgte deutschsprachige Pharmakologen 1933–1945. Frechen 2006; Seidler, Eduard: Kinderärzte 1933–145 entrechtet – geflohen – ermordet. Bonn 2000; Kubaseck, Christopher/Seufert, Günther (Hrsg.): Deutsche Wissenschaftler im türkischen Exil: Die Wissenschaftsmigration in die Türkei 1933–1945. (Istanbuler Texte und Studien, Bd. 12). Würzburg 2008.
22 U.a. Seidler, Eduard: Die Medizinische Fakultät der Albert-Ludwigs-Universität Freiburg im Breisgau. Grundlagen und Entwicklungen. Berlin u.a. 1991; Grün [u.a.], Medizin und Nationalsozialismus; van den Bussche, Hendrik [u.a.]: Die Medizinische Fakultät und das Universitätskrankenhaus Eppendorf. In: Krause [u.a.], Hochschulalltag, S. 1257–1384: Ferdinand, Die Medizinische Fakultät; Winau, Rolf: Berliner Medizin: Kontinuitäten und Brüche. In: Exodus, S. 343–354; David, Heinz: „... es soll das Haus die Charité heißen. Kontinuitäten, Brüche und Abbrüche in der 300jährigen Geschichte der Medizinischen Fakultät (Charité) der Berliner Universität. 2 Bde. Hamburg 2004, S. 190–313; Forsbach, Ralf: Die Medizinische Fakultät der Universität Bonn im „Dritten Reich". München 2006; Ratschko, Karl-Werner: Kieler Hochschulmediziner in der Zeit des Nationalsozialismus. Die Medizinische Fakultät der Christian-Albrechts-Universität im „Dritten Reich". Essen 2014; Zimmermann, Volker: „Eine Medicinische Facultät in Flor bringen". Zur Geschichte der Medizinischen Fakultät der Georg-August-Universität Göttingen. Göttingen 2009; Schleiermacher/Schagen, Die Charité.
23 U.a. David, Matthias/Ebert, Andreas D. (Hrsg.): Geschichte der Berliner Universitäts-Frauenkliniken. Berlin, New York 2010; Heitkötter, Birthe: Geburtshilfe und Gynäkologie im Nationalsozialismus. Peter Esch und die Frauenklinik der Universität Münster von 1925 bis 1950. (Veröffentlichungen des Universitätsarchivs Münster, Bd. 7). Münster 2013; Kreft, „... nunmehr judenfrei".
24 U.a. Schwoch, Rebecca: Ärztliche Standespolitik im Nationalsozialismus. Julius Hadrich und Karl Haedekamp als Beispiele. Husum 2001; dies.: Verfolgte und Vertrieben unter den Mitgliedern der „Deutschen Gesellschaft für Chirurgie". In: Sachs, Michael [u.a.]: Deutsche Gesellschaft für Chirurgie 1933–1945. Die Präsidenten. Heidelberg 2011, S. 216–225; Krischel, M. [u.a.]: Urologen im Nationalsozialismus. Zwischen Anpassung und Vertreibung. Berlin 2011; Herber, Friedrich: Gerichtsmedizin unterm Hakenkreuz. Leipzig 2002; Skopec, Manfred/Majer, Eduard H.: Geschichte der Oto-Rhino-Laryngologie in Österreich. Wien 1998; Atzl, Isabel/Helms, Ronald: Die Geschichte der Deutschen Krebsgesellschaft. München 2012; Rohrbach, Jens Martin: Augenheilkunde im Nationalsozialismus. Stuttgart, New York 2007.
25 Schagen, Wer wurde vertrieben?, S. 64.

Gesamterfassung der Vertreibungen an den Medizinischen Fakultäten während der NS-Zeit.[26]

Allgemein galt für die Nationalsozialisten die Berufsgruppe der Mediziner als besonders bedeutungsvoll „für Größe und Zukunft der Nation" und als besonders „verjudet"[27] Mit der ‚Machtergreifung' war es ihr erklärter Wille, durch radikale Eingriffe die Medizin und Medizinerschaft zu verändern.[28] Im Folgenden sollen während des nationalsozialistischen Umbaus der Medizinischen Fakultäten die Entlassungen und Vertreibungen jüdischer und ‚nichtarischer' (im NS-Jargon nach Abstammung klassifizierten Juden) Studenten und Hochschullehrer exemplarisch dargestellt werden.

Nationalsozialistischer Umbau der Medizinischen Fakultäten

> [...] Jüdische Dozenten beherrschen die Lehrstühle der Medizin, entseelen die Heilkunst und haben Generation um Generation der jungen Ärzte mit mechanistischem Geist durchtränkt. Jüdische ‚Kollegen' setzten sich an die Spitze der Standesvereine und der Ärztekammer; sie verfälschten den ärztlichen Ehrbegriff und untergruben arteigene Ethik und Moral [...]
>
> [...] [Wir] rufen [...] die gesamte deutsche Ärzteschaft auf: Säubert die Führung unserer Organisationen, [...], macht unseren Stand in Leitung und Geist wieder deutsch, so wie es Reich und Volk in diesen Wochen geworden sind.[29]

Dem Ruf nach ‚Säuberung' folgten nach der ‚Machtergreifung' die ärztlichen Standes- wie Fachverbände und medizinische Zeitschriften durch eine rasante

---

26 Eine solche Studie könnte in Anlehnung an die Studie von Grüttner/Kinas, Die Vertreibung, konzipiert werden. Vgl. Eckart, Wolfgang U.: Medizinische Forschung. In: Jütte, Robert in Verbindung mit Wolfgang W. Eckart, Hans-Walter Schmuhl und Winfried Süß: Medizin und Nationalsozialismus. Bilanz und Perspektiven der Forschung. Göttingen 2011, S. 106–178.
27 Aufruf des Nationalsozialistischen Ärztebundes zit. in Kümmel, Die „Ausschaltung", S. 30.
28 U.a. Schleiermacher, Sabine/Schagen, Udo: Enthumanisierung der Medizin und die Charité im „Dritten Reich". In: Schleiermacher u. Schagen, Die Charité, S. 9–21; Winau, Rolf: Berliner Medizin; Woelk, Wolfgang: Jüdische Ärzte in der Stadt und an der medizinischen Akademie Düsseldorf im Nationalsozialismus (1833–1938). In: Esch, Michael E. [u.a.] (Hrsg.): Die Medizinische Akademie Düsseldorf im Nationalsozialismus. Essen 1997, S. 55–85.
29 Aufruf des Nationalsozialistischen Ärztebundes, S. 30; Lepsien, Katharina/Lange, Wolfgang: Verfolgung, Emigration und Ermordung jüdischer Ärzte. In: Friedrich, Hannes/Matzow, Wolfgang (Hrsg.): Dienstbare Medizin. Ärzte betrachten ihr Fach im Nationalsozialismus. Göttingen 1992, S. 32–43, hier S. 32.

(Selbst-)Gleichschaltung.[30] Nach Entzug der Kassenzulassungen für jüdische und ‚nichtarische' Ärzte und Ärztinnen 1933 verhängte ihnen 1938 die vierte Verordnung zum RBG durch Entzug der Approbation ein Berufsverbot.[31] Auch die Medizinischen Fakultäten setzten das ‚Säuberungsgebot' – oft eilfertig – im Zuge ihrer (Selbst-)Gleichschaltung um. Diese gestaltete sich in den ersten Jahren der NS-Herrschaft regional verschieden – von vorauseilendem Gehorsam in Freiburg i.Br. und Berlin und absoluter Unterordnung in Jena über fortgeschrittene Unterwerfungsprozesse Ende 1933 in Bonn und ‚widerständige' Prozesse in Kiel bis hin zu einer gelenkten Unterordnung durch die Inszenierung einer ‚Revolution von oben' in Münster.[32] An allen Medizinischen Fakultäten begannen jedoch die personellen ‚Säuberungen' 1933. Bereits vor dem Inkrafttreten des BBG (7.4.1933) trafen die politischen Terrormaßnahmen der NS-Diktatur, die die ‚Reichstagsbrandverordnung' (28.2.1933) durch Einführung des Ausnahmezustands legalisierte, politisch engagierte und jüdische Hochschullehrermediziner.[33] Sie wurden in Berlin und andernorts – teilweise vom Krankenbett – „zum Schutz von Volk und Vaterland" verhaftet, misshandelt und für abgesetzt erklärt.[34] Im vorauseilenden Gehorsam folgte Ende März die Berliner Medizinische Fakultät der

---

[30] U.a. Hubenstorf/Walter, Politische Bedingungen; Moll, Friedrich: Zerrissene Leben: Das Schicksal jüdischer Urologen. In: Krischel [u.a.], Urologen, S. 49–104, hier S. 66f.; Atzl, Isabel/Helms, Ronald: Die Geschichte der deutschen Krebsgesellschaft. Gemering/München 2012, S. 55–66; Hahn, Judith/Schwoch, Rebecca: Anpassung und Ausschaltung. Die Berliner Kassenärztliche Vereinigung im Nationalsozialismus. Berlin 2009; Bleker, Johanna/Eckelmann, Christine: „Der Erfolg der Gleichschaltungsaktion kann als durchschlagend bezeichnet werden". Der „Bund deutscher Ärztinnen" 1933–1936. In: Bleker, Johanna/Jachertz, Norbert (Hrsg.): Medizin im „Dritten Reich". Köln 1989. S. 87–96; Süß, Winfried: Ärztliche Standesorganisationen. In: Jütte, Medizin und Nationalsozialismus, S. 53–62.
[31] John/Stutz, Die „Friedrich-Schiller-Universität", S. 434; Rohrbach, Augenheilkunde, S. XIII–XXII; Kümmel, Die „Ausschaltung"; Van den Bussche, Hendrik: Im Dienste der „Volksgemeinschaft". Studienreform am Beispiel der ärztlichen Ausbildung. (Hamburger Beiträge zur Wissenschaftsgeschichte, Bd. 4). Berlin, Hamburg 1989; Krischel, Matthis: Gleichschaltung und Selbstgleichschaltung der deutschen Urologie im Nationalsozialismus. In: Krischel [u.a.], Urologen, S. 23–39; Hahn/Schwoch, Anpassung; Exodus; Lepsien/Lange, Verfolgung.
[32] U.a. Ferdinand, Ursula [u.a.]: Medizinische Fakultäten in der deutschen Hochschullandschaft 1925–1950. Heidelberg 2013; Ratschko, Kieler Hochschulmediziner; Grün [u.a.], Medizin im Nationalsozialismus; Forsbach, Die Medizinische Fakultät.
[33] Rürup, Schicksale, S. 28–31; Kinas, Massenentlassungen.
[34] U.a. Kinas, Massenentlassungen, S. 329–334; Forsbach, Die Medizinische Fakultät; Hoss, Christiane: Verfolgung und Emigrationswege der von Scurla benannten Flüchtlinge und ihre Familien. In: Şen, Faruk/Halm, Dirk (Hrsg.): Exil unter Halbmond und Stern. Herbert Scurlas Bericht über die Tätigkeit deutscher Hochschullehrer in der Türkei während der Zeit des Nationalsozialismus. Essen 2007, S. 113–201, hier S. 153; Kobes, Jörn: „ ... der ewig saublaue Himmel

Erwartung von Kultus- und Innenministerium, allen „Juden ohne Unterschied der Konfession in bezahlten und nicht bezahlten Stellen" zu kündigen.[35]

An den Medizinischen Fakultäten hatte sich in kürzester Zeit der ‚revolutionäre Geist' durchgesetzt: „Mein Institut ist wohl annähernd 100%ig Nazi! Und dabei grösste Zufriedenheit und Anhänglichkeit und unbedingte Hochachtung" – konstatierte der Pharmakologe Hermann Freund (1882–1944) – einziger Ordinarius jüdischen Glaubens der Medizinischen Fakultät Münsters – kurz nach der Reichstagswahl (5.3.1933).[36] In Halle bekannten sich am Wahltag 16 Hochschullehrer, darunter acht aus der Medizinischen Fakultät, zur Reichsregierung unter Führung Adolf Hitlers. Von ihr erwarteten sie „die Rettung und den Wiederaufstieg Deutschlands" und versprachen, „jeder an seinem Teil dafür zu wirken."[37] An allen Medizinischen Fakultäten bekundeten Studierende, Nachwuchswissenschaftler und Ordinarien durch ihren Eintritt in die NSDAP bzw. ihre Gliederungen ihre politische Sympathie.[38] Mit spektakulären Aktionen, Einschüchterungen, Denunziationen, Bespitzelungen sowie Vorlesungsboykotten und Tätlichkeiten gegenüber jüdischen und politisch unliebsamen Hochschullehrern wie Studierenden gestalteten nationalsozialistische Medizinstudenten (und ein Teil der Nachwuchswissenschaftler) den vermeintlich ‚revolutionären' Umbruch ihrer Fakultäten.[39] Sie avancierten als Teil der deutschen Studenten-

Istanbuls …" Der Weg der Frankfurter Wissenschaftler ins türkische Exil (1833–1945). In: ders./ Hesse, Frankfurter Wissenschaftler, S. 205–233, hier S. 214–218.
35 Schagen, Udo/Schleiermacher, Sabine: Unter dem Hakenkreuz (1933–1945). In: Bleker/Hess, Die Charité, S. 169–187, hier S. 174. Zur Situation am Frankfurter Pathologischen Institut vgl. Kreft, „… nunmehr judenfrei", S. 132f.
36 Huhn, Ingeborg/Kilian, Ursula: „Es wird alles gut werden." Der Briefwechsel zwischen dem jüdischen Pharmakologen Hermann Freund und seinem Schüler Willy König 1925 bis 1939. Münster 2011, S. 153; Ferdinand, Die Medizinische Fakultät, S. 446.
37 Eberle, Henrik: Die Martin-Luther-Universität in der Zeit des Nationalsozialismus 1933–1945. Halle (Saale) 2002, S. 38.
38 Bis zur Eintrittssperre im Mai 1933 traten z.B. sechs der 15 amtierenden Direktoren der Kliniken und Institute der Medizinischen Fakultät Münster in die NSDAP ein, in Bonn waren es fünf von 16 Ordinarien. Ferdinand, Ursula: Die Gleichschaltung der Medizinischen Fakultät Münster – Selbstmobilisierung und Ausgrenzung 1933–1939. In: Ferdinand [u.a.], Medizinische Fakultäten, S. 69–99; Forsbach, Die Medizinische Fakultät, S. 62–67.
39 Grüttner, Michael: Studenten im Dritten Reich. Paderborn 1995, S. 62–86; ders.: „Ein stetes Sorgenkind für Partei und Staat". Die Studentenschaft 1930 bis 1945. In: Krause [u.a.], Hochschulalltag, S. 201–236; John/Stütz, Die „Friedrich-Schiller-Universität", S. 438–442; Bruhn, Mike/Böttner, Heike: Die Jenaer Studentenschaft unter nationalsozialistischer Herrschaft 1933–1945. Erfurt 2001; Grundmann, Kornelia: Die Marburger Medizinstudentenschaft. In: Aumüller [u.a.], Die Marburger Medizinische Fakultät, S. 325–370; Vieten, Bernward: Medizinstudenten in Münster. Universität, Studentenschaft und Medizin. Köln 1982; Pöppinghege, Rainer: Absage an

schaft, in deren Reihen die ‚Machtergreifung' „viel früher als auf gesamtpolitischer und gesamtgesellschaftlicher Ebene" stattfand,[40] zum „Motor der Gleichschaltung" und zugleich zum unrühmlichen Vorreiter der ‚Säuberungen' ihrer Hochschulen.[41]

Zeitenwende 1933/34

> „Aber was ist aus der stolzen Heidelberger Universität geworden? Nicht der Rektor, sondern ein wilder Studentenführer[42] regiert, in dessen Vorzimmer Professoren über eine Stunde warten, bis sie gnädigst vorgelassen werden!!"[43]

Bereits um 1930 dominierte der Nationalsozialistische Deutsche Studentenbund (NSDStB) an vielen Hochschulen die Studentenausschüsse und den nationalen Dachverband der Studentenschaft, die Deutsche Studentenschaft (DSt). Der Bund, einzig präsente Gliederung der NSDAP an den Hochschulen nach der ‚Machtergreifung', wurde zunächst zentraler Ansprechpartner für die gleichgeschalteten Kultusministerien.[44] Als sein Reichsführer Ende März 1933 die „Einführung

---

die Republik. Das politische Verhalten der Studentenschaft der Westfälischen Wilhelms-Universität 1918–1935. Münster 1994; ders.: Studentische Repräsentationsorgane 1920–1960. In: Thamer [u.a.], Die Universität Münster, S. 193–223.

40 U.a. Rürup, Schicksale, S. 32. Grüttner, Studenten, S. 22–61; ders., Die Studentenschaft in Demokratie und Diktatur. In: ders., Die Berliner Universität, S. 187–294, hier S. 228–266; Kümmel, Werner: Antisemitismus und Medizin im 19./20. Jahrhundert. In: Peiffer, Jürgen (Hrsg.): Menschenverachtung und Opportunismus. Zur Medizin im Dritten Reich. Tübingen 1992, S. 44–67; Pöppinghege, Absage an die Republik, S. 188–206; Deinert, Die Studierenden.

41 Grüttner, Studenten, S. 62f. Vgl. Zimmermann, Susanne/Zimmermann, Volker: Die Medizinische Fakultät der Universität Jena im „Dritten Reich – ein Überblick. In: Hoßfeld, Uwe [u.a.] (Hrsg.): „Kämpferische Wissenschaft". Studien zur Universität Jena im Nationalsozialismus. Köln, Weimar, Wien 2003, S. 401–436, hier S. 406; Grundmann, Kornelia: Gleichschaltung und die Teilhabe der Mediziner an den neuen politischen Machtstrukturen. In: Aumüller [u.a.], Die Marburger Medizinische Fakultät, S. 124–204, hier S. 150–167.

42 Gemeint ist Gustav Adolf Scheel (1907–1979). Zu seiner Person vgl. Grüttner, Studenten, S. 94–100, 511f.

43 Brief von Otto Brandt (1892–1935) an Hermann Oncken (1869–1945) vom 7.8.1934 zit. in Wolgast, Eike: Die Studierenden. In: Eckart, Wolfgang U. [u.a.] (Hrsg.): Die Universität Heidelberg im Nationalsozialismus. Heidelberg 2006, S. 57–94, hier S. 65; Heiber, Helmut: Universität unterm Hakenkreuz. Teil II: Die Kapitulation der Hohen Schule. Bd. 2. München u.a. 1994, S. 282f.

44 Für die deutschen Länder wirkten die preußische Studentenrechtsverordnung (12.4.1933) und das „Reichsgesetz über die Bildung von Studentenschaften an wissenschaftlichen Hochschulen" (22.4.1933) richtungweisend. Vgl. u.a. Grüttner, Die Studentenschaft, S. 251; Faust, Anselm:

des Numerus clausus für Juden" sowie „die restlose Entfernung sämtlicher jüdischer Dozenten und Assistenten von den deutschen Hochschulen" als erste Voraussetzung für deren Umgestaltung forderte und zugleich einen Boykott jüdischer Hochschulangehöriger zum 1. April 1933 anordnete,[45] folgten dem NS-Studenten an den meisten Hochschulen. Sie verwehrten z.B. in Kiel ihren jüdischen Kommilitonen den Zutritt zur Universität oder internierten jüdische Studenten wie in Berlin. In Frankfurt wurde der Pharmakologe Werner Lipschitz (1892–1948) zum Verlassen seines Instituts genötigt. In Münster untersagten SA-Männer Hermann Freund die weitere Ausübung seiner dienstlichen Tätigkeiten und den Aufenthalt in den Diensträumen.[46]

Die Studentenrechtsverordnung vom April 1933 legte als alleinige Gesamtvertretung der deutschen Studierenden die nach den nationalsozialistischen Prinzipien – Einführung des Führerprinzips und Ausschluss der jüdischen Studierenden – strukturierte DSt fest. Damit waren auch ihre Medizinischen Fachschaften gleichgeschaltet. Zudem wurden alle politischen Gruppierungen mit Ausnahme des NSDStB verboten bzw. lösten sich wie der Verband Deutscher Medizinerschaften (VDM) selbst auf.[47]

NS-Studenten präsentierten sich seit der ‚Machtübernahme' selbstbewusst als neue innneruniversitäre Macht. In der ‚revolutionären Phase' der „nationalen Erhebung" untergruben sie traditionelle Entscheidungsstrukturen an den Universitäten bzw. Fakultäten.[48] Sie figurierten als Aktivisten der „Vertreibung

---

„Überwindung des jüdischen Intellektualismus und der damit verbundenen Verfallserscheinungen im deutschen Geistesleben" – Der Nationalsozialistische Deutsche Studentenbund. In: Scholtyseck, Joachim/Studt, Christoph (Hrsg.): Universitäten und Studenten im Dritten Reich. Bejahung, Anpassung, Widerstand. Berlin 2008, S. 107–114.
45 „An die deutschen Studenten!", Stäbel, 29.3.1933 in: Verfolgte Berliner Wissenschaft. Ein Gedenkwerk. Zusammengestellt von Rudolf Schottlaender. Berlin 1988, S. 28.
46 Ratschko, Kieler Hochschulmediziner; Kobes, „ ... der ewig saublaue Himmel, S. 215f; Ferdinand, Die Medizinische Fakultät (FN 13), S. 446; Grüttner, Die Studentenschaft, S. 255f.; Happ, Sabine/Jüttemann, Veronika: Der Einfluss des Nationalsozialismus auf das Studium von Frauen an der Universität Münster 1920 bis 1960. In: Thamer [u.a.], Die Universität Münster, S. 929–952, hier S. 939.
47 Faust, „Überwindung, S. 110; Grüttner, Studenten, S. 63–75; Lambrecht, Ronald: Studenten in Sachsen 1918–1945. Leipzig 2011; S. 416–420; Deinert, Die Studierenden, S. 65f. Zum VDM vgl. Vieten, Bernward: Vom Verband deutscher Medizinerschaften zur NS-Medizinerschaft – Medizinstudentische Politik 1918–1933. In Argument AS 53 (1980), S. 214–236; ders., Medizinstudenten; van den Bussche, Im Dienste, S. 28–32, 77.
48 Grüttner, Studenten, S. 63. Vgl. u.a. Moll, Zerrissene Leben, S. 64; John/Stutz, Die „Friedrich-Schiller-Universität", S. 417–586, hier S. 419; Mattonet, Hubert: Jeder Student ein SA-Mann! Ein Beitrag zur Geschichte der Westfälischen Wilhelms-Universität Münster in den Jahren 1933 bis 1939. Münster 2008, S. 22–26.

des undeutschen Geistes" mit Aktionen wie die Bücherverbrennung und gegen jüdische Hochschullehrer, Studierende und den der ‚neuen Zeit' nicht mehr gemäßen Professorentypus.[49] In dieser Zeit sanktionierten Verordnungen und Erlasse die (frühen) Forderungen der DSt, des NSDStB wie des VDM nach Ausgrenzung jüdischer Kommilitonen und Hochschullehrer. Die Kultusminister, die in den Rektoren, nicht in den Studenten, die ‚Führer' der Hochschulen sahen, suchten inzwischen, die NS-Studentenschaft zu disziplinieren.[50] Vielerorts aber koppelten NS-Studenten die staatlichen Willkürmaßnahmen (BBG) mit eigenem Aktionismus – erstellten ‚Schwarze Listen' wie in Hamburg oder Münster, organisierten wie in Berlin Boykottaktionen gegen Hochschullehrer, die unter die Sonderregelungen des BBG fielen, forderten wie in Kiel unter Drohungen vom Rektor die Beseitigung von 28 Mitgliedern des Lehrkörpers.[51] NS-Studenten führten in Frankfurt a.M. den Physiologen Gustav Embden (1874–1933) gewaltsam mit dem Schild „Ich bin ein Jude" durch die Stadt. In Heidelberg erzwangen sie nach Tumulten in den Vorlesungen im Mai 1933 die Emeritierung des Zahnmediziners Georg Blessing (1882–1941).[52]

An Medizinischen Fakultäten, an denen kaum jüdische Ordinarien unterrichteten wie in Münster, konzentrierten NS-Studenten ihre Aktionen auf den nicht mehr zeitgemäßen Professorentypus. Hier richteten sie ihre Boykottaktionen gegen den deutsch-national eingestellten Direktor der Medizinischen Klinik Paul Krause (1871–1934), mit denen sie – begleitet von einer Rufmordkampagne – den Internisten im Mai 1934 in den Suizid trieben. Dieser Boykott war aber nicht dem reinen Aktionismus der Studierenden geschuldet, sondern Teil einer von Reichsärzteführer Gerhard Wagner (1888–1939) und seinem Adlatus vor Ort, Robert Gantenberg (1891–1946) – Oberarzt Paul Krauses –, (mit)initiierte ‚Revolution von oben'. An Münsters Alma mater demonstrierten mit dem Zusammenwirken von Medizinischen Fachschaften, Nachwuchswissenschaftlern, der Dozentenschaft und des regionalen Nationalsozialistischen Deutschen Ärztebundes (NSDÄB)

---

[49] Auch hier gab es regionale Unterschiede. Vgl. Grüttner, Studenten, S. 62–75; Lambrecht, Studenten, S. 416–420; Deinert, Die Studierenden, S. 65f.
[50] Vgl. Grüttner, Studenten, S. 82–100. In Preußen stärkten die „Vorläufigen Maßnahmen zur Vereinfachung der Hochschulverwaltung" (Oktober 1933) die Befugnisse der Rektoren. Die reichsweiten „Richtlinien zur Vereinheitlichung des Hochschulwesens" (1.4.1935) unterstellten dann die Führer der Studentenschaft dem Rektor. Vgl. Lambrecht, Studenten, S. 421.
[51] Grüttner, Studenten, S. 67–69; Vieten, Medizinstudenten; Pöppinghege, Studentische Repräsentationsorgane; Ratschko, Kieler Hochschulmediziner, 2013, S. 66–77.
[52] Grüttner/Kinas, Die Vertreibung, S. 132; Bauer, Axel W. [u.a.]: Die Universitätsklinik und Poliklinik für Mund-, Zahn- und Kieferkrankheiten. In: Eckart [u.a.]: Die Universität Heidelberg, S. 1030–1041, hier S. 1033–1036.

Parteiinstanzen ihre Macht, die Geschicke einer Medizinischen Fakultät weit ab von Berlin und München zu lenken.⁵³

1934/1935 hatten sich die hochschulpolitischen Verhältnisse im ‚Dritten Reich' tiefgreifend verändert. Die wichtigsten hochschulpolitischen Institutionen – das Reichserziehungsministerium (REM) unter Leitung von Bernhard Rust (1883–1945) und unter dem Stellvertreter des Führers, Rudolf Heß (1894–1987), die Hochschulkommission (HSK) der NSDAP sowie der Nationalsozialistische Deutsche Dozentenbund⁵⁴ (NSDDB) – waren gegründet worden. Gegenüber dem REM pochten der NSDDB wie der Stab Heß auf entscheidende Mitwirkung an der Hochschulverwaltung und der Hochschulreform.⁵⁵ Dabei rangen die Partei – die (kurzlebige) HSK und der NSDDB – sowie der NSDÄB unter Führung Wagners v.a. um Einfluss auf die Medizinischen Fakultäten. An diesen hatte Anfang 1934 Wagner Vertrauensdozenten der Reichsleitung der NSDAP ernannt und mit dem NSDStB die Zusammenarbeit sowie die Ernennung der Fachschaftsvertreter „im engen Einverständnis mit [seinen] Vertrauensmännern" vereinbart. Der HSK, dann dem NSDDB, gelang es vielerorts, Einfluss auf die Personalpolitik der Medizinischen Fakultäten und zugleich mit dem NSDÄB auf die Reform der Medizinerausbildung zu nehmen. Bei letzterer übernahmen aber das REM und das Reichsministerium für Inneres (RMI) nach der ‚Entmachtung' der Länderregierungen die Regie.⁵⁶ Parallel dazu sanktionierten immer restriktivere Bestimmungen gegenüber jüdischen bzw. ‚nichtarischen' Hochschulangehörigen das nationalsozialistische ‚Säuberungsgebot' der gesamten Medizinerschaft.

Im radikalisierten politischen Klima der Zeitenwende vollzogen sich im Zusammenspiel der Aktivitäten ‚von unten' mit den Repressionen ‚von oben' an den Medizinischen Fakultäten die Vertreibung ihrer jüdischen Studierenden und

---

53 Ferdinand, Die Gleichschaltung, S. 79–83; dies., Die Medizinische Fakultät, S. 465–473.
54 Zum NSDDB siehe Nagel, Anne Chr.: „Er ist der Schrecken überhaupt der Hochschule" – Der Nationalsozialistische Deutsche Dozentenbund in der Wissenschaftspolitik des Dritten Reichs. In: Scholtyseck/Studt, Universitäten, S. 115–132; Parak, Hochschule, S. 108–110.
55 Grüttner, Studenten, S. 86–90; Nagel, Hitlers Bildungsreformer, S. 270–274.
56 Grüttner, Studenten, S. 86–90; ders.: Die Hochschulkommission der NSDAP. In: Ferdinand [u.a.], Medizinische Fakultäten, S. 29–43; ders.: Nationalsozialistische Wissenschaftler: ein Kollektivporträt. In: ders. [u.a.] (Hrsg.): Gebrochene Wissenschaftskulturen. Universität und Politik im 20. Jahrhundert. Göttingen 2010, S. 149–165; van den Bussche, Im Dienste, S. 17–19, 65–74, 77; Nagel, Anne Chr.: Die Universität im Dritten Reich. In: Grüttner, Die Berliner Universität, S. 405–464; dies., Hitlers Bildungsreformer, S. 126–129, 265–274.

Hochschullehrer, die „bürokratisch subtil in der Vorbereitung, umfassend in ihrer Wirkung, aber nicht immer unbedingt laut in ihrer Umsetzung" war.[57]

Ausgrenzungen jüdischer und ‚nichtarischer' Studenten

Das nationalsozialistische Studentenrecht hatte jüdische und ‚nichtarische' Studierende aus der DSt ausgeschlossen, ihnen damit den Zugang zu Stipendien und anderen materiellen Vergünstigungen versperrt.[58] Zugleich beschränkten Länder und Rektoren – vielfach auf Drängen des NSDStB – die Zulassung von Juden zum Studium. So verfügten 1933 Bayern und Baden sowie einzelne Universitäten (Kiel, Hamburg) partielle (für Medizin) oder generelle Zulassungsbeschränkungen für jüdische bzw. ‚nichtarische' Studierende. Das „Gesetz gegen die Überfüllung deutscher Schulen und Hochschulen" (25.4.1933) regelte dann reichsweit die Zugangsbeschränkung – der Anteil ‚nichtarischer' Studenten hatte den Anteil der ‚Nichtarier' an der reichsdeutschen Bevölkerung an jeder Fakultät nicht zu übersteigen.[59] Zwei Monate später erlaubte das Preußische Kultusministerium den Universitäten, die im Gesetz festgelegten ‚Judenquoten' – 1,5 bzw. fünf Prozent – zu senken. Obgleich der Anteil jüdischer Studenten an vielen Universitäten – mit Ausnahme von Berlin, Frankfurt, Heidelberg, Freiburg und Breslau – weit unter den ‚Judenquoten' lag, wurde z. B. in Rostock mit einem Anteil jüdischer Studenten von 0,8 Prozent im Wintersemester 1933/34 keine Erstimmatrikulationen von Juden vorgenommen. Ebenso war es in Hamburg, wo der Anteil jüdischer Studenten 4,6 Prozent betrug, die aber mehrheitlich unter den Ausnahmeregelungen des

---

57 Eckart, Medizin in der NS-Diktatur, S. 105. Vgl. Bühnen, Mattthias/Schaarschmidt, Rebecca: Studierende als Täter und Opfer bei der NS-Machtübernahme an der Berliner Universität. In: Jahr, Christoph unter Mitarbeit von Rebecca Schaarschmidt: Die Berliner Universität in der NS-Zeit. Band I: Strukturen und Personen. Stuttgart 2005, S. 142–157; Olenhusen, Albrecht Götz: Die „nichtarischen" Studenten an den deutschen Hochschulen. Zur nationalsozialistischen Rassenpolitik 1933–1945. In: Vierteljahrshefte für Zeitgeschichte 14/2 (1966), S. 175–206.
58 Vgl. Lambrecht, Studenten, S. 398–412.
59 Der Anteil der ‚Nichtarier' sollte an jeder Fakultät bei Erstimmatrikulation 1,5 Prozent und 5 Prozent der Gesamtzahl der Studierenden nicht übersteigen. Ausnahmeregelungen galten für jüdische Studenten, deren Väter im Ersten Weltkrieg gedient hatten, für ausländische Juden, „Halbjuden" und „Vierteljuden". Vgl. Grüttner, Studenten, S. 214; van den Bussche, Im Dienste, S. 32f.; Olenhusen, Die „nichtarischen Studenten, S. 176–183.

‚Überfüllungsgesetzes' fielen.[60] Entsprechend waren vom Ausschluss insgesamt ‚nur' 49 jüdische Studenten betroffen: 30 in Frankfurt, zwölf in Königsberg, fünf an der Technischen Hochschule Berlin und zwei in Leipzig.[61] Im April 1934 wurde dann die Immatrikulation an den „Ariernachweis" gebunden. Vier Jahre später erfolgte per Erlass des REM (28.4.1938) das Immatrikulationsverbot für jüdische Studierende, einschließlich „Halbjuden". De facto galt dies schon seit 1935 mit dem Ausschluss von Juden und ‚Nichtariern' sowie mit diesen Verheirateten aus dem Arbeitsdienst, der Voraussetzung für die Immatrikulation war.[62]

Wie an den Universitäten variierte an den Medizinischen Fakultäten die Zahl der Studierenden jüdischen Glaubens vor 1933 – in Halle waren es im Wintersemester 1929/1930 sieben, im Sommersemester 1933 in Marburg 14, 52 in Hamburg, 100 in Heidelberg und zwei in Jena.[63] Den jüdischen bzw. ‚nichtarischen' Medizinstudenten, die 1933 ihr Studium fortsetzten, begegnete eine diskriminierende Maßnahmenflut, die sie sukzessive von Approbation, Promotion, Famulatur etc. ausschloss. Das Preußische Kultusministerium verhängte mit Erlass vom 20. Oktober 1933 ein Approbationsverbot für ‚nichtarische' Medizin- und Zahnmedizinstudenten – ausgenommen waren „Mischlinge I. Grades" und Kinder von Frontkämpfern. Zugleich wurde die Aushändigung des Doktordiploms an den Verzicht auf die deutschen Staatsbürgerschaft oder den Nachweis einer festen Stelle im Ausland gebunden. Ende 1933 brachte man die etwas mildere reichsweite Approbationsregelung auf preußischen Kurs. Partei- und Staatsvertreter beschlossen, die Approbation von ‚Nichtariern' auf ein Prozent aller Approbationen zu beschränken. Zudem wurde in die Prüfungsordnung für Ärzte (POÄ) der Zusatz aufgenommen, dass die Zulassung zu Prüfungen und zum praktischen Jahr sowie die Erteilung der Approbation dann zu untersagen ist, „wenn berechtigte Zweifel an der nationalen und moralischen Zuverlässigkeit des Kandidaten vorliegen," was die Verordnung über die Änderung

---

60 Vgl. u.a. Grüttner, Studenten, S. 213–216, 495 (Tab. 24); van den Bussche, Im Dienste, S. 36–38; Deinert, Die Studierenden, S. 254–256; Kümmel, Die „Ausschaltung"; Wolgast, Die Studierenden, S. 60–65.
61 Vgl. u.a. Grüttner, Studenten, S. 214.
62 Felber, Micha: Zur Lage der Studierenden an der Medizinischen Akademie Düsseldorf im Nationalsozialismus. In: Esch [u.a.], Die Medizinische Akademie, S. 86–112, hier S. 104f.; Zimmermann, Volker: Medizin in einer Universitätsstadt. Göttingen 1933–1945. In: Friedrich/Matzow, Dienstbare Medizin, S. 61–85, hier S.63–65; Kümmel, Die „Ausschaltung", S. 40; Olenhusen, Die „nichtarischen Studenten, S. 190.
63 Eckart, Medizin in der NS-Dikatur, S. 109; Aumüller/Grundmann, Antisemitismus, S. 218–220; van den Bussche, Hendrik: Verfolgung und Opposition an der Hamburger Medizinischen Fakultät im „Dritten Reich". In: ders. (Hrsg.): Anfälligkeit und Resistenz. Medizinische Wissenschaft und politische Opposition im „Dritten Reich". Berlin, Hamburg 1987, S. 101–113, hier S. 102.

der POÄ im April 1934 kodifizierte. Zugleich legte man fest, dass Juden bzw. ‚Nichtarier' erst nach Erlangung der Approbation promovieren können. Mit der Verordnung des RMI vom Februar 1935, die die Zulassung zur ärztlichen Prüfung sowie die Erteilung der Approbation vom „Ariernachweis" abhängig machte, wurde ‚Nichtariern' jeglicher Studienabschluss an den Medizinischen Fakultäten verweigert. Eine Ausführungsanweisung des RMI wies zwar die Länder an, ‚nichtarische' Medizin- und Zahnmedizinstudenten, die vor 1933 mit dem Studium begonnen hatten, weiterhin zu Prüfungen zuzulassen, gleichwohl konnten auch sie nicht unbedingt mit der Erteilung der Approbation rechnen. So erhielt z.B. der Giessener Medizinstudent Werner Schmidt als „Mischling I. Grades" vom RMI 1936 die Zulassung zur ärztlichen Prüfung und zum praktischen Jahr. Ihm wurde nach Ablegung seines Staatsexamens 1937 das Zeugnis jedoch erst nach seinem schriftlichen Verzicht auf die Bestallung (Approbation) ausgehändigt.[64]

Eine endgültige Approbationsregelung von Juden und ‚Nichtariern' fand dann auf der Grundlage der Nürnberger Gesetze 1936 statt:[65]

> „Die Bestallung ist zu versagen, wenn der Bewerber wegen seiner oder seines Ehegatten Abstammung nicht Beamte werden könnte [...] Der Reichsminister des Inneren kann in Härtefällen im Einvernehmen mit der Reichsärztekammer Ausnahmen zulassen. Demnach kann – von Härtefällen abgesehen – kein Jude und auch kein jüdischer Mischling als Arzt bestallt werden, ebensowenig ein Deutscher, der mit einer Jüdin oder einem jüdischen Mischling [...] verheiratet ist."[66]

Ein Jahr später bestimmte Reichwissenschaftsminister Rust per Erlass (15.4.1937) für Juden deutscher Staatsbürgerschaft ein Promotionsverbot, das in Baden bereits seit Ende 1934 bestand.[67] Endgültig wurden jüdische Studenten (deutscher Staatsbürgerschaft) von den Universitäten 1938 vertrieben. Rust wies nach der Pogromnacht die Rektoren an, „Juden die Teilnahme an Lehrveranstaltungen und das Betreten der Hochschulen zu untersagen."[68]

Angesichts dieser Ausgrenzungen verwundert es kaum, dass sich in wenigen Jahren die Zahl jüdischer bzw. ‚nichtarischer' Medizinstudenten drastisch redu-

---

64 Grüttner, Studenten, S. 218f.
65 Kümmel, Die „Ausschaltung", S. 40. Grüttner, Studenten, S. 217f.
66 Anordnung (13.2.1936) des Reichsärzteführers Wagner. Zit. in van den Bussche, Im Dienste, S. 39.
67 In Baden waren davon ‚Nichtarier', deren Väter ‚Frontkämpfer' waren, und Mischlinge ausgeschlossen. Vgl. Olenhusen, Die „nichtarischen" Studenten, S. 191f.
68 Grüttner, Studenten, S. 220f.; van den Bussche, Im Dienste; von Olenhusen, Die „nichtarischen" Studenten, S. 190f.

zierte.⁶⁹ So studierten in Heidelberg 1937 noch fünf Juden (deutscher Staatsangehörigkeit) Medizin, in Marburg gab es 1936 keinen mehr und in Hamburg 1938 noch drei.⁷⁰

Seit 1933 hatten viele der betroffenen Studenten ihren einstigen Ausbildungsstätten ‚freiwillig' den Rücken gekehrt. Wenn sie es sich leisten konnten, setzten sie ihr Studium im Ausland fort. Dort aber konnten sie vielfach bei Nachfragen nach fehlenden Bescheinigungen von Praktika u.a. nicht mit deren Zusendung aus Deutschland rechnen. In Marburg lehnte 1935 z.B. der Dekan eine diesbezügliche Bitte des dort 1934 promovierten Mediziners Dawid Barglowski als „Sonderwünsche" strikt ab. Vier Jahre später bestimmte das REM per Erlass (14.6.1939), dass „die Ausstellung von Bescheinigungen bzw. die Vergabe von Beglaubigungen für bereits im Ausland befindliche jüdische Emigranten ‚nicht angebracht' sei."⁷¹

Die wenigen Gebliebenen waren an ihren Hochschulen der Willkür ihrer NS-Kommilitonen und diskriminierenden universitätsinternen Reglementierungen ausgesetzt.⁷² So durften in Würzburg „inländische Juden", von denen es noch drei unter etwa 450 Klinikern gab, „keine vaginalen Untersuchungen an arischen Patientinnen vornehmen." Das war auch bei den Klinikern Hamburgs Teil ihres „Lösungsgebots" der ‚Nichtarier'-Frage. Dem folgte das REM nicht, überließ aber die Entscheidung dem „taktvollen Ermessen" der Klinikdirektoren.⁷³ Für die, die ihr Studium mit der Promotion abschließen konnten, wurde vielfach – wie dem Marburger jüdischen Zahnmediziner Albert Jacobsen oder der an Münsters Augenklinik promovierten Rosemarie Klein, geb. Mankiewicz, – die Aushändigung des Doktordiploms vom RMI verweigert.⁷⁴

---

69 Vgl. u.a. Grüttner, Studenten, S. 495 (Tab. 24); van den Bussche, Im Dienste, S. 38f.; Thom, Achim: Die nationalsozialistische Hochschul- und Wissenschaftspolitik in der Medizin. Intentionen – Instrumente – Wirkungen. In: Grau, Günter/Schneck, Peter (Hrsg.): Akademische Karrieren im „Dritten Reich". Beiträge zur Personal- und Berufungspolitik an den Medizinischen Fakultäten. Berlin 1993, S.1–17, hier S. 3; Kümmel, Die „Ausschaltung", S. 39f.
70 Aumüller/Grundmann, Antisemitismus, S. 218–220.
71 Aumüller/Grundmann, Antisemitismus, S. 220f., 224.
72 Vgl. u.a. Grüttner, Studenten; Lambrecht, Studenten, S. 354–363; Deinert, Die Studierenden, S. 254–256; Harrecker, Stefanie: Degradierte Doktoren. Die Aberkennung der Doktorwürde an der Ludwig-Maximilian-Universität während der Zeit des Nationalsozialismus. München 2007, S. 156.
73 Vgl. van den Bussche, Im Dienste, S. 40f.; Kater, M.H.: Medizinische Fakultäten und Medizinstudenten: Eine Skizze. In: Kudlien, Fridolf: Ärzte im Nationalsozialismus. Köln 1985, S. 82–194, hier S. 95.
74 Aumüller/Grundmann, Antisemitismus, S. 222; Ferdinand, Die Medizinische, S. 445.

Im hochschulpolitischen Bereich richteten sich nach 1939 die Erlasse und Bestimmungen gegen die bis dahin von Diskriminierungen weitgehend verschonten ‚Mischlinge'. Auch ihnen wurde das Doktordiplom erst mit dem Stellennachweis oder der Aussicht auf eine Stelle im Ausland ausgehändigt. Auch waren inzwischen viele Hochschullehrer nicht mehr bereit, ‚Mischlinge' zur Promotion anzunehmen. Universitäten wie die Frankfurter verweigerten ihnen die Immatrikulation. Seit Anfang 1940 mussten Immatrikulationsanträge von ‚Mischlingen' dem REM vorgelegt werden.[75]

Vertreibungen jüdischer und ‚nichtarischer' Hochschulmediziner

> „Weich war die Zeit im Niedergang unseres Volkes – hart ist sie im Aufstieg geworden, und stahlhart wird auch die Führung im neugestalteten Staat bleiben müssen. [...] Wir bedauern, daß diese Entwicklung auch Kollegen betroffen hat, deren Persönlichkeiten wir hoch schätzen und deren wissenschaftliche Leistungen wir hoch bewerten. Wir können ihr Geschick nicht wenden; sie sind die beklagenswerten Opfer einer Härte geworden, die für die Gesundung des deutschen Volkes notwendig war."[76]

Wie bei den Studierenden zielte das ‚Säuberungsgebot' innerhalb der Hochschullehrerschaft auf die Entfernung derer, die die Nationalsozialisten als System-

Tab. 2: Entlassungswellen und ihre Rechtsgrundlagen (1933–1939)[77]

1933–1935	1. Entlassungswelle
7.4.1933	BBG § 2 – Entlassung von Beamten, die „seit dem 9. November 1918 in das Beamtenverhältnis eingetreten sind, ohne die für ihre Laufbahn vorgeschriebene oder übliche Vorbildung oder sonstige Eignung zu besitzen." § 3 „Arierparagraph" – Entlassung von Beamten wegen ‚nichtarischer' Abstammung, davon ausgenommen waren (Abs. 2): Altbeamte, Front- und Freikorpskämpfer sowie Kinder, Väter und Witwen von im Ersten Weltkrieg Gefallenen.

---

75 Grüttner, Studenten, S. 221– 223; ders., Die „Säuberung" der Universitäten. In: Scholtyseck/Studt, Universitäten, S. 23–27; Olenhusen, Die „nichtarischen" Studenten, S. 195–206.
76 Rede W. Stoeckels, Oktober 1933, zit. in Schagen, Udo: Walter Stoeckel (1871–1961) als (un)politischer Lehrer – Kaiser der deutschen Gynäkologie? In: David/Ebert, Geschichte, S. 200–218, hier S. 209.
77 Zusammengestellt nach Grüttner/Kinas, Die Vertreibung, S. 133–139.

1933–1935	**1. Entlassungswelle**
	§ 4 – Entlassung von Beamten, „die nach ihrer bisherigen politischen Betätigung nicht Gewähr dafür bieten, dass sie jederzeit rückhaltlos für den nationalen Staat eintreten."
	§ 6 – Ruhestandsversetzung von Beamten „zur Vereinfachung der Verwaltung oder im Interesse des Dienstes".
13.12.1934	RHO
	Trennung von Habilitation und Dozentur.
	§ 18 – Möglichkeit zur Entziehung der Lehrbefugnis.
21.1.1935	GEVH
	Festlegung des Emeritierungsalters auf 65 Jahre.
	§§ 3 und 4 – bei Wegfall eines Lehrstuhls „aus Anlass des Aufbaus des Hochschulwesens" Möglichkeit der Entpflichtung des bisherigen Lehrstuhlinhabers.
1935–1937	**2. Entlassungswelle**
15.9.1935	RBG
	1. Verordnung (VO) – Entlassungen jüdischer Beamte
	§ 4 Abs. 2 Satz 1 – Versetzung „jüdischer Beamter" in den Ruhestand mit Ablauf des 31.12.1935 (Aufhebung § 3 Abs. 2 BBG).
	§ 5 Abs. 1 und 2 – nationalsozialistische Definition der Begriffe „Jude" und „jüdischer Mischling".
	2. VO
	§ 1 Abs. 3 – Ausdehnung des RBG auf alle Statusgruppen des Lehrkörpers der Hochschulen.
1937–1939	**3. Entlassungswelle**
8.4.1937	RMI Runderlass – Versetzung aller „jüdisch versippten" Beamten in den Ruhestand.
19.4.1937	REM Runderlass – „Die Belassung jüdisch versippter Beamter im Dienst kann nur auf wirkliche Ausnahmen beschränkt sein."
16.8.1937	RMI Anordnung der Ruhestandsversetzung von beamteten „Mischlingen I. Grades" und von Ehepartnern von „Mischlingen I. Grades".
27.1.1937	DGB
17.2.1939	Neue RHO – „Dozenten neuer Ordnung"
	fachliche und politische Überprüfung aller Privatdozenten und nicht-beamteten (nb.) außerordentlichen (ao.) Professoren.

gegner, Juden und ‚Nichtarier' sahen. Sie, gestern noch Kollegen und Schüler, wurden als „Opfer [der] Härte" bis 1939 sukzessive im Rhythmus immer restriktiverer Maßnahmen in drei Entlassungswellen (Tab. 2) von den Hochschulen fast vollständig vertrieben. Die ‚Säuberung' vollzog sich an allen Medizinischen Fakultäten mit bedrückender Geschwindigkeit,[78] auch wenn sich ihr Ausmaß von

---

[78] Eckart, Wolfgang U.: Die Medizinische Fakultät. In: Eckart, Wolfgang U. [u.a.]: Die Universität Heidelberg, S. 641–649; Vossen, Johannes: Willfährige Wissenschaft: Die Medizinische Fakultät

Fakultät zu Fakultät unterschied. Zwar betrafen die personalpolitischen Eingriffe z.B. an Marburgs Medizinischer Fakultät nur kleine „Veränderungen im Personalbestand der Assistenten", sie wurden aber hier wie anderswo auf Grundlage des BBG und der nachfolgenden Unrechtsgesetze mit juristischer Effizienz und bürokratischer Energie ausgeführt.[79]

Das BBG, mit dem im oben skizzierten radikalisierten politischen Klima der Zeitenwende die Vertreibungen in legale Bahnen gelenkt werden sollten, diente als personalpolitisches Instrument der Reinigung der Universitäten – an den Medizinischen Fakultäten ihrer vorgeblich ‚verjudeten' Institute und Kliniken.[80] Es war im März 1933 im RMI als Instrument des Machteroberungs- und Machtsicherungskampfes vorbereitet und im April 1933, ausgestattet mit dem „Arierparagraphen" (§ 3), von der Reichsregierung erlassen worden, sein Gültigkeit erstreckte sich bis zur Verkündung des DBG (27.1.1937). Die Grundaussagen des BBG ergänzten und präzisierten Durchführungsverordnungen (DVO) und Änderungsgesetze: Die 1. DVO definierte, wer als ‚nichtarisch' galt. Das war jeder – unabhängig von der eigenen Religions- oder Konfessionszugehörigkeit –, der mindestens einen Großelternteil jüdischer Religion hatte. Die 3. DVO (6.5.1933) dehnte den Geltungsbereich des BBG auf alle nichtbeamteten Hochschullehrer und Dozenten aus. Die Paragraphen 3, 4 und 6 regelten mit ihren jeweiligen Entlassungsbestimmungen die Vertreibungen.[81]

Nachdem der badische Kultusminister bereits vor Inkrafttreten des BBG die Beurlaubung aller jüdischen Dozenten und Assistenten an den Universitäten angeordnet hatte, griff reichsweit das BBG nach dem 7. April.[82] Auf seiner Grundlage verfügte z.B. in Jena der thüringische Volksbildungsminister Ende April 1933 die sofortige Beurlaubung des Internisten Hans Simmel (1891–1943) aus „rassischen Gründen" sowie des Medizinhistorikers Theodor Meyer-Steineg (1873–1936) wegen „Verdachts jüdischer Abstammung".[83] In Preußen erfasste man Juden und ‚Nichtarier' in den Reihen der Hochschulmediziner verwaltungstechnisch. Ein Fragebogen zur Feststellung der Auswirkungen des BBG diente zunächst ausschließlich der Erfassung der ‚Nichtarier'. Dem folgte die Versendung des durch

---

der Berliner Universität und der Nationalsozialismus. In: Schleiermacher/Schagen, Die Charité, S. 23–36.
79 Grundmann, Gleichschaltung, S. 139.
80 Grüttner/Kinas, Die Vertreibung, S. 134f.; Kinas, Massenentlassungen, S. 326f.; Walther, Entlassungen, S. 42f.
81 Rürup, Schicksale, S. 50–55; Parak, Hochschule, S. 202–207; Grüttner, Die „Säuberung", S. 28–32; Fijal, Die Rechtsgrundlagen, S. 105–110.
82 Schulz-Baldes, Das Jahr 1933, S. 142–155.
83 John/Stutz, Die „Friedrich-Schiller-Universität", S. 430.

die 3. DVO zum BBG eingeführten Fragebogens an ‚nichtarische' Hochschullehrer. Er gab Auskunft über die „rassische Zugehörigkeit" und Informationen für die politische Säuberung – beides Grundlage der nachfolgenden (Zwangs-)Beurlaubungen. Zugleich wies das Preußische Kultusministerium die Kuratoren an, den unter die Paragraphen 3 und 4 fallenden Honorarprofessoren und Privatdozenten dringend zu empfehlen, sich beurlauben zu lassen. Parallel wurde einem Teil der vom BBG betroffenen Dozenten und nichtbeamteten Lehrkräfte der Lehrauftrag entzogen. Im September 1933 begannen die sich über ein Jahr hinziehenden formalen Entlassungen nach dem BBG.[84]

Angesichts dieser Entwicklungen – Beurlaubungen im Zuge des BBG, Einschränkung der Rechte ‚nichtarischer' Hochschullehrer sowie studentischer Boykottmaßnahmen – verzichtete eine Reihe von Hochschulmedizinern ‚freiwillig' auf ihre Lehrbefugnis oder kehrten ihren Universitäten den Rücken. Opfer des ‚revolutionären Umbruchs' wie der Internist Hermann Zondek (1887–1979) und der Neurologe Kurt Goldstein (1878–1965) verließen angesichts gewalttätiger Übergriffe auf ihre Person in März bzw. April 1933 ihre Berliner Wirkungsstätte und Deutschland. Der Entzug der Lehrbefugnis bzw. der Honorarprofessur (§ 3 BBG) legalisierte dann im September 1933 ihre Vertreibung.[85]

In Gießen stellten der Assistenzart Egon Winter (geb. 1903) und der Volontärarzt Ernst Ludwig Adler (geb. 1907) Anfang Mai 1933 „vorsorglich" Entlassungsgesuche.[86] In Hamburg verzichtete der Pharmakologe Ernst Sieburg (1885–1937) auf seinen akademischen Status.[87] In Heidelberg lehnte der Pädiater Paul György (1893–1976) es ab, den Fragebogen zum BBG auszufüllen, und erklärte Ende April 1933 seinen „Austritt aus dem Verbande der Universität".[88] Sein Kollege aus der Pathologie, Traugott Ulrich Walter Pagel (1898–1983), ging im Mai 1933 nach seiner Beurlaubung wegen ‚nichtarischer' Abstammung „auf Reisen" – wie es auf der polizeilichen Abmeldung heißt.[89] In Berlin begründete der Hygieniker Martin Hahn (1865–1934) seinen Antrag auf Beurlaubung bis zur im Herbst 1933 anstehenden Emeritierung mit dem Ausschluss der ‚Nichtarier' von der akademischen

---

84 Vgl. u.a. Möllenhoff, Gisela/Schlautmann-Overmeyer, Rita: Jüdische Familien in Münster. Bd. 2: 1918–1935 Abhandlungen und Dokumente. Münster 1998, S. 233; Walther, Entlassungen, S. 44f.; Kinas, Massenentlassungen, S. 336–339.
85 Vgl. Kinas, Massenentlassungen, S. 330–332.
86 Oehler-Klein, Der Lehrkörper. In: dies., Die Medizinische Fakultät, S. 45–132.
87 Van den Bussche [u.a.], Die Medizinische Fakultät, S. 1261–1265.
88 Eckart, Wolfgang U.: Kinderheilkunde. In: Eckart [u.a.], Die Universität Heidelberg, S. 893–908, hier S. 897.
89 Eckart, Wolfgang U.: Pathologie. In: ders. [u.a.]: Die Universität Heidelberg, S. 974–995, hier S. 982.

Selbstverwaltung.[90] In Bonn bat bereits vor Inkrafttreten des BBG der Assistenzarzt an der Universitätsnervenklinik Samuel Last (1902–1991) nach seiner Beurlaubung im März 1933 um Entlassung.[91]

Mit der Umsetzung des BBG verlor die Mehrzahl der betroffenen Hochschulmediziner aufgrund des „Arierparagraphen" ihre Arbeit an den Kliniken und Instituten. Ihnen entzog man die Lehrbefugnis wie in Leipzig den jüdischen Ophthalmologen Max Goldschmidt (1884–1972) und Friedrich Peter Fischer (geb. 1896), in Düsseldorf der ersten deutschen Professorin für Kinderheilkunde, Selma Meyer (1891–1958), in Halle dem Internisten Hans Rothmann (geb. 1899), in Freiburg der Dermatologin Bertha Ottenstein (1891–1956) und in Gießen dem seit 1928 emeritierten Professor der Pharmakologie Julius Geppert (1856–1937).[92] In Kiel traf die Zwangsemeritierung den Physiologen Rudolf Höber (1873–1953), dessen Institut die SS mit Handgranaten bewaffnet besetzte.[93]

Zudem besaß von den Tatbeständen, die mit §§ 2 und 4 BBG geschaffen worden waren, der § 4 BBG für den Hochschulbereich größere Relevanz. Er traf unter den Hochschulmedizinern relativ wenige – an der Freiburger Medizinischen Fakultät waren es z.B. vier, darunter der als „Demokrat und Pazifist" sowie „judenfreundlich" geltende Dermatologe Georg A. Rost (1877–1970), in Berlin fünf, unter ihnen der ao. Professor für Sozialhygiene Benno Chajes (1880–1938), und in Heidelberg der Zahnmediziner Georg Blessing und der Psychiater Karl Wilmanns (1873–1945). Letztere boten aus Sicht der Nationalsozialisten – Blessing als ehemaliger Zentrumspolitiker und Wilmanns wegen despektierlicher Äußerungen über Hitler und Göring – keine Gewähr für ein rückhaltloses Eintreten „für den nationalen Staat".[94] Von § 2 BBG war in Bonn der jüdische Zahnmediziner und engagierte Sozialdemokrat Alfred Kantorowicz (1880–1962) betroffen. Er wurde noch während seiner Haft im KZ Lichtenstein am 23. September 1933 entlassen.[95]

---

90 Vgl. u.a. Kinas, Massenentlassungen, S. 340.
91 Forsbach, Die Medizinische Fakultät, S. 334f.
92 Vgl. Huhn/Kilian, „Es wird alles gut werden", S. 32f.; Rohrbach, Augenheilkunde, S. 97; Woelk, Jüdische Ärzte, S. 73f.; Trendelenburg, Verfolgte, S. 32–35; Eberle, Die Martin-Luther-Universität, S. 69, 348; Mattes, Demütigung, S. 163–167; Oehler-Klein, Der Lehrkörper.
93 Vgl. Lohff, Brigitte: Die Medizinische Fakultät der Christian-Albrechts-Universität zu Kiel. In: Cornelissen, Christoph/Mish, Carsten: Wissenschaft an der Grenze. Die Universität Kiel im Nationalsozialismus. Essen 2010², S 119–134, hier S. 122f.; Ratschko, Kieler Hochschulmediziner, S. 86.
94 Mattes, Demütigung, S. 179f.; Schagen, Wer wurde vertrieben?, S. 58–63; Bauer [u.a.], Die Universitätsklinik, S. 1035; Rotzoll, Maike/Hohendorf, Gerrit: Die Psychiatrisch-Neurologische Klinik. In: Eckart [u.a.], Die Universität Heidelberg, S. 909–939, hier S. 913f.
95 Grüttner/Kinas, Die Vertreibung, S. 134; Forsbach, Die Medizinische Fakultät, S. 334–347.

Ein Teil der jüdischen und ‚nichtarischen' Hochschulmediziner konnte entsprechend § 3 Abs. 2 BBG (Altbeamte, Front- oder Freikorpskämpfer) – in Münster Hermann Freund und in Berlin die Internisten Kurt Dresel (1892–1951), Herbert Herxheimer (1894–1985) und Ernst Wollheim (1900–1981) – die Lehrtätigkeit wieder aufnehmen. Das verlief bei Freund „ohne Reibung" und „Störungen", hingegen stießen die Berliner Internisten auf immense Probleme von Seiten der Dozenten- und Studentenschaft.[96] Andere nach BBG eigentlich ‚geschützte' Hochschulmediziner wurden wie dem Heidelberger Gynäkologen Maximilian Neu (1877–1940) die Lehrbefugnis entzogen oder wie der Düsseldorfer Pharmakologe Hans Schlossmann (1894–1956) entlassen.[97]

Die Nachhaltigkeit der ‚Säuberungspolitik' sicherten die Kultusministerien 1933/1934 u.a. durch die Praxis, bereits erteilte Einstellungsgenehmigungen zu relativieren, Assistentenstellen nicht zu verlängern oder Genehmigungen zu Probevorlesungen im Habilitationsverfahren zurückzuziehen. So legte in Münster das Preußische Kultusministerium der jüdischen Ärztin Hima Stolzberg (1906– 1961) nahe, auf ihre vom Ministerium genehmigte Volontärarztstelle an der Universitätskinderklinik zu verzichten, da ihre Anstellung auf den „Widerstand der gesamten Dozentenschaft" gestoßen sei.[98] In Halle wurde die routinemäßige Anstellungsverlängerung des jüdischen Oberarztes am Physiologischen Institut, Ernst Wertheimer (1893–1978), 1933 abgelehnt. Er ging nach Jerusalem und verzichtete 1934 auf seine Venia Legendi. In Leipzig zog das Kultusministerium die Genehmigung zu einer Probevorlesung an der Medizinischen Fakultät Ende März 1933 zurück und forderte, dass zukünftig aus den Unterlagen die Abstammung und das Glaubensbekenntnis der Antragsteller zu ersehen sei.[99] Ähnlich mahnte der Preußische Kultusminister die Universität Münster und verbot per Erlass im Juli 1933 die Weiterführung der laufenden Habilitationsverfahren. Vier Monate später schrieb deren Universitätsverfassung die Trennung von Habilitation und Verleihung der Venia Legendi, die dem Minister unterlag, fest.[100]

---

96 Huhn/Kilian, „Es wird alles, S. 36–42, 172; Kinas, Massenentlassungen, S. 345–348.
97 Eckart, Kinderheilkunde, S. 896f.; Woelk, Jüdische Ärzte, S. 74f.; Trendelenburg, Verfolgte, S. 110.
98 Happ/Jüttemann, Der Einfluss des Nationalsozialismus, S. 939; Möllenhoff, Gisela/Schlautmann-Overmeyer, Rita: Jüdische Familien in Münster. Bd. 1: Biographisches Lexikon. Münster 1995, S. 461f.
99 Eberle, Die Martin-Luther-Universität, S. 70, 360.; Parak, Hochschule, S. 267f.
100 Ferdinand, Die Medizinische Fakultät, S. 454f. Vgl. Paletschek, Sylvia: Zur Geschichte der Habilitation an der Universität Tübingen im 19. und 20. Jahrhundert. In: Marcon, Helmut (Hrsg.): 200 Jahre Wirtschafts- und Staatswissenschaften an der Eberhard-Karls-Universität Tübingen: Leben und Werk der Professoren. Bd. 2. Stuttgart 2004, S. 1364–1399, hier S. 1386ff.

Die Ende 1934 erlassene RHO schrieb die vielerorts längst geübte Praxis des Ausschlusses von Juden und ‚Nichtariern' von der Habilitation fest. Im nationalsozialistischen Credo, das Ärzte, „in deren Adern jüdisches Blut rollt", sich nicht habilitieren dürfen, wurde bereits im Januar 1933 die Bewerbung Julian Caspers (1899–1968) auf eine Dozentenstelle an der Greifswalder Nervenklinik abschlägig beschieden.[101] Eine unbekannte Zahl der sich im Habilitationsverfahren befindenden Mediziner gaben wie der jüdische Assistenzarzt an Münsters Universitätsfrauenklinik, Heinz Karl-Ferdinand Hartmann (geb. 1900), ihre Stellen ‚freiwillig' auf und verließen Deutschland.[102]

Das REM sicherte sich mit der RHO, die die Trennung der Habilitation von der Dozentur festschrieb, den Zugriff auf die Nachwuchswissenschaftler. Zudem ermöglichte die RHO „im Universitätsinteresse" mit § 18, „Hochschullehrern die Lehrbefugnis zu entziehen oder einzuschränken."[103] Davon betroffen waren z.B. in Berlin der Physiologie Ernst Mislowitzer (1895–1985), der eine Honorarprofessur in Belgrad übernommen hatte, in Leipzig „wegen unangemessener Unterbrechung der Lehrtätigkeit" der jüdische Pädiater Siegfried Rosenbaum (1890–1963), der nach studentischen Übergriffen 1933 emigriert war.[104]

Eine generelle Zugriffsmöglichkeit auf die Gruppe der Ordinarien und Extraordinarien, die dem Nationalsozialismus distanziert oder gar ablehnend gegenüberstanden, bot das GEVH (21.1.1935). Das bis Ende 1937 befristete Gesetz ging als lex specialis allen sonstigen beamtenrechtlichen Regelungen vor. Durch einen Erlass (15.5.1935) bedurften Emeritierte nun für die Ausübung der Lehrbefugnis einer besonderen Erlaubnis des REM, doch waren vom GEVH nur relativ wenige Hochschullehrer betroffen.[105]

Anders waren demgegenüber die Auswirkungen des RBG (15.9.1935), das die zweite Entlassungsphase einläutete und „zur völligen Ausschaltung von im Sinne des RBG jüdischen Beamten führte." Seine Erste VO definierte wer als „Jude" und „jüdischer Mischling", welchen Grades auch immer, zu gelten hatte, und stellte die später sog. „Geltungsjuden" den „Volljuden" gleich (§ 5 Abs. 1 und 2).

---

101 Pross, Christian: Die „Machtergreifung" am Krankenhaus. In: Pross/Winau, nicht mißhandeln, S. 109–205, hier S. 181, 175.
102 Ferdinand, Die Gleichschaltung, S. 74.
103 U.a. Grüttner/Kinas, Die Vertreibung, S. 135; van den Bussche, Im Dienste, S. 15f.; Vossen, Willfährige Wissenschaft, S. 32f.
104 Vgl. Seidler, Kinderärzte, S. 279f.
105 Real wurde aufgrund des wachsenden Nachwuchsmangels in den akademischen Berufen ein Aufschieben der Entpflichtung nach § 2 GEVH, dass der Zustimmung des REM bedurfte, zum Regelfall. Grüttner, Die deutschen Universitäten, S. 86f.; Grüttner/Kinas, Die Vertreibung, S. 136.

Zudem schrieb sie die Zwangsruhestandsversetzung der verbliebenen „jüdischen Beamten" mit Ablauf des Jahres 1935 zwingend vor (§ 4 Abs. 1).[106] Damit waren die im BBG § 3 Abs. 2 festgelegten Ausnahmeregelungen obsolet. Entsprechend wurden zuvor ‚geschützte' Hochschulmediziner, in Münster der Pharmakologe Hermann Freund sowie der Ophthalmologe Aurel von Szily (1880–1945) in den Ruhestand (zwangs-)versetzt, in Heidelberg die Assistenzärzte Willy Mayer-Groß (1889–1961) und Alfred Strauss (1897–1957) entlassen. Allein aus der Berliner Medizinischen Fakultät wurden nach § 4 RBG 30 Hochschulmediziner, darunter die oben genannten Internisten Dresel, Herxheimer und Wollheim, vertrieben.[107] Wie bei der Durchführung des BBG wurde der Anwendungsbereich des RBG durch die Zweite VO auf alle Statusgruppen des Lehrkörpers der Universitäten, einschließlich Emeriti, ausgeweitet.

Die dritte Entlassungswelle wurde durch den sog. „Flaggenerlass" ausgelöst. Das RMI gebot per Erlass (8.4.1937) sog. „jüdisch versippte" Beamte – bis auf Ausnahmefälle – in den Ruhestand zu versetzen, ab August 1937 auch „Mischlinge I. Grades" und die, die mit einem „Mischling I. Grades" verheiratet waren. Den hiervon betroffenen nichtbeamteten Lehrkräften wurde die Venia Legendi (§ 18 RHO) entzogen, die betroffenen Hochschullehrer entlassen (§ 6 BBG).[108] Entsprechend wurden 1937 in Heidelberg der Psychiater und Philosoph Karl Theodor Jaspers (1883–1969), der Pädiater Ernst Moro (1874–1951) sowie der Anatom Hermann Hoepke (1889–1994), in Münster der Professor für Rhino-Laryngologie Heinrich Herzog (1875–1938) wegen ihrer ‚nichtarischen' Ehefrauen in den Ruhestand (zwangs-)versetzt bzw. entlassen.[109] Mit der neuen RHO (17.2.1939), mit der eine letzte fachliche und politische Überprüfung aller Privatdozenten und nb. ao. Professoren stattfand, kam kurz vor Beginn des Zweiten Weltkrieges die systematische ‚Säuberung' in den Reihen der Hochschulmediziner zu einem gewissen Stillstand. Zu denen, die sechs Jahre im Amt überstanden hatten, gehörte in Göttingen der Leiter der Universitätsfrauenklinik, Heinrich Martius (1885–1965), der als „Mischling II. Grades" während der gesamten NS-Zeit im Amt blieb.[110]

Das Ausmaß der Verluste an den Medizinischen Fakultäten zwischen 1933 und 1939 war groß, wenn auch unterschiedlich. Doch fand an den meisten Fakultäten in der ersten Entlassungsphase ein besonders radikaler Aderlass statt, in dessen

---

106 Grüttner/Kinas, Die Vertreibung, S. 136f.; Kinas, Massenentlassungen, S. 328; Rürup, Schicksale, S. 55f.
107 Vgl. Rotzoll/Hohendorf: Die Psychiatrisch-Neurologische Klinik, S. 911–914; Ferdinand, Die Medizinische Fakultät, S. 444, 485; Schagen, Wer wurde vertrieben? (FN 10), S. 58–63.
108 Vgl. u.a. Kinas, Massenentlassungen, S. 326–329; Grüttner/Kinas, Die Vertreibung, S. 137f.
109 Eckart, Medizinische Fakultät, S. 648f.; Ferdinand, Die Medizinische Fakultät, S. 485.
110 Grüttner/Kinas, Die Vertreibung, S. 138; Zimmermann, V., „Eine Medizinische Facultät", S. 94.

Folge sich in kürzester Zeit ein radikaler Gestaltwandel ihrer Lehrkörper vollzog. Allein im Jahre 1933 traf der „Arierparagraph" an der Berliner Medizinischen Fakultät fast 70 Lehrkräfte, in Hamburg waren 1933/1934 vom BBG 16 Hochschulmediziner betroffen.[111] In Göttingen, wo es 1933 relativ wenige Juden und ‚Nichtarier' unter den Hochschullehrern gab, waren im Herbst 1934 – mit Ausnahme von Heinrich Martius und Rudolf Ehrenberg – alle jüdischen Dozenten von der Medizinischen Fakultät vertrieben, an Gießens Fakultät waren vom BBG vier Hochschullehrer betroffen und sieben Lehrkräfte verloren die Lehrbefugnis. In Leipzig wurden zwischen 1933 bis 1935 wenigstens 13 Lehrkräfte vertrieben, während es in Münster bis 1935 ein Privatdozent und zwei nichthabilitierte Assistenzärzte waren.[112]

Nach dem RBG war dann bis 1939 die Hochschulmedizinerschaft von Juden, ‚Nichtariern', ‚Mischlingen' oder ‚jüdisch Versippten' fast vollständig ‚gereinigt' worden: Die Freiburger Medizinische Fakultät verlor 39 Mitarbeiter,[113] die Heidelberger „nicht weniger" als 20 ihrer Mitglieder – Professoren, Habilitierte und Nichthabilitierte –,[114] die Berliner über 160 Hochschullehrer. Hier waren allein aus der Inneren Medizin 52 Dozenten von rassistischer Verfolgung betroffen. Während an der Berliner Medizinischen Fakultät die Vertreibungen neben der Inneren Medizin die Kinderheilkunde und überdurchschnittlich „neuere Spezialfächer wie die Neurologie und die Neuropathologie [...], die Urologie [...] sowie die Sozialhygiene" betrafen, waren an Hamburgs Fakultät vor allem die theoretischen Institute betroffen.[115]

Für das REM stellte sich die Säuberungspolitik an den Universitäten als Erfolg dar. Man brüstete sich, dass seine Hochschulabteilung, „die Nichtarierfrage praktisch wahrscheinlich am schärfsten von allen anderen Behörden gehandhabt [habe]" und schaute mit der Arroganz der Mächtigen auf das Schicksal der Ver-

---

111 Schagen, Wer wurde vertrieben?, S. 59–63; van den Bussche, Hendrik: Personalpolitik und akademische Karrieren an der Hamburger Medizinischen Fakultät im „Dritten Reich". In: Grau/Schneck, Akademische Karrieren, S. 19–38, hier S. 20.
112 Zimmermann, V., „Eine Medicinische Facultät", S. 93; Oehler-Klein, Der Lehrkörper; Krause, Konrad: Alma mater Lipsiensis. Geschichte der Universität Leipzig von 1409 bis zur Gegenwart. Leipzig 2003, S. 286f.; Ferdinand, Die Medizinische Fakultät.
113 Mattes, Demütigung, S. 185–188.
114 Eckart, Die Medizinische Fakultät, S. 641–649; Bröer, Ralf: Geburtshilfe und Gynäkologie. In: Eckart [u.a.], Die Universität Heidelberg, S. 845–891, hier S. 852; Neubert, Rahel: Das Institut für experimentelle Krebsforschung. In: Eckart [u.a.], Die Universität Heidelberg, S. 959–974, hier S. 951–953
115 Kinas, Massenentlassungen, S. 393; Schagen/Schleiermacher, Unter dem Hakenkreuz, S. 177f.; David, „ ... es soll das Haus, S. 205–210; Winau, Berliner Medizin, S. 346–354; van den Bussche [u.a.], Die Medizinische Fakultät, S. 1261–1266.

triebenen, deren „Ausmerzung" man keineswegs als besonderen Verlust für die Wissenschaft sah.[116]

Die betroffenen Hochschulmediziner und Nachwuchswissenschaftler erlebten den mit ihrer Verdrängung und Vertreibung einhergehenden radikalen Umbruch von Werten und Normen als Zerstörung der eigenen Welt. Sukzessive aller Arbeitsmöglichkeiten und ziviler Rechte in Deutschland beraubt, suchten viele wenigstens ihr Leben durch das Exil zu retten. So gingen von den 16 betroffenen Hamburger Hochschulmedizinern die meisten 1933 ins Exil. Manche entschlossen sich zu diesem Schritt später wie die Dozenten der Heidelberger Augenklinik Ludwig Schreiber (1874–1940) und Martin Zade (1877–1944), die nach ihren Entlassungen als Ärzte bis 1935 in Deutschland tätig blieben, manche, wie Hermann Freund, erst 1939. Mit den expansionistischen Bestrebungen des Deutschen Reiches, die die Landkarte Europas durch Okkupation und Krieg veränderten, gelangten nicht wenige Exilanten in die Hände der nun auch in den okkupierten Ländern operierenden Gestapo. Unter ihnen Hermann Freund, der in seinem Exilland verhaftet und deportiert, dann in Auschwitz ermordet wurde.[117]

Viele, die sich entschieden hatten, in Deutschland zu bleiben, verloren zunächst die Kassenzulassung, dem folgten das Berufsverbot und schließlich die Deportation. Andere betroffene Hochschulmediziner sahen nach den erlebten Demütigungen, wie der Hamburger Honorarprofessor für Haut- und Geschlechtskrankheiten Ernst Delbanco (1869–1935) oder der Rostocker Zahnmediziner Hans Moral (1885–1933), keinen anderen Ausweg als den Suizid.[118]

Auch der Heidelberger Gynäkologe Maximilian Neu entzog sich den immer radikaleren Ausgrenzungen, der Berliner Physiologe Hans Friedenthal (1870–1940) der drohenden Deportation durch Suizid.[119] Der Hallenser Psychiater Martin Kochmann (1878–1936) beging nach der Verhaftung durch die Gestapo Suizid, der Gießener Internist Franz Soetbeer (1870–1943) in der Gestapo-Haft.[120] Allein an der Berliner Medizinischen Fakultät fanden 16 Dozenten in Folge der nationalsozialistischen Vernichtungspolitik den Tod: neun durch Suizid, sechs wurden in Konzentrationslagern ermordet, einer wurde im Zuchthaus Brandenburg als

---

116 Nagel, Hitlers Bildungsreformer, S. 256f.
117 Bär, Silvia: Augenheilkunde. In Eckart [u.a.], Die Universität Heidelberg, S. 941–958, hier S. 951–953; Ferdinand, Die Medizinische Fakultät, S. 503.
118 Van den Bussche [u.a.], Die Medizinische Fakultät, S. 1261–1265; Buddrus/Fritzlar: Die Professoren, S. 19f.; S. 283–286; Grüttner/Kinas, Die Vertreibung, S. 165.
119 Eckart, Kinderheilkunde, S. 896f.
120 Grüttner/Kinas, Die Vertreibung, S. 165, 171.

Widerständler hingerichtet.[121] Von der Medizinischen Fakultät Frankfurt wurden zwei – Raphael Weichbrodt (1896–1942) und Heinrich Bechhold (1866–1937) – Opfer der nationalsozialistischen Vernichtungspolitik und in Leipzig der Privatdozent für Haut- und Geschlechtskrankheiten Ludwig Friedheim (1862–1942).[122]

Entzug der Promotion – der Emigrant als „Landesverräter"

> „Vor Ermordung und Vertreibung stand im NS-System die legal gestützte Diskriminierung. Die Entrechtung durch bürokratische Verfahren war dabei systemstabilisierend, indem sie eine illusionäre Sicherheit vor der [...] normfreien Willkür schuf. In dieser Perspektive ist die Depromotion [...] alles andere als eine Marginalie."[123]

Das NS-Regime beließ es nicht bei den personellen ‚Säuberungen' der Universitäten: Repressionen, ausgrenzende und diskriminierende Maßnahmen folgten, um die Vertriebenen und Emigranten endgültig aus der Staats-, Volks- und Wissenschaftsgemeinschaft auszustoßen. Neben den oben skizzierten Exklusionen und Vertreibungen jüdischer und ‚nichtarischer' Studenten, Nachwuchswissenschaftler und Hochschulmediziner war ein weiteres (nachhaltiges) Instrument die Kopplung des Entzugs der Staatsbürgerschaft mit der des Doktortitels. Basis hierfür war das vom Reichsinnenminister Wilhelm Frick (1877–1946) initiierte „Gesetz über den Widerruf von Einbürgerungen und die Aberkennung der deutschen Staatsbürgerschaft" (14.7.1933), das drei Monate nach dem BBG in Kraft trat. Sein § 2 bestimmte den Verlust der deutschen Staatsangehörigkeit bei Reichsangehörigen, die sich im Ausland aufhalten, „durch ein Verhalten, das gegen die Pflicht zur Treue gegen Reich und Volk verstößt." Den Verstoß gegen die Treuepflicht konkretisierte eine DVO (26.11.1933) durch „feindselige Propaganda" und Herabwürdigung des deutschen Ansehens oder der nationalen Regierung. Das Gesetz, das vor allem Juden und politische Gegner traf, ließ „auf den ersten Blick keine Verbindung zur Sphäre von Wissenschaft und Universität erkennen," gleichwohl war eine seiner Nebenfolgen die Entziehung akademischer Titel. Das

---

121 Schagen/Schleiermacher, Unter dem Hakenkreuz, S. 177f. Vgl. David, „ ... es soll das Haus, S. 205–210.
122 Vgl. die Dokumentation bei Grüttner/Kinas, Die Vertreibung, S. 152–186.
123 Henne, Thomas: Die Aberkennung von Doktorgraden an der Juristenfakultät der Universität Leipzig – Überblick zu den Ergebnissen des Projekts. In: ders. (Hrsg.): Die Aberkennung von Doktorgraden an der Juristenfakultät der Universität Leipzig 1933–1945. Leipzig 2007, S. 17–34, hier S. 25.

fortan gültige Junktim von Aberkennung der Staatsbürgerschaft und Abererkennung der Doktorwürde wurde durch ein Schreiben des Leiters des Kreises Bayern der DSt, Jurastudent Karl Gengenbach (1911–1944), an den bayerischen Kultusminister Hans Schemm (1891–1935) im September 1933 ausgelöst. In diesem forderte er den Minister auf, die bayerischen Hochschulen anzuweisen, „bei den der deutschen Staatsbürgerschaft verlustig erklärten Verrätern", vom Recht der Entziehung der Doktorwürde „grundsätzlich Gebrauch zu machen."[124] Mit diesem Vorstoß, der ministeriell positive Umsetzung fand, „machte die Idee, ausgebürgerten Exilanten die akademische Karriere abzusprechen," Karriere. Sie, die in kurzer Zeit an allen deutschen Hochschulen Anwendung fand, erlangte 1939 reichsweit Gesetzeskraft.[125] (Tab. 3)

Tab. 3: Rechtsgrundlagen zum Entzug der Doktorwürde

Datum	Rechtsgrundlage
14.7.1933	Gesetz über den Widerruf von Einbürgerungen und über die Aberkennung der deutschen Staatsbürgerschaft.
17.7.1934	REM-Erlass – Entziehung der Doktorwürde a) wenn „der Inhaber des Titels die Doktorwürde unter Täuschung der Fakultät erworben hat" und b) wenn „der Inhaber des Titels sich durch sein Verhalten des Tragens einer deutschen akademischen Würde unwürdig erweist."
16.12.1936	REM-Erlass: „Änderungen der Promotionsverordnungen"
7.9.1939	„Gesetz über die Führung akademischer Grade"
21.7.1939	1. DVO
29.3.1943	2. DVO: automatischer Titelverlust bei Inkrafttreten der Ausbürgerung eines Promovierten.

Bevor 1939 reichsweit die Führung akademischer Grade gesetzlich geregelt war, war parallel zu den bayerischen Initiativen auch der Preußische Kultusminister Bernhard Rust auch in Angelegenheit Depromotion aktiv geworden. Er legte im Oktober 1933 den preußischen Universitäten nahe, den akademischen Titel denen zu entziehen, die „wegen einer ehrenrührigen Handlung rechtskräftig verurteilt" werden. Über die Verurteilten sollten die Hochschulen von der Ortspoli-

---

124 Wittern, Renate/Frewer, Andreas unter Mitarbeit von Bettina Schottner u. Anna Thiel: Aberkennung der Doktorwürde im „Dritten Reich". Depromotionen an der Medizinischen Fakultät der Friedrich-Alexander-Universität Erlangen. Erlangen 2008, S. 19f; Harrecker, Degradierte Doktoren, S. 33–36. Vgl. Henne, Thomas (Hrsg.): Die Aberkennung von Doktorgraden an der Juristenfakultät der Universität Leipzig 1933–1945. Leipzig 2007.
125 Harrecker, Degradierte Doktoren, S. 40.

zei, die Hochschulen ihrerseits diese Behörden über die verliehenen Doktortitel informieren. Dem folgten weitere Erlasse durch den inzwischen zum Reichswissenschaftsminister aufgestiegenen Rust. So verfügte er per Erlass (17.7.1934), dass künftig in allen Promotionsordnungen derselbe Wortlaut bezüglich der Entziehungsfälle der Doktorwürde aufzunehmen sei. Zugleich entzog er den Fakultäten die Durchführungsverantwortung für diese Fälle, legte sie entsprechend dem ‚Führerprinzip' in die Hände eines aus Rektor und den Dekanen zusammengesetzten Ausschusses. Der Erlass erwähnte nicht eigens die Entziehung des Doktortitels infolge der Aberkennung der deutschen Staatsbürgerschaft, da „die Unwürdigkeit der Ausgebürgerten als erwiesen betrachtet werden könne und diese Fälle somit keiner besonderen Regelung bedürften."[126] Die weitgehend ausbleibende durchgreifende Wirkung des Erlasses an den Hochschulen veranlasste den Reichswissenschaftsminister, im Dezember 1936 eine umfangreiche Änderung der Promotionsordnungen vorzulegen. Dieser Erlass gab an den Hochschulen den Startschuss für die massenhaften Doktortitelentzüge. Er legte fest, dass das RMI die Namen der an deutschen Hochschulen promovierten Ausgebürgerten dem REM zu übermitteln hatte, die von dort den Hochschulen mitgeteilt wurden. Von der Depromotion waren zwar die Betroffenen nicht zu informieren, doch die Universitäten verpflichtet, die Titelentziehung (nach Aberkennung der Staatbürgerschaft) im Reichsanzeiger zu veröffentlichen.[127]

Die Bestimmungen dieses Erlasses flossen im Wesentlichen unverändert in das „Gesetz über die Führung akademischer Grade" ein. Das und seine erste DVO (21.7.1939) bildete die reichseinheitliche Grundlage der Aberkennung des Doktortitels. Dabei schrieb § 4 die Entziehungsgründe fest – a) Täuschung bei Erwerb des Titels, b) wenn der Inhaber sich nachträglich der Verleihung des akademischen Grades unwürdig erweist und c) wenn er sich „durch sein späteres Verhalten der Führung eines akademischen Grades unwürdig erwiesen hat." Eine qualitative Änderung brachte dann die 2. DVO des Gesetzes (29.3.1943). Sie koppelte den Doktorgradentzug automatisch an den Staatsbürgerschaftsentzug, wodurch an den Universitäten der zuständige Ausschuss nicht mehr tätig zu werden brauchte. „Spätestens mit dieser Verordnung wurden automatisch alle Personen,

---

[126] Wittern/Frewer, Aberkennung der Doktorwürde, S. 23f.; Happ, Sabine: Die Aberkennung von Doktorgraden an der Universität Münster in den Jahren 1920–1960. In: Thamer [u.a.], Die Universität Münster, S. 135–161, hier S. 137f.; Forsbach, Die Medizinische Fakultät, S. 413f.; John/Stütz, Die „Friedrich-Schiller-Universität", S. 434f.

[127] Harrecker, Degradierte Doktoren, S. 44–46. Vgl. Hepp, Michael (Hrsg.): Die Ausbürgerung deutscher Staatsbürger nach dem im Reichsanzeiger veröffentlichten Listen. München 1985; Brix, Thomas: Die normativen Grundlagen der Depromotionen und das Verfahren. In: Henne, Die Aberkennung von Doktorgraden, S. 51–71.

denen die Staatsangehörigkeit entzogen worden war oder noch entzogen wurde, depromoviert."[128]

Taten sich viele Universitäten durchaus schwer, ihre Promotionsordnungen durch die Aufnahme des Promotionsentzugs zu verändern, so reagierten doch einige Medizinische Fakultäten recht früh mit positiver Aufnahme des Doktortitelentzugs. Die Medizinische Fakultät Erlangens änderte im Oktober 1933 ihre Promotionsordnung im Sinne der Weisung ihres Kultusministers. Auch die Medizinische Fakultät in Münster kam der Aufforderung ihres Kultusministers Anfang 1934 nach, an der Bonner Fakultät fand nach dem Erlass vom Juli 1934 ein entsprechender Passus Aufnahme.[129]

An der Bonner Universität wurden 1938/1939 acht Medizinern aufgrund der Aberkennung der Staatsbürgerschaft der Doktorgrad entzogen, im Juni 1940 unterzeichnete aus dem gleichen Grund der Rektor einen sechs Mediziner betreffender „Entziehungsbeschluss", drei Monate später von zwei Medizinern.[130] Wie in Bonn wurde an den meisten Universitäten der Entzug der Promotion ab 1938 aktiv vollzogen. Das erreichte 1939 bis 1941 einen Höhepunkt, ging dann bis 1944 zurück. Das Ausmaß unterschied sich reichsweit, wobei die meisten Doktortitel wegen Aberkennung der deutschen Staatsbürgerschaft entzogen wurden.[131] So wurden in München 114 hier promovierten Mediziner der Doktortitel entzogen, davon 76 aufgrund der Aberkennung der Staatsbürgerschaft.[132] In Erlangen entzog man elf promovierten Absolventen der Medizin den Titel nach Aberkennung der Staatsbürgerschaft, in Jena nach Ausbürgerung vier Medizinern. Für Marburg ist bisher ein diesbezüglicher Fall bekannt, für Münster keiner. In Gießen wurde acht Absolventen der Medizin wegen Ausbürgerung der Doktortitel entzogen.[133]

---

128 Brix, Die normativen Grundlagen, S. 65. Vgl. u.a. Wittern/Frewer, Aberkennung der Doktorwürde, S. 25f.; Harrecker, Degradierte Doktoren, S. 46f.
129 Wittern/Frewer, Aberkennung der Doktorwürde, S. 22; Happ, Die Aberkennung von Doktorgraden, S. 138; Forsbach, Die Medizinische Fakultät, S. 413f.
130 Vgl. Forsbach, Die Medizinische Fakultät, S. 430f.
131 Bisher wurden 2.799 Fälle von Depromotionen im ‚Dritten Reich' ermittelt. Happ, Die Aberkennung von Doktorgraden, S. 135. Vgl. u.a. Wittern/Frewer, Aberkennung der Doktorwürde, S. 28f.; Harrecker, Degradierte Doktoren, S. 77f.; Szöllözi-Janze, Margit/Freiträger Andreas (Hrsg.): Doktorgrad entzogen! Aberkennung akademischer Titel an der Universität Köln 1933 bis 1945. Bürmbrecht 2005; Chroust, Peter: Die bürokratische Verfolgung. Doktorgradentziehung an der Universität Gießen 1933–1945. Gießen 2006; Universität Würzburg (Hrsg.): Die geraubte Würde. Die Aberkennung des Doktorgrades an der Universität Würzburg 1933–1945. Würzburg 2011.
132 Vgl. die Dokumentation bei Harrecker, Degradierte Doktoren, S. 255–387.
133 Wittern/Frewer, Aberkennung der Doktorwürde; John/Stutz, Die „Friedrich-Schiller-Universität", S. 10; Happ, Die Aberkennung; Aumüller, Gerhard: Die Promotionen. In: Ders. [u.a],

Fazit

Schon vor 1933 gab es an einigen deutschen Universitäten studentische Aktionen gegen jüdische Universitätsangehörige und diskriminierende länderspezifische Gesetze und Verordnungen. Anfang 1933 legte das Ermächtigungsgesetz, dem die politische Gleichschaltung der Länder folgte, die Grundlage für mehrere Reichsgesetze, mit denen die Weichen für die Säuberung und Gleichschaltung des Hochschulwesens gestellt wurden. Die administrativen Gleichschaltungsmaßnahmen von Staats- und Parteistellen gestalteten den nationalsozialistischen Umbau der Medizinischen Fakultäten, ihrer Lehrkörper, wie der Lehre, Ausbildung, Forschung und des Klinikalltags.[134] Damit lässt eine Bilanz über die Entwicklungen der Medizinischen Fakultäten im Nationalsozialismus – wie der Heidelberger Medizinhistoriker Wolfgang U. Eckart für Heidelberg konstatierte – „wenig Raum für positive Anmerkungen."[135] Hier wie an vielen anderen Fakultäten kennzeichnete den keineswegs bruchlosen Übergang in das ‚Dritte Reich' die große Zahl der jüdischen und ‚nichtarischen' Hochschulmediziner, Nachwuchswissenschaftler und Medizinstudenten, die Opfer der nationalsozialistischen Politik wurden. Die NS-Säuberung der gesamten Medizinerschaft setzte mit einem z.T. chaotischen Konglomerat aus schnellen gesetzlichen Regelungen, oft noch schnellerem vorauseilenden Gehorsam und nicht zuletzt aus (gesteuertem) ‚revolutionären' Aktionismus um. Nach dem BBG und dem RBG verfügten rechtliche Regelungen mit ‚Sippenhaft', der Jagd auf ‚Mischlinge', welchen Grades auch immer, eine immer restriktivere Praxis der Vertreibungen aus der ‚Volksgemeinschaft' und zugleich aus der ‚universitären Gemeinschaft. Das bedeutete für die Betroffenen „Entrechtung und Emigration oder Ermordung" und „Entrechtung durch Entwürdigung".[136]

Die Marburger Medizinische Fakultät, S. 288–303, hier S. 302f; Chroust, Peter: Ärzte ohne Titel. Doktorgradentziehungen an der Medizinischen Fakultät der Universität Gießen 1933–1945. In: Oehler-Klein, Die Medizinische Fakultät, S. 133–161.
134 Vgl. u.a. Grüttner/Kinas, Die Vertreibung, S. 133–139; van den Bussche, Im Dienste.
135 Eckart, Medizinische Fakultät, S. 649.
136 Henne, Aberkennung, S. 29.

Ronald Lambrecht
Entlassung, Verfolgung und Emigration medizinischer Hochschullehrer der Universität Leipzig in der Zeit des Nationalsozialismus

An der Universität Leipzig sind in der Zeit des Nationalsozialismus 44 Hochschullehrer, also Personen die mindestens habilitiert waren und den Status des Privatdozenten hatten, aus politischen oder rassischen Motiven entlassen worden bzw. es ist ihnen die Lehrbefugnis entzogen worden.[1] Acht dieser Hochschullehrer wirkten als Dozenten an der Medizinischen Fakultät der sächsischen Landesuniversität. Es waren dies der Orthopäde Ernst Bettmann (1899–1988), die Ophthalmologen Friedrich Peter Fischer (1896–1949) und Max Goldschmidt (1884–1972), der Dermatologe Ludwig Friedheim (1862–1942), der Pädiater Siegfried Rosenbaum (1890–1969), der Kieferchirug Wolfgang Rosenthal (1882–1971), der Gynäkologe Felix Otto Skutsch (1861–1951) und der Medizinhistoriker Owsei Temkin

---

1 Vgl. Lambrecht, Ronald: Politische Entlassungen in der NS-Zeit. Vierundvierzig biographische Skizzen von Hochschullehrern der Universität Leipzig. Leipzig 2006; siehe dazu auch Hehl, Ulrich von: In den Umbrüchen der ersten Hälfte des 20. Jahrhunderts. Die Universität Leipzig vom Vorabend des Ersten bis zum Ende des Zweiten Weltkriegs 1909 bis 1945. In: Hehl, Ulrich von [u.a.] (Hrsg.): Geschichte der Universität Leipzig 1409–2009. Bd. 3: Das zwanzigste Jahrhundert 1909–2009. Leipzig 2010, S. 13–329, hier S. 192–204; Parak, Michael: Hochschule und Wissenschaft in zwei Diktaturen. Elitenaustausch an sächsischen Hochschulen. Köln 2004, S. 202–234; Parak, Michael: Politische Entlassungen an der Universität Leipzig in der Zeit des Nationalsozialismus. In: Hehl, Ulrich von (Hrsg.): Sachsens Landesuniversität in Monarchie, Republik und Diktatur. Beiträge zur Geschichte der Universität Leipzig vom Kaiserreich bis zur Auflösung des Landes Sachsen 1952. Leipzig 2005, S. 241–262; Hoyer, Siegfried: Die Vertreibung jüdischer und demokratischer Hochschullehrer von der Universität Leipzig 1933 bis 1938. In: Höppner, Solvejg (Hrsg.): Antisemitismus in Sachsen im 19. und 20. Jahrhundert. Dresden 2004, S. 168–181. Die Angaben schwanken selbst in neuerer Literatur. Michael Grüttner und Sven Kinas geben 49 „Vertreibungsverluste" für die Universität Leipzig an, zählen darunter aber auch Wissenschaftler, die nicht habilitiert und keine Hochschullehrer waren, so etwa Lektoren, oder Hochschullehrer, die aufgrund ihrer jüdischen Herkunft zweifellos entlassen worden wären, aber kurz vor der Entlassung verstarben, wie etwa den Leipziger Ordinarius für Mathematik Leon Lichtenstein. Vgl. Grüttner, Michael/Kinas, Sven: Die Vertreibung von Wissenschaftlern aus den deutschen Universitäten 1933–1945. Vierteljahrshefte für Zeitgeschichte 55 (2007), S. 123–186, hier S. 179–181.

(1902–2002).² Die Umstände, der Verlauf und die Folgen ihrer Vertreibung von der Universität Leipzig stehen im Zentrum des folgenden Beitrags.³

Zum Zeitpunkt ihres Machtantritts gab es seitens der Nationalsozialisten kaum konkrete programmatische Vorstellungen darüber, wie eine nationalsozialistische Wissenschafts- und Hochschulpolitik aussehen, geschweige denn wie sie ausgestaltet werden sollte. Erschwerend kam hinzu, dass sich gleich mehrere Institutionen und Parteiorganisationen für die Wissenschafts- und Hochschulpolitik zuständig sahen, so etwa das Preußische Kultusministerium bzw. das 1934 aus ihm hervorgegangene Reichsministerium für Wissenschaft, Erziehung und Volksbildung, die Hochschulkommission der NSDAP, die unter der Leitung nationalsozialistischer Mediziner stand und über hervorragende Kontakte zu den Medizinischen Fakultäten des Reichs verfügte, sowie das Amt Rosenberg.⁴

Viele Initiativen zur politischen Gestaltung des Wissenschafts- und Hochschulbetriebs verliefen daher aufgrund des für das NS-Herrschaftssystem typischen Kompetenzgewirrs im Sand. Als konkrete Vorgabe verblieb zunächst ein Maßnahmenkatalog, der sich vornehmlich aus der nationalsozialistischen Ideologie speiste. Allen voran stand die Forderung nach der Entlassung „rassisch" und politisch missliebiger Hochschullehrer. Die Umsetzung dieser personalpolitischen Maßnahmen an den Hochschulen war – daran änderte sich auch im NS-System nicht viel – Sache der Länder.

Nachdem die Ministerialbürokratie von den Repräsentanten der sogenannten „Weimarer Systemzeit", wie es hieß, bereinigt worden war, wurden zumeist Lehrer, die der nationalsozialistischen Bewegung nahe standen, zu neuen Kultusministern der Länder berufen. In Sachsen wurde der ehemalige Dresdner

---

2 Vgl. Lambrecht, Entlassungen, S. 17; siehe dazu auch Riha, Ortrun: Medizin. In: Hehl, Ulrich von [u.a.] (Hrsg.): Geschichte der Universität Leipzig 1409–2009. Bd. 4: Fakultäten, Institute, Zentrale Einrichtungen, 2. Halbband. Leipzig 2009. S. 951–1046, hier S. 967. Allerdings findet bei Riha der Kieferchirurg Wolfgang Rosenthal keine Erwähnung.
3 In der Zeit des Nationalsozialismus sind noch weitere Personen – Assistenzärzte, Laborassistenten, Krankenschwestern, Pfleger etc. – aus rassischen und politischen Gründen von der Medizinischen Fakultät der Universität Leipzig entlassen worden. Größtenteils können in diesen Fällen aufgrund fehlenden Quellenmaterials keine exakten Angaben gemacht werden. Vgl. Kästner, Ingrid: Die Medizinische Fakultät der Universität Leipzig nach 1933: Personen, Lehre, Forschung. Kultursoziologie 18 (2009), S. 81–106, hier S. 87; Riha, Medizin, S. 967–968.
4 Vgl. Grüttner, Michael: Die deutschen Universitäten unter dem Hakenkreuz. In: Connelly, John/Grüttner, Michael (Hrsg): Zwischen Autonomie und Anpassung. Universitäten in den Diktaturen des 20. Jahrhunderts. Paderborn 2003, S. 67–100, hier S. 77–78.

Stadtschulrat Wilhelm Hartnacke mit der Leitung des Ministeriums für Volksbildung betraut.⁵

Die fehlende Erfahrung des neuen Ministers und die kaum vorhandenen programmatischen Vorstellungen hatten zur Folge, dass in den ersten Monaten nach der „Machtergreifung" ein Machtvakuum entstand, das zunächst von einer Gruppe ausgenutzt wurde, die schon sehr früh zu den verlässlichsten Verbündeten Hitlers an den sächsischen Hochschulen gehört hatte: den Mitgliedern des NS-Studentenbundes.⁶

Sie waren maßgeblich an der Gründung des „Nationalen Ausschusses für die Erneuerung der Universität Leipzig" beteiligt, der sich am 30. März 1933 konstituierte. Vorsitzender des Ausschusses war der Slawist Georg Gerullis, der als einer der ersten Leipziger Hochschullehrer bereits 1931 in die NSDAP eingetreten war.

Der „Nationale Ausschuss" wurde als Plattform für das Vorgehen gegen unliebsame Hochschullehrer benutzt. Zunächst wurde die Forderung nach einem generellen Anstellungsverbot für jüdische Wissenschaftler und nichtdeutsche Ausländer erhoben, man regte aber auch die sofortige Entlassung von Hochschullehrern an, die durch ihr politisches Engagement den Zorn der Nationalsozialisten auf sich gezogen hatten. Dazu zählten etwa der Osteuropahistoriker Georg Sacke und der liberale Nationalökonom Gerhard Kessler, die beide bereits im Frühjahr 1933 von ihren akademischen Pflichten beurlaubt wurden.⁷

Diese Sofortmaßnahmen, angeregt durch studentische Proteste, stießen zunehmend auf die Kritik höherer NS-Funktionäre. Als nach einem Presseartikel gegen den jüdischen Leipziger Mathematiker Leon Lichtenstein die Situation zu eskalieren drohte, schritt die sächsische Staatsregierung ein und ging dazu über, das Primat der staatlichen Verwaltung bei der Personalpolitik wieder herzustellen. Der Kreisführer Mitteldeutschland des NS-Studentenbundes und Mitinitiator des „Nationalen Ausschusses" an der Universität Leipzig, Wolf Friedrich, musste Ministerpräsident Manfred von Killinger versichern, dass er jede Radikalisierung der Universität seitens der Studentenschaft unterbinden werde.⁸

---

5 Vgl. Parak, Hochschule, S. 84. Hartnacke war Mitglied der DNVP gewesen und stellte erst im Frühjahr 1933 den Antrag auf Aufnahme in die NSDAP. Vgl. Grüttner, Michael: Biographisches Lexikon zur nationalsozialistischen Wissenschaftspolitik. Heidelberg 2004, S. 70.
6 Vgl. Lambrecht, Ronald: Studenten in Sachsen 1918–1945. Studien zur studentischen Selbstverwaltung, sozialen und wirtschaftlichen Lage sowie zum politischen Verhalten der sächsischen Studentenschaft in Republik und Diktatur. Leipzig 2011, S. 414.
7 Universitätsarchiv (UA), Leipzig, Rektor, Rep. II/IV 72, Bd. 8, Bl. 181–181a: Schreiben des Nationalen Ausschuss für die Erneuerung der Universität Leipzig v. 30. März 1933.
8 Sächsisches Hauptstaatsarchiv (SächsHStA), Dresden, Ministerium für Volksbildung, 10044/31, Bl. 47: Schreiben Wolf Friedrich an Manfred von Killinger v. 12. August 1933; siehe dazu auch

Die Zeit der Sofortmaßnahmen, der „wilden Entlassungen", war vorbei, zumal mit dem Gesetz zur Wiederherstellung des Berufsbeamtentums (BBG) vom 7. April 1933 inzwischen auch eine formaljuristische Grundlage für die Entlassung von „rassisch" und politisch unliebsamen Hochschullehrern geschaffen worden war.[9] Mit dem Inkrafttreten des Gesetzes kam es dann zur ersten Entlassungswelle an deutschen Hochschulen und somit auch an der Universität Leipzig.[10]

Nach der Überprüfung der Hochschullehrerschaft gemäß den Kriterien des BBG meldeten die Dekane der Fakultäten der Universität Leipzig am 19. April 1933 dem sächsischen Ministerium für Volksbildung, welche Hochschullehrer betroffen waren. Einzelne Dekane führten Entlastungsgründe für bestimmte Gelehrte an, die aber von deren Ansehen in der Fakultät abhängig waren. Im Gegensatz zur Philosophischen Fakultät, wo sich die Dekane Hans Freyer und Ludwig Weickmann vor einzelne, von der Entlassung bedrohte Hochschullehrer stellten, ist ein solches Engagement von den Dekanen der Medizinischen Fakultät, Paul Schröder und Oskar Gros, nicht bekannt.[11] Ob das in Zusammenhang mit dem Urteil des ehemaligen Rektors der Universität Leipzig, Theodor Litt, steht, der rückblickend die Medizinische Fakultät als die von allen Leipziger Fakultäten „anfälligste" für die Parolen der Nationalsozialisten bezeichnet hat, muss dahingestellt bleiben.[12]

Die eingegangenen Meldebögen wurden im Dresdner Ministerium für Volksbildung vom „Ausschuss zur Prüfung von Fragebögen wissenschaftlicher Kräfte

---

Lambrecht, Studenten, S. 420–421. Zum Vorgehen nationalsozialistischer Studenten gegen den Nationalökonomen Gerhard Kessler siehe Lambrecht, Ronald/Morgenstern, Ulf: Der Lebensweg des Leipziger Nationalökonomen Gerhard Kessler (1883–1963). Praktische Sozialpolitik und politisches Engagement in Deutschland und im türkischen Exil. Neues Archiv für sächsische Geschichte 81 (2010), S. 147–179, hier insbesondere S. 161–163.

9 Vgl. Gesetz zur Wiederherstellung des Berufsbeamtentums v. 7. April 1933. In: Reichsgesetzblatt (RGBl.), Jg. 1933, Teil 1. S. 175–177. Zu den rechtshistorischen Aspekten vgl. Herlemann, Horst: Das Gesetz zur Wiederherstellung des Berufsbeamtentums vom 7. April 1933 (BBG). Zeitschrift der Savigny-Stiftung für Rechtsgeschichte, Germanistische Abteilung 126 (2009), S. 296–306.

10 Vgl. Gerstengarbe, Sybille: Die erste Entlassungswelle von Hochschullehrern deutscher Hochschulen aufgrund des Gesetzes zur Wiederherstellung des Berufsbeamtentums vom 7. April 1933. Berichte zur Wissenschaftsgeschichte 17 (1994), S. 17–39. Für Leipzig vgl. Hehl, Umbrüchen, S. 196–200.

11 Allerdings sind einzelne, das Bedauern über das Schicksal der jüdischen Kollegen zum Ausdruck bringende Äußerungen bekannt – etwa von Paul Schröder im Falle des Pädiaters Siegfried Rosenbaum. Vgl. UA, Leipzig, PA 1559, Bl. 30: Schreiben Dekan Paul Schröder an Siegfried Rosenbaum v. 3. April 1933.

12 Institut für Zeitgeschichte (IfZ), München, Zs 1814: Interview Helmut Heiber mit Theodor Litt zum Thema „Die Haltung der Hochschulen zum Nationalsozialismus" v. 1. Dezember 1960.

an den Hochschulen" bearbeitet. In den Sitzungen vom 22. August und 5. September 1933 wurde schließlich beschlossen, 20 Hochschullehrer der Universität Leipzig in den Ruhestand zu versetzen bzw. ihnen die Lehrbefugnis zu entziehen. Darunter waren vier Dozenten der Medizinischen Fakultät, die alle gemäß §3 BBG, dem sogenannten „Arierparagraphen", entlassen wurden: Ludwig Friedheim, Max Goldschmidt, Felix Otto Skutsch und Owsei Temkin.[13]

Der §3 BBG sah die Entlassung „nicht arischer" Beamter vor. Eine Ausnahmebestimmung bestand für Teilnehmer am Ersten Weltkrieg sowie für Personen, die schon vor dem 1. August 1914 verbeamtet gewesen waren. Vor allem die „Frontkämpferklausel" bewirkte für viele jüdische Hochschullehrer einen, wenn auch nur kurzen, Aufschub der drohenden Entlassung.

Eine solche Anerkennung als Frontkämpfer versuchte der jüdische Privatdozent für Augenheilkunde Friedrich Peter Fischer zu erlangen, hatte damit aber keinen Erfolg, obwohl er im Ersten Weltkrieg als aktiver Offizier in der Armee Österreich-Ungarns gedient hatte. Da er in Deutschland keine Perspektive mehr sah, übernahm er Ende 1933 die Position des Leiters der physikalisch-biologischen Arbeitsgemeinschaft an der Deutschen Universität Prag. Am 18. Dezember 1933 schrieb das sächsische Ministerium für Volksbildung, dass es davon Kenntnis genommen habe, dass „Privatdozent Dr. Fischer auf die ihm erteilte Lehrbefugnis verzichtet hat".[14] Tatsächlich hatte man dem Weggang Fischers nach Prag nur unter der Bedingung zugestimmt, dass er seine Lehrbefugnis „freiwillig" niederlege. Somit hatte man einen weiteren jüdischen Hochschullehrer aus der Leipziger Medizinischen Fakultät entfernen können.[15]

Die Schutzbestimmungen der „Frontkämpferklausel" sollten aber nicht lange Bestand haben, und endeten in Sachsen auch früher als in anderen Ländern. Im April 1935 wurde neben vier weiteren jüdischen Hochschullehrern der Orthopäde Ernst Bettmann aus dem Lehramt verdrängt.[16] Der Sohn des bekannten Leipziger Chirurgen Hans Isidor Bettmann hatte nach dem Abitur als Sanitätssoldat gedient und nach Ende des Krieges in Freiburg und Leipzig Medizin studiert. Als Mitglied der „Organisation Escherich" war Bettmann an den Kämpfen gegen die

---

13 SächsHStA, Dresden, Ministerium für Volksbildung, 15432, Bl. 18: Auflistung der Fälle, die am 5. September in der Sitzung zur Prüfung wissenschaftlicher Kräfte behandelt werden sollen, v. 2. September 1933; siehe dazu auch Lambrecht, Entlassungen, S. 22–23.
14 UA, Leipzig, PA 2240, Bl. 38: Schreiben des sächsischen Ministeriums für Volksbildung v. 18. Dezember 1933.
15 Vgl. Fahrenbach, Sabine/Wiedemann, Peter: Augenheilkunde in Leipzig: Von der „Heilanstalt für arme Augenkranke" zur modernen Universitätsklinik. Leipzig 1996, S. 125.
16 UA, Leipzig, PA 1263, Bl. 58: Schreiben des sächsischen Ministeriums für Volksbildung v. 29. April 1935.

Spartakisten beteiligt gewesen. 1932 habilitierte er sich und wurde Privatdozent für Orthopädie an der Universität Leipzig. Obwohl Bettmann in späteren autobiografischen Miszellen angab, dass ihm die Lehrbefugnis bereits sechs Monate nach der „Machtergreifung" annulliert wurde, und dies in der Sekundärliteratur rezipiert wird, ist sie ihm formell und aktenkundig erst im April 1935 entzogen worden.[17]

Die Maßnahmen im Frühjahr 1935 erfolgten ohne irgendeine höhere Weisung, wie auf Reichsebene gegen ehemalige Frontkämpfer vorzugehen sei. Es handelte sich vielmehr um eine eigenmächtige Aktion des sächsischen Gauleiters und Reichsstatthalters Martin Mutschmann, der nach dem gewonnenen, internen Machtkampf gegen den Ministerpräsidenten Manfred von Killinger seine Kompetenzen nutzte, um gegen die letzten verbliebenen jüdischen Hochschullehrer an der Universität Leipzig vorzugehen.[18]

Das Vorgehen Mutschmanns wurden von den Physikern Werner Heisenberg und Friedrich Hund, dem Nordisten Konstantin Reichhardt sowie dem niederländischen Mathematiker Bartel Leendert van der Waerden öffentlich kritisiert, denn sie sahen darin eine Missachtung des BBG und seiner Bestimmungen.[19] Es ist die einzig belegbare Fürsprache Leipziger Hochschullehrer für ihre von nationalsozialistischen Zwangsmaßnahmen bedrohten Kollegen. An eine Revision der Entlassungen war aber nicht zu denken, da im Reich die Vorbereitungen für das Reichsbürgergesetz anliefen und Mutschmanns Vorgehensweise im Nachhinein von der Reichskanzlei in Berlin gebilligt wurde.

---

17 So bei Lorz, Andrea: Die Medizinische Fakultät der Universität Leipzig nach 1933: Von der schleichenden Diskriminierung zur offenen Ausgrenzung, Vertreibung und Vernichtung. Beispiele erzwungener Brüche und Zerstörung beruflicher Karrieren sowie persönlicher Lebenspläne. Kultursoziologie 18 (2009), S. 107–130, hier S. 122–123.
Zwar war Bettmann im Mai 1933 nahegelegt worden, auf das Abhalten seiner Lehrveranstaltungen zu verzichten – was dieser auch tat –, Ende September 1933 teilte ihm das Ministerium für Volksbildung dann aber mit, dass aufgrund der von Bettmann eingereichten Personalunterlagen die Bestimmungen des Gesetzes zur Wiederherstellung des Berufsbeamtentums auf ihn keine Anwendung finden würden und von einem Entzug der Lehrbefugnis abgesehen werde. Vgl. UA, Leipzig, PA 1263, Bl. 54: Schreiben des sächsischen Ministeriums für Volksbildung v. 25. September 1933. Zur Person Bettmann siehe auch Thomann, Hans-Dieter/Rauschmann, Michael: Orthopäden und Patienten unter der nationalsozialistischen Diktatur. Der Orthopäde 30 (2001), S. 696–711, hier S. 702–703.
18 Vgl. Hehl, Umbrüchen, S. 200.
19 UA, Leipzig, PA 1019, Bl. 88–91: Protokoll der Sitzung der Philosophischen Fakultät der Universität Leipzig v. 8. Mai 1935. Zum Konflikt Mutschmann/von Killinger siehe Wagner, Andreas: Mutschmann gegen von Killinger. Konfliktlinien zwischen Gauleiter und SA-Führer während des Aufstiegs der NSDAP und der „Machtergreifung" im Freistaat Sachsen. Beucha 2001.

Mit dem Inkrafttreten des Reichsbürgergesetzes vom 15. September 1935 wurden alle Ausnahmebestimmungen des Gesetzes zur Wiederherstellung des Berufsbeamtentums zugunsten „nicht arischer" Beamter aufgehoben.[20] An den Hochschulen des Reiches setzte nunmehr eine zweite Entlassungswelle jüdischer Hochschullehrer ein, die aber eben an der Universität Leipzig aufgrund der vorauseilenden Maßnahmen Mutschmanns bis auf einige Einzelfälle ausblieb.

Einer dieser Einzelfälle war der Pädiater Siegfried Rosenbaum, dem am 21. September 1935 die Lehrbefugnis entzogen wurde.[21] Zu diesem Zeitpunkt weilte Rosenbaum aber bereits nicht mehr in Deutschland. Nach dem Medizinstudium an den Universitäten Breslau, Freiburg und Königsberg war er 1922 an die Universitätsfrauenklinik Leipzig gekommen. Dort hatte er sich 1925 habilitiert und war 1929 zum nichtplanmäßigen außerordentlichen Professor ernannt worden. Nach der „Machergreifung" machte sich Rosenbaum keine Illusionen über seine Zukunft in Deutschland. Im April 1933 bat er die Medizinische Fakultät, ihn von seinen Lehrverpflichtungen zu entbinden.[22] Drei Monate später, im Juli 1933, emigrierte er mit seiner Familie nach Palästina.[23] Die Mitteilung von der Entfernung aus dem Leipziger Lehrkörper erreichte ihn somit in der Ferne.

Im Zuge einer weiteren Verschärfung der antijüdischen Zwangsmaßnahmen im Rahmen des sogenannten „Flaggenerlasses" gerieten im Sommer 1937 nun auch sogenannte „jüdische Mischlinge" sowie mit „Mischlingen" oder „Nichtariern" verheiratete Hochschullehrer, die als „jüdisch versippt" bezeichnet wurden, in das Visier der Nationalsozialisten.[24]

Am 7. August 1937 wurde dem bekannten Leipziger Kieferchirurgen Wolfgang Rosenthal, dessen Großvater Vorsteher einer Synagoge gewesen war, die Lehrbefugnis entzogen sowie der Titel eines nichtplanmäßigen außerordentlichen Pro-

---

20 Vgl. Reichsbürgergesetz v. 15. September 1935. In: RGBl., Jg. 1935, Teil 1. S. 1146; siehe dazu auch Grüttner/Kinas, Vertreibung, S. 136.
21 UA, Leipzig, PA 1559, Bl. 38: Schreiben des Reichsministeriums für Wissenschaft, Erziehung und Volksbildung v. 21. September 1935.
22 UA, Leipzig, PA 1559, Bl. 29: Schreiben Siegfried Rosenbaums v. 2. April 1933.
23 Vgl. Seidler, Eduard: Siegfried (Shimon) Rosenbaum (1890–1969) und die Kinderheilkunde in Palästina nach 1933. In: Scholz, Albert/Heidel, Caris-Petra (Hrsg.): Emigrantenschicksale. Einfluss der jüdischen Emigranten auf Sozialpolitik und Wissenschaft in den Aufnahmeländern (= Medizin und Judentum, 7). Frankfurt a. M. 2004, S. 43–58; siehe auch Lorz, Fakultät, S. 114–120.
24 Nach den Nürnberger Gesetzen war es „jüdisch versippten" Beamten untersagt, die deutsche Nationalflagge zu hissen. Das Reichsinnenministerium leitete aus dieser Vorgabe im Frühjahr 1937 die Bestimmung ab, dass die betreffenden Beamten zu entlassen seien, da jeder deutsche Beamte in der Lage sein müsse, die deutsche Flagge zu hissen. Im August 1937 wurde die Bestimmung noch verschärft, so dass sie nun auch auf „Mischlinge I. Grades" sowie Ehepartner von „Mischlingen I. Grades" Anwendung fand. Vgl. Grüttner/Kinas, Vertreibung, S. 137.

fessors aberkannt.²⁵ Der Entzug der Lehrbefugnis erfolgte gemäß §18 der Reichshabilitationsordnung, der bestimmte, dass ein Entzug der Lehrbefugnis erfolgen konnte, wenn „dies im Interesse der Universitätsordnung geboten" sei.²⁶ Auf die Reichshabilitationsordnung wurde vermutlich deshalb zurückgegriffen, weil mit dem Inkrafttreten des Deutschen Beamtengesetzes (DBG) vom 26. Januar 1937 das Gesetz zur Wiederherstellung des Berufsbeamtentums seine Gültigkeit verloren hatte und man sich in den Ministerialverwaltungen in einer rechtlichen Übergangssituation befand.²⁷

Wolfgang Rosenthal war der letzte der acht medizinischen Hochschullehrer der Universität Leipzig, die in den Jahren des Nationalsozialismus entlassen worden sind. Sein Fall ist besonders bemerkenswert, und dies nicht nur angesichts der Tatsache, dass er nach dem Zweiten Weltkrieg von 1950 bis 1957 den Lehrstuhl für Kieferchirurgie an der Berliner Charité bekleidet hat.²⁸ Der Fall Rosenthal zeigt exemplarisch, welch persönliche Abgründe und familiäre Belastungsproben sich für Menschen ergaben, die ihre gesamte Lebens- und Berufsperspektive durch die nationalsozialistischen Zwangsmaßnahmen bedroht sahen.

Der Entzug der Lehrbefugnis war erfolgt, kurz nachdem Rosenthal auf eine ordentliche Professur an der Universität Hamburg berufen worden war. Die Universität der Hansestadt hielt zunächst aufgrund seines internationalen Rufs als Kapazität auf dem Gebiet der Kieferchirurgie an Rosenthal fest, zumal dieser Protest gegen das Gutachten des Reichssippenamtes erhoben hatte, das ihn als „jüdisch versippt" eingestuft hatte. Darüber hinaus unternahm Rosenthal privat große Anstrengungen, um seine „arische" Herkunft zu beweisen. Die inzwischen in Südafrika lebende Schwester Else Rosenthal gab in einer eidesstattlichen Erklärung zu Protokoll, dass der gemeinsame Vater Max Rosenthal einer außerehelichen Liaison zwischen ihrer Großmutter Pauline Rosenthal und deren „arischer"

---

25 UA, Leipzig, PA 193, Bl. 94: Schreiben des Reichsministeriums für Wissenschaft, Erziehung und Volksbildung v. 7. August 1937.
26 Vgl. Reichshabilitationsordnung v. 13. Dezember 1934. In: Deutsche Wissenschaft, Erziehung und Volksbildung. Amtsblatt des Reichsministeriums für Wissenschaft, Erziehung und Volksbildung und der Unterrichtsverwaltungen der Länder, Jg. 1935. S. 13–14.
27 Zur Anwendungspraxis der Reichshabilitationsordnung im Falle politisch und rassisch motivierter Entlassungen vgl. Parak, Hochschule, S. 221; dazu auch Grüttner/Kinas, Vertreibung, S. 137–138. Zum Deutschen Beamtengesetz siehe Mühl-Benninghaus, Sigrun: Das Beamtentum in der NS-Diktatur bis zum Ausbruch des Zweiten Weltkriegs: Zu Entstehung, Inhalt und Durchführung der einschlägigen Beamtengesetze. Düsseldorf 1996, S. 135–169.
28 Vgl. Augner, Peter-Michael: Wolfgang Rosenthal. Leipzig 1991², S. 27. Zum Wirken Rosenthals nach 1945 siehe Ernst, Anna-Sabine: „Die beste Prophylaxe ist der Sozialismus." Ärzte und medizinische Hochschullehrer in der DDR/SBZ 1945–1961. Münster 1997, S. 368–375.

Jugendliebe Martin von Schönborn entstammte und somit keine Blutsverwandtschaft zwischen dem jüdischen Großvater und Wolfgang Rosenthal bestehe.[29]

Bei den zuständigen Behörden, aber auch bei Kollegen, stießen die Aussage der Schwester und die Bemühungen Rosenthals auf erhebliche Skepsis, gar auf Empörung. So stellte der Präsident der Gesundheitsbehörde Hamburg in Frage, „ob es arisch" sei, „zum Zwecke des Nachweises seiner Abstammung im Falle der Gefahr plötzlich Fehltritte der arischen Großmutter zu finden."[30] Schließlich blieb es bei dem Entzug der Lehrbefugnis. Den Vorsitz in der Deutschen Gesellschaft für Kieferchirurgie musste Rosenthal genauso niederlegen wie seine Tätigkeit als Herausgeber des „Zentralblattes für Zahn-, Mund- und Kieferkrankheiten". Ein Gnadengesuch an Adolf Hitler blieb unbeantwortet.[31]

Ironie der Geschichte: 1943 bestätigte das Kaiser-Wilhelm-Institut für Anthropologie in Berlin in einem Gutachten, dass es in einer Mehrzahl von Erbmerkmalen Übereinstimmungen zwischen Max Rosenthal und Martin von Schönborn gebe und somit dieser der wahrscheinliche Erzeuger des Vaters von Wolfgang Rosenthal sei. Am 17. Mai 1943 wurde letzterem bestätigt, dass er „deutschen oder artverwandten Blutes" ist.[32] Eine Rehabilitierung als Hochschullehrer war damit jedoch nicht verbunden. Ende 1943 richtete Rosenthal im Jagdschloss Thallwitz bei Wurzen eine kieferchirurgische Klinik ein. 1950 wurde er Professor für Kieferchirurgie an der Berliner Charité, später Dekan der Medizinischen Fakultät der Humboldt-Universität Berlin. 1957 schied er aus allen Ämtern aus und widmete sich nur noch seiner Klinik in Thallwitz, die auch nach seinem Tod 1971 bis in die 1990er Jahre weiterexistierte.[33]

Als sogenannter „Mischling II. Grades" war Rosenthal von den exzessivsten Verfolgungsmaßnahmen der Nationalsozialisten verschont geblieben. Anderen medizinischen Hochschullehrern aus Leipzig blieb ein solches Schicksal nicht erspart.

Dem Dermatologen Ludwig Friedheim war im September 1933 die Lehrbefugnis an der Universität Leipzig entzogen worden, an der er 40 Jahre lang als Privatdozent gelehrt hatte.[34] Die nächsten fünf Jahre war Friedheim weiterhin als privat

---

29 Vgl. Lambrecht, Entlassungen, S. 158.
30 Zitiert nach Müller, Burkhard: Wolfgang Rosenthal (1882–1971). Diss. Gießen 1993, S. 25.
31 Vgl. Ernst, „Prophylaxe", S. 370.
32 Zitiert nach Müller, Rosenthal, S. 33.
33 Zum Wirken Rosenthals in Thallwitz siehe Ackermann, Kerstin: Die „Wolfgang-Rosenthal-Klinik" Thallwitz/Sachsen in zwei deutschen Diktaturen. Diss. Gießen 2008, hier insbesondere S. 41–62.
34 UA, Leipzig, PA 1338, Bl. 6: Schreiben des sächsischen Ministeriums für Volksbildung v. 6. September 1933.

niedergelassener Facharzt für Harn-, Haut- und Geschlechtskrankheiten tätig, was er 1938 aufgrund des Verlusts der kassenärztlichen Approbation ebenfalls aufgeben musste. Zu Beginn des Zweiten Weltkriegs wurde Friedheim mit seiner Frau Jettchen in ein sogenanntes Leipziger „Judenhaus" gebracht und schließlich 1942 im Alter von über 80 Jahren nach Theresienstadt deportiert. Dort ist er am 14. Oktober 1942 ums Leben gekommen.[35]

Ebenfalls nach Theresienstadt deportiert wurde der Gynäkologe Felix Otto Skutsch. Am 25. September 1933 war ihm gemäß §3 BBG die Lehrbefugnis entzogen worden.[36] Nach dem Ende seiner akademischen Laufbahn folgte fünf Jahre später auch das berufliche Aus für Felix Otto Skutsch, als ihm seine Approbation aberkannt wurde. Im Februar 1943 wurden er und seine Frau Helene nach Theresienstadt deportiert. Seiner Tätigkeit als Frauenarzt ging Skutsch auch im Ghetto nach, wo seine Frau 1944 an Entkräftung starb. Er selbst überlebte und kehrte im Juli 1945 nach Leipzig zurück. In Ermangelung fachlich geschulten medizinischen Personals nahm Skutsch seine alte Tätigkeit an der Universität Leipzig wieder auf. Zunächst kommissarisch mit der Abhaltung des Unterrichts und der Examina an der Universitätsfrauenklinik beauftragt, wurde er – inzwischen 86jährig – im Juli 1947 zum Professor mit Lehrauftrag für Frauenheilkunde ernannt.[37] Vier Jahre später erlag Felix Otto Skutsch einem Herzschlag.[38]

Die Mehrzahl der entlassenen Leipziger medizinischen Hochschullehrer emigrierte jedoch und kehrte nach dem Zweiten Weltkrieg nicht mehr nach Deutschland zurück.

Der Ophthalmologe Max Goldschmidt praktizierte nach dem Entzug seiner Lehrbefugnis im August 1933[39] und dem Verlust der kassenärztlichen Zulassung im April 1934 noch bis 1936 in Leipzig in seiner Privatpraxis. Noch im selben Jahr trat er eine Stelle als Gastwissenschaftler bei der Fondation Ophthalmologique

---

35 Vgl. Lorz, Fakultät, S. 112–113; siehe dazu auch Eppinger, Sven: Das Schicksal der jüdischen Dermatologen Deutschlands in der Zeit des Nationalsozialismus. Frankfurt a. M. 2001, S. 214–215. Friedheims Frau ist ebenfalls in Theresienstadt – im Juli 1944 – ums Leben gekommen. Vgl. Bertram, Ellen: Menschen ohne Grabstein. Gedenkbuch für die Leipziger jüdischen Opfer der nationalsozialistischen Verfolgung. Leipzig 2011², S. 149, mit den Einträgen und Todesdaten für Ludwig und Jettchen Friedheim.
36 UA, Leipzig, PA 192, Bl. 64: Schreiben des sächsischen Ministeriums für Volksbildung v. 25. September 1933.
37 UA, Leipzig, PA 192, Bl. 121: Schreiben des sächsischen Ministeriums für Volksbildung v. 15. Juli 1947.
38 Zu Felix Otto Skutsch vgl. Meier, Annerose: Lebensschicksal und wissenschaftliches Werk von Felix Skutsch. Diss. Leipzig 1995, S. 16–29.
39 UA, Leipzig, PA 1363, Bl. 36: Schreiben des sächsischen Ministeriums für Volksbildung v. 19. August 1933.

Adolphe de Rothschild in Paris an. Im Frühjahr 1937 verließ er mit seiner Familie schließlich Europa und emigrierte in die USA. Dort war er in New York zunächst als Facharzt am Trinity Hospital, Brooklyn, sowie am Harlem Eye and Ear Hospital tätig und eröffnete dann eine Privatpraxis in der Park Avenue. 1967 verließ er die USA und ging in die Schweiz, nach Zürich, wo er 1972 verstorben ist.[40]

Goldschmidts Institutskollege Friedrich Peter Fischer ging im Dezember 1933 über Prag in die Niederlande und trat dort eine Stelle als Konservator für Augenheilkunde an der Universitätsklinik Utrecht an. Mit Beginn des Zweiten Weltkriegs wurde Fischer im Zuge der Besetzung der Niederlande durch die Wehrmacht 1940 entlassen. Die Annahme eines Rufs an die Northwestern University in den USA scheiterte an der Verweigerung eines Ausreisevisums. Die Besatzungszeit überlebte Fischer versteckt durch Freunde, nach dem Ende des Krieges arbeitete er wieder als Konservator an der Universitätsklinik Utrecht. 1947 gab es seitens der Medizinischen Fakultät Leipzig Pläne, Fischer auf den Lehrstuhl für Augenheilkunde der sächsischen Landesuniversität zu berufen. Dazu ist es aber nicht gekommen. 1949 verstarb Fischer in Utrecht an einem Herzinfarkt.[41]

Zusammen mit seiner Familie emigrierte der Leipziger Orthopäde Ernst Bettmann, der 1935 von der Universität Leipzig entlassen worden war, in die USA, wo er in White Plains, New York, eine Privatpraxis eröffnete. 1940 heiratete er die ebenfalls emigrierte jüdische Wiener Kinderärztin und Endokrinologin Hilda Kallberg. Bettmann ist 1988 in White Plains verstorben.[42]

Die bemerkenswertesten Emigrationskarrieren der acht entlassenen medizinischen Hochschullehrer der Universität Leipzig machten jedoch der Pädiater Siegfried Rosenbaum und der Medizinhistoriker Owsei Temkin.

---

40 Nachlass Max Goldschmidt, Privatbesitz Mrs. Jaqueline Graupner-Peters, Seattle, Washington, USA: Curriculum Vitae Max Goldschmidt, o. D. Der Lebensweg Max Goldschmidts nach seiner Emigration aus Deutschland konnte erst jetzt, nach dem Auffinden seines Privatnachlasses, geklärt werden. Ich danke seiner Enkelin, Mrs. Jaqueline Graupner-Peters, für die Bereitschaft, Material und Auskünfte in großzügiger Weise zur Verfügung zu stellen.
In der älteren Literatur fand bisher nur der Tod Goldschmidts in der Schweiz Erwähnung. Vgl. Fahrenbach/Wiedemann, Augenheilkunde, S. 118–122; Rohrbach, Jens Martin: Augenheilkunde im Nationalsozialismus. Stuttgart 2007, S. 97; Hebenstreit, Uta: Die Verfolgung jüdischer Ärzte in Leipzig in den Jahren der nationalsozialistischen Diktatur. Schicksal der Vertriebenen. Diss. Leipzig 1996, S. 106.
41 Vgl. Fahrenbach/Wiedemann, Augenheilkunde, S. 123–126; siehe dazu auch Küchle, Hans Joachim: Augenkliniken deutschsprachiger Hochschulen und ihre Lehrstuhlinhaber im 19. und 20. Jahrhundert. Köln 2005, S. 75. Ein biografischer Abriss und ein komplettes Werkverzeichnis von Friedrich Peter Fischer findet sich in: Documenta Ophthalmologica 5/6 (1951). S. 2–11.
42 Vgl. Lambrecht, Entlassungen, S. 39–40.

Siegfried Rosenbaum, schon als Jugendlicher in der zionistischen Bewegung sowie in der jüdischen Turner- und Pfadfinderbewegung aktiv, emigrierte nach der nationalsozialistischen „Machtergreifung" mit seiner Familie nach Palästina. Dabei wäre er als dekorierter Offizier des Ersten Weltkriegs von der ersten Entlassungswelle an den deutschen Hochschulen noch verschont geblieben.

Rosenbaum hat in Palästina und dann im 1948 gegründeten Israel die Kinderheilkunde, aber auch das öffentliche Gesundheitswesen ganz maßgeblich mitgestaltet. Zunächst kurzzeitig am Hospital der zionistischen Frauenbewegung Hadassah in Tel Aviv angestellt und als Belegarzt der Krankenkasse der Arbeiterorganisation Kupat Cholim tätig, ließ er sich 1933 als privat praktizierender Arzt nieder. 1934 war er Mitbegründer des Assuta Hospitals, der ersten modernen Privatklinik in Tel Aviv, die noch heute existiert. Darüber hinaus engagierte er sich in der Gesundheitspolitik, insbesondere auf dem Gebiet der Neugeborenenversorgung. Als Spezialist für Säuglingsernährung war Rosenbaum zudem Mitglied der Staatlichen Ernährungskommission Israels. Sowohl im Zweiten Weltkrieg als auch im Israelischen Unabhängigkeitskrieg praktizierte er in leitender Funktion als Militärarzt. Der langjährige Chefredakteur der israelischen Ärztezeitschrift „Harefuah" und Delegationsleiter der israelischen Ärzteschaft bei den Weltärztekongressen starb am 8. April 1969 in Tel Aviv.[43]

Die akademisch erfolgreichste Karriere der emigrierten Hochschullehrer der Leipziger Medizinischen Fakultät gelang dem Medizinhistoriker Owsei Temkin. Temkin lehrte als Gastdozent am Institute of the History of Medicine der John Hopkins University in Baltimore, wohin er seinem Lehrer Henry E. Sigerist gefolgt war, als ihm im September 1933 in Leipzig die Lehrbefugnis aufgrund seiner jüdischen Herkunft entzogen wurde.[44] Temkin blieb danach an der John Hopkins University, die seine neue Heimat werden sollte. 1958 wurde er auf die William H. Welch-Professur berufen und zum Direktor des Institute of the History of Medicine ernannt, wo er bis zu seiner Emeritierung 1967 lehrte. Temkin, dem zahlreiche renommierte Forschungspreise wie etwa die George-Sarton-Medaille für Wissenschaftsgeschichte verliehen wurden, und der mehrere Jahre das Amt des Präsidenten der American Association for the History of Medicine bekleidete, war bis zu seinem Lebensende wissenschaftlich aktiv. Die Feierlichkeiten für seinen

---

43 Vgl. Seidler, Rosenbaum, S. 54–55; Seidler, Eduard: Jüdische Kinderärzte 1933–1945. Entrechtet, geflohen, ermordet. Erw. Neuauflage, Freiburg i. Br. 2007, S. 279–280; Lorz, Fakultät, S. 114–120.
44 UA, Leipzig, PA 1629, Bl. 28: Schreiben des sächsischen Ministeriums für Volksbildung v. 6. September 1933.

100. Geburtstag waren an der John Hopkins University bereits organisiert, als Temkin im Juli 2002 im Alter von 99 Jahren verstarb.[45]

Mit acht entlassenen Hochschullehrern war der Personalverlust an der Medizinischen Fakultät der Universität Leipzig im Vergleich zu anderen Medizinischen Fakultäten des Reichs nicht besonders hoch.[46] Unter den Betroffenen war kein Lehrstuhlinhaber oder Extraordinarius, sondern es handelte sich ausschließlich um Privatdozenten und um nichtplanmäßige außerordentliche Professoren. Dies macht ihr persönliches Schicksal – Vertreibung, Emigration, Deportation – nicht minder bemerkenswert.

---

45 Zu Leben und Werk Owsei Temkins siehe Bickel, Marcel H.: Owsei Temkin (1902–2002). Ein Medizinhistoriker des 20. Jahrhunderts. Gesnerus. Schweizerische Zeitschrift für Geschichte der Medizin und Naturwissenschaften 59 (2002), S. 224–241, hier insbesondere S. 226–228.
46 Vgl. Riha, Medizin, S. 966–967.

Wolfgang Rose
Hans Pollnow – Spuren seines Lebens

Am 21. Oktober 1943 wurde Jean Pollnow, Häftling des Konzentrationslagers Mauthausen mit der Nummer 34598, „auf der Flucht erschossen".[1] Der von seinen Mördern als „französischer Jude" bezeichnete Mann war 41 Jahre alt; er war am 7. März 1902 als Hans Pollnow in Königsberg/Preußen geboren worden.[2]

Über die Kindheit und Jugend Pollnows in der östlichsten Großstadt des Deutschen Reiches lassen sich, bis auf die wenigen von ihm selbst stammenden Hinweise, nur indirekt Aussagen treffen. Von den Mitgliedern seiner Familie fanden sich insbesondere zum Vater nähere Angaben.[3] An dessen Person wird

---

[1] Archiv der KZ-Gedenkstätte Mauthausen, Totenbuch Mauthausen (Y/46). „Bei dem Eintrag ‚auf der Flucht erschossen' ist zu berücksichtigen, dass die Häftlinge in der Mehrheit der Fälle vom Wachpersonal gezwungen wurden, die Postenkette zu überschreiten, um damit einen Vorwand zu schaffen, sie zu erschießen. Die Wachmänner, die die tödlichen Schüsse abgefeuert haben, wurden vorübergehend vom Dienst suspendiert und vor ein eigenes Polizei- und SS-Gericht gestellt. Die Gerichtsverhandlungen endeten jedoch im Normalfall mit dem Freispruch der angeklagten Wachmänner. Als Begründung für den Freispruch wurde angeführt, dass die Wachmänner die Häftlinge in Ausübung ihrer Dienstpflichten erschossen hätten."
[2] Pollnow, Hans: „Zur Psychotherapie des Asthma Bronchiale. Kritische Durchsicht der bisher publizierten Kasuistik". Sonderdruck aus: Zeitschrift für Klinische Medizin, Bd. 110 (1929), H. 6, S. 24. Das Verdienst, Hans Pollnow dem Vergessen entrissen zu haben, gebührt Klaus-Jürgen Neumärker. In seiner gemeinsam mit Aribert Rothenberger herausgegebenen Studie zur Wissenschaftsgeschichte der ADHS würdigt er im fünften Kapitel Leben und Werk der beiden Erstbeschreiber des entsprechenden Symptomkomplexes, Franz Kramer und Hans Pollnow. Neumärkers Text war der Ausgangspunkt für die erneute Beschäftigung mit Hans Pollnow im Rahmen dieser Publikation. Grundsätzlich ist Neumärker zuzustimmen, dass „die Datenlage zur Person Hans Pollnow spärlich und unvollständig" ist. Beim Nachrecherchieren der im Text gegebenen Hinweise und weitergehenden Forschungen ergaben sich jedoch einige Korrekturen dort getroffener Aussagen sowie neue Aspekte, die ein genaueres Lebensbild Hans Pollnows ergeben. Vgl. Neumärker, Klaus-Jürgen: Leben und Werk von Franz Max Albert Kramer (24.4.1878–29.06.1967) und Hans Pollnow (7.3.1902–21.10.1943). In: Rothenberger, Aribert [u.a.] (Hrsg.): Wissenschaftsgeschichte der ADHS. Kramer-Pollnow im Spiegel der Zeit. Darmstadt 2005, S. 79–118 (zu Pollnow insbesondere S. 102–106, Zitat: S. 102).
[3] Hans Pollnows Mutter hieß vermutlich Margarete; weitere Informationen über sie konnten jedoch bisher nicht gewonnen werden. Vgl. Schüler-Springorum, Stefanie: Die jüdische Minderheit in Königsberg/Preußen, 1871–1945 (= Schriftenreihe der Historischen Kommission bei der Bayerischen Akademie der Wissenschaften, 56) Göttingen 1996, S. 358. Er hatte mindestens eine Schwester. Vgl. Deutsches Literaturarchiv Marbach (DLA), A: Jaspers 75.13615 Louise Pollnow an Karl Jaspers, 4.5.1947 [Typoskript, 1 S.]. Leider konnten der oder die Inhaber der Urheberrechte an den Texten von Hans und Louise Pollnow, die im DLA überliefert sind, nicht ausfindig gemacht werden; berechtigte Ansprüche der Urheberrechteinhaber werden auch nachträglich abgegolten.

die für Königsberg besonders typische Situation einer weitgehenden Integration der jüdischen Minderheit in das Bürger- und Kleinbürgertum der Stadt bei gleichzeitiger Wahrung der eigenen Identität deutlich:[4] Der angesehene Augenarzt Leo Pollnow (1868–1946) war ab 1908 Vorsitzender der Königsberger Ortsgruppe und ab 1911 des ostpreußischen Landesverbandes des Centralvereins deutscher Staatsbürger jüdischen Glaubens (CV) sowie Mitglied in dessen Hauptvorstand.[5] Nimmt man das Engagement des Vaters als „Führer der deutsch-jüdischen Bewegung in Königsberg und Ostpreussen"[6] als Indiz dafür, dass auch Hans Pollnows Erziehung von dessen politischen Ideen geprägt war, so ist davon auszugehen, dass ihm in seinem Elternhaus ein starkes Selbstbewusstsein bezüglich seiner jüdischen Herkunft und eine enge Verbindung zu den kulturellen Werten des deutschen Bürgertums vermittelt wurden.[7]

Entsprechend den bildungsbürgerlichen Idealen seines sozialen Milieus besuchte Hans Pollnow das Collegium Fridericianum (Friedrichs-Kollegium). Die 1698 gegründete Schule war 1810 als erstes königliches Gymnasium Preußens nach den neuhumanistischen Reformideen Wilhelm von Humboldts (1767–1835) organisiert worden und galt als wichtigste, auf eine akademische Karriere vorbereitende Lehreinrichtung in Königsberg.[8] Zu Ostern 1920 legte Hans Pollnow die Reifeprüfung am Friedrichs-Kollegium ab.[9]

Pollnows Übergang von der Kindheit zur Jugend fiel in die Zeit des Ersten Weltkrieges und der revolutionären Ereignisse ab November 1918.[10] Inwieweit der junge Mann davon geprägt wurde, ist unklar. In der Ausgabe vom Juli 1920 der radikal linken Zeitschrift „Die Aktion", findet sich ein als „Fragment eines Choro-

---

4 Vgl. Schüler-Springorum, Minderheit, hier insbesondere S. 363.
5 Pollnow, Psychotherapie, S. 24; Schüler-Springorum, Minderheit, S. 388. Bei Sabatzky, Kurt: Leo Pollnow. Aufbau 20 (1946) v. 17.5.1946, S. 42, findet sich die Angabe, dass L. Pollnow 73jährig verstarb, was zum Geburtsjahr 1873 führen würde.
6 Sabatzky, Leo Pollnow.
7 Der CV sah die jüdische Minderheit als Teil der deutschen Nation an und verband eine entsprechend loyale Haltung mit dem Eintreten für die staatsbürgerliche und gesellschaftliche Gleichstellung der Juden und dem Kampf gegen Antisemitismus. Vgl. Holländer, Ludwig: Central-Verein deutscher Staatsbürger jüdischen Glaubens. In: Herlitz, Georg/Krischner, Bruno (Hrsg.): Jüdisches Lexikon. Ein enzyklopädisches Handbuch des jüdischen Wissens in vier Bänden, Bd. 1. Frankfurt a. M. 1987 (Nachdruck der 1. Aufl., Berlin 1927). Sp. 1289–1294.
8 Zippel, Gustav: Geschichte des Königlichen Friedrichs-Kollegiums zu Königsberg Pr. 1698–1898. Königsberg 1898, S. 198–251.
9 Pollnow, Psychotherapie, S. 24.
10 Zu Ereignissen und Personen der Königsberger Geschichte im Ersten Weltkrieg und in der revolutionären Nachkriegszeit vgl. Manthey, Jürgen: Königsberg. Geschichte einer Weltbürgerrepublik. München [u.a.] 2005, S. 554–562.

logs" bezeichneter Text mit dem Titel „Befreiung!" unter dem Autorennamen Hans Pollnow.[11] Es handelt sich um ein pathetisches Gedicht, das – offenbar in Anlehnung an die Form des klassischen antiken Dramas – die (revolutionäre) Veränderung der Welt und die Rebellion gegen die Generation der Väter beschwört. Eingeleitet wird es von Sätzen aus dem letzten Artikel Karl Liebknechts für die „Rote Fahne" vor seiner Ermordung im Januar 1919. Ob der Text tatsächlich von der hier behandelten Person stammt, konnte nicht zweifelsfrei geklärt werden. Allerdings gibt es Indizien, die dafür sprechen: So verweist die Textform auf einen Bildungshintergrund des Autoren, wie er in einem humanistischen Gymnasium vermittelt wurde. Ein zweiter Zusammenhang könnte zu einem innerjüdischen Generationenkonflikt im Königsberg des Jahres 1919 bestehen. In der Jugendgruppe, die dem Central-Verein in der ostpreußischen Hauptstadt angeschlossen war, kam es in diesem Jahr zum Protest gegen die Bevormundung durch den CV, in dessen Folge sich der Jugendverein spaltete.[12] Es ist anzunehmen, dass Hans Pollnow – bei der herausgehobenen Stellung seines Vaters im CV – dem Jugendverein angehörte. Wie er sich in der beschriebenen Auseinandersetzung positionierte, konnte nicht ermittelt werden. Falls die Veröffentlichung in „Die Aktion" von ihm stammt, könnte sie – neben dem allgemeinen Einfluss der revolutionären Nachkriegskrise – eine literarische Folge des heftigen Streits in Königsberg sein.

Nach dem Abitur, wahrscheinlich mit Beginn des Wintersemesters 1920/21, begann Pollnow parallel Philosophie und Medizin zu studieren, zunächst in München, dann in Heidelberg, wo er das Seminar von Karl Jaspers besuchte. Vermutlich in Heidelberg lernte er, der in Jaspers' späterer Erinnerung als „ein ungemein kindlicher Jüngling, mager mit leuchtenden Augen" beschrieben wird,[13] die fünfeinhalb Jahre ältere Lucie Ney (1896–1979) kennen. Die Tochter des Chemikers Dr. Emanuel Ney aus Frankfurt am Main hatte bereits 1920 mit einer Arbeit über Jean Pauls Roman „Titan" bei dem Literaturwissenschaftler Julius Petersen (1878–1941) in Frankfurt am Main promoviert, nachdem sie seit 1916 Literaturgeschichte, Philosophie und Psychologie in Heidelberg, München und Frankfurt studiert hatte. Noch 1921 heirateten die beiden. Im selben Jahr begann Lucie Pollnow ein Medizinstudium in Heidelberg, dass sie 1926 mit dem Staatsexamen und der Promotion in Königsberg abschloss.[14]

---

11 Pollnow, Hans: Befreiung! Fragment eines Chorologs. In: Die Aktion, 10. Jg., H. 29/30 v. 24.7.1929, Sp. 119f.
12 Vgl. Schüler-Springorum, Minderheit, S. 278.
13 DLA, A: Jaspers 75.9131, Karl Jaspers an Louise Pollnow, 22.5.1947 [Typoskript, 2 S.], S. 2.
14 Pollnow, Lucie: Beitrag zur Schriftuntersuchung bei Schizophrenen. Diss. Med. Berlin. Berlin 1927 (Univ. Königsberg Nov. 1926). Sonderabdruck aus: Archiv für Psychiatrie und Nervenkrankheiten 80 (1927), H. 3, S. 352–366, hier: Lebenslauf, o. S. Neumärker, Leben und, S. 102 geht

Die jungen Eheleute blieben bis 1923 in Heidelberg. Hans Pollnow besuchte weiterhin die philosophischen Vorlesungen und Seminare von Karl Jaspers und hörte auch dessen Kolleg über empirische Psychologie.[15] Zugleich setzte er sein Medizinstudium fort, so dass er Ostern 1923 die ärztliche Vorprüfung bestand.[16] Die Jahre in Heidelberg scheinen eine intensiv erlebte und glückliche Zeit im Leben Pollnows gewesen zu sein. So erwähnt er später seinen „Wunsch nach der Kommunikation mit der Atmosphäre ‚Universität Heidelberg', – die es nirgends sonst ähnlich zu geben scheint".[17] Welche Gründe den Ausschlag gaben, dass die Pollnows die kurpfälzische Universitätsstadt trotzdem verließen und ihre Studien in Königsberg fortsetzten, lässt sich den Quellen nicht entnehmen.

Neben dem Studium übernahmen Lucie und Hans Pollnow Übersetzungsarbeiten aus dem Französischen für den Rowohlt-Verlag. Sie übertrugen die Titelerzählung der 1925 erschienenen Novellensammlung „Die Geheimnisse der Fürstin von Cadignan" von Honoré de Balzac ins Deutsche. Ob diese Tätigkeit vorrangig der Verbesserung ihrer Einkommenssituation diente oder eher eine Freizeitbeschäftigung war, muss offen bleiben.[18] Für die Qualität der Pollnowschen Übersetzung spricht jedenfalls, dass sie 1958 im Rahmen der Gesammelten Werke Balzacs bei Rowohlt noch einmal neu aufgelegt wurde.[19]

An der Albertus-Universität Königsberg beendete Hans Pollnow zunächst sein Philosophiestudium. Gerade 23jährig promovierte er Ostern 1925 mit einer Dissertation zum Thema „Beiträge zur Geschichte und Logik der Ausdrucksdeutung".[20] Die Arbeit wurde auszugsweise im Jahrbuch der Philosophischen Fakultät der Königsberger Universität und drei Jahre später in überarbeiteter Form unter dem

---

davon aus, dass Hans und Lucie Pollnow „noch in der Königsberger Zeit" heirateten, tatsächlich geschah dies bereits in Heidelberg. Erst danach gingen beide nach Königsberg, um ihre Studien abzuschließen.
15 DLA, A: Jaspers 75.13613, Hans Pollnow an Karl Jaspers, 20.5.1936 [Typoskript, 2 S.], S. 2.
16 Pollnow, Psychotherapie, S. 24.
17 DLA, A: Jaspers 75.13613, Hans Pollnow an Karl Jaspers, 3.2.1937 [Typoskript, 3 S.], S. 1. Diese Einschätzung, der er selbst eine sentimentale Note bescheinigt, trifft Pollnow aus seinen schwierigen Lebensumständen im französischen Exil heraus und sie steht im Kontext eines Anliegens an Jaspers, der nach wie vor in Heidelberg arbeitete. Dennoch dürften nicht nur Verklärung und Kalkül daraus sprechen.
18 Balzac, Honoré de: Die Geheimnisse der Fürstin von Cadignan. Novellen. Berlin [1925]. Neumärker, Leben und Werk, S. 103 ordnet diese Übersetzungstätigkeit irrtümlich Pollnows Emigrationszeit in Paris zu.
19 Balzac, Honoré de: Die Geheimnisse der Fürstin von Cadignan. Novellen. Hamburg 1958.
20 Pollnow, Psychotherapie, S. 24; Pollnow, Hans: Beiträge zur Geschichte und Logik der Ausdrucksdeutung. Philosophische Dissertation. o. O. o. J.

Titel „Historisch-kritische Beiträge zur Physiognomik" im Jahrbuch der Charakterologie veröffentlicht.[21]

Im Sommer 1926 bestand Hans Pollnow auch das medizinische Staatsexamen in Königsberg. Danach übersiedelte er nach Berlin.[22] Seine Frau zog – möglicherweise etwas später – ebenfalls in die Reichshauptstadt. Am 1. Mai 1927 trat sie eine Stelle als Medizinalpraktikantin an der Nervenpoliklinik der Charité an.[23] Allerdings war ihr Aufenthalt in Berlin nur kurz. Die Beziehung der Pollnows befand sich offenbar in einer Krise, die schließlich zur Scheidung führte.[24] Lucie Pollnow nahm ihren Mädchennamen Ney wieder an, heiratete 1928 den Intendanten des Ostpreußischen Landestheaters Königsberg, Fritz Jessner (1889–1946), und arbeitete als Assistenzärztin an der Psychiatrischen und Nervenklinik der Königsberger Universität.[25] Das Verhältnis zwischen Pollnow und seiner ersten Ehefrau scheint aber freundschaftlich geblieben zu sein, da er sich nach ihrer 1933 erfolgten Vertreibung bei Karl Jaspers um ein Empfehlungsschreiben für sie an den Direktor der Psychiatrischen Universitätsklinik Waldau in Bern, Jakob Klaesi (1883–1980) bemühte.[26]

Sein praktisches Jahr absolvierte Hans Pollnow 1926/27 zuerst an der II. Medizinischen Klinik der Charité unter Friedrich Kraus (1858–1936) und später an der I. Medizinischen Klinik unter Wilhelm His (1863–1934). Zeitgleich mit seiner

---

21 Pollnow, Hans: Beiträge zur Geschichte und Logik der Ausdrucksdeutung. In: Jahrbuch d. Phil. Fak. Königsberg Pr. 1924/25, S. 127–129; Pollnow, Hans: Historisch-kritische Beiträge zur Physiognomik. In: Utitz, E. (Hrsg.): Jahrbuch der Charakterologie 5 (1928), S. 157–206.
22 Pollnow, Psychotherapie, S. 24.
23 Historisches Psychiatriearchiv der Charité Berlin (HPAC), unverz., Psychiatrische und Nervenklinik: Verzeichnis der Medizinalpraktikanten, begonnen am 1.1.1924, Eintrag Nr. 20: Lucie Pollnow sowie HPAC, unverz., Ärzte-Liste der Nervenpoliklinik, Eintrag Nr. 5/1927: Frau Lucie Pollnow. Vgl. auch DLA, A: Jaspers 75.13613, Hans Pollnow an Karl Jaspers, o. J. [1933].
24 Vgl. HPAC, unverz., Psychiatrische und Nervenklinik: Verzeichnis der Volontär-Assistenten, begonnen am 1.4.1924, Eintrag Nr. 9: Dr. phil et med. Hans Pollnow. Dort ist in der Rubrik zum Familienstand „gesch." [geschieden] angegeben. Möglicherweise lebten die Pollnows in Berlin schon getrennt, da in HPAC, unverz., Psychiatrische und Nervenklinik: Verzeichnis der Medizinalpraktikanten unterschiedliche Wohnadressen angegeben sind.
25 Blubacher, Thomas: Fritz Jessner. In: Kotte, Andreas (Hrsg.): Theaterlexikon der Schweiz. Bd. 2. Zürich 2005. S. 930 (als Online-Ressource: http://tls.theaterwissenschaft.ch/wiki/Fritz_Jessner [2.12.2012]). Vgl. auch DLA, A: Jaspers 75.13613, Hans Pollnow an Karl Jaspers, o. J. [1933].
26 DLA, A: Jaspers 75.13613, Hans Pollnow an Karl Jaspers, o. J. [1933]. Lucie Jessner (1896–1979) emigrierte nach 1933 über die Schweiz in die USA, wo sie als Kinderpsychiaterin und Hochschullehrerin für Psychiatrie und Psychoanalyse arbeitete. Vgl. Nölleke, Brigitte: Psychoanalytikerinnen. Biografisches Lexikon. http://www.psychoanalytikerinnen.de/usa_biografien.html#Jessner, (2.12.2012). In diesem Lexikoneintrag wird Lucie Jessners erste Ehe mit Hans Pollnow nicht erwähnt.

Approbation am 10. Dezember 1927 begann er eine Tätigkeit als sog. Volontär-Assistent an der Psychiatrischen und Nervenklinik der Charité unter Karl Bonhoeffer (1868–1948). Dort schloss er seine neurologisch-psychiatrische Fachausbildung ab und war zu diesem Zweck auf verschiedenen Abteilungen der Klinik eingesetzt.[27]

Den vorläufig letzten Schritt seiner akademischen Karriere bildete die medizinische Promotion Hans Pollnows im März 1929. Im Thema der Dissertation „Zur Psychotherapie des Asthma Bronchiale", das er noch auf Anregung von Helmut Petow (1889–1935) von der I. Medizinischen Klinik gewählt hatte, kommt schon seine Neigung zur psychiatrischen Tätigkeit zum Ausdruck. Die Arbeit, eine „kritische Durchsicht der bisher publizierten Kasuistik" erhielt von Petow das Prädikat „Sehr gut"; der Zweitgutachter Wilhelm His schloss sich diesem Urteil an.[28] Mit derselben Gesamtzensur bestand Pollnow auch die mündliche Prüfung („Colloquium") am 26. März 1929 durch Bonhoeffer, Fritz Strassman (1858–1940) und Martin Hahn (1865–1935) zu Einzelthemen aus den Bereichen Neurologie, Gerichtliche Medizin und Hygiene.[29]

Nach Erwerb seines zweiten Doktortitels blieb Hans Pollnow an der Psychiatrischen und Nervenklinik der Charité. Die Publikationen aus dieser Zeit verdeutlichen seine umfassende Kenntnis der aktuellen Entwicklungen in der Psychiatrie und Psychotherapie ebenso, wie die Fähigkeit zu deren selbständiger Bewertung und zur philosophischen Durchdringung naturwissenschaftlich-medizinischer Probleme.[30]

---

27 Pollnow, Psychotherapie, S. 24. Laut HPAC, unverz., Psychiatrische und Nervenklinik: Verzeichnis der Volontär-Assistenten, begonnen am 1.4.1924, Eintrag Nr. 9: Dr. phil et med. Hans Pollnow war er in der Poliklinik sowie auf den Stationen 29 und 30a (Kinder) tätig. Vgl. auch Universitätsarchiv der Humboldt-Universität zu Berlin (UAHUB), Nervenklinik Nr. 12 Arbeitsbeurteilungen und Bescheinigungen für die in der Klinik tätig gewesenen med. Kräfte, Empfehlungsschreiben für Hans Pollnow [vermutlich von K. Bonhoeffer], 28.3.1938, o. Bl.
28 Pollnow, Psychotherapie, S. 24; UAHUB, Med Fak Nr. 964 Promotionen, Vorgang Hans Pollnow, Beurteilung der Dissertation, Bl. 94 RS, 95.
29 UAHUB, Med Fak Nr. 964, Vorgang Hans Pollnow, Protokoll über die mündliche Prüfung (Colloquium), 26.3.1929, Bl. 96.
30 Pollnow, Hans: Tagungsbericht. Jahresversammlung des Deutschen Vereins für Psychiatrie in Danzig. Der Nervenarzt 2 (1929), S. 415–418; Pollnow, Hans: Tagungsbericht. V. Allgemeiner ärztlicher Kongress für Psychotherapie in Baden-Baden. 26. bis 29. April 1930. Der Nervenarzt 3 (1930), S. 354–356; Pollnow, Hans: Das Leib-Seele-Problem und die psychophysischen Korrelationen. In: Brugsch, Theodor/Lewy, Fritz Heinrich (Hrsg.): Die Biologie der Person. Ein Handbuch der allgemeinen und speziellen Konstitutionslehre. Bd. 2: Allgemeine somatische und psychophysische Konstitution. Berlin/Wien 1931, S. 1061–1092. Zum Inhalt und zur Einschätzung dieser Publikationen s. Neumärker, Leben und Werk, S. 104f.

Sein besonderes Interesse fand jedoch das Gebiet der Psychopathologie von Kindern und Jugendlichen.[31] Hierfür bestanden in Berlin günstige Voraussetzungen: Seit 1921 existierte an Bonhoeffers Klinik mit der Kinderbeobachtungsstation (KBS) eine spezialisierte Einrichtung, die überwiegend verhaltensauffällige Kinder und Jugendliche aufnahm. Die wesentliche Funktion der Station bestand in der wissenschaftlichen Erforschung der „psychopathischen Konstitution", die als Ursache von Verhaltensauffälligkeiten angesehen wurde, ihrer heilpädagogischen Beeinflussung und Vorbeugung. Die KBS wurde vom Deutschen Verein zur Fürsorge für jugendliche Psychopathen (DVFjP) in Kooperation mit der Psychiatrischen und Nervenklinik getragen. Der Verein stellte und bezahlte eine Sozialpädagogin, die die aufgenommenen Kinder betreute und beobachtete, und deren Berichte Grundlage für die ärztlichen Empfehlungen am Ende des stationären Aufenthalts waren. Die Atmosphäre an dieser heilpädagogisch-kinderpsychiatrischen Institution war geprägt durch eine enge und gleichberechtigte Zusammenarbeit zwischen den hier tätigen Pädagoginnen und Ärzten und von der gegenseitigen Anerkennung der Kompetenzen und Aufgabengebiete. Entscheidenden Anteil daran trugen die beiden Hauptverantwortlichen aus den beteiligten Disziplinen, die Sozialpädagogin Ruth von der Leyen (1888–1935) und der Neurologe und Psychiater Franz Kramer (1878–1967). Das gemeinsam entwickelte Modell von Heilen durch Erziehen legte seinen Schwerpunkt auf die Unterstützung der Selbststeuerung bei den betroffenen Kindern und Jugendlichen und kann als Vorgriff auf heutige sozialpädagogische Konzepte gesehen werden.[32]

Pollnow war spätestens ab 1929 aktiv an der interdisziplinären Arbeit beteiligt, zunächst durch seine Tätigkeit an der Nervenpoliklinik, die einen wichtigen Zugang zur Kinderbeobachtungsstation darstellte. Aus diesem Jahr sind zahlreiche Krankenblätter von Kindern überliefert, die in der Poliklinik vorgestellt und von Hans Pollnow untersucht wurden. Unter diesen nehmen die Fälle einen großen Anteil ein, in denen entweder Kinder vom DVFjP zur medizinischen Begutachtung an die Charité geschickt oder von Pollnow an Einrichtungen des Vereins, wie dessen Beratungsstelle für Heilerziehung oder eines seiner Heilerziehungsheime, überwiesen wurden.[33] Darüber hinaus verfasste er in seiner

---

31 UAHUB, Nervenklinik Nr. 12, Empfehlungsschreiben für Hans Pollnow [vermutlich von K. Bonhoeffer], 28.3.1938, o.Bl.
32 Fuchs, Petra/Rose, Wolfgang/Beddies, Thomas: Heilen und Erziehen: Die Kinderbeobachtungsstation an der Psychiatrischen und Nervenklinik der Charité. In: Hess, Volker/Schmiedebach, Heinz-Peter (Hrsg.): Am Rande des Wahnsinns. Schwellenräume einer urbanen Moderne. Wien [u.a.] 2012, S. 111–148, insbesondere S. 140–143.
33 Vgl. z. B. HPAC, Poliklinik-Krankenblatt Nr. 215 vom 14.6.1929, Elimar B.: Unter der Rubrik „Ueberwiesen von" vermerkte Pollnow „Fräulein v. d. Leyen", bei „Verordnung" steht sein Ver-

poliklinischen Tätigkeit Gutachten, Berichte und Atteste über die von ihm untersuchten Patienten für weitere Institutionen wie Jugendämter und Jugendgerichte sowie Familienangehörige.[34]

Spätestens ab Ende April 1930 arbeitete Hans Pollnow für ein Jahr als Stationsarzt der Kinderbeobachtungsstation.[35] Hier war er weitgehend selbständig für die Organisation des Stationsbetriebes, die Zusammenarbeit mit dem Deutschen Verein zur Fürsorge für jugendliche Psychopathen und den Verkehr mit den überweisenden Behörden und Institutionen verantwortlich.

Pollnows intensive kinderpsychiatrische Betätigung führte zu einem gemeinsamen wissenschaftlichen Projekt über „hyperkinetische Zustandsbilder im Kindesalter" mit Franz Kramer.[36] Der stellvertretende Klinikleiter war mit der Kinderstation seit ihrer Gründung aufs Engste verbunden und dürfte einen genauen Überblick über die für das Forschungsziel in Frage kommenden Fälle gehabt haben. Ebenso wahrscheinlich ist, dass dem erfahrenen Publizisten Kramer[37] Pollnows Fähigkeit zur kritischen Zusammenfassung vorhandener Wissensbestände, vergleichenden Analyse und Herausarbeitung der wesentlichen Aspekte von Sachverhalten aufgefallen war, die dieser in seinen bisherigen wissenschaftlichen Arbeiten demonstriert hatte. Für die beabsichtigte Untersuchung war genau diese Fähigkeit von großer Bedeutung, galt es doch aus den Aufzeichnungen in den Krankenakten der Kinderbeobachtungsstation die gemeinsamen Merkmale der vermuteten hyperkinetischen Störung aus einer Vielzahl assoziierter Symptome herauszufiltern und vereinheitlichend zu beschreiben. Die Arbeit an diesem Projekt nahm zwei Jahre in Anspruch und führte über mehrere Zwischenschritte zu der 1932 erschienenen Studie „Über eine hyperkinetische Erkrankung im

---

merk „Niehagen" (ein heilpädagogisch geleitetes Erholungsheim des DVFjP an der Ostsee). Im HPAC sind aus dem interessierenden Zeitraum nur Poliklinik-Krankenblätter von Jungen überliefert, so dass kein Vergleich zur Untersuchungs- und Überweisungspraxis bei Mädchen möglich ist, allerdings finden sich in den Krankenakten der KBS im Aufnahmevermerk regelmäßig Wendungen wie „auf Veranlassung der Poliklinik", „nach poliklinischer Untersuchung" usw.
34 Vgl. z. B. HPAC, Poliklinik-Krankenblatt Nr. 316 vom 6.9.1929, Herbert G.: Gutachten für das Jugendgericht beim Amtsgericht Berlin-Mitte.
35 Die erste überlieferte Krankenakte der KBS, die von Pollnow geführt wurde, beginnt am 30.4.1930. Vgl. HPAC, KBS 535, Heinz L.. S. auch HPAC, Nervenklinik Nr. 12, Empfehlungsschreiben für Hans Pollnow [vermutlich von K. Bonhoeffer], 28.3.1938, o. Bl.
36 Kramer, Franz/Pollnow, Hans: Über eine hyperkinetische Erkrankung im Kindesalter. Monatsschrift für Psychiatrie und Neurologie 82 (1932), S. 1–40, hier S. 1.
37 Die Personalbibliographie Franz Kramers listet für den Zeitraum von 1902 bis 1929 allein 56 Arbeiten auf, an denen er als Autor, Mitautor oder Herausgeber beteiligt war. Ich danke Petra Fuchs für die entsprechende Information.

Kindesalter".[38] Hier wurde erstmals ein Symptomenkomplex als eigenes Krankheitsbild abgegrenzt, in dessen Zentrum Hyperaktivität, Unaufmerksamkeit und Impulskontrollstörung standen.[39] Er fand als Kramer-Pollnow-Syndrom Eingang in den psychiatrischen Wissensbestand und gilt heute als früher „Bezugspunkt für das wissenschaftliche Konzept der [...] als Aufmerksamkeitsdefizit-Hyperaktivitätsstörung (ADHS) bezeichneten Verhaltensauffälligkeit im Kindesalter".[40]

Offenbar überzeugte die Qualität der theoretischen Arbeiten Pollnows und seine praktische klinische Tätigkeit auch Karl Bonhoeffer. Er versuchte, den jungen Arzt an seiner Klinik zu halten und beantragte daher bei der Charité-Direktion eine „freie außerplanmäßige Assistentenstelle" für ihn. Diese wurde für ein halbes Jahr, beginnend am 1. November 1932, gewährt.[41]

Die Entwicklung der politischen Verhältnisse in Deutschland führte jedoch dazu, dass Hans Pollnow die Stelle nicht wie geplant bis zum 30. April 1933 antreten konnte. Die Charité-Leitung fügte sich widerstandslos der Anordnung des preußischen Kultusministeriums und dem Druck nationalsozialistischer Organisationen an der Berliner Medizinischen Fakultät und entließ zum 31. März 1933, noch vor Inkrafttreten des „Gesetzes zur Wiederherstellung des Berufsbeamtentums" alle ihre jüdischen Angestellten, darunter auch Pollnow.[42]

---

38 Vgl. Kramer, Franz/Pollnow, Hans: Hyperkinetische Zustandsbilder im Kindesalter. Berliner Gesellschaft für Psychiatrie und Nervenkrankheiten Sitzung vom 16.6.1930. Zentralblatt für die gesamte Psychiatrie und Neurologie 57 (1930), S. 844–845; Kramer, Franz/Pollnow, Hans: Symptomenbild und Verlauf einer hyperkinetischen Erkrankung im Kindesalter. Allgemeine Zeitschrift für Psychiatrie und psychisch-gerichtliche Medizin 96 (1932), S. 214–216; Kramer/Pollnow, Über eine hyperkinetische Erkrankung.
39 Rothenberger, Aribert: Kramer-Pollnow-Preis – Deutscher Forschungspreis für biologische Kinder und Jugendpsychiatrie: eine Chronologie. In: Rothenberger, Aribert [u.a.], Wissenschaftsgeschichte, S. 65–78, hier S. 71.
40 Neumärker, Klaus-Jürgen/Rothenberger, Aribert: Kommentar und Interpretation zur Arbeit von F. Kramer und H. Pollnow. In: Rothenberger, Aribert [u.a.], Wissenschaftsgeschichte, S. 161–174, hier S. 172. Aufgrund von Neumärkers und Rothenbergers Engagement trägt ein seit 2003 alle zwei Jahre vergebener Forschungspreis zum Thema ADHS die Namen Kramers und Pollnows.
41 Neumärker, Leben und Werk, S. 102.
42 Schagen, Udo: Wer wurde vertrieben? Wie wenig wissen wir? Die Vertreibungen aus der Berliner Medizinischen Fakultät 1933. Ein Überblick. In: Schleiermacher, Sabine/Schagen, Udo (Hrsg.): Die Charité im Dritten Reich. Zur Dienstbarkeit medizinischer Wissenschaft im Nationalsozialismus. Paderborn u.a. 2008, S. 51–66, insbesondere S. 51–53. S. auch: HPAC, unverz., Psychiatrische und Nervenklinik: Verzeichnis der Volontär-Assistenten, begonnen am 1.4.1924, Eintrag Nr. 9: Dr. phil et med. Hans Pollnow: Unter der Rubrik „Austritt am" ist vermerkt „31.3.33". Neumärkers Aussage, Pollnow sei „nach dem Erlass des Gesetzes zur Wiederherstellung des Berufsbeamtentums zum 31.3.1933" ausgeschieden, stimmt chronologisch nicht, da das Gesetz erst am 7.4.1933 erlassen wurde. Vgl. Neumärker, Leben und Werk (wie Anm. 2), S. 103. Quelle des Missverständnisses

Dieser zögerte nicht lange – offenbar in realistischer Beurteilung seiner beruflichen Lage und angesichts der antisemitischen Exzesse die mit der nationalsozialistischen „Machtergreifung" einhergingen – und emigrierte Anfang Mai 1933 nach Frankreich.[43]

In Paris konnte Hans Pollnow, nicht zuletzt wegen seiner wissenschaftlichen Qualifikation, seiner hervorragenden Französischkenntnisse und auf Grund von Empfehlungen Bonhoeffers und anderer, insbesondere aber dank der Unterstützung durch den russisch-französischen Psychiater und Philosophen Eugène Minkowski (1886–1972) relativ schnell wieder „in psychiatrischen und vor allem kinderpsychopathologischen Institutionen" arbeiten.[44] Als wissenschaftlicher Assistent Minkowskis – ärztliche Tätigkeit war ihm wegen der fehlenden französischen Approbation verboten – war er für ein kleines monatliches Gehalt von umgerechnet 100 Reichsmark an einem „Beobachtungs- und Heilerziehungsheim für schwierige Kinder" tätig. Weitere Einnahmequellen erschloss er sich teils durch Schreibmaschinenarbeiten, teils durch eine Vorlesungsreihe über die Entwicklung der Kinderpsychologie vom 15. bis 18. Jahrhundert am Institut d'Histoire des Sciences der Sorbonne die er im Winter 1935/36 hielt. Damit war seine Lage besser als die vieler anderer deutscher Emigranten in Frankreich, konnte er sich doch größtenteils in seinem eigentlichen Beruf betätigen und damit zumindest ein Existenzminimum verdienen. Trotzdem war sein Leben von ständiger Unsicherheit geprägt, „weil alles provisorischen Charakter" trug. Um diese „Situation etwas zu stabilisieren" strebte er den akademischen Grad eines Docteur d'Etat auf der Grundlage des Textes seiner Vorlesungen an. Im Mai 1936 bat er seinen früheren Lehrer Karl Jaspers um ein Empfehlungsschreiben, mit dessen Hilfe er den Prozess des Titelerwerbs zu verkürzen hoffte. Tatsächlich schickte Jaspers ihm eine wohlwollende Stellungnahme, die vor allem seine Leistungen auf philosophisch-psychologischem Gebiet hervorhob.[45] Pollnow konnte nicht zuletzt aufgrund dieses positiven Zeugnisses sein Zulassungsverfahren beschleunigen.[46] Darüber

---

ist ein späteres Empfehlungsschreiben Bonhoeffers für Pollnow im französischen Exil, in dem er am Ende eine entsprechende Formulierung gebraucht. Vgl. UAHUB, Nervenklinik Nr. 12, Empfehlungsschreiben für Hans Pollnow [vermutlich von K. Bonhoeffer], 28.3.1938, o. Bl.
43 DLA, A: Jaspers 75.13613, Hans Pollnow an Karl Jaspers, 20.5.1936, S. 1. Im HPAC befindet sich eine Krankenakte, aus der offenbar die Krankengeschichte entnommen wurde mit folgender Notiz vom 6.10.1933: „Unterschrift von Dr. Pollnow, geflüchtet nach Paris, abzugeben". HPAC, Krankenakte Ernst S., Aufnahme-Nr. 797 v. 6.5.1932, o.Bl.
44 Hier und nachfolgend DLA, A: Jaspers 75.13613, Hans Pollnow an Karl Jaspers, 20.5.1936, S. 1.
45 Empfehlungsschreiben von Karl Jaspers, 23.5.1936, zit. bei Neumärker, Leben und Werk (wie Anm. 2), S. 103.
46 DLA, A: Jaspers 75.13613, Hans Pollnow an Karl Jaspers, 3.2.1937, S. 1.

hinaus fasste er zunehmend Fuß im akademischen Leben von Paris. Offenbar über Minkowski kam er auch in Kontakt mit dem Philosophen und zu dieser Zeit führenden Ethnologen Frankreichs Lucien Lévy-Bruhl (1857–1939).

Spätestens ab 1936/37 publizierte Pollnow wissenschaftliche Arbeiten sowohl psychiatrischen als auch philosophischen Inhalts auf Französisch. So erschien in der Zeitschrift Recherches Philosophiques eine Fortführung seiner Arbeit „Das Leib-Seele-Problem und die psychophysischen Korrelationen" von 1931 unter dem Titel „Corps – Ame – Esprit, Problèmes de structure".[47] Im Jahr 1937 veröffentlichte er gemeinsam mit Eugène Minkowski einen Aufsatz über halluzinatorische Psychosen und 1938 einen Beitrag in der von Lévy-Bruhl herausgegebenen Zeitschrift Revue philosophique de la France et de l'étranger die als Themenschwerpunkt den französischen Philosophen Nicolas Malebranche (1638–1715) hatte.[48] Seine umfangreichste und vermutlich schwierigste Arbeit wurde jedoch die Übersetzung eines Manuskriptes von Karl Jaspers über René Descartes (1596–1650), dass 1937 in der entsprechenden Schwerpunktnummer der Revue philosophique unter dem Titel „La pensée de Descartes et la philosophie" veröffentlicht wurde.[49] Der Text beruhte wahrscheinlich weitgehend auf dem im selben Jahr auf Deutsch erschienenen Werk „Descartes und die Philosophie". Eine französische Ausgabe dieses Buches erschien 1938 ebenfalls in der Übersetzung von Hans Pollnow.[50] Das Übersetzungs-Projekt nahm Pollnow während der Jahre 1937 und 1938 in Anspruch und führte zu einem regen Schriftwechsel mit Jaspers zu den auftretenden sprachlichen Problemen.[51]

Karl Jaspers wurde – weil er es ablehnte, sich von seiner jüdischen Frau zu trennen – 1937 aus dem Universitätsdienst in Heidelberg entlassen und 1938 mit einem Publikationsverbot belegt.[52] In dieser bedrohlichen Situation trug sich der Philosoph offenbar mit dem Gedanken an Emigration. Hierbei spielte auch

---

[47] DLA, A: Jaspers 75.13613, Hans Pollnow an Karl Jaspers, 20.5.1936, S. 2.
[48] Pollnow, Hans/Minkowski, Eugène: Psychose hallucinatoire: évolution intermittente, élimination d'idées de persécution. Annales medico-psychologiques 95 (1937), S. 787–792; Pollnow, Hans: Reflexions sur les fondements de la psychologie chez Malebranche. Revue philosophique de la France et de l'étranger 125 (1938), S. 194–214.
[49] Jaspers, Karl: La pensée de Descartes et la philosophie. Traduit par Hans Pollnow (Paris). Revue philosophique de la France et de l'étranger 124 (1937), S. 39–64, 81–148. Vgl. DLA, A: Jaspers 75.13613, Hans Pollnow an Karl Jaspers, 3.2.1937, S. 3.
[50] Jaspers, Karl: Descartes et la philosophie (Übersetzer: Hans Pollnow). Paris 1938. Neumärker, Leben und Werk, S. 103 gibt irrtümlicherweise an, Pollnow hätte (mit seiner Frau Lucie) in Paris Descartes et la philosophie sowie Texte von Malebranche ins Deutsche übersetzt.
[51] Ich danke Sabine Brtnik für die entsprechende Information.
[52] Saner, Hans: Von der Weite des Denkens und der Verlässlichkeit des Handelns. Karl Jaspers in seiner Zeit. Oldenburg 2008, S. 35.

Hans Pollnow eine Rolle. Anscheinend überbrachte er Jaspers bei zwei Treffen im luxemburgischen Kolpach ein Angebot Lévy-Bruhls zur Übersiedlung nach Frankreich, das dieser letztendlich ausschlug. Pollnow habe sich „ausserordentlich um unsere Rettung" bemüht, schrieb Jaspers einige Jahre später.[53] Über die Zeit zwischen 1938 und dem Beginn des Zweiten Weltkrieges liegen keine sicheren Daten zu Hans Pollnow vor. Aus später stattfindenden Ereignissen kann aber geschlossen werden, dass er in dieser Zeit seine zweite Frau, Louise Pollnow, heiratete und wahrscheinlich die französische Staatsbürgerschaft annahm.[54]

Neben anderen Ärztinnen und Ärzten engagierte sich Pollnow in dem jüdischen Kinderhilfswerk l'Œuvre de secours aux enfants (OSE), das seit 1933 seinen Sitz in Paris hatte, und dessen Exekutivausschuss von Eugène Minkowski geleitet wurde.[55] Das OSE war die einzige französisch-jüdische Organisation, die über Fachpersonal im sozialmedizinischen Bereich verfügte. Deshalb kümmerte es sich um traumatisierte jüdische Kinder aus Deutschland und Österreich, die nach der Reichspogromnacht am 9. November 1938 ohne ihre Eltern nach Frankreich geflohen waren. Während der deutschen Okkupation arbeitete das OSE weiter und versteckte hunderte jüdischer Kinder vor dem Zugriff der Deutschen. Eine Beteiligung Hans Pollnows an diesen Widerstands-Aktionen ist nicht auszuschließen.

Er hatte zunächst in der französischen Armee gegen den deutschen Einmarsch gekämpft, war nach der militärischen Niederlage 1940 demobilisiert worden und mit seiner Frau in der nicht besetzten Zone in Südfrankreich geblieben.[56] Ein Angebot, nach Amerika zu fliehen, lehnte er ab, da er „nicht aus Frankreich desertieren" wollte – möglicherweise ein Hinweis darauf, dass er sich am Untergrundkampf beteiligte. In den folgenden zweieinhalb Jahren war Hans Pollnow „jegliche geistige Tätigkeit unmöglich", einerseits wegen der dürftigen materiellen Verhältnisse in denen er mit seiner Frau lebte, zum anderen wegen des psychischen Drucks, den Deutschen als Jude in die Hände zu fallen. Trotzdem konnte er sich auch weiterhin nicht entschließen, Frankreich zu verlassen und sich den Freien Französischen Streitkräften Charles de Gaulles in Großbritannien

---

53 DLA, A: Jaspers 75.9131, Karl Jaspers an Louise Pollnow, 22.5.1947, S. 2.
54 Über Louise Pollnow konnten bisher keine weiteren Informationen gewonnen werden; dass Pollnow französischer Staatsbürger wurde, ergibt sich aus der Information, dass er später der französischen Armee angehörte.
55 Hier und nachfolgend: Hazan, Katy/Weill, Georges: L'OSE et le sauvetage des enfants juifs. In: Sémelin, Jacques [u.a.] (Hrsg.): La résistance aux génocides. De la pluralité des actes de sauvetage. Paris 2008, S. 259–276, hier S. 265. Ich danke Fanny Le Bonhomme für die Hilfe bei der Beschaffung des Textes und für die Übersetzung.
56 Hier und nachfolgend DLA, A: Jaspers 75.13615 Louise Pollnow an Karl Jaspers, 4.5.1947.

anzuschließen, da inzwischen sein Sohn Daniel geboren worden war, und er sich nicht von seiner Familie trennen wollte.

Im Februar 1943 wurde Hans Pollnow in der Pyrenäenstadt Pau verhaftet, wo er einen Freund besuchte, der in der Widerstandsbewegung aktiv war. Über verschiedene Internierungslager in Frankreich und Deutschland kam er am 27. August 1943 schließlich in das Konzentrationslager Mauthausen. In den verbleibenden knapp zwei Monaten gelang es ihm offenbar, sich die Achtung und das Vertrauen seiner Leidensgenossen im Lager – darunter der Kommunist Heinrich Rau (1899–1961) – zu erwerben, auch wenn er deren politische Ansichten nicht in allen Punkten teilte.[57]

Am 21. Oktober 1943 endete das Leben Hans Pollnows unter den Schüssen seiner deutschen Bewacher.

---

[57] DLA, A: Jaspers 75.9131, Karl Jaspers an Louise Pollnow, 22.5.1947, S. 1. sowie A: Jaspers 75.13615 Louise Pollnow an Karl Jaspers, 4.5.1947.

Ursula Ferdinand
Zum Schicksal des Ophthalmologen Aurel von Szily (1880–1945)

> Gegen die Annahme von wissenschaftlichen Ehrungen, die dem Professor Szily vom Auslande angetragen werden, habe ich nichts einzuwenden. Dagegen ersuche ich den Professor von Szily von der Teilnahme an dem Britischen Ophthalmologenkongress vom 7. bis zum 9. Juni 1938 in Oxford Abstand zu nehmen.[1]

Mit diesem Bescheid suchte der Wissenschaftsminister einen Konflikt zu lösen, der in der nationalsozialistischen (Neu-)Gestaltung der internationalen Wissenschaftsbeziehungen nicht selten war. Im konkreten Fall bezog er sich auf die Teilnahme Aurel von Szilys am 27. Jahrestreffen des Oxforder Ophthalmologischen Kongresses 1938, auf dem der Rat der Britischen Ophthalmologischen Gesellschaft den international renommierten Wissenschaftler als ersten deutschen Ophthalmologen mit der Auszeichnung, die „*Doyne Memorial Lecture*" zu halten, zu ehren gedachte. Für die Nationalsozialisten war dies ein Affront ihrer Wissenschaftspolitik, galt doch Aurel von Szily nach den Rassengesetzen als „Volljude". Sie hatten dem Wirken des Direktors der Augenklinik an der 1925 eröffneten Medizinischen Fakultät der Westfälischen Wilhelms-Universität (WWU) Münster mit seiner Zwangsruhestandsversetzung 1935 ein Ende bereitet, ihn aus seiner deutschen Fachgesellschaft gedrängt. Die internationale ophthalmologische *community* stand aber hinter Szily: Ihre Intervention gegen dessen Zwangsruhestandsversetzung bewirkte deren rückwirkende Umwandlung in den Emeritusstand durch Erlass Hitlers vom 13. August 1937. Zudem gab sie mit Einladungen zu internationalen Kongressen der internationalen Reputation Szilys Gewicht, was den Ophthalmologen zwar nicht vor Demütigungen in Deutschland schützte, aber ihm half, sich gegen die sukzessiv betriebene Isolierung zu wehren.

---

1 Universitätsarchiv Münster (UAMs) Bestand 10, Nr. 3621, Bl. 106: Brief Reichswissenschaftsminister an Kurator der WWU Münster vom 27.6.1938.

Szilys akademisch-wissenschaftlicher Karriereweg

Aurel von Szily, Sohn des Budapester Professors für Augenheilkunde Adolf von Szily (1848–1920) und seiner Ehefrau Regine (geb. Jonas, 1850–1927), wurde am 1. Juni 1880 in Budapest geboren. Er begann nach Studium und Promotion (1905) seinen akademischen Karriereweg als Ophthalmologe an der „Freiburger Schule". Hier wirkte er, der sich 1910 habilitierte, bis 1924 als Assistent bzw. Oberarzt an der Universitätsaugenklinik unter Theodor Axenfeld (1867–1930). Aufgrund der in den Kriegsjahren erworbenen „Verdienste" verlieh ihm die Universität Freiburg Ende 1918 die Beamteneigenschaft, womit Szily zugleich die deutsche Staatsbürgerschaft erhielt.

In den Freiburger Jahren entwickelte sich „der begabteste, tüchtigste" Schüler Axenfelds zu einem ausgezeichneten Operateur, der durch die Monographie „Über die Anaphylaxie in der Augenheilkunde" und den „Atlas über die Kriegsaugenheilkunde" internationalen Ruhm erlangte. Über seine wissenschaftlichen und klinischen Forschungsergebnisse referierte er auf den Jahresversammlungen der „Deutschen Ophthalmologischen Gesellschaft" (DOG) wie auf internationalen Kongressen. Ihm, dem „Begründer des Forschungsschwerpunktes ‚Immunologie des Auges'", verlieh 1925 die DOG den Graefe-Preis. Die wissenschaftlich ungemein fruchtbaren Freiburger Jahre krönte 1924 sein Ruf zum ordentlichen Professor und Direktor der Augenklinik an der WWU Münster.[2]

Münster 1925–1933: Aufbau- und Konsolidierungsjahre

Trotz der unbestrittenen fachlichen Qualifikation gab es im Berufungsverfahren Zweifel darüber, ob Szily „als geborener Ungar und als vorwiegender Laboratoriums-Gelehrter gerade für Münster, wo doch eine grosse Klinik neu einzurichten ist und der gesamte augenärztliche Unterricht organisiert werden soll, besondere

---

2 Vgl. Rohrbach, Jens Martin [u.a.]: Zum 130. Geburtstag und zum 65. Todestag: Der Schriftleiter der „Monatshefte", Aurel von Szily, und sein unveröffentlichtes Lebenswerk über die kongenitalen Papillenanomalien. Klinische Monatsblätter für Augenheilkunde 227 (2010), S. 659–662; Thanos, Solon: Mensch, Wissenschaftler, Arzt und Künstler – Prof. Dr. Aurel von Szily (1880–1945). In: Ferdinand, Ursula [u.a.] (Hrsg.): Medizinische Fakultäten in der deutschen Hochschullandschaft 1925–1950. Heidelberg 2013, S. 195-215.

Eignung besitzt."³ Entgegen dieser Zweifel erwies sich Szily als ausgezeichneter und selbstloser Klinikdirektor, Wissenschaftler und Lehrer. Dank seines organisatorischen Könnens und – auch finanziellen – Engagements erwarb die junge Universitätsaugenklinik Münsters in kürzester Zeit (inter-)nationales Ansehen. Sie zog zahlreiche ausländische Assistenten, Studierende und Augenärzte an und galt durch die Sammlungen, Modelle, Moulagen und Zeichnungen als einzigartiger Lehr- und Unterrichtsort.

Als Klinikleiter verstand es Szily, praktische und theoretische Forschung zu verbinden. Er, der gemeinsam mit seinem Assistenten Helmut Machemer (1902–1942) eine neue Methode der zweipoligen Elektrolyse zur Behandlung der Netzhautablösung entwickelte, erstellte bis 1933 mehr als 2500 Gutachten.[4] Über Münster hinaus wirkte der Ophthalmologe seit 1927 als Mitherausgeber, seit 1930 als Schriftleiter der „Klinischen Monatsblätter für Augenheilkunde",[5] fungierte ab 1927 als Vertreter Deutschlands im *„International Ophthalmological Council"* und als Vorstandsmitglied der *„International Association for the Prevention of Blindness"* sowie als Delegierter des „Deutschen Roten Kreuzes".

Seine Pionierarbeit in den Aufbau- und Konsolidierungsjahren der Medizinischen Fakultät Münster verband Szily eng mit der Stadt. Das bekräftigte er durch eine Rufablehnung nach Köln sowie die Ausschlagung des Rufs auf den Freiburger Lehrstuhl seines verstorbenen Lehrers Axenfeld.[6] Für ihn, dessen Frau Margarethe 1929 starb, verband sich damit die Verpflichtung, „seine Kraft voll und ganz in den Dienst der [Münsterschen] vielversprechenden Kliniken zu setzen, die in den 6 Jahren fast dasselbe erreicht h[ab]en, was an anderen Orten in Jahrhunderten geschaffen worden [ist]." Szilys Bleiben bewahrte die Universität Münster

> vor einem kaum auszugleichenden Verluste [...]. Wer den Weltruf der Freiburger Augenklinik kennt, weiss zu ermessen, wie weittragend und schwerwiegend dieser Entschluss des Herrn Prof. v. Szily war, hat er doch durch diese Tat der Universitätsklinik Münster, [...], ein Zeugnis ausgestellt, wie es nicht beredter sein kann![7]

---

3 UAMs Bestand 9, Nr. 335, Bl. a/78: Anlage 2 zum Schreiben der Philosophischen und Naturwissenschaftlichen Fakultät an das Kultusministerium vom 11.12.1922.
4 Vgl. Hafemann, Heike: Geschichte der Universitäts-Augenklinik Münster 1925–1977 unter besonderer Berücksichtigung der Zeit ihres ersten Direktors Aurel von Szily – mit Nachlassbeschreibung. Diss. Münster 1982, S. 116.
5 Vgl. Rohrbach, Jens Martin: 150 Jahre DOG – Danken – gedenken – Gedanken. Klinische Monatsblätter der Augenheilkunde 224 (2007), S. 871–879, hier S. 874.
6 UAMs Bestand 10, Nr. 3621, Bl. 21: Schreiben Szily an Präsidenten vom 4.12.1930. Vgl. Thanos: Mensch, Wissenschaftler, Arzt.
7 Zit. in Hafemann, Geschichte, S. 92.

1932 wurde Szily, der im selben Jahr Freiin Spiegel von und zu Peckelsheim (*1888) heiratete, zum Dekan seiner Fakultät gewählt. Das private und berufliche Leben des Ophthalmologen schien in geordneten Bahnen zu verlaufen. Daran änderte auch die politische Zäsur 1933 zunächst wenig – die Zeit der Demütigungen begann schleichend.

Nationales Bekenntnis und schleichende Demütigung: 1933–1935

Die Professoren der Medizinischen Fakultät Münsters waren Anfang 1933 überwiegend deutsch-national eingestellt. Szily war Mitunterzeichner des Appells „zur Sammlung aufbauwilliger Kräfte" des Jenenser Physikers Abraham Esau (1884–1955) und stellte sich mit den anderen Dekanen der WWU mit einem Aufruf vom 5. März 1933 hinter die nationalsozialistischen Maßnahmen nach dem Reichstagsbrand.[8] Als Ende März 1933 in Münster Boykottaktionen gegen jüdische Geschäftsleute stattfanden und an ihrer Alma mater im „Rahmen der Abwehrmaßnahmen gegen die im Ausland verbreiteten Greuelnachrichten" am 30. März 1933 der Pharmakologe Hermann Freund (1882–1944) in einer eigenmächtigen Aktion zwangsbeurlaubt wurde, wies Szily in einer Aufklärungskampagne über die „wahren Zustände in Deutschland" die „Lügenmeldungen über Deutschland" zurück, verwandte sich bei ausländischen Kollegen für das ‚neue' System. Szily versicherte dem Vorstand des in Madrid tagenden Internationalen Ophthalmologenkongresses, dass „[d]as ganze deutsche Volk einmütig hinter ihrer nationalen Regierung und ihren Maßnahmen im Abwehrkampf gegen die ihre aufs tiefste empörende Hetze [steht]," und bat darum, „alles zu tun […], um dem Lügenfeldzug überall sofort Einhalt zu gebieten."[9] Diese Kampagne, die die Presse Münsters als „Erfolg" feierte,[10] schützte ihn nicht vor der vorzeitigen Ablösung als Dekan Ende April. Der Ophthalmologe musste – wie alle nach dem „Gesetz zur Wiederherstellung des Berufsbeamtentums" – über seine Konfession

---

8 Vgl. Ferdinand, Ursula: Die Medizinische Fakultät der Westfälischen Wilhelms-Universität Münster von der Gründung bis 1939. In: Thamer, Hans-Ulrich [u.a.] (Hrsg.): Die Universität Münster im Nationalsozialismus. Kontinuitäten und Brüche zwischen 1920 und 1960. Münster 2012, S. 413–530.
9 UAMs Bestand 10, Nr. 3621, Bl. 31: (Abschrift) Brief Szily an Vorstand des Internationalen Ophthalmologenkongresses in Madrid vom 1.4.1933.
10 Vgl. Möllenhoff, Gisela/Schlautmann-Overmeyer, Rita: Jüdische Familien in Münster 1918–1945. Teil 2,1: Abhandlungen und Dokumente 1918–1945. Münster 1998, S. 516–517.

Auskunft geben, die er mit „s.J. kath. (J.)" (seit Jugend katholisch, früher jüdisch) beschrieb.[11]

Als 1933/1934 an seiner Fakultät die Nazifizierungsprozesse in den Suiziden des Pathologen Walter Gross (1878–1933) und des Internisten Paul Krause (1871–1934) kulminierten,[12] war Szily beunruhigt und bestürzt. Er selbst hatte sich Ende 1934 gegen Bestrebungen zur Aberkennung der deutschen Staatsbürgerschaft zu wehren.[13]

In seiner Klinik demonstrierte sein Oberarzt Fritz Poos (1894–1958) die Zeichen der ‚neuen Zeit' durch Erscheinen in SS-Uniform. Demgegenüber stand der Verlängerung des Dienstverhältnisses des Assistenten Helmut Machemer 1934 entgegen, dass seiner Ehefrau Erna eine jüdische Abstammung zugesprochen wurde.[14] Szily, der für Machemer wenigstens die Möglichkeit zur Vollendung seiner Facharztausbildung suchte, erreichte mit Unterstützung des stellvertretenen Kurators und des Führers der Dozentenschaft der WWU dessen „ausnahmsweise" Weiterbeschäftigung bis zum Ende Juni 1936.[15] Er selbst nahm mit Billigung der (partei-)staatlichen Stellen 1935 an der Londoner Sitzung des Internationalen Ophthalmologenrates teil. Offiziell hatte man ihm versichert, dass die „durch das Weißbuch geschaffene Lage" nicht

> unsere kulturpolitischen Ansichten [berührt], grundsätzlich an allen wichtigen internationalen Tagungen teilzunehmen, und alle Beziehungen zur Gelehrtenwelt des Auslandes sorgsam zu pflegen. Da Sie selbst Mitglied des Internationalen Vereins für Blindheitsverhütung sind, erscheint uns Ihre Teilnahme durchaus wünschenswert, zumal Sie zur Tragung der Kosten sich bereit erklären.[16]

Im Juli 1935 genehmigte der Wissenschaftsminister dem „Nichtarier" auch die Teilnahme als Referent beim Internationalen Ophthalmologenkongress 1937 in Kairo.[17]

---

11 Möllenhoff, Gisela: Angehörige „privilegierter Mischehen" während des „Dritten Reiches". In: Sieger, Folker (Hrsg.): Grenzgänge. Menschen und Schicksale zwischen jüdischer, christlicher und deutscher Identität. Münster 2002, S. 343–365, hier S. 353.
12 Vgl. Ferdinand, Medizinische Fakultät, S. 458–473.
13 UAMs Bestand 10, Nr. 3621, Bl. 48: Schreiben Oberbürgermeister der Stadt Münster an stellvertretenden Kurator der WWU Münster vom 18.10.1934; Bl. 49: Schreiben stellvertretender Kurator der WWU Münster an Wissenschaftsminister vom 23.10.1934.
14 GStAPK I. HA Rep. 76 – Kultusministerium – Va Nr. 10702, Bl. 131: Heiratsanzeige vom 3.5.1934.
15 GStAPK I.HA Rep. 76 – Kultusministerium – Va Nr. 10702, Bl. 140: Schreiben Wissenschaftsminister an stellvertretenden Kurator der WWU Münster vom 24.5.1935. Vgl. Rohrbach, Jens: Augenheilkunde im Nationalsozialismus. Stuttgart, New York 2007, S. 118.
16 Bundesarchiv Berlin (BAB) R/4901/2927, Bl. 339: Schreiben (Abschrift) Wissenschaftliche Kongresszentrale an Szily vom 14.3.1935.
17 BAB R/4901/2927, Bl. 4: Schreiben Wissenschaftsminister an Rektor der WWU vom 19.7.1935.

Wenige Monate später trafen Szily als „Volljude" die nationalsozialistischen Rassengesetze. Ihn erreichte mit dem Reichsbürgergesetz die Mitteilung seiner Zwangsruhestandsversetzung mit Ablauf des Jahres 1935, zuvor wurde er beurlaubt.[18]

Wenige Tage nach dem Bescheid verabschiedete sich Szily von seinen Klinikmitarbeiter(inne)n und bat den Wissenschaftsminister um Entlassung mit sofortiger Wirkung aus dem Staatsdienst.[19] Zudem machte er Revision, ließ dem Dekan der Medizinischen Fakultät eine Zusammenstellung – die Zahlung von Gehältern aus eigener Tasche, seine Abführung der Gutachtereinkünfte an die Klinik etc. – zukommen. Damit wollte Szily darstellen, „nach welchen Vorstellungen" er seine Klinik geführt hat, und nachweisen, dass auch für ihn als Hochschullehrer „das Wort Allgemeinnutz geht vor Eigennutz heiliger Ernst ist."[20] Unterstützt wurde er in diesem Anliegen von seiner Ehefrau. Sie wandte sich an den Führer der örtlichen Dozentenschaft, Hermann Walter (1893–1938): Ihrem Mann gehe es darum, „ob ein in Ehren durchgeführtes Lebenswerk dem Schutze der deutschen Ehre auch weiterhin teilhaftig bleiben soll oder nicht."[21]

Zwischenzeitlich kamen Proteste aus dem In- und Ausland. Der Internationale Ophthalmologenrat erhob gegenüber der deutschen Regierung „aller größte Bedenken" für die Wissenschaft durch die Beurlaubung und bevorstehende Entlassung eines der „hervorragendsten Ärzte der Welt", der durch seine Arbeiten und als Herausgeber der „Klinischen Monatsblätter für Augenheilkunde" die Ophthalmologie international vielfältig bereichert hat. Der Rat ersuchte, „Prof. v. Szily in seiner Stellung zu belassen."[22]

Auch an Münsters Alma mater war man über die Beurlaubung und anstehende (Zwangs-)Entlassung des international renommierten Ophthalmologen keineswegs glücklich. Karl Gottfried Hugelmann (1879–1959), von den Nationalsozialisten gerade als Führerrektor eingesetzt, informierte den Wissenschaftsminister darüber, dass der Verlust des „so hervorragende[n] Arzt[es]" in „weiten Kreisen der Bevölkerung Missmut hervorgerufen" habe. Das Ausscheiden Szilys, gegen den es „im Gegensatz zu anderen Nichtariern [...] aus dem Kreise der Studentenschaft niemals Beschwerden [gab]", stelle für die Medizinische Fakultät einen „schweren Verlust"

---

[18] UAMs Bestand 5, Nr. 209, Bl. 168: Schreiben stellvertretender Universitätskurator an Szily vom 14.12.1935.
[19] Nachlass Szily – Universitätsaugenklinik Münster (NLUAKMs): Schreiben Szily an Wissenschaftsminister vom 26.10.1935.
[20] UAMs Bestand 5, Nr. 209, Bl. 58: Schreiben Szily an Jötten vom 23.1.1936; NLUAKMs: Schreiben Szily an Jötten vom 25.1.1936.
[21] NLUAKMs: Schreiben Wally von Szily an H. Walter vom 29.2.1936.
[22] NLUAKMs: Schreiben Internationaler Ophthalmologenrat an Deutsche Regierung vom 31.10.1935.

dar, zumal Szilys Operationstätigkeit weiterhin international nachgefragt werde. Seine aus rassischen Gründen erfolgte Entlassung hatte – so Hugelmann – dem Ansehen der Nationalsozialisten in Münster sehr geschadet.[23]

In ähnlicher Weise verwandte sich Anfang 1936 Freiherr Ferdinand von Lüninck (1888–1944), Oberpräsident Westfalens, beim Reichsinnenminister. Für ihn setzte sich die deutsche Regierung mit dem Festhalten an der Entlassung eines „der bedeutendsten Ophthalmologen nicht nur Deutschlands, sondern in der Welt" in ein schlechtes Licht. Entsprechend sprach er sich für eine Ausnahmeregelung bezüglich der Nürnberger Gesetze im „Fall Szily" aus.[24]

Die Interventionen aus In- und Ausland brachten Unruhe ins polykratisch strukturierte NS-System. Das Wissenschaftsministerium informierte dann die Universität Münster vertraulich, dass „über die Anwendbarkeit des Reichsbürgergesetzes auf Professor von Szily" verhandelt wurde. Ende 1936 befasste sich das Reichsministerium für Inneres (RMI) mit dem „Fall Szily", im August 1937 verordnete Hitler die rückwirkende Umwandlung der Zwangsruhestandsversetzung Szilys in den Emeritusstand.

> Der Führer und Reichskanzler hat Sie [Szily] durch beiliegende Urkunde von den amtlichen Verpflichtungen im preußischen Landesdienst entbunden. Die Entpflichtung tritt rückwirkend mit Ablauf des Monats Dezember 1935 in Kraft.[25]

Mit diesem Bescheid hoffte Szily dann auf ein neues Arbeitsfeld in Deutschland. Er nutzte ihn auch zur Abwehr seiner sukzessiv betriebenen Isolierung.

Die sukzessive Isolierung Aurel von Szilys

1936 erhob der Dermatologe Franz Wirz (1889–1962) im Einvernehmen mit dem Stellvertreter des Führers, Rudolf Heß (1894–1987), Einspruch gegen eine Ausnahmeregelung bezüglich des Reichsbürgergesetzes im „Fall Szily".[26] Die Gruppe um Heß, die 1933/1934 mit der Inszenierung „einer Revolution von oben" entscheidenden Einfluss auf die Nazifizierungsprozesse der Münsterschen Medizini-

---

23 UAMs Bestand 10, Nr. 3621, Bl. 52f.: Schreiben Hugelmann an Wissenschaftsminister vom 27.11.1935.
24 Möllenhoff/ Schlautmann-Overmeyer, Jüdische Familien, S. 498–499.
25 UAMs Bestand 10, Nr. 3621, Bl. 73: Schreiben Wissenschaftsminister an Kurator der WWU Münster vom 21.2.1936.
26 UAMs Bestand 10, Nr. 3621, Bl. 149–156: Bericht Szily vom 8.12.1938.

schen Fakultät genommen hatte,[27] suchte offensiv, Szily aus der (inter-)nationalen Wissenschaftsgemeinschaft zu verdrängen.

Die Nachfolgebesetzung des Lehrstuhls Aurel von Szilys

Mit Szilys Beurlaubung wurde zunächst die kommissarische Leitung der Augenklinik seinem Oberarzt Fritz Poos übertragen. Er hatte 1933 seine nationalsozialistische Gesinnung mit der Erklärung unterstrichen:

> Nach dem Feldzug bis 1931 politisch rechtsstehend. [...] Ab 1931 Nationalsozialist und aktiv für die NSDAP tätig. Mitgliedsnummer (auf den Namen meiner Frau 817 300); eigene Nummer 2 170 487.[28]

Seine frühe NSDAP-„Tarnmitgliedschaft" unter dem Namen seiner Frau reichte aber nicht, seinen einstigen Chef zu „beerben". Nachfolger Szilys wurde Oswald Marchesani (1900–1952). Der Tiroler übernahm am 1. November 1936 die Vertretung des Lehrstuhls in Münster und wurde noch während der laufenden Verhandlungen im RMI über die Anwendung des Reichsbürgergesetzes auf Szily zum 1. Januar 1937 zum persönlichen ordentlichen Professor ernannt. Zwei Jahre später erhielt er eine planmäßige ordentliche Professur.

Marchesani, der kein NSDAP-Mitglied war, verdankte seine Berufung den gefälligen Gutachten vier prominenter Münchener Kollegen – dem Psychiater und Neurologen Oswald Bumke (1877–1950), dem Neuropathologen Hugo Spatz (1888–1969), dem Psychiater Ernst Rüdin (1874–1952) und Franz Wirz.

In Münster sah man den Einfluss Wirz' als ausschlaggebend; es wurde kolportiert, dass Wirz „Marchesani nach Münster gebracht hat".[29] Marchesani selbst ließ in Münster wenig unversucht, seinen Vorgänger zu diffamieren. Er verwehrte Szily den Zugang zu Krankenakten, Bibliothek und Lehrmaterialien und eignete sich selbst Szilys Zeichnungen an, um unter eigener Autorenschaft einen „Atlas der Augenheilkunde" zu erstellen.[30]

Von der DOG war Szily längst allein gelassen worden. Sie, die sich 1934 dem RMI unterstellte, protestierte nicht gegen die Entlassungen aus „rassischen"

---

27 Vgl. Ferdinand, Medizinische Fakultät, S. 456–494.
28 UAMs Bestand 10, Nr. 339: Personalfragebogen (ohne Datum).
29 NLUAKMs: Schreiben Szily an Klingelhöfer vom 20.5.1938; Schreiben Wissenschaftsminister an Szily 26.7.1938; Schreiben Kurator der WWU Münster an Wissenschaftsminister vom 2.12.1938.
30 UAMs Bestand 10, Nr. 3621, Bl. 149–156: Bericht Szilys vom 8.12.1938.

Gründen ihrer prominenten Mitglieder.³¹ Auch verhielt sie sich still, als die Nationalsozialisten sich anschickten, gemäß dem Schriftleitergesetz (4. Oktober 1933) ihre Fachzeitschriften „judenfrei" zu machen. Das betraf Szily als Schriftleiter der „Klinischen Monatsblätter für Augenheilkunde", die er noch 1936 ausübte. Für den Beauftragten der Reichsärzteführers für die medizinische Presse, Kurt Klare (1885–1958), ging es „nicht an, daß im vierten Jahr des nationalsozialistischen Umbaus ein jüdischer Kollege noch eine deutsche Zeitschrift redigiert."³² Franz Wirz maßregelte das Eintreten des Enke-Verlags – Verlag der „Monatsblätter" – für Szily. Er denunzierte den vorgeblichen Einfluss jüdischer Gelehrter in der Ophthalmologie. Diese hätten es „dank ihrer jüdischen internationalen Verbindungen" in Deutschland verstanden, sich

> an die Spitze der betreffenden Organisationen und damit auch als Herausgeber der Zeitschriften zu setzen. [...].Was die wissenschaftliche Arbeit des Herrn v. Szily angeht, so kommt seiner etwa vor zwölf Jahren erstellten Arbeit über die sympathische Ophthalmie zweifellos eine wissenschaftliche Bedeutung ersten Rangen zu; [...]. Seine weiteren Arbeiten, [...], sind dieser keineswegs an die Seite zu stellen. Unter diesen Umständen würden Sie den deutschen ophthalmologischen Wissenschaftlern ein schlechtes Zeugnis ausstellen, wenn Sie nicht in der Lage wären, für Herrn v. Szily einen vollständigen Ersatz als Redakteur zu finden.³³

Szily wurde relegiert – 1937 verschwand sein Name aus den „Klinischen Monatsblättern".

Szilys internationale Verpflichtungen – die Kairoer Konferenz

Szily, der 1934 als einer der Hauptreferenten auf dem internationalen ophthalmologischen Kongress in Kairo 1937 vom Internationalen Ophthalmologenrat berufen worden war, hatte der Wissenschaftsminister 1935 genehmigt, dort zum Thema „Auge und innersekretorische Störungen" zu referieren. Nach seiner Zwangsruhestandsversetzung gestattete er ihm, „im notwendigen Maß" für das

---

31 Vgl. Rohrbach, Jens Martin: Die Deutsche Ophthalmologische Gesellschaft (DOG) im Nationalsozialismus. Klinische Monatsblätter für Augenheilkunde 223 (2006), S. 869–876; Held, Tilo Marcus: Geschichte der Vereinigung Rhein-Mainischer Augenärzte (1913–1963). Diss. med. Frankfurt a. M. 1997, S. 45–46; Rohrbach, Jens Martin: Jüdische Augenärzte im Nationalsozialismus – eine Gedenkliste. Klinische Monatsblätter für Augenheilkunde 228 (2011), S. 70–83.
32 Zit. aus Möllenhoff, Angehörige, S. 355.
33 Zit. aus Rohrbach, Augenheilkunde, S. 107.

Referat in seiner Klinik zu arbeiten sowie die Teilnahme an der Konferenz als Privatgelehrter.[34]

Doch sollte zur Wahrung der deutschen Interessen auf internationalen Kongressen eine deutsche Delegation nach Kairo gesandt werden. Ihr „Führer" wurde der Ophthalmologe Walther Löhlein (1882–1954), seit 1934 Vorsitzender der DOG und Hitlers Augenarzt. Seine Bemühungen, die „deutsche" Ophthalmologie mit Vorträgen in Kairo prominent zu präsentieren, waren begrenzt durch die längst feststehenden Hauptreferenten, darunter als einziger deutscher Ophthalmologe Szily, der nicht von der DOG als ihr Vertreter, „sondern [...] persönlich vom internationalen Rat" mit dem Referat betraut worden war. Löhlein oblag es somit nur, „Einzelvorträge, die mit einem dieser Hauptthemen in Zusammenhang stehen," zu sammeln.[35] Das vermochte auch der Wissenschaftsminister nicht zu ändern. Er verwies darauf, dass „die bereits erteilte Genehmigung für v. Szily im politischen Interesse aufrecht erhalten bleiben [müsse]. Da er nicht in der deutschen Delegation ist, würden wir mit einer Entziehung der Genehmigung sehr unnötigen Staub aufwirbeln."[36] Zuvor hatte er die Teilnahme des Oberarztes der Hallenser Augenklinik Karl Velhagen (*1897) genehmigt. Der DKZ-Mitarbeiter für das iberoamerikanische Gebiet versprach, in der Diskussion zum Hauptthema „Innere Sekretion und Auge" – dem Thema Szilys – das Wort zu erheben, „um den von französischer und jüdischer Seite vertretenen Anschauungen über die Beziehungen zwischen Hirnanhang und Auge entgegenzutreten."[37] Löhlein aber befürchtete, dass die Stellung der deutschen Delegation durch die Anwesenheit einer ganzen „Reihe emigrierter deutscher Augenärzte" aus Ägypten, Palästina und den umliegenden Ländern erschwert werde, und Szily, der „mit Genehmigung des deutschen Ministeriums hinreist und vorträgt," als „aus dem Amt entlassener Jude" ostentativ gefeiert werde. Deshalb wäre es „unerträglich, wenn ihm gegenüber eine zu kümmerliche wirklich deutsche Vertretung nur anwesend sein könnte, die in den Augen der Versammlung die dekapierte deutsche Ophthalmologie darstellen könnte." Das fiel auf fruchtbaren Boden – die Delegation (18 Männer, zwei Frauen) erhielt 10 000 RM und die Teilnehmergebühren in Devisen.[38]

---

34 UAMs Bestand 10, Nr. 3621, Bl. 77: Schreiben Szily an stellvertretenden Kurator der WWU Münster vom 23.2.1936.
35 BAB R/4901/2927, Bl. 40–41: Schreiben Löhlein an Wissenschaftsministerium vom 18.2.1937.
36 BAB R/4901/2927, Bl. 46: Vermerk vom 12.3.1937.
37 BAB R/4901/2927, Bl. 36–37: Schreiben Velhagen an Wissenschaftsminister vom 25.1.1937.
38 BAB R/4901/2927, Bl. 160–162: Schreiben Löhlein über Wissenschaftsministerium an Reichsstelle für Devisenwirtschaft vom 23.9.1937; Bl. 168–151: Schreiben Löhlein an Wissenschaftsministerium vom 20.10.1937.

Drei Tage nach Beendigung des Kairoer Kongresses nahm der Stellvertreter des Führers Anstoß an der Entscheidung des Wissenschaftsministers. Er bat

> [i]n Anbetracht dessen, dass v. Szily Volljude ist und nachdem er ursprünglich auf Grund des Berufsbeamtengesetzes in den Ruhestand versetzt wurde, als Jude entpflichtet worden ist, [um] eine Mitteilung [...], welche Gründe Sie bewogen haben, sich mit seiner Teilnahme am Ophthalmologenkongress in Kairo, wenn auch nur als Privatgelehrter, einverstanden zu erklären.³⁹

Der Wissenschaftsminister verwies auf seine 1935 erteilte Genehmigung. Er sah seine Entscheidung durch Hitlers Umwandlung von Szilys Zwangsruhestandsversetzung aufgrund seines internationalen Renommees in eine Emeritierung gerechtfertigt, die zudem aus Rücksicht auf die Situation geschah,

> die für die deutsche Delegation entstehen müsste, wenn Prof. von Szily an der Teilnahme als Privatmann gehindert worden wäre. [Ich] glaube, durch diese Entscheidung den deutschen Interessen im Auslande [...] besser gedient zu haben, als durch Anwendung des dem Auslande bekannten Grundsatzes, daß Deutschland Nichtarier deutscher Staatsangehörigkeit zu internationalen Kongressen nicht zulässt.⁴⁰

Die Strategie des Wissenschaftsministers war aufgegangen. Auch für Löhlein, der in Kairo als neuer deutscher Vertreter in den internationalen Ophthalmologenrat gewählt wurde, sprach die reibungslose Teilnahme der deutschen Delegation für die Entscheidung des Wissenschaftsministers. Sie habe ihm zudem ein Gespräch mit Nordenson über dessen Aktion zu Gunsten Szilys ermöglicht, wo deutlich wurde,

> dass der Entschluss des Führers, Herrn v. Szily die Emeritierung zuzubilligen, einen ganz ausgezeichneten Eindruck im Ausland gemacht hat. Umso mehr wäre es sicher ein grober Fehler gewesen, [...], Herrn v. Szily die Reise nach Kairo [...] zu verbieten.⁴¹

Löhleins einstige Befürchtungen waren nicht eingetreten – der Vortrag Szilys sei nicht „demonstrativ beklatscht" worden, das Verhalten Szilys wie der „zahlreich anwesenden jüdischen Augenärzte, die aus Deutschland nach dem Orient ausgewandert waren" sei korrekt gewesen.⁴²

---

39 BAB R/4901/2927, Bl. 200: Schreiben NSDAP – Stellvertreter des Führers – an Innenminister vom 17.12.1937.
40 BAB R/4901/2927, Bl. 203–204: Schreiben Wissenschaftsminister an Innenminister vom 22.1.1938.
41 BAB R/4901/2927, Bl. 216–238: Kongressbericht Löhlein vom 25.1.1938.
42 BAB R/4901/2927, Bl. 216–238. Kongressbericht Löhlein vom 25.1.1938.

Szily selbst wurde nach der Rückkehr aus Kairo in das Wissenschaftsministerium bestellt, was seine Hoffnung auf ein neues außeruniversitäres wissenschaftliches und klinisches Betätigungsfeld beförderte.[43]

Szilys Bemühungen um ein neues Arbeitsfeld

Szilys Bemühungen um eine neue Wirkungsstätte wurden weiterhin von seiner Ehefrau, dem Oberpräsidenten der Provinz Westfalen und von ausländischen Kollegen unterstützt. Er selbst hatte vor der Kairoer Konferenz dem Staatssekretär Wilhelm Stuckert (1902–1953) im RMI mitgeteilt, dass er nach dem „Führerentscheid" „wieder in den Dienst der Allgemeinheit und der deutschen Volksgenossen wirken" wolle. Er bat um entsprechende Richtlinien und zugleich um „gewisse Klarheit" über seine Arbeitsmöglichkeiten in Deutschland vor seiner Abreise nach Kairo.[44]

Nach Aufforderung Stuckerts, seine diesbezüglichen Wünsche darzulegen, erklärte der Ophthalmologe seine Bereitschaft, die Leitung einer klinischen Abteilung, an der er neben der klinisch-operativen Tätigkeit auch seine wissenschaftlichen Arbeiten fortsetzen könne, zu übernehmen. Stuckert leitete einen befürworteten Antrag an das Wissenschaftsministerium weiter, wo nach Zusage einer finanziellen Unterstützung durch den Generaloberstabsarzt Anton Waldmann (1878–1941) die Einrichtung eines „Klinischen Forschungsinstituts für Blindheitsverhütung" mit ca. 30 Betten in Verbindung mit einer Forschungsstelle – nach Möglichkeit im Anschluss an die Kaiser-Wilhelm-Gesellschaft – vorbereitet wurde.

1938 stockte das Vorhaben und traf auf resolute Ablehnung. Obgleich eine finanzielle Beihilfe durch die *Rockefeller-Foundation* zugesagt worden war, entschied das Ministerium im Einvernehmen mit dem Stellvertreter des Führers ablehnend. Das RMI sah sich nun außerstande, die Angelegenheit weiter zu verfolgen:

> Wenn das Ressortministerium es ablehnt, für den ihm unterstellten emerit. Hochschullehrer keine Arbeitsmöglichkeit zu schaffen, so kann ich vom Innenministerium aus, der ich in Prof. v. Szily nur den Nichtarier sehe, nichts tun.[45]

---

43 Vgl. NLUAKMs: Brief Szily an Klingelhöfer vom 19.1.1938.
44 NLUAKMs: Brief Szily an Staatssekretär Stuckert, RMI, vom 18.10.1937.
45 NLUAKMs: Bericht des Oberpräsidenten über die erste Unterredung mit dem Staatssekretär Stuckert am 25.5.1938.

Szily bat nun Hermann Goering, (1893–1946) um Unterstützung in seinem Anliegen und den Stellvertreter des Führers um Aufhebung seines Einspruchs.[46] Diese Mühen waren vergebens. Seine Anfang 1938 beförderte Hoffnung auf ein neues Wirkungsfeld war durch die Entscheidung Rudolf Heß' zerschlagen worden.

Die Vertreibung Szilys

1937 hatte die „*Ophthalmological Society of the United Kingdom*" Szily die Ehrung „*Doyne Memorial Lecture*", die er 1938 vortragen sollte, übertragen. Szily empfand diese erstmals einem deutschen Ophthalmologen zuteil werdende Ehrung als eine „für die gesamte deutsche Ophthalmologie." Er informierte den Wissenschaftsminister, dass er – „vorbehaltlich der noch zu erteilenden Zustimmung der vorgesetzten Dienstbehörde" – seine Bereitschaft zur Annahme der Ehrung und zur Teilnahme am Oxforder Ophthalmologischen Kongress 1938 signalisiert habe.[47] Die Universität Münster sah demgegenüber die Ehrung Szilys keineswegs als „Anerkennung der deutschen Ophthalmologie". Sie legte „keinen Wert darauf", Szily „als Vertreter des neuen Deutschland im Ehrenausschuss oder als Hauptvortragender zu sehen."[48] Auch der Wissenschaftsminister beabsichtigte nicht, dem „Nichtarier" die Teilnahme an ausländischen Tagungen zu genehmigen. Er hatte „gegen die Annahme der wissenschaftlichen Ehrung" Szilys nichts einzuwenden, ersuchte ihn aber, „von der Teilnahme an dem Britischen Ophthalmologenkongress" in Oxford Abstand zu nehmen.[49]

Szily nahm den Titel und das Amt *Doyne Memorial Lecture* für das Jahr 1938 an, verzichtete jedoch auf die Teilnahme am Kongress in Oxford.[50]

Er war nun weitgehend isoliert. Die ihm erwiesene internationale Unterstützung interessierte die hauptamtlichen Stellen nicht mehr. Das nutzte Marchesani, der 1938 mit Unterstützung der Universität und des Wissenschaftsministeriums offensiv darauf drängte, dass Szily seine in der Augenklinik belassenen Bücher,

---

46 NLUAKMs: Schreiben Szilys an Reichsminister der Finanzen vom 12.4.1938; Schreiben Szily an den Stellvertreter des Führers, Reichsminister Rudolf Heß, vom 25.5.1938.
47 BAB R/4901/2927, Bl. 400–401: Schreiben Szily an Wissenschaftsminister vom 25.6.1937; Bl. 402: Schreiben Ophthalmological Congress an Szily vom 9.11.1937.
48 BAB R/4901/2927, Bl. 404: Kurator der WWU Münster 20.12.1937.
49 BAB R/4901/2927, Bl. 406–407: Schreiben Wissenschaftsminister an AA vom 3.2.1938; UAMs Bestand 10, Nr. 3621, Bl. 106: Brief Reichsminister für Wissenschaft an Kurator der WWU Münster vom 27.6.1938.
50 BAB R/4901/2927, Bl. 423: Schreiben Szily an Wissenschaftsminister durch Akademischen Austauschdienst vom 1.7.1938.

Geräte etc. anderswo unterbringe. Er stellte die Arbeitsleistungen seines Vorgängers in Frage, verlangte nach einer prinzipiellen Klärung der Besitzfrage bei den Zeichnungen und tat die internationale Reputation Szilys mit „typisch jüdisch" oder „internationale jüdische Beziehungen" ab.[51]

Als der Wissenschaftsminister bei Marchesani anfragte, für drei Jahre an das Musterkrankenhaus in Ankara zu gehen, befürchteten Rektor und Kurator der WWU Münster, dass Szily den Weggang Marchesanis nutzen würde, „um die Aufrechterhaltung seiner Verbindungen zur Klinik zu stärken."[52] Eine erwogene Berufungsmöglichkeit Szilys nach Ankara wies wiederum der Stellvertreter des Führers ab. Er wünschte nicht, die Zahl der dort tätigen deutschen Emigranten „durch einen weiteren jüdischen Wissenschaftler deutscher Staatsangehörigkeit" zu bereichern. Gegen die Berufung Szilys hegte er zudem Bedenken,

> weil [...] sein Verhalten in letzter Zeit nicht einwandfrei war und dem Ansehen des Reiches geschadet hat. [...] der Erhaltung deutschen kulturellen Einflusses in der Türkei [ist mehr gedient], wenn eine Berufung Szilys verhindert wird und damit [...] die Möglichkeit der Berufung eines politisch einwandfreien deutschen Wissenschaftlers besteht. Als solcher ist mir [...] Professor Dr. Poos bekannt geworden.[53]

Szily war zu Recht über die Diffamierungen und Interventionen verärgert. Er sah neben Wirz in Marchesani einen der Drahtzieher seiner sukzessiv betriebenen Isolierung als Wissenschaftler und Mensch.[54] Ende 1938 bot Deutschland mit seinen immer restriktiveren Rassengesetzen auch für ihn keine Perspektive mehr. Szily und seine Frau folgten den beiden Kindern im Sommer 1939 nach Budapest. Zuvor protestierte er gegen die Zahlung der „Reichsfluchtsteuer" für seine Kinder erfolgreich und vergeblich gegen den oktroyierten Zwangszusatznamen „Israel". Das Deutsche Reich strich 1941 seine Emeritusbezüge und entzog ihm die deutsche Staatsbürgerschaft, ein Jahr später beschlagnahmte der Fiskus sein in Deutschland verbliebenes Vermögen.

1944 wurde für Juden in Ungarn die Situation prekär. Anders als bei Szily, den ein von Miklós Horthy (1868–1957) verliehener Sonderstatus schützte, war

---

51 UAMs Bestand 10, Nr. 3621: Bl. 112–114: Schreiben Marchesani an Kurator der WWU Münster vom 7.4.1938; Bl. 141–142: Schreiben Marchesani an Kurator der WWU Münster vom 16.11.1938; NLUAKMs: Schreiben Szilys an Klingelhöfer vom 20.5.1938; Schreiben Wissenschaftsminister an Szily 26.7.1938; Schreiben Kurator der WWU Münster an Wissenschaftsminister vom 2.12.1938.
52 UAMs Bestand 10, Nr. 282 Bd. 1: Schreiben Kurator der WWU Münster an Wissenschaftsminister vom 9.3.1938.
53 BAB R/4901/2927, Bl. 424: Schreiben NSDAP – Stellvertreter des Führers – an Wissenschaftsminister vom 26.10.1938.
54 UAMs Bestand 10, Nr. 3621, Bl. 149–156: Bericht Szily vom 8.12.1938.

das Leben seiner Tochter bedroht. Es gelang aber, sie mit falschen Papieren in einem unter dem Schutz Schwedens stehenden Nonnenkloster unterzubringen.[55] Die Familie überlebte die Schrecken des „Dritten Reichs". Kurz nach Kriegsende nahm Szily den Ruf auf den Lehrstuhl Josef Imres (1884–1944) an die Universität Budapest an, starb aber nach einer Operation am 13. September 1945.

Fazit

Um 1930 zählte Aurel von Szily zu den international renommiertesten Ophthalmologen. Er war der bedeutendste Lehrstuhlinhaber an der noch jungen Medizinischen Fakultät der WWU Münsters. Fünf Jahre später wurde der Hochschullehrer, Arzt und Wissenschaftler Opfer der nationalsozialistischen Rassengesetze. Der als „Volljude" klassifizierte Ophthalmologe konnte sich dank internationaler Unterstützung gegen die systematisch betriebene Isolierung aus seinen (inter-)nationalen Wirkungskreisen durchaus wehren. Die radikale Umwertung der Werte und Normen in der Hochschul- und Wissenschaftspolitik wie in den internationalen Wissenschaftsbeziehungen reduzierte Szilys Status auf „Jude" oder „jüdischer Wissenschaftler", für den es in der deutschen (Wissenschafts-)Gemeinschaft keinen Platz gab.

Retrospektiv erscheint Szilys Haltung nach der politische Zäsur 1933 als blind, doch half er dem von den Rassengesetzen betroffenen Helmut Machemer und wehrte sich selbst gegen Diffamierungen und die sukzessiv betriebene Isolierung. Er, der sich in der deutschen Kultur verankert fühlte, suchte die ihm durch die Rassengesetze umgelegte Schlinge zu durchtrennen – aus dem ihm zugeschriebenen Status „Volljude" gab es im totalitären System aber kein Entrinnen.

Das Widerständige seiner internationalen Fachgemeinschaft half ihm. Es war auch relativ erfolgreich, musste das Wissenschaftsministerium doch im „Fall Szily" immer wieder zwischen der Wahrung deutscher Interessen und dem Grundsatz, „Nichariern" die Teilnahme an internationalen Kongressen zu verweigern, abwägen. Dieses Changieren des Ministers, der seine diesbezüglichen Entscheidungen zudem immer wieder gegenüber Heß oder dem RMI rechtfertigen musste, fand aber 1938 klare Grenzen.

---

55 Vgl. Möllenhoff, Angehöriger, S. 362–363.

Anna E. von Villiez
Emigration jüdischer Ärzte im Nationalsozialismus

Einleitung

Als eine Berufsgruppe mit viel Kontakt zur Bevölkerung waren jüdische Ärzte eine exponierte Gruppe unter den jüdischen Emigranten. Schon in Deutschland hatte ihnen besondere Aufmerksamkeit gegolten, denn traditionell war der Anteil von Juden unter den deutschen Ärzten sehr hoch gewesen. Die nationalsozialistische Propaganda machte die jüdischen Ärzte als Stellvertreter für den als raffgierig, moralisch unzuverlässigen, egoistischen „Juden" aus und diffamierte und verfolgte diese Berufsgruppe in spezifischer Weise. Auch in den Emigrationsländern bildeten die jüdischen Ärzte wieder eine stark wahrgenommene Gruppe. In Palästina und auch in der Stadt New York war der Anteil jüdischer Ärzte unter den Emigranten hoch und in der Folge der Anteil deutscher Ärzte an der dortigen medizinischen Versorgung. Die Ärzte blieben eine Gruppe mit hoher Außenwirkung.

Die Emigration der jüdischen Ärzte ist dabei in verschiedenen Zusammenhängen wissenschaftlich thematisiert worden. Seit den 1980er Jahren wurde die Emigration der jüdischen Ärzte von der Geschichtswissenschaft in den Blick genommen, wobei erste Überblicksarbeiten entstanden, die sich mit der Emigration der akademischen Elite Deutschlands beschäftigten.[1] Hans-Peter Kröner hat 1988 eine Überblicksstudie zur Emigration der deutschen Mediziner vorgelegt. Hier liefert er erste Befunde sowohl zur zahlenmäßigen Erfassung der Ärzteemigration wie auch zur Situation in den Hauptaufnahmeländern. Zu einer weitergehenden Untersuchung der Medizineremigration schlägt er zwei gangbare Pfade vor: den der Wirkungsgeschichte – des Wissenstransfers – und die Akkulturation, also einen wissenschaftsgeschichtlichen und einen sozialhistorischen Ansatz. Gleichzeitig weist er auf die Hürden und Stolpersteine auf diesen Pfaden hin. So identifiziert er als Hauptproblem die „Benennung von Indikatoren zur Beurteilung eines Transfers und zur Rekonstruktion des sozialen Gefüges, in dem

---

[1] Kröner, Hans-Peter: Die Emigration deutschsprachiger Mediziner 1933–1945. Versuch einer Befundserhebung. Exilforschung 6 (1988), S. 83–97; Baader, Gerhard: Politisch motivierte Emigration deutscher Ärzte. Berichte zur Wissenschaftsgeschichte 7 (1984); Niederland, Doron: The Emigration of Jewish Academics and Professionals from Germany. Leo Baeck Year Book 18 (1988), S. 294–295.

sich die primäre Akkulturation vollzogen hat".[2] Eine zweite Schwierigkeit ergibt sich aus der Vielfalt nicht nur innerhalb der wissenschaftlichen fachlichen Untergliederung der Medizin sondern auch der Betätigungsformen. Die Ärzte stellten zwar die größte Gruppe innerhalb der akademisch gebildeten Emigration, jedoch waren nur etwa 10 Prozent von ihnen wissenschaftlich tätig.[3]

Dieser Beitrag soll einen Überblick über die Ergebnisse geben, die zur Emigrationsgeschichte der Ärzte vorliegen. Welche Wege ist die Forschung zur Ärzteemigration gegangen und welche neuen Befunde liegen vor? Wie werden die von Kröner angesprochenen Probleme der Erfassung eines Transfers gelöst?

Einer deutlichen Mehrheit der unter dem Nationalsozialismus verfolgten Ärzte gelang es, sich durch die Emigration vor den Verfolgungsmaßnahmen zu retten. Ingesamt wird eine Zahl von unter 6000 Ärzten angenommen, die Deutschland verließen, etwa 75 Prozent aller verfolgten Ärzte.[4] Dazu emigrierten etwa 2400 bis 2600 österreichische und 300 bis 350 tschechische Ärzte.[5] Da das medizinische Fachwissen international anwendbar ist, konnten Ärzte zumindest fachlich im Ausland anknüpfen; die meisten schafften es, in irgendeiner Form wieder in ihrem Beruf zu arbeiten. Diese vorteilhaft erscheinende Situation der Ärzte sollte jedoch nicht darüber hinwegtäuschen, wie groß und nicht für alle überwindbar die Hürden waren, die die Betroffenen im Ausland vorfanden. Die oft langwierigen Verfahren zum Erwerb der Zulassung zum Arzt beinhalteten in der Regel, dass medizinische Examina oder auch Teile des Medizinstudiums wiederholt werden mussten. Dazu trafen sie auf teilweise massive Widerstände durch die örtlichen Standesverbände.

Die Emigration der Ärzte verlief nicht stetig sondern in Wellenbewegungen. Ausgelöst wurden diese Emigrationsschübe zum einen durch die antisemitische Verfolgung im Allgemeinen und zum anderen durch spezifische Verordnungen gegen jüdische Ärzte. Dabei variierten die Emigranten in ihrer Zusammensetzung und auch die präferierten Auswanderungsziele blieben nicht immer gleich. Die Auswanderung kann in der Anfangsphase als geplante Emigration bezeichnet werden, die sich bis zum Auswanderungsverbot zu einer ungezielten, zum Teil illegalen Flucht entwickelte. Drei Auswanderungswellen lassen sich feststellen:

---

2 Kröner, Emigration, S. 89.
3 Kröner geht von ca. 6000 emigrierten Ärzten für Deutschland aus. Die Notgemeinschaft Deutscher Wissenschaftler listete 1937 ca. 500 Hochschulmediziner. Vgl. zu den Zahlen Kröner, Hans-Peter: Medizin. In: Krohn, Hans-Dieter (Hrsg.): Handbuch der deutschsprachigen Emigration 1933–1945. Darmstadt 1998, S. 782–791, hier S. 786.
4 Kröner, Emigration, S. 84 und 86.
5 Zu den Zahlen vgl. Kröner, Medizin, S. 784f.

1933 bis Ende 1934, nach den Nürnberger Gesetzen 1935 bis 1936 und die letzte und stärkste Ende 1938 bis zum Auswanderungsverbot 1941.

Es gingen zunächst die Jungen, also die Gruppe der unter 40Jährigen. Sie wurden durch die ersten Maßnahmen besonders hart getroffen, da sie oft noch in Anstellung an einem Krankenhaus arbeiteten und somit durch das „Gesetz zur Wiederherstellung des Berufsbeamtentums" betroffen waren. Vielen mögen sich auch, oft noch ledig und noch nicht so verwurzelt an Arbeitsplatz und Wohnort, leichter getan haben, den Schritt in die Emigration zu wagen. 1933 stellten die bis 40Jährigen zwei Drittel der ausgewanderten Ärzte. Die älteren, oft jahrzehntelang in eigener Praxis etablierten Ärzte warteten lange und gingen erst nach den katastrophalen Eskalationen im Herbst 1938 und dem Approbationsverbot. Die Hauptauswanderungsländer waren die USA (ca. 50%), Palästina (20%) und Großbritannien (12%).

Für die Ärzte bedeutete die Auswanderung die Aufgabe ihrer bürgerlichen Existenz in Deutschland. Die Qualität der finanziellen Ausbeutung der jüdischen Auswanderer nahm kurz vor Kriegsausbruch dramatische Züge an. Je länger der Betreffende zögerte, das Land zu verlassen, desto größer die Verluste. Konnte in den ersten Jahren der Großteil des Vermögens noch ins Ausland verbracht werden, so erreichten die Auswanderer am Ende nur noch mit einem Bruchteil des Vermögens ihr Ziel.[6]

Emigration nach Auswanderungsländern

USA: Wunschland der meisten

Nachdem die britische Mandatsverwaltung in Palästina restriktivere Bestimmungen erlassen hatte, versuchten die meisten Auswanderer eine Einwanderungserlaubnis für die Vereinigten Staaten zu bekommen.[7] Die USA wurden zum begehrtesten Auswanderungsziel nicht nur der Ärzte, sondern der in Deutschland verfolgten Juden allgemein.

---

[6] Zu den einzelnen Maßnahmen und Erlassen detailliert in: Villiez, Anna von: Mit aller Kraft verdrängt. Entrechtung und Verfolgung „nicht arischer" Ärzte in Hamburg 1933 bis 1945 (= Studien zur jüdischen Geschichte, 11). Hamburg 2009, S. 120–132.

[7] Zur Emigration in die USA nach 1933 vgl. im Sinne eines Überblicks Krohn, Hans-Dieter: Vereinigte Staaten von Amerika. In: Krohn, Hans-Dieter (Hrsg.): Handbuch der deutschsprachigen Emigration 1933–1945. Darmstadt 1998, S. 446–466.

Mehr als 3.000 geflohene Ärzte aus Deutschland und den besetzten Gebieten nahmen die USA in der Zeit zwischen 1933 und 1945 auf, etwa die Hälfte aller emigrierenden Ärzte. In den USA waren die Chancen, wieder als Arzt arbeiten und davon leben zu können, im Vergleich zu den meisten anderen Ländern besser. Die schon 1924 festgelegte Quote für Zuwanderung erlaubte jährlich knapp 26 000 Einwanderer aus Deutschland. Um beim amerikanischen Konsulat eine Quotennummer zu erhalten, mussten die Auswanderer eine Bürgschaftserklärung – das sogenannte Affidavit – eines amerikanischen Bürgers vorlegen, wozu oft große Anstrengungen, glückliche Zufälle und Improvisationsgabe vonnöten waren.

Die Bedingungen für einen Wiedereinstieg in den Beruf als Arzt variierten in den 48 US-Bundesstaaten. Die fehlende zentrale Administration bedeutete zwar durch eine unübersichtliche Situation jedoch auch eine Chance, da einige Staaten, allen voraus New York an der Ostküste, sehr günstige Konditionen boten. Eric Kohler hat herausgearbeitet, dass die Bedingungen in den einzelnen Bundesstaaten äußerst unterschiedlich waren und die Regeln von den „licence boards" der jeweiligen Staaten gemacht wurden.[8] Diese mit Ärzten besetzten Komitees boten Bühnen für teilweise ambitionierte ärztliche Standespolitiker, die sich mal gegen, seltener für die Emigrantenärzte engagierten.

Wer vor dem Herbst 1936 in die Vereinigten Staaten ausgewandert war, hatte die wenigsten Schwierigkeiten, denn er konnte in den fünf Staaten an der amerikanischen Ostküste – New York, Massachusetts, New Jersey, Connecticut und Maryland – sowie in Illinois im Mittelwesten praktizieren. Die meisten Ärzte versuchten trotz der starken Konkurrenz in New York Fuß zu fassen, denn hier waren die Bestimmungen am liberalsten: Es wurde lediglich eine Sprachprüfung für die Gründung einer Praxis verlangt. Später wurde auch in New York noch eine medizinische Nachprüfung auf Englisch eingeführt. In vielen Bundesstaaten der USA war die Einbürgerung Voraussetzung für eine Niederlassung und diese war erst nach fünf Jahren Aufenthalt zu erlangen. Die deutschen Ärzte mussten dazu eine zumeist unbezahlte Medizinalassistenz in einem amerikanischen Krankenhaus vorweisen können – gerade für ältere Ärzte eine kräftezehrende Zumutung.

Die Ärzteemigration in die USA ist bislang erstaunlich wenig wissenschaftlich untersucht worden. Grundlegende Zahlen und eine Dokumentation der schwierigen Lizensierungsprozedere in den verschiedenen US-amerikanischen Staaten legt schon 1989 Eric Kohler von der University of Wyoming vor. Maßgeblich für

---

8 Kohler, Eric: Relicensing Central European Refugee Physicians in the United States, 1933–1945. Simon Wiesenthal Center Annual 6 (1989), S. 3–36.

die Situation im Staat New York ist die frühe Studie von Kathleen Pearle.[9] Nur die weiblichen Ärzte sind im Rahmen der Frauenforschung bislang sehr gründlich durch Atina Grossman beleuchtet worden.[10] Die vorliegenden Daten beschränken sich auf den Staat New York. Die USA als sehr großes Land mit einem ebenso großen, etablierten Gesundheitswesen hat die arbeitsuchenden Ärzte offenbar absorbiert, ohne dass sich derartig deutliche Spuren ihrer Integration ablesen ließen. Es lässt sich für sie weniger eine Wirkungsgeschichte schreiben, sondern eher sozialen Fragen nachspüren: Wie wurden die Ärzte als neue Konkurrenz wahrgenommen? Wie verhielten sich Gesundheitsadministration und Standesorganisationen? Wie erfolgte eine Akkulturation der emigrierten Ärzte? Hier besteht weiterhin ein Forschungsdesiderat.

Palästina: Ziel der Zionisten und der Jungen

Palästina war nach den USA das Land, in das die meisten jüdischen Ärzte drängten, insgesamt ging jeder fünfte Arzt, der Deutschland verließ, dorthin; damit zog es wesentlich mehr Mediziner als Akademiker anderer Fächer nach Palästina.[11]

Bis 1935 herrschten in Palästina relativ gute Bedingungen für Ärzte. Sie konnten oft bald wieder als Ärzte tätig sein, wenn auch nicht immer in ihrem Fachgebiet und nicht unter vergleichbaren Verhältnissen wie in Deutschland. Nachdem jedoch die Ärztezahlen in dem noch nicht stark besiedelten Land extrem gestiegen waren, beschränkte die britische Mandatsregierung die Zulassungsbestimmungen 1935 drastisch, was zu einem starken Rückgang der Auswanderungszahlen unter Ärzten nach Palästina führte. Neben den zunächst relativ vorteilhaften Bedingungen für Ärzte in Palästina war es auch die zionistische Überzeugung, die viele bereits in den ersten Jahren nationalsozialistischer Herrschaft zur Auswanderung bewegte. Die zionistischen Ärzte strebten an, früher oder später nach Palästina zu gehen, um am Aufbau Israels mitzuwirken. Für diese war es etwas leichter, den Neuanfang zu bewältigen, da er auch mit etwas Positivem verbunden wurde und nicht nur für Verlust und Entwurzelung stand.

---

9 Pearle, Kathleen: Preventive Medicine. The Refugee Physician and the New York Medical Community, 1933–1945. Bremen 1981.
10 Vgl. untenstehenden Exkurs.
11 Kröner, Emigration, S. 86f.

In Palästina vervierfachte sich die Zahl der jüdischen Ärzte zwischen 1932 und Ende 1935 auf 1849.[12] Insgesamt kamen etwa 650 Ärzte aus Deutschland zwischen 1933 und 1939 nach Palästina sowie einige Hundert österreichische Ärzte.[13] Ging insgesamt etwa ein Zehntel der emigrierenden Ärzte nach Palästina, war es in den Anfangsjahren fast ein Drittel.

Wenig erforscht ist bislang die Emigration von Ärzten aus den von Deutschland besetzen bzw. besiegten Ländern zwischen 1933 bis 1945 nach Palästina. Obwohl die deutschen jüdischen Ärzte nur eine Minderheit unter den Emigrantenärzten, die in der Mehrzahl aus Polen oder der Tschechoslowakei stammten, bildeten, ist über sie sehr viel mehr bekannt.

Doron Niederland hat sich früh mit dem Einfluss der deutschen Ärzte in Palästina und später Israel befasst. Er attestiert drei Hauptwirkungsbereiche, die er unter den Schlagworten „Modernisierung", „Spezialisierung" und „Liberalisierung" subsummiert.[14] Er führt aus, dass die deutschen Ärzte mit ihrem hohen Grad an Spezialisierung und ihrem Verständnis als Selbständige in einem freien Beruf auf ein weitend kollektivistisch ausgerichtetes System trafen, wie es die zionistischen Siedler mit ihren sozialistischen Idealen geschaffen hatten. Hier entstand ein Spannungsfeld, in dem die gesundheitspolitische Gestaltung des Landes verhandelt wurde. Die zionistische Frauenvereinigung „Hadassah" mit amerikanischen Wurzeln und die Arbeitergewerkschaft „Kupat-Cholim" hatten in den 1920er Jahren ein System der medizinischen Versorgung geschaffen, von dem sich die deutschen Ärzte in ihrer Autonomie als niedergelassene Ärzte stark beschnitten fühlten.

Gerhard Baader untersucht den medizinischen Wissenschaftstransfer im Zusammenhang mit der Schaffung einer medizinischen Fakultät an der Hebrew

---

12 Vgl. Baader, Gerhard: Der Einfluss deutsch-jüdischer Emigranten auf die Entwickung der medizinischen Grundlagenfächer für die Schaffung einer medizinischen Fakultät an der Hebrew University of Jerusalem. In: Scholz, Albrecht/Heidel, Caris-Petra (Hrsg.): Emigrantenschicksale. Einfluss der jüdischen Emigranten auf Sozialpolitik und Wissenschaft in den Aufnahmeländern (= Medizin und Judentum, 7). Frankfurt a. M. 2004, S. 19–28, hier S.20.
13 Zalashik, Rakefet/Davidovitch, Nadav: Professional Identity across the Borders: Refugee Psychiatrists in Palestine, 1933–1945. Social History of Medicine Vol. 22/3 (2009), S. 569–587, hier S. 570.
14 Vgl.: Niederland, Doron: The Influence of German Jewish Physicians on the Development of the Medical Services and Professional Values of Eretz Israel 1933–1948. In: Scholz, Albert/Heidel, Caris-Petra (Hrsg.): Emigrantenschicksale. Einfluss der jüdischen Emigranten auf Sozialpolitik und Wissenschaft in den Aufnahmeländern (= Medizin und Judentum, 7). Frankfurt a. M. 2004, S. 37–42. Der Aufsatz fußt auf einem älteren Aufsatz von 1985: Niederland, Doron: Deutsche Ärzte-Emigration und gesundheitspolitische Entwicklungen in Erez-Israel 1933–1948. Medizinhistorisches Journal 29 (1985), S. 149–184.

University of Jerusalem.¹⁵ Hier konkurrierte ebenfalls das amerikanische System, dem die Hadassah verpflichtet war, mit den Vorstellungen einer medizinischen Fakultät deutsch-österreichischer Prägung. Die schließlich 1949 eröffnete medizinische Fakultät in Jerusalem war schon in ihrer Entstehung ein Ereignis medizinischen und wissenschaftspolitischen Transfers zwischen amerikanischen und deutschsprachigen Wissenschaftlern.

In jüngerer Zeit ist eine Reihe von Studien zu einzelnen Wissenschaftlern und Fachgruppen in Palästina bzw. Israel entstanden, so zur Kinderheilkunde und der Psychiatrie. Rakefet Zalashik und Nadav Davidovitch beleuchten die Anfänge der Psychiatrie in Palästina und können zeigen, dass in diesem Fach eine besondere Dynamik entstand.¹⁶ Grund war zum einen die Nichtexistenz von psychiatrischer Praxis oder Wissenschaft vor dem Influx der deutschsprachigen Emigranten nach 1933. Gleichzeitig bot die Psychiatrie ein Feld, auf dem verschiedene Diskurse ausgehandelt wurden, so zur Eugenik und zum Verständnis von psychischer Gesundheit und Krankheit in dem entstehenden jüdischen Staat. Hier prallten nach Zalashik / Davidovitch zionistische Vorstellungen von einem gesunden Menschen in einem sozialistischen Staat auf deutsche Wissenschaftstraditionen. Im Laufe der 1950er Jahre entwickelten sich amerikanische Traditionen in der Psychiatrie schließlich zur dominierenden Gestaltungskraft.

Eduard Seidler legte neue Zahlen zur Gruppe der Kinderärzte in Palästina vor und zeigte, dass auch in diesem Fach von deutschen Emigranten starke Impulse ausgingen.¹⁷

Großbritannien: Übergangsstation?

England war das dritthäufigste Ziel jüdischer Emigranten nach den USA und Palästina. Insgesamt 1.000 Ärzte emigrierten aus Deutschland nach England, zusammen mit den Ärzten aus den annektierten Ländern stieg die Zahl auf über 4.600. Ein Teil nutzte es als Übergangsland, um, Deutschland einmal entkommen, die Auswanderung nach Übersee vorzubereiten. England hatte sich lange gegen die Aufnahme verfolgter Juden gesperrt; erst unter dem Eindruck des eskalieren-

---

15 Baader, Einfluss.
16 Zalashik/Davidovitch, Identity.
17 Seidler, Eduard: Siegfried (Shimon) Rosenbaum (1890–1969) und die Kinderheilkunde in Palästina nach 1933. In: Scholz, Albert/Heidel, Caris-Petra (Hrsg.): Emigrantenschicksale. Einfluss der jüdischen Emigranten auf Sozialpolitik und Wissenschaft in den Aufnahmeländern (= Medizin und Judentum, 7). Frankfurt a. M., S. 43–58.

den Terrors im Zusammenhang mit dem Novemberpogrom wurden die Einreisebestimmungen gelockert. Die medizinischen Fakultäten Großbritanniens und die British Medical Association stemmten sich gegen die neue Konkurrenz mit der Folge, dass die ausländischen Abschlüsse zunächst nicht anerkannt wurden. Die eingewanderten Ärzte – gehörten sie nicht zu dem kleinen Kreis renommierter Wissenschaftler – mussten entweder neu studieren oder ihren Lebensunterhalt als Krankenpfleger verdienen. Zum Studium zugelassen wurden die Flüchtlinge allerdings nur im schottischen Edinburgh. Ende 1940 schließlich wurden die medizinischen Qualifikationen der aus Deutschland und den annektierten Gebieten emigrierten Ärzte anerkannt, sodass viele emigrierte Ärzte schließlich doch dauerhaft im Vereinigten Königreich blieben und sich nach einem schwierigen Start eine neue Existenz aufbauten.

Karola Decker und Paul Weindling haben sich beide intensiv mit der Ärzteemigration nach Großbritannien beschäftigt.[18] Beide befassen sich mit den Dynamiken bei der Aufnahme der Emigrantenärzte. Während Decker eine weitgehend unkooperative Ärztelobby sieht, die sich gegen die „*alien doctors*" als neuer Konkurrenz abschottete, sieht Weindling eine vielschichtigere und dynamischere Situation, in der abseits der offiziellen Maßgaben kleinere Gruppen, vornehmlich von gesundheitspolitisch progressiven Kräften, die Aufnahme der Emigranten befürworteten und förderten. Der medizinhistorische Zugang von Paul Weindling sieht die Emigrantenärzte als Verhandlungsmasse in einem innerbritischen Modernisierungsprozess und öffnet so eine neue Perspektive auf die Geschichte der Ärzteemigration.

Für die nichtenglischen Teile Großbritanniens liegen vereinzelt Erkenntnisse vor. Kenneth Collins ist Experte für Schottland, wo in Aberdeen und Edinborough lange die einzige Möglichkeit für Nichtbriten bestand, die medizinischen Examina abzulegen, bzw. Medizin zu studieren.[19] Für Britisch Indien hat Margit Franz erste Erkenntnisse vorgelegt, die zeigen, dass einige Hundert Ärzte aus

---

18 Decker, Karola: Divisions and diversity: The complexities of medical refuge in Britain, 1933–1948. Bulletin of the History of Medicine 77 (2003), S. 850–873; Weindling, Paul: Medical Refugees and the Modernisation of British Medicine, 1930–1960. Social History of Medicine, Vol 22/3 (2009), S. 489–511 und Weindling, Paul: The Impact of German Medical Scientists on British Medicine: A Case Study of Oxford, 1933–1945. In: Ash, Mitchell G./Söllner, Alfons (Hrsg.): Forced Migration and Scientific Change. Emigré German-Speaking Scientists and Scholars after 1933. Washington/Cambridge 1996, S. 86–116.
19 Vgl. zuletzt Collins, Kenneth: European Refugee Physicians in Scotland, 1933–1945. Social History of Medicine Vol. 22/3 (2009), S. 513–530 und ausführlicher: Collins, Kenneth: Go and Learn: The international story of Jews and Medicine in Scotland. Aberdeen 1988.

Europa während des Nationalsozialismus nach Indien flohen. Hier waren sehr viele in britischen Militärlazaretten beschäftigt.[20]

Letzte Rettung: Afrika, Asien, Südamerika, Australien / Neuseeland, Sowjetunion

Wenig ist bekannt über die Geschichte ärztlicher Emigration nach Afrika, Asien, Südamerika und in die Sowjetunion. Die vorliegenden Darstellungen stützen sich in der Regel auf die Betrachtung von Einzelbiographien.[21] Die meisten aus europäischer Sicht exotischen Auswanderungsziele blieben Übergangsstationen für viele Flüchtlinge. So gelangten viele Ärzte über teilweise lange Odysseen durch Südamerika oder Kuba in die USA. Einige Ärzte blieben aber auch mit ihren Familien in teilweise sehr entlegenen Regionen der Welt, weil die Weiterreise sich nicht realisieren ließ oder sich ihre Pläne änderten. Eine Ausnahme bildet Shanghai. In die damals internationale Enklave retteten sich jüdische Flüchtling, unter ihnen viele Ärzte, in letzter Minute vor dem Emigrationsverbot, da bis zum Kriegsausbruch im Pazifik im Dezember 1941 hier keine Einreisebeschränkungen galten.[22]

In Ländern, in denen das Gesundheitssystem sich im Um- oder Aufbau befand, war der Einfluss sowohl im klinischen Bereich wie auch in der medizinischen Wissenschaft teilweise groß. Zur Türkei hat Regine Erichsen unter dem

---

20 Franz, Margit: German-speaking medical exile to British India, 1933–1945. In: Konrad, Helmut/Benedik, Stefan (Hrsg.): Mapping Contemporary History II. 25 Jahre Zeitgeschichte an der Universität Graz. Wien [u.a.] 2010, S. 61–86.
21 Für die Sowjetunion liegen zwei Aufsätze zu Richard Koch vor. Vgl. Decker, Natalja: Die Schicksale jüdischer Ärzte im Zufluchtsland Sowjetunion. In: Scholz, Albert/Heidel, Caris-Petra (Hrsg.): Emigrantenschicksale. Einfluss der jüdischen Emigranten auf Sozialpolitik und Wissenschaft in den Aufnahmeländern (= Medizin und Judentum, 7). Frankfurt a. M. 2004, S. 219–230 sowie Töpfer, Frank/Boltres-Astner, Daniela: Richard Koch in der sowjetischen Emigration: Wissenschaft im Vacuum, politisches Engagement im Ungewissen. In: Scholz, Albert/Heidel, Caris-Petra (Hrsg.): Emigrantenschicksale. Einfluss der jüdischen Emigranten auf Sozialpolitik und Wissenschaft in den Aufnahmeländern (= Medizin und Judentum, 7). Frankfurt a. M. 2004, S. 231–249.
22 Vgl. zur Ärzteemigration nach Shanghai: Kessler, Françoise: Emigrierte Ärzte in Shanghai (1933–1945). Aufnahmebedingungen, Ausgrenzung, Ghettoisierung. In: Scholz, Albert/Heidel, Caris-Petra (Hrsg.): Emigrantenschicksale. Einfluss der jüdischen Emigranten auf Sozialpolitik und Wissenschaft in den Aufnahmeländern (= Medizin und Judentum, 7). Frankfurt a. M. 2004, S. 175–188.

Aspekt des Wissenschaftstransfers geforscht.[23] Hierhin gingen etwa 70 Mediziner, die meisten von ihnen als Wissenschaftler und Hochschullehrer. Die Tropenmediziner Martin Mayer und Otto Hecht prägten ihr Fach in Venezuela bzw. Mexiko.[24] Über jüdische Ärzte, die nach Afrika – und hier meist Südafrika- emigrierten, ist bis auf wenige Kurzbiografien bislang nicht wissenschaftlich gearbeitet worden.[25]

Exkurs: Ärztinnen in der Emigration

Die Ärztinnen wanderten im Verhältnis in größerer Zahl ins europäische Ausland aus als die Ärzte, und sie wanderten in etwas höherer Zahl nach Großbritannien aus als die Männer. Sie gingen seltener in exotische Länder, die nicht mehr zum europäisch-westlichen Kulturkreis gehörten. Letzte Fluchtmöglichkeiten wie Kuba oder Shanghai, wohin sich kurz vor dem Auswanderungsverbot noch viele retten konnten, nahmen Ärztinnen nicht wahr, sondern flohen in größerer Zahl beispielsweise in die Niederlande, was für viele fatal war, da sie nach der Besetzung durch die Deutschen wieder der Verfolgung ausgesetzt waren. Besonders deutlich wird die unterschiedliche Situation von ledigen Ärzten bzw. Ärztinnen: Die ledigen Ärztinnen suchten in weitaus höherer Zahl beliebte, vermeintlich sichere Auswanderungsziele aus, allein stehende Ärzte ohne Familie wagten eher den Schritt zu einer abenteuerlichen Emigration in ein exotisches Land.[26]

Die jüdischen Ärztinnen werden über die Emigrationsforschung hinaus auch in anderen Forschungskontexten berücksichtigt. Die Frauenforschung nahm die „New Weimar Women" in den Blick und sah dabei in den Ärztinnen

---

23 Vgl.: Erichsen, Regine: Medizinemigration in die Türkei. In: Scholz, Albert/Heidel, Caris-Petra (Hrsg.): Emigrantenschicksale. Einfluss der jüdischen Emigranten auf Sozialpolitik und Wissenschaft in den Aufnahmeländern (= Medizin und Judentum, 7). Frankfurt a. M. 2004, S. 65–82. Im selben Sammelband auch Aufsätze zu Einzelaspekten und -biografien zur Ärzteemigration in die Türkei von Ingrid Kästner, Wolfgang Kirchhoff, Arıýn Namal, Gerald Kreft.
24 Vgl. Brahm, Felix: Jüdische Tropenärzte im lateinamerikanischen Exil. Martin Mayer und Otto Hecht in Venezuela und Mexiko. In: Scholz, Albert/Heidel, Caris-Petra (Hrsg.): Emigrantenschicksale. Einfluss der jüdischen Emigranten auf Sozialpolitik und Wissenschaft in den Aufnahmeländern (= Medizin und Judentum, 7). Frankfurt a. M. 2004, S. 189–200.
25 Siehe Villiez, Mit aller Macht verdrängt. Darin die Einzelbiografien zu Siegmund Wertheim, Lesser Conitzer, Moritz Fürst, Julius Hagenauer, Jaques Neumann.
26 V. Villiez, Anna: The Emigation of Women Doctors from Germany under National Socialism. Social History of Medicine, Vol. 22/3 (2009). S. 553–567.

besonders typische Vertreterinnen dieser Frauengeneration.[27] Besonders Anita Grossman hat sich in diesem Zusammenhang intensiv mit den in die USA emigrierten Ärztinnen und deren Rollenverständnis und -verhalten nach der Emigration beschäftigt. War schon die Sozialisierung der jüdischen Ärzte wie auch übrigens ihre Verfolgungsgeschichte stark geschlechtsspezifisch – man denke an die Verunglimpfung der (männlichen) Gynäkologen in der NS-Hetzpresse und die Inhaftierung von (männlichen) Ärzten in der Folge der Progromnacht im November 1938 – so war es auch ihre Emigrationsgeschichte. Es gibt darum eine starke Konzentration der bisherigen Publikationen auf Genderaspekte, gleichzeitig fehlt ein eher kollektivbiografischer, quantitativer Zugriff, sodass Erkenntnisse zu einzelnen Ländern zu emigrierten Ärztinnen nur sehr punktuell vorliegen.

Fazit

Der Rundgang durch die vorliegende Forschungsliteratur zeigt zum einen, dass für die Hauptauswanderungsländer Daten und Untersuchungen vorliegen und zwar meist schon seit den 80er Jahren. Was ist seitdem passiert? Es hat eine Ausdifferenzierung der Ergebnisse stattgefunden und es ist eine Reihe von Studien zu einzelnen Fachgruppen[28] oder Einzelbiografien entstanden. Gleichzeitig fand eine Kontextualisierung unter verschiedenen Aspekten innerhalb der Hauptauswanderungsländer statt. So versuchen einige Arbeiten den Einfluss der Emigranten auf die Wissenschaftslandschaft des jeweiligen Auswanderungslandes zu messen und bedienen sich hier des Konzeptes des Wissenstransfers. Weitere Arbeiten fragen nach der Rolle der Emigranten innerhalb der Gesundheitspolitik bzw. der ärztlichen Standespolitik in den Auswanderungsländern. Diese Untersuchung einzelner Ärzte, Institute und Systeme bringt neue Erkenntnisse zur Situation in den betreffenden Ländern. Beide Blickwinkel, der auf die Wirkung der Emigration auf das deutsche Gesundheits- und Wissenschaftssystem als auch

---

27 Freidenreich, Harriet: ‚Jewish Women in Medicine'. In: Berger, Natalia (Hrsg.):„Therefore they choose life ..." Jews and Medicine: Religion, Culture, Science. Tel Aviv 1995, S. 185–193; Grossmann, Atina: New Women in Exile. German Women Doctors and the Emigration. In: Quack, Sybille (Hrsg.): Between Sorrow and Strength. Women Refugees of the Nazi Period. Washington/Cambridge 1995, S. 215–239; Sillem, Dorothee: Deutschsprachige Ärztinnen im amerikanischen Exil 1933–1945. Unveröff. Magisterarbeit Freie Universität Berlin. Berlin 1994.
28 So zum Beispiel von Peters, Uwe H.: Psychiatrie im Exil. Die Emigration der dynamischen Psychiatrie aus Deutschland, 1933–1939. Düsseldorf 1992 und Shepherd, Michael: The Impact of Germanic Refugees on Twentieth Century British Psychiatry. Social History of Medicine Vol 22 (2009) 3, S. 461–469.

der auf die ausländischen Systeme und den Einfluss der Emigranten, konzentrieren sich jedoch auf eine kleine Gruppe unter den emigrierten Ärzten: die Wissenschaftler und die namenhaften und einflussreichen Kliniker. Die übergroße Mehrheit der ausgewanderten Ärzte waren dagegen keine Wissenschaftler sondern Praktiker, die entweder klinisch oder in eigener Praxis tätig gewesen waren. Das von Mitchell Ash ausformulierte Konzept des Wissens- bzw. Wissenschaftstransfers, eingebettet in eine Kulturgeschichte der Wissenschaften, greift in Hinblick auf die Ärzteemigration darum zu kurz.[29] Hier müssten andere Fragestellungen in den Fokus rücken: So wäre zu untersuchen, ob sich auch hier Wechselwirkungen zwischen den Emigrierten und den Emigrantenländern entwickeln. Ebenso sollten biografische Aspekte untersucht werden: Welche Strategien fanden die Ärzte, um mit dem Bruch in ihrem Leben, der durch die Auswanderung entstanden war, umzugehen?

Gleichzeitig ist nach dem Verhalten der jeweiligen Standesorganisationen als Reaktion auf die eingewanderten Ärzte fragen sowie die Rolle nationaler Unterstützerorganisationen auszuleuchten.

Geblieben sind noch große Forschungslücken: So ist wenig bis nichts bekannt zu den weniger frequentierten Auswanderungszielen sowie zu den nichtdeutschen Emigranten, die das faschistische Europa flohen. Es sind meist die deutschen bzw. österreichischen Ärzte, die von der Forschung bedacht werden, dabei sind die Zahlen der aus Polen oder der Tschechoslowakei geflohenen Ärzte teilweise höher. Ebenfalls bislang kaum erforscht ist die Emigration anderer medizinischer Berufe, so zum Beispiel der Zahnärzte, den Psychologen und der Krankenschwestern.

Um auch in sozialhistorischer Perspektive weiterzukommen, müssten umfassende biografische Daten und Quellen zu der Menge der „kleinen Ärzte" vor und nach der Emigration zusammengetragen werden. Dies ist zwar inzwischen für zahlreiche der aus Deutschland geflohenen Ärzte in mehreren kollektivbiografischen Studien zu Entrechtung und Vertreibung der jüdischen Ärzte aus einzelnen deutschen Städten oder auch einzelnen Fachgruppen geleistet worden. In diesen Zusammenstellungen verliert sich jedoch die biografische Spurensuche meist kurz nach der Emigration, sodass kooperative Forschungsprojekte mit beteiligten ForscherInnen aus Deutschland und dem jeweiligen Einwanderungsland sinnvoll seien könnten. Die Fragen nach der Akkulturation und nach beruflichen Werdegängen in der Emigration sind darum bislang weitgehend unbeantwortet. Gewinnbringend könnte es auch sein, die bislang fast ausschließlich eingenom-

---

[29] Ash, Mitchell G.: Von Vielschichtigkeit und Verschränkungen. „Kulturen der Wissenschaft – Wissenschaft in der Kultur". Berichte zur Wissenschaftsgeschichte 30 (2007), S. 91–105.

mene nationale Perspektive zu erweitern auf den Vergleich, zum Beispiel zwischen den Aufnahmeländern oder zwischen unterschiedlichen medizinischen Fachrichtungen. Mitchell G. Ash hat in seinen Studien zu Umbrüchen in Deutschland im Hinblick auf die Wissenschaftsgeschichte gewagt, Vergleiche aus der Zeit des Nationalsozialismus hinaus zu ziehen.[30] Einen originellen Aspekt hat Christian Pross in den Fokus genommen in einem Aufsatz über die emigrierten Ärzte als Brücke in die Medizinethik Deutschlands im Nationalsozialismus.[31] Die Schwierigkeit, die Ebene der klassischen Verlust-Gewinn-Bilanz zum vielzitierten *brain drain*, auf der sich die Emigrationsforschung lange bewegt hat, um eine neue Dimension zu erweitern, bleibt bestehen. Ein weiterer Aspekt hat bislang auch fast keine Beachtung gefunden: Die übergroße Mehrheit der emigrierten Ärzte war jüdischer Herkunft. Die politisch motivierte Verfolgung von Ärzten ist zahlenmäßig gegenüber der antisemitisch bedingten als verschwindend zu nennen. Welche Rolle spielt die jüdische Herkunft und die Erfahrung der rassistischen Verfolgung in Deutschland für die emigrierten Ärzte? Wie lässt sich der Begriff der „Akkulturation" im Zusammenhang mit der Ärzteemigration in Beziehung setzen zur jüdischen Geschichte und ihren kulturellen Spannungen, wie es Herbert A. Strauss bereits 1991 vorschlug?[32] Die Geschichte der Emigration von Ärzten während des Nationalsozialismus bleibt ein spannendes Feld, das keineswegs zur Genüge gründlich beackert ist.

---

30 Ash, Mitchell G.: Scientific Changes in Germany: 1933, 1945, 1990: Towards a Comparison. Minerva 37 (1999), S. 329–354.
31 Pross, Christian: The Attitude of German Émigré Doctors Towards Medicine under National Socialism. Social History of Medicine 22/3 (2009), S. 531–522.
32 Strauss, Herbert A.: „Wissenschaftsemigration als Forschungsproblem". In: Strauss, Herbert A. [u.a.] (Hrsg.): Die Emigration der Wissenschaften nach 1933. Disziplingeschichtliche Studien. München 1991, S. 9–23, hier S. 18.

Thomas Mueller and Dinah Zur
Escaping Nazi Germany
On forced migration of psychoanalysts*

The history of psychoanalysis in National socialist Germany and the forced migration of – mainly, though not exclusively Jewish – psychoanalysts has already been studied in a variety of research projects. However, comparisons between different cultural and political contexts of countries of immigration have hardly been drawn. This chapter aims to exemplify and compare the cultural, political and medical spheres that immigrants faced in both Palestine and the United States during the Second World War and thereafter, by portraying the migrational process of two Jewish psychoanalysts, setting their lives into context with others of their medical peer group. Being brought up in different cultural and geographical contexts in Europe, both medical doctors came to live in Weimar Berlin. They were colleagues at the same Berlin hospital. Both escaped Berlin at practically the same time, but made different decisions concerning their route of escape and destination, including their final residency.

Medicine and Zionism: Heinrich Winnik's notion of psychiatry in 'Eretz Israel'

Heinrich Zvi Winnik was born in Nepolokoutz, Bukowina in 1902, which was then part of the Austro-Hungarian Empire. After 1918 it belonged to Romania and after 1940 to the USSR. Today it is part of the Ukraine. Winnik always identified himself as someone „born in Austria". Winnik's parents were Simson Winnik, a Jewish scholar from Lemberg, and Berta Silberbusch, of Nepolokoutz. His grandparents represented two different religious orientations of the then Jewish world in Eastern Europe: Chassidism and religious Zionism. Winnik attended the 'Gym-

---

* This chapter originates in an English presentation, and therefore has not been adapted to the language mainly applied in this volume. We would like to acknowledge the helpful criticisms and suggestions we received from a number of people whilst this chapter was in its various draft forms, particularly, and in alphabetical order Menachem Amitai, Gerhard Baader, Marco Conci, Ludger M. Hermanns, Jürgen Nitsche and Holger Wehowsky. Many thanks to Thomas Beddies, Susanne Doetz and Christoph Kopke for their kind support.

nasium' in Czernowitz, later in Vienna. As his entire education was conducted in the German language, he was also familiar with and learned to appreciate what then had been perceived as *German culture* in addition or complementarily to the Jewish one, while holding Rumanian citizenship.[1]

Winnik became a member of the Jewish youth movement "HaShomer Hazair". The development and the aims of this organisation were not only important for Winnik's personal vitae, but also for the foundation of psychoanalysis in Israel. "HaShomer Hazair" (Hebrew for "Young Guard") was founded in Europe. One of its spiritual centres was Vienna, where Winnik had spent most of his academic years. Given Winnik's decision to make his way to Palestine after escaping Germany and later Romania and engage in establishing the psychiatric sector of the health system in Eretz Israel, it is as crucial as necessary to understand the vision and impact of this political group, Winnik stayed close to.

HaShomer Hazair was a Zionist-socialist association founded in Galicia, in 1919. Both the HaShomer group (founded in Galicia in 1913) and a second group, similar in political position: Tze'irei Zion (Zion's Youth), informally united in 1916.[2] The cultural roots were not only in Poland and Galicia but also in the German-speaking realm. The works of Theodor Herzl, Martin Buber, Baruch Spinoza, Friedrich Nietzsche and Karl Marx provided great intellectual weight and influence to the movement. Part of their national mindset was guided by romanticism, the German "pathfinders" and the ideas of the British „boy scouts", though without ignoring the Haskalah. As for the social background, many members came from what then had been named "upper middle class" and from families that for their part felt secularized and integrated into the contemporary culture or were aspiring to become so. Especially in Poland, many families became disillusioned during this process. As the Russian Army marched into Galicia during the Polish-Ukrainian War, many Jewish families fled to the West and to Vienna, which partly explains the „shift" in the increasing interest for this movement, to Western Europe. The goal was to realize a socialist society in Palestine, which in

---

[1] City Archives of Chemnitz, Saxony, Council („Rat der Stadt"), 1928–1945, No. 6325 (Part 1–4), Index of Medical Doctors. We thank Juergen Nitsche for his kind support.
[2] For more information on HaShomer Hazair see Heller, J.: HaShomer Hazair. From Binationalism to Federalism. In: Heller, J. (Hrsg.): The Birth of Israel 1945–1949. Ben-Gurion and His Critics. Gainesville 2000, S. 197–216; Hattis, Susan L.: The Binational Idea in Palestine During Mandatory Times. Haifa 1970, S. 71–73; Lavsky, H.: Before Catastrophe. The Distinctive Path of German Zionism. Jerusalem 1996, S. 147–151; Margalit, E.: Social and Intellectual Origins of the HaShomer Hazair Youth Movement 1913–1920. In: Reinharz, Y./Shapira, A. (Hrsg.): Essential Papers on Zionism. New York 1995, S. 454–472 and Merhav, P.: HaShomer Hazair. In: Encyclopedia Judaica. CD-ROM, Jerusalem 1997.

turn explains why the association attracted those who were usually positioned on the left of the political spectrum. In their work, the so-called Shomrim placed great value on „education" which took on different meanings. They also placed great value on the development of and compliance with ethical principles. This makes plausible, why actors of reform pedagogics, of psychology or the educational system identified themselves with HaShomer, but also why this association was relevant to medically active persons.[3] At this time many areas of medicine were influenced by debates on psychological development or the influence of the social on the individual. Medical disciplines such as „social hygiene" where created and evolved between the first and the fifth Aliyah.

If HaShomer Hazair members were the first group in Palestine to get involved with psychoanalysis – about which there is little doubt, then the famous *Kibbutz Artzi* (Hebrew for: kibbutz of the land, or: agricultural kibbutz) established in 1927 was the first place and enterprise in which psychoanalytic knowledge and thinking had been interpreted on purpose. Among those psychoanalysts mentioned in this article as key figures of psychoanalysis in Palestine, it is Milek Goldschein (he later named himself Shmuel Golan) who is an early prominent figure in HaShomer Hazair. Among those psychoanalyst-Shomrim who never migrated to Palestine, Viennese psychoanalyst Siegfried Bernfeld was the central figure, followed by analysts like Otto Fenichel and Willi Hoffer.[4]

---

[3] It would be important to distinguish between Germans and German-speaking intellectuals. Since Heinrich Zvi Winnik was socialised in the psychoanalytical culture of Vienna and Berlin and was thus a so-called „cultured" German with regard to his geographic-ethnic origins, he very well fit into the characteristic picture of HaShomer Hazair. The German intellectuals have had a considerable amount of influence, as is known, in a great number of social realms. However, the appraisal of this influence remained extremely controversial. Amongst others see: Hazony, Y.: The German Intellectuals and the Founding of the Hebrew University. In: Hazony, Y. (Hrsg.): The Jewish State. The Struggle for Israel's Soul. New York 2000, S. 195–207 or Baader, Gerhard: The Impact of German Jewish Physicians and German Medicine on the Origins and Development of the Medical Faculty of the Hebrew University. Korot 15 (2001), S. 9–45 and Nadav, D.: Zwischen Sozialhygiene in Deutschland und dem Aufbau des öffentlichen Gesundheitswesens des Jishuv: Sozial engagierte Ärzte in Berlin und Palästina/Israel. In: Fischer, W. [u.a.] (Hrsg.): Exodus von Wissenschaften aus Berlin. Fragestellungen – Ergebnisse – Desiderate; Entwicklungen vor und nach 1933 (= Akademie der Wissenschaften zu Berlin, 7). Berlin, New York 1994, S. 461–471.

[4] For Fenichels critique on Zionist „Gemeinschaft", see Liban, A.: Freuds Einwanderung nach Eretz Israel: Die Aufnahme der Psychoanalyse in Palästina (Eretz Israel). Diss. phil. Technische Universität Berlin. Berlin 1998, S. 25–28, 45, 62, 65–67. For other psychoanalytically oriented Zionists in Palestine, who went to Europe to clearly import knowledge from mainly Vienna and Berlin to Palestine / Eretz Israel, see S. 73–75.

With regard to their opinion and perception of Palestine as a geopolitical and ethnic space, the view of members of the HaShomer Hazair differed from that of the earlier Zionist groupings or prominent actors. The so-called *binational idea* was supported, i.e. a certain form of cohabitation with the Arabic population of Palestine.[5] The so-called *partition* – a term that surfaced for the first time as an issue in the Peel Commission in 1937 during an Arabic uprising that took place between April of 1936 and 1939 – of the land, was strictly opposed. Until their merger with the Achdut HaAvodah in 1948/49, HaShomer Hazair supported the binational idea of a state in which there were even plans for a joint Arabic-Jewish labour movement. This group is the only one amongst the Zionist associations that supported the binational idea until the year the state was founded. In the decades following the foundation of the state the group lost its importance, but contrary to a widespread and popular fallacy, it still exists today.[6]

After his 'Matura' (graduation) Winnik had studied philosophy and mathematics in Prague and Vienna,[7] then transferring him to the medical school in Breslau (today Wroclaw), Silesia, where he graduated in August 1926, receiving promotion ("Dr. med.") in December of that year. He continued to complete his post-graduate education in neurology and psychiatry in Breslau, and in 1928 moved over to the "Städtische Nervenheilanstalt" in Chemnitz, Saxony, where he stayed until 1929. Later he continued his specialisation in a similar department in Leipzig. In Berlin he started his teaching analysis with the Hungarian émigré

---

5 At a given time this conviction was certainly shared by Soviet interests. The subsequent minister of foreign affairs Gromyko as the Soviet representative to the United Nations states on April 14, 1947: „A just settlement can be found only if account is taken in sufficient degree of the lawful interests of both peoples (Jews and Arabs). These considerations are the basis upon which the Soviet delegation concludes that the lawful interests both of the Jewish and of the Arab peoples of Palestine can be defended in a proper manner only by the creation of one dual, democratic Arab-Jewish state. Such a state should be founded upon equal rights for the Jewish and Arab populations which might constitute a foundation for cooperation between these two peoples in their common interest to the advantage of them both [...]". In: The Road to Bi-National Independence. Memorandum of Hashomer Hazair Workers Party of Palestine. Tel Aviv, August 1947, printed in: Hattis, Binational Idea, S. 307.
6 The analysis of the group in its entirety and its historical significance would be enough material for a separate study. See Brenner, M.: Geschichte des Zionismus. München 2002, S. 79; Eisenstadt, Gesellschaft, S. 45, 24; Margalit, Origins, S. 454–472.
7 Here and in the following see again City Archives, Chemnitz, see above. Winnik by far has not been the only Rumanian Jewish medical doctor working at the named hospital in Chemnitz, as these Archives reveal. Other Jewish doctors came from Moldavia to work in the Saxonian cities of Leipzig, Dresden, Chemnitz. Parts of this information are provided by the Archives of the Jewish Community of Chemnitz.

psychoanalyst Jenö Harnik at the *Berliner Psychoanalytisches Institut*, which had been founded by Freud's adepts Karl Abraham, Ernst Simmel and Max Eitingon and was the first institute of its kind in Germany that featured an outpatient department and an established and standardised educational training. Between 1930 and 1933 Winnik was working as an *Assistenzarzt*, an assistant doctor, at the department of neurology at the *Allgemeines Krankenhaus Lankwitz*,[8] together with his colleague Heinrich Julius Löwenfeld, a native Berlin doctor, then in psychoanalytic training, too.

On April 1, 1933, a Gestapo Unit entered the hospital in order to take Winnik captive. As they entered the office of a telephone operator and asked for Winnik, another young doctor gave signal to the nurses in order to let Winnik know that he had to leave the hospital as quickly as possible. And since his collegue Löwenfeld was afraid that the Nazis would return for him as well, he decided to flee with Winnik. They escaped in Löwenfeld's car that was parked behind the hospital and drove to the house of his wife Yela's sister. Winnik's intend was to leave Germany. On escape, he was caught by the Gestapo for some reason before crossing the border. However, Winnik managed to escape and fled to Vienna. It was there, where in 1933 he met Lucie Pick, whom he married that same year. He completed his teaching analysis at the Institute in Vienna with Paul Federn and Helene Deutsch and conducted control analyses with Siegfried Bernfeld. Bernfeld himself escaped to the United States, but his writings on psychoanalytically oriented pedagogics became immensely relevant for the pedagogical debates in the kibbutzim, e.g. concerning child education. After Anna Freud had suggested for Winnik to found a psychoanalytic group in the Romanian capital, he left Vienna for Bucharest in 1936 with his wife Lucie.[9] Until 1941 he led a private clinic for psychiatry and psychoanalysis in Bucharest and worked as a teaching analyst. In August 1936 he still managed to take part in the *XIV. Psychoanalytic Congress* in Marienbad where he became acquainted with Otto Fenichel. Winnik told him about his project in Bucharest and admitted that he still felt insecure working on his own since he had only recently finished his education in Vienna. From that time on he participated in Fenichel's secret *Rundbriefe*.[10]

---

8 Müller, T.: Die Neurologische Abteilung des Krankenhauses Lankwitz. Ein Beitrag zur Geschichte der Emigration, der Psychotherapie und des Berliner Krankenhauses. Sudhoffs Archiv 88 (2004), S. 54–76.
9 Mühlleitner, E.: Biographisches Lexikon der Psychoanalyse. Die Mitglieder der Psychologischen Mittwoch-Gesellschaft und der Wiener Psychoanalytischen Vereinigung 1902–1938. Tübingen 1992, S. 364–365.
10 Mühlleitner, E./Reichmayr, J. (Hrsg.): Otto Fenichel. 119 Rundbriefe. Bd. II Amerika (1938–1945). Frankfurt, Basel 1998.

Together with other psychoanalysts from Europe, Winnik took part in the second *Vierländertagung* in Budapest in 1937. Soviet troops occupied a part of Romania in June of 1940 while Germany and Italy enforced the delivery of big parts to Hungary and Bulgaria and German troops occupied the land on a pretext. In 1941 Romania entered the war on the side of Nazi Germany and reoccupied the part occupied by Russia. Because of the political situation colleagues and family of Winnik were worried about him. Fenichel, who had already emigrated to the US, tried to get him a visa. From a letter to Fenichel written by Winnik's father from Jerusalem, we learn that Winnik had left Bucharest in July of 1940 to Czernowitz, which at that point was occupied by the Russians. From oral history we learn that he had worked in a Soviet Red Army Hospital in the Bukowina,[11] as a psychiatrist, being taken as a communist comrade – one reason why he never dared visiting Eastern Europe, or any communist state, after the war, though he had kept distant to Stalin's politics after 1939.

During the deportation of the Jewish population of the Bukowina, Winnik succeeded to escape once again, hided in a van, in Bucharest, but was caught once again by the German "Wehrmacht". He again managed to flee in 1941 and in the same year he was able to get onto an "illegal" refugee boat to Palestine. In 1922 the British mandate government under Churchill had limited the number of Jews who were allowed to enter the mandated territory. As a consequence, Jewish refugees from Europe had started to immigrate illegally on top of the "legal" number of immigrants. In 1939 the underground army "Haganah" (Hebrew for 'defence') began to organise the "Alliyah Beit" (the second immigration), mostly by boat. Great Britain reacted by implementing stricter controls: refugees were imprisoned and people on the boats were sent back. And this is what happened to Winnik on arrival in Palestine in 1942 – he was interned for a short time, in Cyprus, and then reached Palestine.

Of course psychoanalysis had existed in Israel before Winnik's arrival.[12] One of the first psychoanalysts that visited Palestine was the former Berlin resident and Russian Max Eitingon, who was close to Sigmund Freud. Eitingon' mentioning here is symbolic for the high relevance of the Berlin Psychoanalytic Institute and the role several of its members played for the establishment of psychoanalysis in Palestine / Israel.[13] Freud himself liked the idea of psychoanalysis in the

---

[11] Here and in following paragraphs: Giora Winnik, New York, personal information to the authors, March 2006.
[12] Liban, Einwanderung, S. 4.
[13] Kloocke, R.: Mosche Wulff. Zur Geschichte der Psychoanalyse in Russland und Israel. Tübingen 2002, S. 91.

'promised land', but definitely disliked the fact that it should be Eitingon establishing it, as he would wish Eitingon to keep staying with the UK or US branch of the international association.[14]

After the Balfour Declaration, David M. Eder, a Jewish physician from London who was as close to the British labour and socialist movements, developed and organised orphanages in Jerusalem and worked with Dorian Feigenbaum from Vienna. Feigenbaum however, left the land again and went to New York in 1924.[15] Until the return of Eitingon in 1933, there does not seem to be any active institutionalised form of psychoanalysis in Palestine. Together with other refugees from Nazi-occupied Europe he founded the "Chewra Psychoanalitit b'Eretz Israel", which he headed until his death. The first years were characterised by passionate idealism and hard work while the population had to deal with economic and political difficulties. Margarete Brandt, a colleague of Eitingon's, described the first years of the *Palestine Institute for Psychoanalysis* in Jerusalem.[16]

In 1942 Winnik became a member of the *Palestinian Psychoanalytic Society*. In the same year he founded the *Geha Medical Hospital* in Petach Tikva which today is called *Geha Psychiatric Hospital*. He supported many kibbutzim as a medical consultant and kept working as a psychoanalyst in his private practice. Although he never lived in a Kibbutz himself, he supported the Kibbutz movement.[17] Winnik turned more toward psychiatry, though, meanwhile. In 1947 Winnik founded the *Shalvata Mental Health Centre* in Hod Hasharon where he worked in a rather kibbutz-like atmosphere. The founding of the state of Israel brought new problems, challenges and opportunities for the land and its people: between 1948 and 1952 687 000 immigrants from Arab countries and Europe immigrated to Israel and doubled the number of the Jewish population. Survivors of concentration camps arrived after traumatic experiences, which also represented an immense challenge for both psychiatric and psychoanalytic work. Winnik was deeply con-

---

14 Schröter, M. (Hrsg.): Sigmund Freud/Max Eitingon. Briefwechsel 1906–1939. 2 Bde. Tübingen 2004.
15 Müller, T.: Medizinische Expertise, zionistische Visionen. Ärztinnen und Ärzte als Immigranten in Palästina/Israel. Berichte zur Wissenschaftsgeschichte 28 (2005), S. 321–336; Liban, Einwanderung, S. 28–31, 425–490.
16 See the separate publication on Brandt by Mueller, T./Hermanns, L.M.:„[...] Manchen machen die zweitausend Jahre, die man nicht zuhause war, gar nichts aus [...]". Die Berliner Schulärztin und Psychoanalytikerin Margarete Miriam Brandt (1892–1977) und ihre Emigration nach Palästina/Israel. Stuttgart 2013, S. 305–326.
17 Lucie Winnik, New Jersey, personal information to the authors, March 2006.

cerned about the survivors of the Shoah, and published considerably on these issues later on.[18]

In 1950, Winnik moved to Jerusalem and founded the *Talbiye Hospital* there, heading this hospital from 1951 on.[19] Winnik continued his academic career and in 1954 received the first professorship for psychiatry at the Hebrew University[20] – at the Hadassah School of Medicine in Jerusalem, acting as the director of a Jerusalem psychiatric clinic of Kupat Cholim, the health insurance institution, at the same time. He published immensely about forensic psychiatry, the psychological basis of war, about the survivors of the Shoah and the consequences of persecution by the Nazis. Winnik's psychoanalytic and psychiatric oeuvre encompasses more than 200 publications. He was concerned with the psychology of religion and also with the psychology in court. As already mentioned above, Winnik was one of the first psychoanalysts who worked with survivors of the Nazi regime.[21] He also dealt with the children of survivors and their relationship with their parents. The results of this research led to the publication of "Second Generation of the Holocaust. Holocaust Survivors' Communication of Experience to Their Children, and its Effects".

Winnik had avoided to visit Germany for many years, after the Shoah. Winnik called himself an 'agnostic' in his later life, and in his late days, according to his son Giora, might have been called a 'reform-Jew', even giving papers and lectures in synagogues, as e.g. 'Job from a psychiatric point of view. He read 'Ha'aretz' and Ma'ariv, which with some right can be called leading newspapers of the time, while neglecting MAPAM publications, of which he formerly had been a member.

Heinrich Zvi Winnik died on September 10, 1982 after a long period of illness. He left behind his wife Lucie, his son Giora, later on working as a pediatrician in the United States, and his mother Berta.

---

18 Winnik, H.: Further Comments Concerning Problems of Late Psychological Effects of Nazi-Persecution and their Therapy. Israel Annals of Psychiatry and Related Disciplines 5 (1967), S. 1–16; Winnik, H.: Psychoanalytical Thought and the Concept of National Character. Israel Annals of Psychiatry and Related Disciplines 11 (1973), S. 173–188; Winnik, H.: Viktimologie – eine Wissenschaft und die Psychoanalyse. In: Drews, Sibylle [u.a.] (Hrsg.): Provokation und Toleranz. Festschrift für Alexander Mitscherlich zum siebzigsten Geburtstag. Frankfurt a. M. 1978; Winnik, H.: Victimology and Psychoanalysis. Israel Annals of Psychiatry and Related Disciplines 17 (1979), S. 241–254.
19 His Jerusalem psychoanalytic life has been 'portrayed' in a fiction story by Israeli novelist Batya Gur in 1989.
20 Kloocke, Mosche Wulff, S. 103–104.
21 See for example Winnik, Victimology.

Between the Loss of 'Heimat' and Professional Success: Heinrich Löwenfeld's perception of forced migration

Heinrich Julius Löwenfeld was born in Charlottenburg in 1900. As a relatively wealthy locality it did not yet belong to Greater Berlin but was already a choice place to live for the more acculturated Jewish families in Prussia for quite some time.[22] Heinrich's father, Dr. phil. Raphael Löwenfeld, a scholar of Slavic studies, Tolstoy's first biographer and translator to German, was about to publish the first edition of the Russian writer's oeuvre translated into German.[23] The *Centralverein deutscher Staatsbürger jüdischen Glaubens*, an organisation which fought for political as well as cultural emancipation and with which many German Jews identified up until the 1930s, had been founded in his house following an introductory article of his in a Berlin newspaper.[24] Raphael Lowenfeld's most valuable contribution to Berlin's cultural scene was probably the founding of the *Schiller Theater* in Charlottenburg, a project with revolutionary implications, as social groups that had formerly been excluded from theatre life were now able to afford it.[25] Low fees of admission were guaranteed by a system of shares Löwenfeld had developed. The world into which Heinrich Löwenfeld was born was characterised by the dedication of his father Raphael to – whatever weaknesses the term inherits – the values of the German *Bildungsbürgertum* of the turn of the century. Heinrich was the third of three children, following his sister Eva Maria. An artist and singer, she married a gentile musician and later emigrated to the US.[26] His

---

22 Volkov, Sh.: Jüdisches Leben und Antisemitismus im 19. und 20. Jahrhundert. Zehn Essays, München 1990, S. 135.
23 Müller, T.: Raphael und Heinrich Löwenfeld. Exil 16 (1997), S. 72–85; Crane, P.G.: Raphael Löwenfeld, Leo Tolstoy`s First Biographer. Tolstoy Studies Journal 10 (1998), S. 1–19.
24 Lindner, E.: Treudeutsch und echtjüdisch. Allgemeine Jüdische Wochenzeitung 48 (1993) Heft 12, March 25, S. 15. Volkov, S.: Die Juden in Deutschland 1780–1918. Enzyklopädie Deutscher Geschichte. München 1994, S. 60–61. For further information see Schorsch Schorsch, I.: Jewish Reactions to German Anti-Semitism. 1870–1914. New York/London 1972; Paucker, A.: Zur Abwehr des Antisemitismus in Deutschland in den Jahren 1893 bis 1933: Jüdischer Widerstand 1933 bis 1945. In: Die Macht der Bilder: antisemitische Vorurteile und Mythen. Hrsg. vom Jüdischen Museum der Stadt Wien. [Red.: Elisabeth Klamper]. Wien 1995, S. 290–304.
25 Lowenfeld, H.: Raphael Löwenfeld. Polonist, Pamphletist, Pionier. Bulletin of the Leo Baeck Institute 19 (1980), S. 85–100; Müller, Raphael und Heinrich Löwenfeld, S. 72–85; Crane, Raphael Löwenfeld, S. 1–19.
26 Getting married to a gentile of this generation in the Löwenfeld family did not mean any interference with the family's attitude. In fact this was already true for Raphael Löwenfeld. The

older brother Otto escaped to South Africa in 1933 after completing his law degree in Germany. He then emigrated to the United States with his wife and daughter in 1946.

In the course of WWI, Heinrich Löwenfeld decided to undergo medical training in order to become a *Nervenarzt*.[27] He attended medical courses at the universities of Berlin, Munich, Hamburg and Heidelberg and studied Freud's books. He wrote his medical dissertation on narcolepsy in Heidelberg and then went back to Berlin with his fiancée Yela Herschkowitsch. She too was a physician, who soon specialised in pediatrics at *Charité*, Berlin's university clinic. She was the daughter of Russian-Jewish chemist Mordko Herschkowitsch, a head of *Carl Zeiss* laboratories in Jena. Although Henry Löwenfeld successfully completed his dissertation, was well integrated into the department of neurology at Heidelberg University under the aegis of Professor Karl Wilmanns and was friends with Hans W. Gruhle, Löwenfeld was disappointed with the short-comings of therapy used for neurological diseases. After he migrated back to Berlin and worked as an *Oberarzt* at the department of neurology at the *Allgemeines Krankenhaus Lankwitz* in the wealthy south of Berlin, he soon came in contact with the *Berliner Psychoanalytisches Institut*, most probably through Heinrich Zvi Winnik, his colleague at the time, who was already involved in the teaching of analysis. The myth of a 'marginalised psychoanalysis' that was rejected by contemporary academic medicine, perpetuated by Freud himself and many of his followers (and biographers) cannot be confirmed by the example of Lankwitz.[28]

The radical political climate during the late Weimar period apparently induced Heinrich Löwenfeld to join the *Verein Sozialistischer Ärzte*, one of the very few organisations where Jewish physicians in pre-war (Weimar) Germany could be politically active, e.g. against anti-Semitism.[29] Fortunately Heinrich Löwenfeld was among those who clearly foresaw the course of political developments at that time. By 1927 he had already read Hitler's *Mein Kampf* and consequently anticipated the situation for Jews in Germany.[30] This appraisal assured his survival and that of his wife and son. He reached Prague in 1933 after a series of disappointing

---

fact that Raphael and Ida Löwenfeld had a religious wedding was meant to pay tribute to the values of Ida Rothstein's parents alone. But Ida, a declared socialist and reader of 'Vorwärts' even refused this and Heinrich Löwenfeld's parents were married in a civil ceremony. Peter Crane, personal information, 2003. Crane is a grand-son of Heinrich's sister Eva.
27 Oral History, Interview by Sanford Gifford with Yela and Henry Lowenfeld, New York, Aug. 10, 1984.
28 Müller, Neurologische Abteilung.
29 Oral History, Interview by the author with Andreas F. Lowenfeld, New York, Oct. 14, 1993.
30 Interview with Andreas F. Lowenfeld, see above.

experiences in France and Switzerland with regard to both the job market and the attitude of his analyst colleagues. In Switzerland he was offered only unrewarding and unsatisfying work. Yela and Heinrich Löwenfeld joined the *Prager Psychoanalytische Arbeitsgemeinschaft* headed by Frances Déri. After Déri had left for the United States this heterogeneous group of both Freudomarxists and psychoanalytic mainstreamers was headed by Otto Fenichel. Fenichel had just arrived from Norway, had split with Wilhelm Reich and had not been successful in forming a group there.[31] After completing his teaching analysis Heinrich Löwenfeld, like Winnik, became a member of the *Wiener Psychoanalytische Vereinigung* in 1937.[32] Although only five years were left until Nazi Germany moved into Vienna and nearly the whole group was looking for ways to escape and obtain affidavits. The records and testimonials of the Prague group demonstrate an enormously fruitful, creative and ambitious climate that broadened the horizon of the theoretical perspective of psychoanalysis and deepened the experience in its practice. Only a few scholars have focused on these issues,[33] and some emphasised the earlier periods before German analysts sought refuge in the city.[34] The meanwhile published *Rundbriefe* of Otto Fenichel provide us with a detailed image of what psychoanalysis meant to many of those analysts.[35]

Most of the psychoanalysts who had belonged to the Prague group, deliberately or not, ended up immigrating to the United States and attempted to establish themselves in New York City or elsewhere on the East Coast. After they had passed the necessary language and medical tests and obtained the New York State medical license, Yela and Henry Lowenfeld soon started a private psychoanalytic practice.[36] Both became members of the *New York Psychoanalytic Society and Institute* and found a culture that was open to psychoanalysis. Beginning in the 1920s, the psychodynamic model of psychoanalysis had become the leading

---

31 Oral History, Interview (T.M.) with Elizabeth Gero-Heymann New York, Oct. 11, 1993.
32 The title of his introducing lecture ad beten: Entwicklung des Künstlers und Traumabereitschaft. The manuscript is lost, but Lowenfeld worked on the issue later on (1941a, b).
33 Jeffrey, W. D.: The Prague Psychoanalytic Study Group (1933–1939). The American Psychoanalyst 25 (1991), S. 17–24.
34 Fischer, R: Zur Geschichte der Psychoanalytischen Bewegung in der Tschechoslowakei. In: Eicke, D. (Hrsg.): Die Psychologie des 20. Jahrhunderts. Zürich 1977, S. 119–121 and Fischer, R.. Zur Geschichte der Psychoanalytischen Bewegung in der Tschechoslowakei. Psyche 29 (1975), S. 1126–1131; Fischer, E.: Geschichte der Psychoanalyse der Tschechoslowakei. Sigmund Freud House Bulletin 14 (1990), S. 34–44.
35 Reichmayr, J./Mühlleitner, E. (Hrsg.): Otto Fenichel. 119 Rundbriefe, 2 Vol. Frankfurt, Basel 1998.
36 Interview with Andreas F. Lowenfeld, see above. Oral History, Interview by the author (T.M.) with Milton E. and Shirley Jucovy, Great Neck, Long Island, Oct. 13, 1993.

medical psychology in the United States.³⁷ Like their colleagues, the Lowenfelds profited from the 'boom' in psychoanalysis in those years.

One might note here that the emigration of psychoanalysis from Europe has often been studied without sufficient attention to the sociological dimension. It is worth considering whether studies that describe the migration process of European immigrants as "successful" focus (enough) on transgenerational parameters. Surviving and succeeding in emigration is not a guarantee for successful social and professional integration in the long-run, as the case of German analyst Clara Happel shows, among others.³⁸

Henry Lowenfeld, as he now named himself, once he was naturalised as an US citizen, almost exclusively published his work in the field of applied psychoanalysis and many of his highly regarded articles have been translated into German. He never published text books or manuals. The fact that Lowenfeld had to adapt to the English language seems to have been more a hindrance than a stimulant in his case. In the area of psychoanalytic theory Lowenfeld directed his criticism at permissive and anti-authoritarian education as well as changing cultural attitudes with regard to dealing with "shame".³⁹ Following early works like his and owing to the oeuvres of psychoanalysts like Leon Wurmser, this subject has gained considerable breadth today.

If the fate of a young physician like Henry Lowenfeld who was forced to emigrate as a result of Nazi terror is representative of the threat and challenge that this situation presented to many colleagues of his generation, his reflections on his career are not:⁴⁰ A close friend of leading German post-war analyst Alexander Mitscherlich, also a physician, witness and medical expert at the Nuremberg Doctors' Trial in the 1940s, Mitscherlich shared Lowenfeld's interest in the psychoanalytic study of culture. Mitscherlich, who obviously wanted to prolong his position in Heidelberg, offered Lowenfeld the directorship of the *Frankfurter*

---

37 Hale, N.G.: Freud and the Americans. Vol. II: The Rise and Crisis of Psychoanalysis in the United States. Oxford/New York 1995, S. 157.
38 Friedrich, V.: Briefe einer Emigrantin. Die Psychoanalytikerin Clara Happel an Sohn Peter (1936–1945). Psyche 42 (1988), S. 193–215.
39 Main works well received by the community, to be quoted here are: Lowenfeld, H.: Some Aspects of a Compulsion Neurosis in a Changing Civilisation. Psychoanalytic Quarterly 13 (1944), S. 1–15; Lowenfeld, H./Lowenfeld, Y.: Our Permissive Society and the Super-Ego. Some Current Thoughts about Freud's Cultural Concepts. Psychoanalytic Quarterly 39 (1970), S. 590–608 and again Lowenfeld, H.: Notes on Frustration, Psychoanalytic Quarterly 44 (1975), S. 127–138 and Lowenfeld, H.: Notes on Shamelessness. Psychoanalytic Quarterly 45 (1976), S. 62–72.
40 Müller, T.: Von Charlottenburg zum Central Park West. Henry Lowenfeld und die Psychoanalyse in Berlin, Prag und New York. Frankfurt a. M. 2000.

Psychoanalytisches Institut, which at that time was in the process of being founded.[41] The correspondence between the Lowenfelds and the Mitscherlichs (both couples writing to each other) reveals that Lowenfeld wanted to return to Germany.[42] This placed him in a small minority of German born Jews who would consider returning to Germany. Lowenfeld did not move to Frankfurt nor anywhere else in Germany, a decision apparently influenced by his wife and son. He and his family coped with the burden of forced migration in a relatively successful manner,[43] at least in material terms, while it is doubtful whether it is reasonable or even justified for historians to try and determine the psychological consequences of forced migration.

In their practical and theoretical work Henry and Yela Lowenfeld focused on the psychoanalysis of adolescent development. Lowenfeld corresponded with many colleagues on this issue, including German colleagues and friends. Henry Lowenfeld's main partner in intellectual discussions was the Russian-Jewish and at that point stateless economist *(Nationalökonom)* Nathan Leites, who had fled Germany like Lowenfeld after the racist laws implemented by Germany in 1933 put an abrupt end to his promising career at Heidelberg University.[44] Leites shared the destiny of pioneering social scientists like Hans Speier or Emil Lederer and had to start his academic career anew.

In Lowenfeld's last publication, he sharply criticises Marxist concepts of the human psyche and of society,[45] asserting that they overlook the complexity of inner conflicts of the human psyche.[46] According to Lowenfeld, permissive

---

[41] Alexander Mitscherlich Archives, Stadt- und Universitätsbibliothek der Stadt Frankfurt am Main, Signatur I 3460.1.
[42] Müller, Thomas/Ricken, D.: Alexander Mitscherlichs ‚politische' Psychoanalyse, seine Beziehungen zur Humanmedizin und die Wahrnehmung der bundesdeutschen Öffentlichkeit. In: Zuckermann, M. (Hrsg.): „Geschichte und Psychoanalyse". Tel Aviv Yearbook for German History 2004. Gerlingen, S. 221–259.
[43] Zeul, M.: Review: Psychoanalyse der Migration und des Exils. (Hrsg.): Grinberg, L./Grinberg, R.. München/Wien 1990, S. 183–185.
[44] Oral History, Interview by the author with Edmund Leites, son of Nathan Leites, New York, Oct. 18, 1993.
[45] In 1964 Lowenfeld decided to vote for the right-wing Republican Barry Goldwater, a candidate refused by many liberal and moderate Republicans at that time. Personal information, Peter Crane, see above. Although this cannot be taken as a proof for already having been an anti-Marxist intellectual in the 1930s, Lowenfeld shared this shift in political attitude towards the right with other psychoanalyst émigrés like George Gero.
[46] See Lowenfeld's reviews of Dahmer, in Lowenfeld, Notes on Frustration, S. 462–465 and of Borneman, E.: Psychoanalysis of Money. A Critical Investigation of Psychoanalytic Theories of Money. Psychoanalytic Quarterly 44 (1975), S. 468–469.

child education and the acting out of frustrated affects (drives) continue to be major dangers to today's culture. Rather pessimistic in tone, and relatively conservative in comparison to other contemporary psychoanalytic figures and their schools, these 'conclusions' of Lowenfeld might refer to what his grand-son Julian described as a more general trend in him towards "conservatism".[47]

Henry Lowenfeld died in New York City on September 23, 1985.

This paper portrayed the lives and work of two eminent psychoanalytic scholars, who both shaped psychoanalytic practice, and in some respect, theory, each in his milieu and cultural context. While early Zionist engagement in the case of Rumanian psychiatrist and psychoanalyst Heinrich Winnik undoubtedly represents a major influence on where he tried to escape to from Nazi Germany and led him to take part in establishing a health system in Palestine, and later Israel, the case of Henry Lowenfeld differs, here. Heinrich Julius Löwenfeld after *Gymnasium* years had decided to give in to one of his passions and study art history. Little evidence exists that would disprove Peter Gay who wrote that one could not "resent" a German Jew in the *Kaiserreich* "for showing optimism".[48] And with regard to Berlin Gay knows what he is talking about. However, the untimely death of Lowenfeld's father and the experience of the First World War soon caused a crisis with regard to the meaning of life, constructively worked through. As a consequence he made the ethically motivated decision to study human medicine. The neurological-somatic focus he had initially chosen soon gave way to psychiatry and unavoidably, for a young physician in the Weimar Republic who was oriented on the modern and successful trends of this science, lead him to psychoanalysis at the Berlin Psychoanalytic Institute. He initially opposed the rising Nationalist Socialism. To leave Germany was in response to his realistic appraisal of German National Socialists and anti-Semites. As neither France nor Switzerland did provide a proper position to earn the family's living, Prague represented another, and for the time successful refuge. Heinrich Winnik sought to establish Psychoanalysis in Rumania firstly, and on escape from Nazi troops sought to escape to Palestine, a refuge to him seemingly promising, both in the material as in the ideological sense.

When the Nazi troops 'occupied' Austria, most Jewish psychoanalysts in Prague escaped a second time. Lowenfeld established in the medical field in the US, preferred private studies and taking part in cultural life to career-promoting activities and commitments, especially those inside the 'psychoanalytic commu-

---

[47] Julian Henry Lowenfeld, Oral History, New York, Oct. 1993.
[48] Gay, P.: Die Republik der Außenseiter. Geist und Kultur in der Weimarer Zeit 1918–1933. Frankfurt a. M. 1987.

nity'.⁴⁹ The loss of his "Heimat", however was more painful for him seemingly, than for Lowenfeld's wife and son. Winnik, so it seems and in contrast to Lowenfeld, in his destination of refuge has seemed to have found a home, too.

Alexander Mitscherlich's offer in the 1960s for Lowenfeld to relocate to Frankfurt/Main in his stead in order to take over the Frankfurt Psychoanalytic Institute, which was in the establishment phase at that time, seemed like an opportunity for him to counteract his nostalgia. However, his family was unwilling to make the decision to return permanently, especially in view of the memory of family members who had been murdered by Germans. His contact to Germany remained limited to German-language publications, to trips and to visits.

Heinrich Winnik kept distant both to the country of Germany as to German colleagues, while his grandson, Giora Winnik's son, as his grand-father, today is conducting studies at Charles University in Prague, and thus returned to Central Europe, at least transitionally. Giora Winnik's daughter, again, developed bonds to Germany.

---

49 Interview with Milton E. and Shirley Jucovy, see above.

Thomas Lennert
Lotte Landé

Denkt man an die vielen jüdischen Ärztinnen[1] in Deutschland in der ersten Hälfte des 20. Jahrhunderts, so fallen einem sogleich vier Namen ein, deren Lebensdaten erstaunlich viele Gemeinsamkeiten aufweisen. Es handelt sich um Käte Frankenthal (1889–1976)[2], Lotte Landé (1890–1977)[3], Lucie Adelsberger (1895–1971)[4] und Hertha Nathorff (1895–1993)[5]. Alle wurden in dem kurzen Zeitabschnitt zwischen 1889 und 1895 in bürgerlichen Familien in mittelgroßen deutschen Städten geboren und haben gegen erhebliche gesellschaftliche und politische Widerstände das Abitur gemacht, meist als Externe an einem Jungengymnasium, um dann in der ersten Generation, in der dies für Frauen in Deutschland möglich war, Medizin zu studieren. Die Väter waren Kaufmann (Frankenthal), Rechtsanwalt und Justizrat (Landé), Weinhändler (Adelsberger) und Zigarettenfabrikant (Nathorff), die Familien zeigten die typische Bildungsbeflissenheit assimilierter Juden in Deutschland. Es war sicher kein Zufall, dass drei der vier Frauen Kinderärztinnen wurden. Aus wohlhabenden bürgerlichen Familien stammend, wandten sie sich alle als Ärztinnen und Gesundheitspolitikerinnen sozialen und sozialmedizinischen Problemen zu. Zwei von ihnen wurden später Stadtärztinnen. Adelsberger, Nathorff und Landé waren aktiv im Bund deutscher Ärztinnen,

---

1 Vgl.: Bleker, Johanna/Schleiermacher, Sabine: Ärztinnen aus dem Kaiserreich. Weinheim 2000; Brinkschulte, Eva: Weibliche Ärzte. Berlin 1993.
2 Frankenthal, Käte: Jüdin, Intellektuelle, Sozialistin. Frankfurt a. M., New York 1985.
3 Ballowitz, Leonore: Von den KAVH-Ärztinnen aus der Aera Langstein. In: Ballowitz, Leonore (Hrsg.): Schriftenreihe zur Geschichte der Kinderheilkunde aus dem Archiv des Kaiserin Auguste Victoria Hauses (KAVH) Berlin, Heft 8, Berlin 1991, S. 50–69; Böhm, Kristina: Die Kinderärztin Lotte Landé, verh. Czempin (1890–1977). Stationen und Ende einer sozialpädiatrischen Laufbahn in Deutschland. Diss. med. Freie Universität Berlin 2003; Champain (Czempin), Herbert: Autobiographische Tonbandaufzeichnung mit Charlotte Champain-Landé in Oberursel/Taunus 1977. (Heute im Besitz von Bettina Landé-Tergeist). Daub, Ute/Lennert, Thomas: Charlotte Landé, Kinderärztin. In: Brychta, Elke [u.a.] (Hrsg.): mutig, streitbar, reformerisch. Die Landés – sechs Biographien. Essen 2004, S. 97–123; Leibfried, Stephan/Tennstedt, Florian: Berufsverbote und Sozialpolitik 1933. Die Auswirkungen der nationalsozialistischen Machtergreifung auf die Krankenkassenverwaltung und die Kassenärzte. Analyse. Materialien zu Angriff und Selbsthilfe. Erinnerungen (= Arbeitspapiere des Forschungsschwerpunktes Reproduktionsrisiken, soziale Bewegungen und Sozialpolitik, Nr. 2). Bremen 1981, S. 234, Anm. 170
4 Adelsberger, Lucie: Auschwitz. Ein Tatsachenbericht. Das Vermächtnis der Opfer für uns Juden und für alle Menschen. Berlin 1956.
5 Nathorff, Hertha: Das Tagebuch der Hertha Nathorff. Berlin-New York. Aufzeichnungen 1933 bis 1945. (Hrsg.): Benz, Wolfgang. Frankfurt a. M. 1988.

Landé und Frankenthal waren auch im Verein sozialistischer Ärzte organisiert und zeitweilig Mitglied der SPD. Insofern gilt zumindest für Landé auch der bittere Satz, den sich Frankenthal als Titel für ihre Autobiographie gewählt hatte: „Der dreifache Fluch: Jüdin, Intellektuelle, Sozialistin"[6].

Alle vier Frauen emigrierten später in die USA,[7] Adelsberger allerdings erst, nachdem sie die Konzentrationslager Auschwitz und Ravensbrück überlebt hatte. Während alle vier bis zum Beginn der Nazizeit wissenschaftlich und klinisch sehr aktiv waren, konnten sie nach Verlust ihrer beruflichen Stellung in Deutschland kaum noch wissenschaftlich arbeiten. Die erschwerten Arbeitsbedingungen für deutsche Ärzte in USA in der damaligen Zeit zwangen alle, sich zunächst mit pflegerischen Tätigkeiten oder ganz außerhalb der Medizin ihren Lebensunterhalt zu sichern. Lucie Adelsberger und Lotte Landé gelang es erst nach Jahren wieder, als Ärztinnen zu arbeiten und sogar zu publizieren, Hertha Nathorff musste sich auf die Mitarbeit in der Praxis des Ehemannes beschränken und hat später noch Psychologie studiert und als Psychologin gearbeitet. Käte Frankenthal konnte ab 1947 als Psychoanalytikerin in eigener Praxis arbeiten.

Das Schicksal Lotte Landés fügt sich durchaus ein in das der übrigen drei, mit einer Ausnahme: Als einzige kehrte sie 1959 nach Deutschland zurück. Sie wurde am 25. Mai 1890 in Elberfeld als zweites von vier Kindern einer bürgerlichen Familie geboren. Der Vater, Hugo Landé, war ein angesehener Rechtsanwalt, der zu den Gründern der deutschen Sozialdemokratie zählte. Er saß für die SPD im Elberfelder Stadtparlament und war 1919 für drei Monate kommissarischer Regierungspräsident in Düsseldorf. Die Mutter, Thekla Landé, war ebenfalls in der SPD und als Stadtverordnete interessiert am Wohlfahrtswesen und der Bildung von Mädchen und Frauen. Beide Eltern waren aus der jüdischen Gemeinde ausgetreten und betrachteten sich als Atheisten.

Die vier Kinder wuchsen in einer warmen familiären Atmosphäre auf und wurden von beiden Eltern intellektuell und auch musikalisch sehr angeregt und gefördert. Die Mutter, die nicht einsah, dass Mädchen zu jener Zeit jegliche höhere Bildung verwehrt war, organisierte nach dem Vorbild von Helene Lange[8], nachdem Lotte neun Jahre die Höhere Töchterschule in Elberfeld besucht hatte,

---

6 Frankenthal, Käte: Der dreifache Fluch: Jüdin, Intellektuelle, Sozialistin. Frankfurt/New York 1981. (Originaltitel der Erstausgabe) s. Anm. 2.
7 Schwoch, Rebecca (Hrsg.): Berliner jüdische Kassenärzte und ihr Schicksal im Nationalsozialismus. Ein Gedenkbuch. Berlin 2009; Seidler, Eduard: Jüdische Kinderärzte 1933–1945. Entrechtet, geflohen, ermordet. Erw. Neuauflage, Freiburg i. Br. 2007.
8 Lange, Helene: Gymnasialkurse für Frauen zu Berlin zur Vorbereitung des Universitätsstudiums für Frauen 1893. Vgl. auch: Bäumer, Gertrud: Geschichte der Gymnasialkurse für Frauen zu Berlin. Berlin 1906.

für sie und neun andere Mädchen privat über vier Jahre einen nachmittäglichen Realgymnasialkurs, der es Lotte erlaubte, 1909 als Externe am Realgymnasium in Remscheid mit Glanz das Abitur zu bestehen. Sie studierte dann in München, Heidelberg und Berlin Medizin. 1914 bestand sie in München das Staatsexamen und promovierte bei dem Internisten Ernst von Romberg.[9] Wegen des Kriegsausbruchs wurde ihr nach zwei Monaten das Praktische Jahr erlassen, sodass sie schon im August 1914 approbiert wurde. Sie hat sich selber, obwohl Pazifistin und Sozialistin, als „geistige Kriegsgewinnlerin"[10] bezeichnet und für drei Monate noch bei Romberg in der Inneren Medizin als Assistentin gearbeitet. Dann entschied sie sich aber für die Kinderheilkunde und ging, einer Anregung ihres Bruders Alfred folgend, der in Göttingen Assistent am Physikalischen Institut war, zum 1. Januar 1915 an die Kinderklinik Göttingen unter Friedrich Göppert[11], der kriegsbedingt dringend Ersatz für eingezogene Assistenten benötigte. Ihre weitere kinderärztliche Ausbildung war für die damalige Zeit, in der sich Frauen meist nach wenigen Jahren klinischer Tätigkeit niederließen, da ihnen Wissenschaft und Leitungsfunktionen versagt blieben, ungewöhnlich lang und vielseitig. Bei Göppert, wo sie vor allem Infektionskrankheiten kennen lernte und bald schon den Chef vertreten konnte, blieb sie bis Frühjahr 1917, anschließend war sie bis Sommer 1920 bei Leo Langstein[12] im Berliner Kaiserin Auguste Victoria Haus (KAVH) [13], um vor allem Neugeborene und Säuglinge und ihre häufigen Ernährungsstörungen zu studieren. Von 1920 bis 1922 arbeitete sie im Städtischen Säuglingsheim und Kinderobdach in Breslau unter Walther Freund[14] als Oberärztin und ging schließlich noch für vier Jahre zu Heinrich Finkelstein[15] ans Berliner Kaiser- und Kaiserin-Friedrich-Kinderkrankenhaus, um auch noch Erfahrungen mit älteren Kindern zu sammeln. Während ihrer gesamten klinischen Zeit war sie wissenschaftlich tätig und veröffentlichte mehr als 25 Arbeiten in renommierten Zeitschriften und

---

9 Prof. Dr. med. Ernst von Romberg, Internist, (geb. 1865 in Berlin, gest. 1933 in München).
10 Champain: Tonbandaufzeichnung, Band 1.
11 Prof. Dr. med. Friedrich Göppert (geb. 1870 in Kattowitz, 1927 in Berlin), Vater von Maria Goeppert-Mayer, Nobelpreisträgerin für Physik 1963.
12 Prof. Dr. med. Dr. phil. Leo(pold) Langstein (geb. 1876 in Wien, gest. 1933 in Berlin).
13 Personalakte Lotte Landé (Nr. 30) im KAVH-Archiv, Bestand Kinder- und Jugendmedizin im Universitätsarchiv der Humboldt-Universität zu Berlin.
14 Prof. Dr. med. Walther Freund (geb. 1874 in Breslau, gest. 1953 in Freiburg/Br.).
15 Prof. Dr. phil. Dr. med. Heinrich Finkelstein (geb. 1865 in Leipzig; gest. 1942 in Santiago de Chile).

Handbüchern¹⁶, aber auch in Publikumszeitschriften.¹⁷ Schon in Göttingen, dann aber auch in Berlin und Breslau, beteiligte sie sich aktiv an der Ausbildung von Säuglings- und Kinderschwestern, Fürsorgerinnen und Hebammen. Daneben übernahm sie Arbeiten in der Armenfürsorge und bemühte sich um ärztliche Aufklärung besonders für Mädchen und Mütter. Trotz ihrer hervorragenden Ausbildung und wissenschaftlichen Leistungen wurde ihr aber schließlich klar, dass eine selbständige akademische Position für sie aufgrund der damaligen gesellschaftlichen Strukturen in der deutschen Universitätsmedizin nicht möglich war und so folgte sie ihren sozialpädiatrischen Neigungen und bewarb sich 1926 beim Stadtgesundheitsamt in Frankfurt am Main auf eine Stelle als Stadtassistenzärztin. Aufgrund ihrer hervorragenden Leistungen wurde sie schon zwei Jahre später Stadtärztin und zum 2. November 1931 zur Beamtin auf Lebenszeit ernannt.

Ihre Tätigkeit in Frankfurt war sehr vielseitig. Sie reichte von schulärztlichen Aufgaben¹⁸ über Tuberkulosefürsorge, Kontrolle des Pflegekinderwesens und der Säuglingsheime bis zu Unterricht in Mütter- und Kinderfürsorge an der Frankfurter Sozialen Frauenschule. Daneben war sie politisch aktiv, war im Vorstand des Bundes deutscher Ärztinnen (BdÄ) und Mitglied des Vereins sozialistischer Ärzte (VSÄ). Als Abgesandte des BdÄ besuchte sie 1929 den Kongreß des Internationalen Frauenbundes in Paris. 1930 unternahm sie in einer Gruppe eine Studienreise in die Sowjetunion, wo sie soziale Einrichtungen, Tuberkulosesanatorien, Kinderkrippen und Geburtskliniken besuchte. Im selben Jahr forderte sie auf der Reichstagung des VSÄ das Verbot der Kinderarbeit, stattdessen Kindergeld, Schwangeren- und Mütterfürsorge sowie Reihenuntersuchungen für Kinder und Jugendliche. Auch setzte sie sich für eine Erweiterung der Indikationen für den Paragraphen 218 ein. Daneben verfasste sie eine Reihe sozialmedizinischer Publikationen und war in ihrer Freizeit auch musikalisch tätig in einem Streichquartett.

Im Dezember 1931 wurde in Frankfurt eine Ausstellung „Frauen in Not" eröffnet, die zuvor in Berlin gezeigt worden war und u.a. vom „Bund für Mutterschutz und Sexualreform" organisiert worden war. Es handelte sich um eine

---

16 Landé, Lotte: Entwicklung und Schicksal der im Kaiserin Auguste Viktoria Hauses geborenen Kinder. Zeitschrift für Kinderheilkunde 20 (1919), S. 1–74; Langstein, Leo/Landé, Lotte: Pathologie der Neugeburtsperiode. In: Pfaundler, Meinhard von/Schlossmann, Arthur (Hrsg.): Handbuch der Kinderheilkunde, Bd. 1. Leipzig 1923³, S. 462–548.
17 Landé, Lotte: Der Einfluss der Erziehung auf die Gesundheit. Unser Weg. Blätter für Gesundheit in Haus und Familie 9 (1918), S. 124–125.
18 Landé, Lotte: Die schulärztliche Betreuung psychisch und intellektuell anormaler Kinder. Monatsschrift Deutscher Ärztinnen 5 (1928), S. 87–90.

Kunstausstellung zum Paragraphen 218, in der u.a. Gemälde und Radierungen von Barlach, Dix, Kokoschka und Zille gezeigt wurden.[19]

Anlässlich dieser Ausstellung hielt Lotte Landé am 5. Januar 1932 neben führenden deutschen Sexualwissenschaftlern und Vertreterinnen der SPD einen Vortrag über das Thema: „Probleme der unverheirateten Frau", in dem sie auf die hohe Zahl unverheirateter berufstätiger Frauen in Deutschland hinwies und sich für eine Verbesserung der gesellschaftlichen Bedingungen für diese Frauen einsetzte, die auch die Wahrnehmung von Sexualkontakten und Selbstbefriedigung unter Beachtung der damit verbundenen Risiken einschloss. Sie verwies dabei auch auf die freie Sexualität in der Sowjetunion.

Die Reaktion in der Öffentlichkeit war ein Aufschrei der rechten Presse, insbesondere der nationalsozialistischen, die eine sofortige Amtsenthebung Landés forderten.[20] Nach einem umfangreichen Verfahren mit zahlreichen Gutachten und Zeugenbefragungen stellte sich ihre Dienstbehörde hinter sie, ermahnte sie aber, in Zukunft „die Form zu wahren".[21]

Die Nationalsozialisten verziehen ihr den Vorgang nie und machten klar, dass, wenn sie erst einmal die Macht übernommen hätten, für derartige Beamten kein Platz mehr sei. So kam es dann auch: Am 31.3.1933 wurde sie als politisch unzuverlässig beurlaubt und am 8.8.1933 unter zusätzlichem Hinweis auf ihre nichtarische Abstammung entlassen. Zum 1.12. 1933 wurden ihr alle Bezüge und der Anspruch auf Ruhegehalt gestrichen. Im Zuge der Gleichschaltung der Verbände verlor sie auch die Mitgliedschaft im BdÄ. Von November 1933 bis Mai 1934 betrieb sie eine kleine Praxis in Frankfurt, die ihr aber kaum Geld einbrachte. Im März 1934 heiratete sie den 17 Jahre jüngeren Musikpädagogen und Sänger Herbert Czempin[22]. Zusammen mit ihm versuchten sie, sich eine neue Existenz in Berlin aufzubauen. Während sie erneut eine kleine Praxis begann, arbeitete ihr Mann als Chortenor im Jüdischen Kulturbund.[23] Da das Geld nicht reichte, unterrichtete Lotte Landé jeweils für zwei Stunden pro Woche Gesundheitspflege im Jüdischen Kindergärtnerinnenseminar.

---

19 „Die bolschewistisch-jüdische Kunstausstellung." Frankfurter Volksblatt v. 10.1.1932.
20 „Deutsche Frau und jüdische ‚Kunst' und ‚Wissenschaft'" Frankfurter Volksblatt v. 20.2.1932.
21 „Frauen in Not" vor dem Aeltesten-Ausschuß. KPD, SPD und Demokraten in einer Front – Der Magistrat schützt Frau Dr. Landé. Frankfurter Volksblatt v. 28.2.1932.
22 Herbert Czempin (geb 1907 in Frankfurt, gest. 1992 in Oberursel), gelernter Dekorateur, studierte Gesang (Tenor) am Hoch'schen Konservatorium in Frankfurt bei Prof. Dr. Rolf Ligniez; ab Sommer 1937 Champain.
23 Vgl. Konzertkritik in CV-Zeitung – Allgemeine Zeitung des Judentums, XVI. Jahrgang Nr. 22 v. 3. Juni 1937, S. 10.

Lottes Vater Hugo war im März 1933 in die Schweiz geflüchtet, um der drohenden Verhaftung in Elberfeld zu entgehen. Die Mutter war bereits im November 1932 gestorben, der Bruder Franz war im Mai 1933 über die Schweiz nach Paris geflüchtet. Dort wurde er 1942 verhaftet und nach Auschwitz deportiert, wo er ermordet wurde. Der Schwester Eva gelang mit Hilfe des Bruders Alfred, der seit 1931 als Professor für Physik in Ohio/USA lebte, die Flucht nach USA. Im August 1933 fand das letzte Familientreffen der Landés in der Schweiz am Exilort des Vaters statt.

Nachdem ihr Vater sich am 14.9.1936 das Leben genommen hatte, da er für sich keine Zukunft mehr sah, hielt auch Lotte nichts mehr in Europa. Im Oktober 1936 reiste sie für drei Monate zu ihrem Bruder in die USA, um ihre Auswanderung vorzubereiten, die dann endgültig am 1.2.1937 erfolgte. Ihr Mann, für den sie zunächst kein Affidavit bekommen konnte, folgte im Juli 1937. Schon im März fand sie eine Halbtagsstelle als Hilfskraft am Chicago Tuberculosis Institute. Ab Mai bekam sie eine befristete Stelle als „nurse" am Stadtgesundheitsamt Chicago, während Herbert wegen mangelnder Sprachkenntnisse nur als Handlanger und Fabrikarbeiter arbeiten konnte. Ihren Familiennamen amerikanisierten sie in Champain. Als fast 50jährige bereitete sich Lotte auf die Erlangung der ärztlichen „license" vor und bestand 1938 die „state board examination" des Staates Illinois, was aber wegen der fehlenden amerikanischen Staatsangehörigkeit noch keinen Anspruch auf eine Stellung als Ärztin bedeutete. Nachdem sie vorübergehend eine finanziell kaum ertragreiche Privatpraxis in Chicago eröffnet hatte, profitierte sie erneut von einem Krieg als „geistige Kriegsgewinnlerin", da nach dem Kriegseintritt der USA dringend Ärzte für die Heimatversorgung gesucht wurden. So erhielt sie, obwohl sie erst 1943 amerikanische Staatsangehörige wurde, schon im April 1941 eine Stellung als Kinderärztin am Dixon State Hospital, das neben einer großen Kinderklinik auch noch Spezialabteilungen für epileptische und hirngeschädigte Kinder hatte. Ihr Anfangsgehalt lag allerdings nur geringfügig über dem einer Krankenschwester. Allmählich aber normalisierte sich die wirtschaftliche Lage der Familie, wenn auch Lotte nicht über den Status eines „junior physician" hinaus kam und damit nie wieder die berufliche Stellung und das gesellschaftliche Ansehen ihrer Frankfurter Zeit erlangte. Immerhin konnte sie 1948 an frühere Forschungen anknüpfen und eine einzige Arbeit in Amerika publizieren, in der sie sich in Fortsetzung früherer Untersuchungen im KAVH mit den cerebralen Folgen des Kernikterus im Neugeborenenalter beschäftigte.[24]

---

[24] Landé, Lottie: Clinical Signs and Development of Survivors of Kernicterus due to Rh Sensitization. Journal of Pediatrics 32 (1948), S. 693–705.

Nachdem sie schon 1945 von Mai bis August beurlaubt war, vermutlich, um in Deutschland nach dem Schicksal ihres Bruders Franz zu forschen, war sie noch einmal im April und Mai 1950 abwesend, vermutlich, um sich um Entschädigungsfragen in Deutschland zu kümmern. Zum 3. Mai 1951 beendete sie ihre ärztliche Laufbahn und ging in Pension. Die folgenden acht Jahre, die Lotte Landé als die glücklichsten ihres 22jährigen Amerika-Aufenthaltes bezeichnete, verbrachte das Ehepaar in einem kleinen Häuschen in Estes Park, Colorado, in den Rocky Mountains, das sie sich dank ihrer Ersparnisse, einer Pensionszahlung aus der Bundesrepublik und einer Entschädigung der Stadt Frankfurt finanziell leisten konnten. Sie nahmen noch eine Pflegetochter in die Familie auf.

1959 entschlossen sie sich, auf Drängen von Herbert Czempin, wieder in die Bundesrepublik zurückzukehren. Er versprach sich davon berufliche Möglichkeiten als Sänger, die ihm in USA nicht geboten wurden. Auch fühlten sich beide politisch als Sozialisten im kapitalistischen Amerika nicht besonders wohl. Nach kurzem Aufenthalt in Frankfurt zogen sie über Königstein im Taunus nach Oberursel. Herbert Czempin nahm eine Tätigkeit als Dozent für Gesang am Dr. Hoch's Konservatorium in Frankfurt auf, während Lotte Landé auf ihre alten Tage noch ein „Heim für vier nervöse Kinder" unterhielt.

Im Sommer 1977, kurz vor ihrem Tode, nahm Herbert Czempin auf vier Tonbändern von insgesamt sechs Stunden Dauer Gespräche mit seiner Frau auf, in denen sie ihm vor allem über die Zeit, die sie nicht zusammen verbracht hatten, erzählen sollte. Während ihre Kindheit, Jugend und Studienzeit ausführlich erwähnt werden, findet die Zeit der Verfolgung, die Auswanderung und die Zeit in Amerika kaum Erwähnung.[25]

Am 19. September 1977 verstarb Lotte Landè 87jährig an Darmkrebs in Oberursel. Herbert Czempin starb am 14. März 1992 84jährig ebenfalls in Oberursel.

Was war das Besondere an Lotte Landé? Schon die familiäre Mischung aus Bürgertum und Sozialdemokratie war für die damalige Zeit sehr ungewöhnlich und sorgte für ein stolz getragenes Außenseitertum. Der Kampf um Abitur und Studienmöglichkeit erweckte Widerstandskräfte, die ihr später bei ihrem Kampf um soziale Gerechtigkeit zugute kamen. Ihre hohe Intelligenz und schnelle Auffassungsgabe brachten ihr Erfolge und Anerkennung im wissenschaftlichen Bereich, ohne ihren sozialen Kampfgeist zu schwächen. So hat ihr der politisch konservative und kaisertreue Leo Langstein einmal entgegengehalten: "Wissen'se, Fräulein Landé, ich habe genauso große Hochachtung vor Ihrer medizinischen Fähigkeit und Erfahrung, wie ich Verachtung für ihre politischen Ansichten habe!"[26]

---

25 Champain: Tonbandaufzeichnung.
26 Champain: Tonbandaufzeichnung, Band 2.

Als Frau, die noch dazu für sexuelle Selbstbestimmung und Freizügigkeit eintrat, war sie eine ständige Provokation für die damalige Männerwelt. Viele Frauen fühlten sich dagegen solidarisch mit ihr, was sie besonders dankbar empfand, als sich die männlichen Kollegen schon klammheimlich zum Nationalsozialismus verabschiedeten. Antisemitismus hat sie lange nicht wahr genommen, sie konnte sogar als geborene Atheistin über die Juden spotten. Der Spott verging ihr erst, als sie die Verfolgung hautnah verspürte, als ihr Bruder Franz in Auschwitz ermordet wurde und ihr Vater, der um sein Leben in die Schweiz geflüchtet war, voller Verzweiflung Selbstmord beging.

Das Emigrationsland USA machte es ihr nicht leicht. Anders als ihr Bruder Alfred, der ein international sehr erfolgreicher Physikprofessor wurde, war sie niemals wirklich integriert. Beruflich fühlte sie sich immer unter ihrem Wert eingesetzt. Ihre sozialistische Grundgesinnung rieb sich am amerikanischen Kapitalismus. Dennoch fiel es ihr schwer, nach Deutschland zurückzukehren. Ihre Geschwister in den USA haben diesen Schritt auch nicht verstanden. Es war wohl vor allem ihr wesentlich jüngerer Mann, der darauf drängte, noch einmal in seinem Beruf arbeiten zu können. Natürlich wollte sie, wenn schon, dann nach Frankfurt oder in seine Umgebung, wo sie beruflich am erfolgreichsten war und noch einige treue Freundinnen hatte. Ob sie jemals wieder nach Berlin gekommen ist, wissen wir nicht. Als jemand, der 50 Jahre nach ihr lange an derselben Berliner Klinik, dem KAVH, gearbeitet hat, habe ich in Archiven der Klinik vergeblich nach Nachkriegsspuren von ihr gesucht. So bleibt nur die abstrakte Erinnerung an eine bemerkenswert mutige und engagierte Frau und Kollegin.

Alexander Friedman

„Professor Mamlock": Der sowjetische Spiefilm über das Schicksal eines jüdischen Medizinprofessors in Nazideutschland (1938) und seine Rezeption[1]

Einführung

Am 19. Februar 1946 bat ein unbekannter deutscher kommunistischer Funktionär den Leiter der Propagandaabteilung der Sowjetischen Militäradministration in Deutschland, Oberst Sergej I. Tjulpanov, in einem Schreiben, „den Sowjetfilm ‚*Professor Mamlock*' baldmöglichst in deutscher Synchronisierung zur Aufführung zu bringen". Der Verfasser wies in diesem Zusammenhang auf das in Berlin aufgeführte gleichnamige Theaterstück Friedrich Wolfs hin und betonte: „Der Sowjetfilm wird ein grosser Erfolg werden". Das deutsche Publikum bekäme auf diese Weise eine Gelegenheit, sich mit der „wirklichen Sowjetkunst" vertraut zu machen.[2] In der Tat hätte man Tjulpanov von der herausragenden Qualität des sowjetischen Spielfilms „Professor Mamlock" (1938) wohl nicht eigens überzeugen müssen: Der Oberst war ohnehin der Ansicht, der in der Roten Armee bestens bekannte Film über das tragische Schicksal eines jüdischen Mediziners im „Dritten Reich" habe geholfen, den Willen des Sowjetvolkes im Kampf gegen die faschistische Ideologie zu festigen.[3] „Professor Mamlock" wurde ab Ende des Jahres 1947 in der sowjetischen Besatzungszone gezeigt.[4] Seine Entstehung und im deutschsprachigen Raum kaum bekannte Rezeption in der Sowjetunion stehen im Mittelpunkt dieses Beitrages. Zunächst wird auf das Theaterstück Friedrich Wolfs und seine Geschichte in der UdSSR eingegangen.

---

[1] Dieser Beitrag wurde im Rahmen des internationalen Forschungsprojekts „Krankenmorde in Belarus 1941 bis 1944" (Universität des Saarlandes, gefördert durch die Gerda Henkel Stiftung, 2009 bis 2011) verfasst. Ich danke Herrn Alexander Pesetsky (Minsk) und Herrn Vasili Matokh (Minsk) für Ihre Unterstützung bei Quellen- und Literaturrecherchen.
[2] BArch NY 4182/1187. Fol. 28.
[3] Vgl. Bulgakowa, Oksana: Ein Wiener in Sowjetrußland: Herbert Rappaport. In: Haarmann, Hermann/Hesse, Christoph (Hrsg.): Einspruch. Schriftenreihe der Friedrich-Wolf-Gesellschaft: Exil in der Sowjetunion. Marburg 2010, S. 67–91, hier S. 77.
[4] Vgl. Arnold, Jasmin: Die Revolution frisst ihre Kinder. Deutsches Filmexil in der UdSSR. Marburg 2003, S. 86; Barnert, Anne: Die Antifaschismus-Thematik der DEFA. Eine kultur- und filmhistorische Analyse. Marburg 2008, S. 254.

„Professor Mamlock": Das Theaterstück

1933 verfasste der deutsche Arzt und Schriftsteller Friedrich Wolf (1888–1953) in der Schweiz und Frankreich sein Drama „Professor Mamlock". In diesem Werk schilderte er die Situation in Deutschland zwischen Mai 1932 und April 1933.

Sein Hauptprotagonist Hans Mamlock, Chefarzt der chirurgischen Station eines Krankenhauses, ist ein assimilierter jüdischer Deutscher, der die deutschen Juden als Teil Deutschlands betrachtet, sein Heimatland fanatisch liebt und es sogar nach der „Machtergreifung" Hitlers auf keinen Fall verlassen will. Mamlock ist mit einer Nichtjüdin glücklich verheiratet und hat mit ihr zusammen den 20jährigen Sohn Rolf und die 16jährige Tochter Ruth. Der als „geborener Chirurg" bezeichnete Professor nahm am Ersten Weltkrieg teil, wurde schwer verletzt und mit dem Eisernen Kreuz Erster Klasse ausgezeichnet. Hans Mamlock verkörpert die „typisch deutschen Tugenden": Er wird als „pflichtbewusst", „eisern", „exakt wie ein Uhrwerk" und sogar „preußisch" charakterisiert. Die Klinik mit ihren Medizinern und Patienten ist seine Welt. Er verabscheut die Politik und zieht es vor, sich in aktuelle politische Diskussionen nicht einzumischen.

Nach dem 30. Januar 1933 gelingt es Mamlock nicht mehr, außerhalb des politischen Geschehens zu bleiben. Spätestens nach dem Reichstagsbrand am 28. Februar 1933 wird er von der aktuellen Politik eingeholt: Während der Mediziner zunächst fest an die offizielle Version des kommunistischen Komplotts glaubt, sieht sein kommunistisch gesinnter Sohn, der Technikumsstudent Rolf, darin eine nationalsozialistische Provokation. Rolf will seinen kommunistischen Überzeugungen nicht abschwören und verlässt deswegen nach einem Streit mit seinem Vater das Elternhaus.

Friedrich Wolf zeigt in seinem Theaterstück eindrucksvoll, wie sich die Lage in Deutschland nach dem Reichstagsbrand dramatisch zuspitzt: Der Antisemitismus verstärkt sich, im Lande herrscht Pogromstimmung. Die Kommunisten setzen ihre Tätigkeit trotz des Terrors fort und werden von der nationalsozialistischen Diktatur grausam verfolgt. Rolf wird festgenommen. SA-Männer besetzen die von Mamlock aufgebaute Klinik. Der überzeugte Nationalsozialist Hellpach, zweiter Assistenzarzt und Schüler Mamlocks, wird vom Autor als treibende Kraft hinter der antijüdischen Politik im Krankenhaus und zudem als ein überzeugter Verfechter der nationalsozialistischen „Rassenhygiene" dargestellt. So lehnt Hellpach beispielsweise die „Vermischung von Juden und Nichtjuden" entschlossen ab, geißelt die „volksfeindliche zersetzend-östliche [jüdische] Mentalität" und befürwortet die Vertreibung von Juden aus Deutschland nach Polen, Russland oder Palästina.

Die Familie Mamlock wird Opfer des Judenhasses: Ruth ist in ihrer Schule brutalen Anfeindungen ausgesetzt, ihr Vater wird von SA-Männern verhöhnt, die Presse hetzt gegen ihn. Nach dem „Judenboykott" (1. April 1933) und der Verabschiedung des „Gesetzes zur Wiederherstellung des Berufsbeamtentums" (7. April 1933) werden die „nichtarischen" Mediziner aus den öffentlichen Krankenhäusern entlassen. In der Klinik Mamlocks müssen daraufhin fünf „Nichtarier" ihren Arbeitsplatz räumen, während der Chefarzt und auch sein erster Assistenzarzt Hirsch von der „Kriegsteilnehmerklausel" profitieren und ihre medizinische Tätigkeit vorerst fortsetzen können. Hirsch versucht, seine Chance verzweifelt zu nutzen. Mamlock solidarisiert sich hingegen mit den entlassenen Juden, lehnt die besagte Klausel ab und wird sowohl von seinen Kollegen als auch von seinem Schulfreund, dem Chefredakteur Dr. Seidel, verraten. Seiner Arbeit beraubt, sieht Hans Mamlock keinen Sinn mehr im Leben und begeht Selbstmord. Unmittelbar vor seinem Tode begreift der Chirurg, dass der von Rolf eingeschlagene und von ihm noch vor kurzem entschlossen verurteilte Weg des Kampfes gegen die nationalsozialistische Herrschaft doch der richtige Weg gewesen wäre.

Der jüdischstämmige Arzt Friedrich Wolf zeichnete in seinem Theaterstück die verschiedenen Charaktere seiner jüdischen und nichtjüdischen Mediziner-Kollegen aus dem „Dritten Reich" nach: Mamlock, der sich sein Leben ohne Klinik nicht vorstellen kann; der abstoßende „braune Arzt" Hellpach; Oberarzt Carlsen, der seinem Chef Mamlock treu bleiben möchte, diesen jedoch verraten muss, um seine eigene Position nicht zu gefährden; Hirsch, der nach dem rettenden Strohhalm in Form der „Kriegsteilnehmerklausel" greift, um weiter als Arzt arbeiten zu dürfen und sich dabei von seinem Mentor Mamlock abkehrt; schließlich Inge Ruoff, dritte Assistenzärztin, zunächst eine überzeugte Nationalsozialistin, die allerdings durch die Ereignisse in Deutschland nach dem 30. Januar 1933 erschüttert wird, Rolf Mamlock zu helfen versucht, nationalsozialistische Untaten mit ihrem Gewissen nicht vereinbaren kann und sich als einzige Ärztin weigert, bei der Verleumdung Hans Mamlocks mitzuwirken.[5]

Das Stück kam 1934 auf die Bühne in Warschau (Kaminski-Theater, in jiddischer Sprache), Tel Aviv (Habima-Theater, in hebräischer Sprache) und Zürich (in deutscher Sprache).[6] In der UdSSR wurde der internationale Durchbruch des antifaschistischen Dramas des im Sowjetland gut bekannten deutschen kommunistischen Autors angesichts der dramatischen Verschlechterung der deutsch-

---

5 Wolf, Friedrich: Professor Mamlock: Ein Schauspiel. Ditzingen 2009.
6 Hierzu siehe insbesondere Stern, Frank: „Professor Mannheim" 1934 in Tel Aviv. In: Müller, Henning (Hrsg.): „Mut, nochmals Mut, immerzu Mut!": Protokollband: „Internationales wissenschaftliches Friedrich-Wolf-Symposion" der Volkshochschule der Stadt Neuwied vom 2.–4. Dezember 1988 in Neuwied aus Anlass des 100. Geburtstages von Dr. Friedrich Wolf. Neuwied 1989, S. 229–243.

sowjetischen Beziehungen nach dem 30. Januar 1933 aufmerksam verfolgt. Ein Auszug aus dem Stück erschien 1934 in der sowjetischen Zeitschrift „Internationale Literatur". Friedrich Wolf, der im gleichen Jahr in die UdSSR übergesiedelt war, trat mit Lesungen aus dem „Professor Mamlock" in der Öffentlichkeit auf.[7] Schließlich wurde eine vom sowjetischen Regisseur und Drehbuchautor Nochum B. Lojter stark überarbeitete und von Wolf autorisierte Fassung des Dramas 1934 in Moskau unter dem Titel „Der gelbe Fleck. Das Ende des Dr. Mamlock" veröffentlicht.[8]

In den Inszenierungen der jüdischen Theater in Warschau und in Tel Aviv standen die nationalsozialistische Judenverfolgung und ihre Auswirkungen auf die Lage der jüdischen Bevölkerung im Mittelpunkt. In Zürich setzte man sich in erster Linie mit der „Tragödie der westlichen [deutschen] Demokratie" auseinander, die am Beispiel Hans Mamlocks veranschaulicht wurde.[9] Der sowjetische jüdischstämmige Autor Lojter schrieb das Stück im Geiste der damaligen bolschewistischen Propaganda um und wollte es dadurch für das sowjetische Theaterpublikum verständlich machen. So wurde der antifaschistische Kampf der KPD hervorgehoben und das ganze deutsche Proletariat zum Opfer des Faschismus stilisiert. Der ambivalente Charakter der bolschewistischen Judenpolitik (Bekämpfung des Antisemitismus, Verfolgung des Zionismus und der jüdischen Religion) bestimmte die Darstellung des „jüdischen Themas": Dem Zionismus, der in der UdSSR als „jüdische Spielart des Faschismus" galt[10] und den ein Krankenwärter, „reinrassiger Jude", Simon Frankenthal im Stück verkörperte, unterstellte man „geistige Verwandtschaft" mit dem Nationalsozialismus. Lojter ließ etwa den Krankenwärter die von „Gott gesegnete" faschistische Regierung in Deutschland als eine positive Erscheinung begrüßen. So würden die deutschen Juden endlich begreifen, dass sie in der Diaspora immer Fremde blieben und dass Eretz Israel ihre wahre Heimat sei.

Mehrere Vertreter der deutschen Gesellschaft und vor allem Mediziner erscheinen in der Bearbeitung Nochum Lojters deutlich antisemitischer als in

---

[7] Vgl. etwa „Doktor Mamlok" v Varšave [„Doktor Mamlock" in Warschau]. In: Literaturnaja gazeta [Moskau] v. 14. Februar 1934. S. 3. Siehe auch Roznovskij, Stanislav: Friedrich Wolf und sein Exil in der Sowjetunion. In: Müller, Henning (Hrsg.): „Mut, nochmals Mut, immerzu Mut!": Protokollband: „Internationales wissenschaftliches Friedrich-Wolf-Symposion" der Volkshochschule der Stadt Neuwied vom 2.–4. Dezember 1988 in Neuwied aus Anlass des 100. Geburtstages von Dr. Friedrich Wolf. Neuwied 1989, S. 89–108, hier: 91–97, 101f.
[8] Vgl. Lojter, Nochum: Želtoe pjatno (Konec doktora Mamloka) [„Der gelbe Fleck. Das Ende des Dr. Mamlock"]. Moskau 1934.
[9] Hierzu siehe Stern, Professor Mannheim. Siehe auch Barnert, Antifaschismus-Thematik, S. 215f.
[10] Hierzu siehe etwa Friedman, Alexander: Deutschlandbilder in der weißrussischen sowjetischen Gesellschaft 1919–1941: Propaganda und Erfahrungen. Stuttgart 2011, S. 191–193.

Friedrich Wolfs Originalstück: So will Dr. Hellpach die „jüdische Herrschaft" in der deutschen Medizin endlich beenden. Er beschimpft die Juden als „Fremdkörper", „Krankheiten", „Zerstörung" und „Blutegel". Inge Ruoff, die am Ende des Stücks mit dem Nationalsozialismus bricht, ist zunächst eine vom nationalsozialistischen Gedankengut stark geprägte glühende Antisemitin. Inges Mutter – eine Kleinhändlerin, die im Theaterstück Friedrich Wolfs nicht auftaucht, – hetzt gegen ihre Konkurrenz, die „jüdischen Blutsauger" (Besitzer großer Kaufhäuser) und missbilligt enttäuscht das „unentschlossene" Vorgehen der Hitler-Regierung gegen das „jüdische Kapital". Sogar die von Wolf mit Sympathie dargestellte treue Ehefrau Hans Mamlocks ist nicht frei von antisemitischen Vorurteilen. Ihrer Tochter Ruth erscheinen am Anfang die Nationalsozialisten deutlich sympathischer als deren Gegner – die Kommunisten.

Während Friedrich Wolf seine innere Sympathie für seinen „Kollegen" Hans Mamlock nicht verheimlichte, charakterisierte Lojter den Hauptprotagonisten ziemlich abwertend: Lojters Mamlock ist ein glühender deutscher Patriot, der stolz auf seinen Einsatz fürs Vaterland im Ersten Weltkrieg und zudem deutschvölkisch gesinnt ist. Der Professor verurteilt den „internationalen Abschaum" (Kommunisten) und pflegt ein – durch den Geist des späten Kaiserreiches geprägtes – sehr negatives Bild des „fremden asiatischen Russland". Hinter dem Reichstagsbrand sieht er die „Hand Moskaus" und weiß einzelne Punkte des Regierungsprogramms Hitlers („Mut", „Selbstbewusstsein", „Kameradschaftsgefühl", „Reinheit der Sitten") zu schätzen. Der Mediziner kann sich ein Leben außerhalb Deutschlands nicht vorstellen und überlebt seinen Selbstmordversuch nicht. In klarem Gegensatz zu Hans Mamlock steht sein Sohn Rolf – ein mutiger Kämpfer gegen den Faschismus, der bei seinen Mitstreitern großen Respekt genießt.[11]

Friedrich Wolfs Theaterstück „Professor Mamlock" erschien in der UdSSR im Jahre 1935 sowohl auf Deutsch als auch in russischer Übersetzung. Das Drama wurde in zahlreichen sowjetischen (jüdischen und nichtjüdischen) Theatern in Moskau, Leningad, Kiev, Chabarovsk etc. aufgeführt[12], wobei die früheren sowjetischen Inszenierungen offensichtlich von der Fassung Nochum Lojters maßgeblich beeinflusst waren. Nachdem sich der 7. Kongress der Kommunistischen Internationale (August 1935) für die Strategie der „antifaschistischen Volkfront"

---

11 Lojter, Želtoe pjatno, S. 1f., 4, 8, 10, 14f., 18f., 22–24, 26f., 30, 32f., 35f., 38.
12 Vgl. Pollatschek, Walther: Friedrich Wolf. Eine Biographie. Berlin 1963, S. 224f.; Haarmann, Hermann: „Pour vaincre les ennemis, il faut de l'audace, encore de l'audace et toujours de l'audace!". Friedrich Wolfs Kampf gegen den Faschismus. In: Haarmann, Hermann/Hesse, Christoph (Hrsg.): Einspruch. Schriftenreihe der Friedrich-Wolf-Gesellschaft: Exil in der Sowjetunion. Marburg 2010, S. 9–21, hier: 14; Bulgakowa, Wiener, S. 76f.; Šellinger, N. A.: Fridrich Volf. Kritiko-biografičeskij očerk [Friedrich Wolf: Eine kritisch-biografische Studie]. Moskau 1966, S. 3.

entschieden hatte, änderte sich die Lesart des Dramas „Professor Mamlock". Im Vordergrund stand nunmehr ausschließlich der antifaschistische Kampf der deutschen Arbeiterklasse unter der Führung der KPD. Die von Lojter noch umfassend thematisierte Judenverfolgung rückte in den Hintergrund.[13] Im Spielfilm „Professor Mamlock" (1938) der Regisseure Herbert Rappaport und Adolf Minkin[14] spiegelte sich diese Tendenz markant wider. Für den jüdischstämmigen österreichischen Filmautor Rappaport, der vor kurzem aus den USA in die Sowjetunion ausgewandert war, war „Professor Mamlock" sein erster sowjetischer Film überhaupt.[15]

„Professor Mamlock": Der sowjetische Spielfilm und seine Entstehung

Das Drehbuch wurde von Wolf, Minkin und Rappaport 1936 bzw. 1937 verfasst. Die Autoren passten den Stoff den letzten Ereignissen in Deutschland und insbesondere den aktuellen Anforderungen der bolschewistischen Propaganda nach dem 7. Kongress der Kommunistischen Internationale an, sodass diese Version erheblich von der ursprünglichen Drama-Fassung und auch von der autorisierten Fassung Lojters aus dem Jahr 1934 abwich: 1933 behandelte Wolf die Tätigkeit von Kommunisten kurz und schematisch. Lojter maß diesem Themenkomplex 1934 deutlich mehr Aufmerksamkeit bei. Im sowjetischen Film wird der kommunistische Untergrund sehr ausführlich dargestellt, wobei Mut und Tapferkeit des Medizinstudenten Rolf Mamlock und seiner von Lenin, Stalin und Thälmann inspirierten und dem nationalsozialistischen Terror ausgesetzten deutschen Gesinnungsgenossen hervorgehoben und gewürdigt werden. Die Liebesbeziehung zwischen Rolf Mamlock und der Assistentin seines Vaters Inge Ruoff, die Wolf in seinem Theaterstück lediglich andeutete und Lojter eher beiläufig schilderte, spielt im sowjetischen Film eine wichtige Rolle, wobei sich die Ärztin von einer überzeugten Nationalsozialistin zur Sympathisantin des Kommunismus entwickelt. Die mit der Situation in Deutschland persönlich vertrauten Autoren Wolf,

---

13 Vgl. Barnert, Antifaschismus-Thematik, S. 259; Hesse, Christoph: Professor Mamlock und die „Judenfrage". In: Haarmann, Hermann/Hesse, Christoph (Hrsg.): Einspruch. Schriftenreihe der Friedrich-Wolf-Gesellschaft: Exil in der Sowjetunion. Marburg 2010, S. 93–120, hier: 96f.
14 „Professor Mamlok" [„Professor Mamlock"]. Produktion der Filmgesellschaft *Lenfilm* (Leningrad 1938, 99 Min.).
15 Vgl. Bulgakowa, Wiener, S. 67–71; Arnold, Revolution, S. 80f.

Minkin und Rappaport versuchten einerseits, ein realitätsnahes Bild der nationalsozialistischen Herrschaft zu zeigen, mussten aber andererseits die von der sowjetischen Propaganda behauptete massive Empörung der keinesfalls antisemitischen deutschen Bevölkerung über die faschistische Diktatur betonen. Dr. Hellpach, der im Theaterstück die Grundsätze der „Rassenhygiene" predigt und seine jüdischen Kollegen verfolgt, wird im sowjetischen Spielfilm nicht nur als glühender heimtückischer Faschist dargestellt, sondern auch als talentloser, sogar von den Nationalsozialisten verachteter Mediziner. Er verkörpert die „faschistische Barbarei". Hellpach – von Wolf und Lojter am Leben gelassen – wird auf der Leinwand von Inge Ruoff unabsichtlich umgebracht. Dadurch rettet die Ärztin ihrem Geliebten Rolf Mamlock das Leben. Hellpachs Tod symbolisiert den unausweichlichen Zusammenbruch des Faschismus, der Deutschland zu einer wirtschaftlichen Katastrophe geführt habe.

Das von der sowjetischen Propaganda beschworene baldige Ende der faschistischen Diktatur sollte auch die neue Figur des jungen Arbeiters Krause bestätigen: Lojter führte 1934 die antisemitisch gesinnte Kleinbürgerin Frau Ruoff ein, die sich von den Nationalsozialisten im Stich gelassen fühlt, weil diese – trotz zahlreicher Versprechen – zu wenig gegen das „jüdische Kapital" unternehmen. Im Spielfilm „Professor Mamlock", in dem die Judenverfolgung keinesfalls im Vordergrund stehen sollte, gab es keinen Platz für diese Protagonistin, ebenso wenig für die jüdischen Protagonisten, den Zionisten Simon, die von den Nationalsozialisten schikanierte Professorentochter Ruth und Dr. Hirsch. An die Stelle von Frau Ruoff trat der vom späteren sowjetischen Filmstar Vasilij V. Merkurev dargestellte Arbeiter Franz Krause. Dieser Proletarier hofft auf ein besseres Leben unter Hitler und durchschaut den antiproletarischen Charakter des Nationalsozialismus nicht. Als SA-Mann ruft er – angetrieben von Hellpach – antisemitische Hetzparolen und wirkt bei einer niederträchtigen Anti-Mamlock-Aktion in der Klinik mit. Später erhält Krause eine Stelle bei der Gestapo und nimmt an der Verfolgung von Kommunisten teil, erkennt aber deren moralische Stärke und Überlegenheit und ist auf dem Weg, sich vom Nationalsozialismus zu lösen.[16]

Im Gegensatz zu Krause ist die später vom Nationalsozialismus enttäuschte Hellpach-Mörderin Inge Ruoff zunächst – genauso wie im Theaterstück Wolfs und in der Fassung Lojters – eine Nationalsozialistin aus Überzeugung. Ruoff und Hellpach werden nicht nur als Juden-, sondern auch als Frankreich-Hasser charakterisiert: Ruoff will die deutsche Wissenschaft „vom französischen und asiati-

---

[16] Vgl. Volf, F. (= Wolf, F.) [u.a.]: Professor Mamlok. Kinoscenarij [Professor Mamlock. Drehbuch]. Moskau 1938, S. 6, 16, 70f., 83–88.

schen Geist säubern", während Hellpach die Juden beschuldigt, Deutschland an den „Erbfeind" Frankreich verkauft zu haben.[17]

Der „sowjetische" Hans Mamlock aus dem Jahre 1938 unterscheidet sich erheblich sowohl vom Hauptprotagonisten des Dramas Friedrich Wolfs als auch der Fassung Nochum Lojters. Er ist weder ein Mann mit „preußischen Tugenden" noch ein „deutsch-völkisch eingestellter Russlandhasser". Hans Mamlocks Menschlichkeit wird im sowjetischen Streifen besonders hervorgehoben: Mamlock bleibt zwar auch darin der weltfremde deutsche Professor jüdischer Herkunft, ein anerkannter Fachmann mit „unerschütterlicher Autorität" auf dem Höhepunkt seiner professionellen Laufbahn. Er konzentriert sich auf die Medizin und seine auch außerhalb Deutschlands bekannte Klinik; allerdings ist er auch ein Humanist und ein sehr gutherziger und aufgeschlossener Mensch, der Kinder liebt und von seinen Patienten und ihren Angehörigen respektiert und auch geliebt wird.

Im Theaterstück endet das Leben Mamlocks mit seinem Selbstmord. Er ist im Grunde genommen noch kein Kämpfer gegen den Faschismus und begreift erst vor seinem Tode, dass der Kampf gegen die „braune Diktatur" notwendig ist. Im sowjetischen Film tritt Hans Mamlock nicht als Selbstmörder ab. Er überlebt seine verzweifelte Tat und entwickelt sich zu einem überzeugten Antifaschisten. Im Geiste der bolschewistischen Propaganda bewundert der Mediziner den Helden des Leipziger Reichstagsbrandprozesses (1933) und Generalsekretär der Kommunistischen Internationale (1935 bis 1943) Georgi Dimitrov und ist selbst auf dem Weg, Kommunist zu werden. In seiner letzten Rede klagt Mamlock mutig den Nationalsozialismus an und verwendet dabei die Klischees der sowjetischen Propaganda (Deutschland als „Land der Arbeit und des Friedens" etc.). Am Ende wird er von den Faschisten umgebracht. Der Film hat jedoch einen optimistischen Schluss: Rolf und seine Parteifreunde setzen ihren Kampf für die „proletarische Einheitsfront", gegen die „faschistischen Barbaren" und für die kommunistische Zukunft Deutschlands entschlossen fort.

Nach seiner Premiere am 5. September 1938 lief der Spielfilm „Professor Mamlock" im Herbst in den Kinos der UdSSR und begleitete die sowjetische Propagandakampagne im Zusammenhang mit den Novemberpogromen im „Dritten Reich" („Reichskristallnacht").[18] Er wurde auch im Ausland (Frankreich,

---

17 Volf, Professor Mamlok, S. 20, 44.
18 Ausführlich hierzu siehe Friedman, Alexander: Sowjetische Berichterstattung über die „Reichskristallnacht" im November 1938 am Beispiel der weißrussischen Presse. In: Botsch, Gideon [u.a.] (Hrsg.): Politik des Hasses. Antisemitismus und radikale Rechte in Europa. Hildesheim [u.a.] 2010, S. 171–176.

England, Mexico, Schweden, Finnland, China u.s.w.) gezeigt und war vor allem in den USA sehr erfolgreich.[19]

Die bolschewistische Presse lobte den Film als eine „hervorragende Erscheinung in der sowjetischen Filmkunst" und zählte ihn zu den besten sowjetischen Spielfilmen. Man wies auf seinen realistischen Charakter hin und betonte, den Filmautoren Wolf, Minkin und Rappaport sei es meisterhaft gelungen, die tatsächliche Lage in Deutschland darzustellen und das „menschenfeindliche Wesen des Faschismus" zu entlarven. Die Leistung des Hauptdarstellers Semen B. Mežinskij (Mamlock) und auch seiner Kollegen Oleg P. Žakov (Rolf) und Vladimir V. Česnokov (Hellpach) wurde gewürdigt. In mehreren Rezensionen befasste man sich mit Mamlock, seiner persönlichen Tragödie und seinem – für den „besten Teil der unpolitischen Intellektuellen" aus dem Westen – typischen Weg in den aktiven Kampf gegen den Faschismus. Besondere Aufmerksamkeit wurde der kommunistischen Tätigkeit von Rolf, der von der KPD geleiteten antifaschistischen Untergrundbewegung und der zunehmenden antifaschistischen Stimmung des deutschen Volkes zuteil. Die Presse setzte sich außerdem mit der Judenverfolgung auseinander, ebenso mit der Verfolgung „integrer Wissenschaftler", der „Ausbeutung der werktätigen Bevölkerung", dem nationalsozialistischen Terror und dem Kulturverfall im „mittelalterlichen Dritten Reich". Die Rezensenten waren sich im September 1938 darüber einig, dass dieser „erste realistische" sowjetische antifaschistische Film „nützlich", „wichtig", „stark" und „bewegend" sei. Das „gute" und „kluge" Werk lehre, den Faschismus zu hassen und überzeuge die Zuschauer, dass die breiten Massen der deutschen Bevölkerung unter kommunistischer Führung den Faschismus zweifelsohne besiegen würden.[20]

---

19 Vgl. Bulgakowa, Wiener, S. 86; Arnold, Revolution, S. 85; Pollatschek, Friedrich Wolf, S. 234f.; Hohmann, Lew: Wolf und der Film – Eine unglückliche Liebe. In: Mut, S. 245–250; Mierendorff, Marta: Friedrich Wolf – Unerwünscht in Hollywood. Eine Synopsis zum Thema „Wolf und die USA". In: Mut, S. 62–88; Martin, Francoise: „Professor Mamlock" in Frankreich. Elemente der Rezeption vor und nach dem Zweiten Weltkrieg. Ein Forschungsbericht. In: Mut, S. 251–257; Jü, Jen Pao: „Professor Mamlock" und das politische Erwachen der chinesischen Intellektuellen in den 1940er Jahren – Zur Rezeption des dramatischen Werkes „Mamlock" von Friedrich Wolf in China. In: Mut, S. 258–263.
20 Siehe bspw. Poltvanov, G.: „Professor Mamlok" [„Professor Mamlock"]. In: Literaturnaja gazeta [Moskau] v. 10. September 1938. S. 6; Chadkevič, T.: „Prafesar Mamlok" [„Professor Mamlock"]. In: Zvjazda [Minsk] v. 15. September 1938. S. 4; Hubarévič, K.: „Prafesar Mamlok" (Vytvorčasc kinastudyi Lenfilm) [„Professor Mamlock" (Produktion der Filmgesellschaft *Lenfilm*)]. In: Litaratura i mastactva [Minsk] v. 17. September 1938. S. 3; Vin., Bor.: Professor Mamlock. (Proizvodstvo kinostudii „Lenfilm") [Professor Mamlock. (Produktion der Filmgesellschaft „Lenfilm"). In: Sovetskaja Belorussija [Minsk] v. 15. September 1938. S. 4; Jurau I. [u.a.]: „Prafesar Mamlock" [„Professor Mamlock"]. In: Vicebski rabočy [Vicebsk] v. 27. September 1938. S. 4.

Eine bemerkenswerte Analyse der neuesten sowjetischen Kinoproduktion lieferte im September 1938 der führende weißrussische Filmkritiker Kastus L. Hubarėvič. Er berichtete begeistert sowohl über den Spielfilm als auch über das Theaterstück des „bekannten antifaschistischen Dramatikers" Friedrich Wolf. Offenbar auf das Schicksal Wolfs anspielend, bemerkte der Rezensent, dass Mamlock Deutschland verlassen hätte, wäre er nicht ermordet worden, ebenso wie Hunderte von hervorragenden Künstlern und Wissenschaftlern, die sich der internationalen „antifaschistischen Volksfront" angeschlossen hätten. Eine wichtige These des Stücks war ihm aber entgangen: Friedrich Wolf in seinem Drama, Nochum Lojter in seiner Fassung und auch die Filmautoren Wolf, Minkin und Rappaport ließen Hans Mamlock seinen festen Wunsch betonen, trotz der nationalsozialistischen antisemitischen Gewaltherrschaft in seinem deutschen Heimatland zu bleiben.[21]

Der Spielfilm „Professor Mamlock" und seine Wirkung

Der unumstrittene Erfolg des „typischen Films des Sozialistischen Realismus" „Professor Mamlock"[22] kann nicht zuletzt auf die Tatsache zurückgeführt werden, dass „[...] ein deutscher Stoff trotz der Mitwirkung der Emigranten als russischer Film uminterpretiert wurde"[23]. Der Film war somit für das sowjetische Publikum verständlich und bildete außerdem einzelne Merkmale der erschreckenden „deutschen Wirklichkeit" ab, die sowjetischen Zuschauern auch aus der stalinistischen UdSSR bestens bekannt waren: totale staatliche Kontrolle der Medien und des ganzen gesellschaftlichen Lebens, willkürliche Festnahmen, Folterungen und Misshandlungen in Gefängnissen, prekäre wirtschaftliche Lage.[24]

Man kann davon ausgehen, dass das Theaterstück und der Spielfilm „Professor Mamlock" das Feindbild des deutschen Faschismus bei antifaschistisch eingestellten Sowjetbürgern und Sowjetbürgerinnen festigten, während antibolschewistisch und antisemitisch gesinnte Einwohner der UdSSR die im „Professor

---

21 Hubarėvič, Prafesar Mamlok.
22 Barnert, Antifaschismus-Thematik, S. 266.
23 Bulgakowa, Wiener, S. 76. Hierzu siehe auch Černenko, Miron: Krasnaja zvezda, želtaja zvezda. Kinematografičeskaja istorija evrejstva v Rossii [Roter Stern, gelber Stern. Jüdische Filmgeschichte in Russland]. Moskau 2006, S. 96f.
24 Hierzu siehe Bulgakowa, Wiener, S. 80; Arnold, Revolution, S. 84; Hesse, Professor Mamlock, S. 95.

Mamlock" gezeigte Juden- und Kommunistenverfolgung möglicherweise positiv betrachteten und mit dem Nationalsozialismus sympathisierten. Im Bewusstsein der jüdischen Bevölkerung soll „Professor Mamlock" markante Spuren hinterlassen haben. So erfuhren einzelne Juden von den antisemitischen Maßnahmen in Deutschland zum ersten Mal ausgerechnet durch diesen Film.[25] Die Tatsache, dass die dramatischen, von der *Agitprop* ausführlich dargestellten Judenpogrome in Deutschland bald nach der Filmpremiere stattfanden, machte die sowjetischen Kinofreunde auf den neuen Film zusätzlich aufmerksam. Wie intensiv die Rezeption des Films in der UdSSR war, veranschaulicht die „Mamlock-Affäre" in der nordweißrussischen Stadt Vicebsk im Herbst 1938.

Die Affäre wurde von der lokalen Zeitung *Vicebski rabočy* („Der Vicebsker Arbeiter") ausgelöst. Das Blatt berichtete über ein Programmheft zum Werk. Bei der Analyse der Broschüre fiel einem wachsamen Zeitungsautor die Charakterisierung Mamlocks auf. In Bezug auf diesen Professor an „einer der besten Berliner Kliniken" hob der unbekannte Programmautor unvorsichtigerweise und möglicherweise ohne antisemitische Absicht hervor: „Mamlock [war] ein Jude. Trotzdem genoss er den grenzenlosen Respekt des ganzen Klinikpersonals". Die Parteiführung von Vicebsk, die sich mit dem Fall beschäftigte, war fest davon überzeugt, dass es sich dabei um einen „antisemitischen Ausfall" handele: Das Programm verteidige die antisemitische Politik des deutschen Faschismus; ihr Autor habe die „wunderbare Intention des Films" „verzerrt" und „vulgarisiert". Es wurde beschlossen, den Autor zur Rechenschaft zu ziehen. Sein Schicksal ist unbekannt.[26]

Weniger als ein Jahr nach seiner Premiere und dem Skandal in Vicebsk verschwand „Professor Mamlock" von den sowjetischen Leinwänden: In der Epoche der deutsch-sowjetischen Scheinfreundschaft nach dem Hitler-Stalin-Pakt (23. August 1939) war die kritische Auseinandersetzung mit dem ehemaligen Erzfeind und jetzigen Freund und zuverlässigen Partner in der UdSSR nicht mehr erwünscht. Die Absetzung des Spielfilms und auch des Theaterstücks „Professor Mamlock" in der Sowjetunion wurde offensichtlich auch in Berlin wohlwollend registriert. Das Reichspropagandaministerium war bestrebt, die Verbreitung des Werkes von Wolf, Minkin und Rappaport im „Dritten Reich" zu verhindern. Im Protokoll einer Ministerbesprechung am 29. Januar 1940 hieß es: „Der Film ‚Professor Mamlock' soll außer dem Führer niemand mehr gezeigt werden".[27]

---

25 Vgl. Sagaltschik, Michail Jefimowitsch: Erinnerungen. In: Gotzes, Andrea (Hrsg.): Krieg und Vernichtung 1941–1945. Sowjetische Zeitzeugen erinnern sich. Darmstadt 2006, S. 46.
26 Ausführlich hierzu siehe Friedman, Deutschlandbilder, S. 271.
27 Zitiert nach: Wrobel, Dieter: Vergessene Texte der Moderne wiedergelesen. Wiederentdeckungen für den Literaturunterricht. Trier 2010, S. 165.

Nach dem deutschen Überfall auf die UdSSR wurde die antifaschistische Propaganda in der Sowjetunion vorangetrieben: In dieser neuen Situation wurde das Theaterstück „Professor Mamlock" im sowjetischen Hinterland aufgeführt. Der gleichnamige Spielfilm lief sowohl in der UdSSR als auch in den Ländern der Anti-Hitler-Koalition.[28] „Professor Mamlock" sollte die sowjetische Bevölkerung und die Rote Armee auf den entschlossenen Kampf gegen die „faschistischen Barbaren" einschwören. Die sowjetische Presse – u.a. die *Pravda* – setzte sich in den ersten Kriegsmonaten mit „Professor Mamlock" auseinander.[29]

Mit der nach dem Ende des Zweiten Weltkrieges eingeleiteten antisemitischen Wende in der sowjetischen Judenpolitik verloren das Drama und der Spielfilm „Professor Mamlock" endgültig ihre propagandistische Aktualität und Attraktivität. Der Streifen wurde in der UdSSR nach 1945 kaum gezeigt.[30] In der sowjetischen Besatzungszone in Deutschland setzte man hingegen „Professor Mamlock" (Theaterstück und Spielfilm) bei der „Umerziehung" der deutschen Bevölkerung in der zweiten Hälfte der 1940er Jahre ein: 1949 erhielt Friedrich Wolf, dem die Mitwirkung an dem sowjetischen Spielfilm womöglich das Leben unter den dramatischen Bedingungen der stalinistischen Säuberungen rettete[31], für sein Werk den „Nationalpreis I. Klasse der DDR"[32]. 1961 drehte sein Sohn, der Regisseur Konrad Wolf, seinen berühmten Film „Professor Mamlock", der im gleichen Jahre beim Internationalen Filmfestival in Moskau mit einer Goldmedaille ausgezeichnet und im Ostblock gezeigt wurde.[33] Die sowjetische Presse feierte den Film als Erfolg der Filmkunst des „sozialistischen Bruderlandes", ohne jedoch auf die von Wolf dargestellte nationalsozialistische Judenverfolgung in der Regel explizit einzugehen.[34]

---

28 Vgl. Barnert, Antifaschismus-Thematik, S. 252f.; Bulgakowa, Wiener, S. 77; Hohmann, Wolf und der Film ,S. 248; Pollatschek, Friedrich Wolf, S. 280.
29 Vgl. Roznovskij, Friedrich Wolf , S. 108.
30 Hierzu siehe etwa Betaki, Vasilij P.: Snova Kazanova (Mee...!!! MUUU...! A? RRRY !!!) [Wieder Casanova (Erinnerungen)]. München 2011. http://imwerden. de/pdf/betaki_snova_kazanova_memuary_2011. pdf (15.2.2013).
31 Vgl. Barnert, Antifaschismus-Thematik, S. 273.
32 Vgl. Pollatschek, Friedrich Wolf, S. 340.
33 Vgl. Wrobel, Vergessene Texte, S. 166. Zu Bulgarien siehe Vapordshiev, Vesselin: Zur Rezeption Friedrich Wolfs in Bulgarien. In: Mut, S. 215–221, hier: 219.
34 Vgl. etwa Filmy festivalja [Filme des Festivals]. In. Pravda v. 19. Juli 1961. S. 6; Gerasimov, S.: Smotr progressivnych sil mirovogo kino [Schau fortschrittlicher Kräfte der internationalen Filmkunst]. In: Pravda v. 24. Juli 1961. S. 4; Professor Mamlok [Professor Mamlock]. In: Sovetskij èkran 13 (Juli 1961). S. 14; Filmy-pobediteli [Filme-Sieger]. In: Sovetskij èkran 17 (September 1961). S. 6f.

Während die jüdische Herkunft Friedrich Wolfs in der DDR nicht verschwiegen wurde[35], wobei man seinen Namen und seine Werke zu Propagandazwecken verwendete[36], „befreite" die sowjetische Literaturkritik diesen „wahren Parteischriftsteller", der das „erste antifaschistische Werk über den Untergrundkampf der KPD" („Professor Mamlock") verfasst habe, in den 1960er Jahren im Geiste der stark antisemitisch geprägten kommunistischen antizionistischen Propaganda von der „unerwünschten" jüdischen Herkunft. Man hob zudem unmissverständlich hervor, nicht der Antisemitismus, sondern der Faschismus und der Kampf gegen ihn stünden im Mittelpunkt des Dramas „Professor Mamlock".[37]

Zusammenfassung

Der deutsche Arzt und Schriftsteller Friedrich Wolf verfasste sein berühmtes Theaterstück „Professor Mamlock" unmittelbar nach der Etablierung der nationalsozialistischen Herrschaft. Das sowjetische Publikum wurde mit der tragischen Geschichte des jüdischen Medizinprofessors Hans Mamlock vor dem Hitler-Stalin-Pakt systematisch konfrontiert: Nochum Lojter überarbeitete das Drama für das sowjetische Theater und thematisierte dabei den Antisemitismus im „Dritten Reich". Wolfs Theaterstück erschien in russischer Übersetzung. Das Werk wurde in mehreren sowjetischen Theatern aufgeführt, 1938 durch Herbert Rappaport und Adolf Minkin verfilmt und von der bolschewistischen Propaganda in ihrem Kampf gegen den Nationalsozialismus instrumentalisiert. In den Bearbeitungen sowie den Rezensionen aus der zweiten Hälfte der 1930er Jahre hatte die Darstellung der Judenverfolgung nur noch marginale Bedeutung, während der antifaschistische Kampf der deutschen werktätigen Bevölkerung unter der Führung der „glorreichen" KPD intensiv behandelt wurde.

Die sowjetische *Agitprop* in den 1930er Jahren und ebenso die deutsche kommunistische Propaganda nach dem Zweiten Weltkrieg waren von der propagandistischen Stärke des 1933 geschriebenen Theaterstücks und des 1938 gedrehten sowjetischen Spielfilms „Professor Mamlock" fest überzeugt. Tatsächlich wurden die Deutschlandbilder der sowjetischen Bevölkerung – insbesondere von Juden – durch den Film „Professor Mamlock" beeinflusst. Seine Vorführung in Vicebsk sorgte für einen Eklat. Nach dem Hitler-Stalin-Pakt wurden das Theaterstück und

---

35 Vgl. z.B. Pollatschek, Friedrich Wolf, S. 7.
36 Vgl. etwa Höpcke, Klaus: Friedrich Wolf und der Umgang mit dem literarischen Erbe in der DDR. In: Mut, S. 38–47.
37 Šellinger, Fridrich Volf, S. 3, 6, 47–49.

der Spielfilm „Professor Mamlock" in der Sowjetunion nicht mehr, nach dem deutschen Einmarsch in die UdSSR kurzfristig wieder und nach dem Zweiten Weltkrieg äußerst selten gezeigt. Die jüdische Herkunft Friedrich Wolfs wurde in der Sowjetunion in den 1960er Jahre verschwiegen und die Judenverfolgung zu einem Nebenthema seines Hauptwerks „Professor Mamlock" herabgestuft. In der DDR räumte man dem Theaterstück Friedrich Wolfs und dem Spielfilm „Professor Mamlock" von Konrad Wolf hingegen einen hohen Stellenwert ein.

Astrid Ley
Die Zwangslage jüdischer Häftlingsärzte im Konzentrationslager

KZ-Häftlingsärzte zählten zu den sogenannten Funktionshäftlingen, ausgewählten – im Konzentrations- und Vernichtungslager Auschwitz nicht selten auch jüdischen – Gefangenen, die die SS als Gehilfen bei der Organisation des Lagerbetriebs beschäftigte. Als solche verfügten die Häftlingsärzte über einen gewissen Handlungsspielraum und hatten überlebenswichtige Privilegien. Sie waren jedoch per se in einer schwierigen Lage: Nicht nur mussten viele von ihnen in Blocks arbeiten, in denen schwere ansteckende Krankheiten grassierten. Ihre Position verlangte zudem eine dauernde Gratwanderung zwischen den Befehlen der SS und den Interessen der Patienten. Wegen des permanenten Mangels in den Lagern waren sie darüber hinaus gezwungen, mit zu geringen Mitteln zu viele Kranke zu versorgen. Ohnehin wurden ihre ärztlichen Bemühungen von der SS im Grunde dazu missbraucht, um unter den Bedingungen der Lagerhaft erkrankte Häftlinge für eine weitere wirtschaftliche Ausbeutung wiederherzustellen. KZ-Insassen, deren Arbeitsfähigkeit nicht innerhalb kürzerer Frist wiederherstellbar schien, wurden zur Ermordung selektiert. Auch hieran mussten die Häftlingsärzte mitwirken. Sie standen bei ihrer ärztlichen Tätigkeit im Konzentrationslager also vor einem schweren moralischen Dilemma.[1]

Um die Zwangslage der jüdischen und nicht-jüdischen Häftlingsärzte zu ergründen, werden zunächst die beiden zentralen Bedingungen ihrer Tätigkeit – nämlich die von der SS mit der KZ-Krankenversorgung verfolgte Zielsetzung und die sogenannte Häftlingsselbstverwaltung, zu der auch die Häftlingsärzte zählten, – kurz betrachtet. Anschließend wird am Beispiel verschiedener häftlingsärztlicher Aufgaben gezeigt, dass ärztliches Handeln im Konzentrationslager nur unter Verstoß gegen medizinethische Normen und klassische hippokratische Grundprinzipien möglich war. Dabei liegt der Fokus der Darstellung auf der Zeit zwischen 1942 und 1945, denn erst in dieser späten Periode des KZ-Systems zog die SS gezielt inhaftierte Mediziner zum Dienst in der Krankenversorgung heran.

---

[1] Der Beitrag stellt eine gekürzte und auf die jüdischen Häftlingsärzte fokussierte Fassung meines Aufsatzes in der ZfG dar: Ley, Astrid: Kollaboration mit der SS zum Wohle von Patienten? Das Dilemma der Häftlingsärzte in Konzentrationslagern. Zeitschrift für Geschichtswissenschaft 61 (2013), S. 123–139.

Medizinische Versorgung in Konzentrationslagern

Die von der Inspektion der Konzentrationslager (IKL) vorgegebene Organisationsstruktur schrieb für jedes KZ eine Sanitätsabteilung unter Leitung eines SS-Lagerarztes vor, der auch für den Gesundheitszustand der Insassen verantwortlich war.² In Folge dessen gab es in den der IKL unterstellten Lagern von Anfang an spezielle Einrichtungen zur Versorgung erkrankter Häftlinge. Noch vor Kriegsbeginn wurden die Krankenstationen z.B. von Dachau, Sachsenhausen und Buchenwald zu größeren Häftlingskrankenhäusern ausgebaut.³ Im 1940 eingerichteten KZ Auschwitz bildete sich bis zum Frühjahr 1944 ein ausgedehntes Netz von Häftlingsspitälern heraus, das die drei Lagerbereiche Auschwitz-Stammlager, Birkenau und Monowitz umfasste.⁴ Einige KZ-Krankenbauten verfügten über moderne Therapie- und Diagnoseeinrichtungen, wie das Krankenrevier von Sachsenhausen: Vor allem die Ausstattung der zuerst errichteten Baracken R I und R II wurde von ehemaligen Häftlingen später für alle Phasen der Lagergeschichte als vorbildlich beschrieben.⁵ Noch 1944/45 hätten diese Baracken „einer richtigen großen Klinik" entsprochen, so die Erinnerung des im März 1944 nach Sachsenhausen überstellten Häftlingsarztes Friedrich Leo: „Die beiden ersten Revierdoppelbaracken, je ungefähr hundertzehn Meter lang, waren fast als elegant zu bezeichnen. Mit modernen Operationsräumen, Röntgen und Zahnstation, Lichtbehandlungs- und Baderäumen, mit großer Apotheke und Laborato-

---

2 Die IKL war die Verwaltungszentrale aller Konzentrationslager. Zur Struktur der ihr unterstehenden Lager: Morsch, Günter: Organisations- und Verwaltungsstruktur der Konzentrationslager. In: Benz, Wolfgang/Distel, Barbara (Hrsg): Der Ort des Terrors. Geschichte der nationalsozialistischen Konzentrationslager. Bd. 1. München 2005, S. 58–75.
3 Zu den Krankenrevieren der genannten Konzentrationslager vgl.: Zámečník, Stanislav: Das war Dachau. Luxemburg 2002, S. 159–170; Gabriel, Ralph: Morphologie und Topographie des Krankenreviers im ehemaligen Konzentrationslager Sachsenhausen. Unveröff. Manuskript. Berlin 2000 (Archiv Sachsenhausen [AS]); Kogon, Eugen: Der SS-Staat. Das System der Konzentrationslager. München 1979⁶, S. 157–177.
4 Strzelecka, Irena: Die Häftlingsspitäler („Häftlingskrankenbau") im KL Auschwitz. In: Długoborski, Wacław/Piper, Franciszek (Hrsg.): Auschwitz 1940–1945. Studien zur Geschichte des Konzentrations- und Vernichtungslagers in 5 Bänden, Bd. 2. Oświęcim 1999, S. 353–421; Wagner, Bernd C.: IG Auschwitz. Zwangsarbeit und Vernichtung von Häftlingen des Lagers Monowitz 1941–1945. München 2000, S. 163–192.
5 Vgl. z.B. die Erinnerungsberichte von Bringmann, Fritz [Häftling in Sachsenhausen 1936–1940]: Erinnerungen eines Antifaschisten 1924–2004. Hamburg 2004, S. 51–68; Eisermann, Ludwig [in Sachsenhausen 1937–1940]: Sachsenhausen – Häftlingsrevier (1977). In: AS, P3 Eisermann; Zegarski, Witold [in Sachsenhausen 1940–1945]: Szpital w Sachsenhausen [...] (1969). In: AS, P3 Zegarski.

rium, mit getrennten Abteilungen für septische und aseptische Fälle waren sie sicher manchem Lazarett ebenbürtig. Sogar ein Pathologisches Institut, gut eingerichtet, war angeschlossen."[6] Doch nur wenige Abteilungen des schließlich auf mehr als sechs Gebäude mit fast 800 Betten angewachsenen Sachsenhausener Reviers, in dem am Ende über 2.000 Patienten lagen, waren so gut ausgestattet wie die Baracken R I und R II, wo es bis zuletzt Bettzeug gab und in einigen Krankensälen sogar Einzelbetten aufgestellt waren. In anderen Stationen fehlte es dagegen am Nötigsten und die Betten waren mit zwei oder mehr Kranken belegt, so dass dort katastrophale Zustände herrschten. Trotz der beiden „Musterbaracken" waren daher die Bedingungen im Krankenrevier von Sachsenhausen – wie in denen der anderen Konzentrationslager – aufgrund von Überfüllung, schlechter Versorgung mit Medikamenten und Verbandsmaterial sowie Personalmangel insgesamt miserabel.[7]

Die Einrichtung von Häftlingskrankenhäusern im Terrorinstrument KZ scheint auf den ersten Blick widersinnig gewesen zu sein, doch die SS verfolgte damit klare Absichten. So kamen den Krankenrevieren bestimmte Funktionen im Lagersystem zu, die sich im Laufe der Zeit zum Teil veränderten.[8] Sollten die Krankenbauten zunächst nur eine – auch aus Propagandagründen angezeigte[9] – medizinische Minimalversorgung der Häftlinge gewährleisten, so rückte seit Kriegsbeginn die Seuchenprävention in den Vordergrund, da infolge der sich verschlechternden Lebensbedingungen in den Lagern[10] ansteckende Krankhei-

---

6 Lettow, Fritz: Arzt in den Höllen. Erinnerungen an vier Konzentrationslager. Berlin 1997, S. 181f. Friedrich Leo hatte nach dem Krieg den Namen Lettow angenommen.
7 Ley, Astrid/Morsch, Günter: Medizin und Verbrechen. Das Krankenrevier des KZ Sachsenhausen 1936–1945. Berlin 2007.
8 Hierzu im Einzelnen: Lasik, Aleksander: Die Organisationsstruktur des KL Auschwitz. In: Długoborski, Wacław/Piper, Franciszek (Hrsg.): Auschwitz 1940–1945. Studien zur Geschichte des Konzentrations- und Vernichtungslagers in 5 Bänden, Bd. 1. Oświezim 1999, S. 166–317, hier S. 278–280; Ley, Astrid: Medizin im Konzentrationslager. Gezielte Vernachlässigung, medizinische Minimalversorgung, ärztliche Verbrechen. Medizinhistorisches Journal 41 (2006), S. 99–108.
9 Vor allem in Dachau und Sachsenhausen wurden besondere Revier-Abteilungen zur Propagandazwecken KZ-Besuchern vorgeführt: Zámečník, Dachau, S. 95–98; Wein, Dorothee: Das Krankenrevier im Konzentrationslager Sachsenhausen in seiner Funktion als Vorführobjekt. In: Hahn, Judith [u.a.] (Hrsg.): Medizin im Nationalsozialismus und das System der Konzentrationslager. Frankfurt a. M. 2005, S. 46–64.
10 Seit Kriegsbeginn 1939 wurden die Haftbedingungen in den KZ durch zunehmende Misshandlung und Mangelernährung der Häftlinge sowie wachsende Überbelegung und steigenden Arbeitsdruck gezielt verschärft. Einen Überblick über den Wandel des KZ-Systems zwischen 1933 und 1945 bietet: Königseder, Angelika: Die Entwicklung des KZ-Systems. In: Benz, Wolfgang/Distel, Barbara (Hrsg): Der Ort des Terrors. Geschichte der nationalsozialistischen Konzentrationslager. Bd. 1. München 2005, S. 30–42.

ten unter den Häftlingen grassierten, die auch SS-Leute sowie die Bevölkerung nahegelegener Städte bedrohten. Ab 1942 – also in dem hier interessierenden Zeitraum – bestand die Aufgabe vor allem in der Wiederherstellung der Arbeitsfähigkeit erkrankter Häftlinge, die für die deutsche Kriegswirtschaft ausgebeutet werden sollten. Untrennbar damit verbunden war die Selektion und Ermordung von Kranken, deren Arbeitsfähigkeit die SS für nicht wiederherstellbar hielt. KZ-Krankenreviere waren schließlich auch der Ort, an dem zahlreiche medizinische Verbrechen begangen wurden: Ärzte aus der SS, der Wehrmacht und zivilen Forschungseinrichtungen nahmen dort Menschenversuche an Häftlingen vor, SS-Lagerärzte führten Zwangskastrationen durch und wählten im Rahmen von Reihenuntersuchungen die Opfer systematisch geplanter Krankenmordaktionen aus, wie für die „Sonderbehandlung 14f13".[11]

Die medizinische Versorgung in den Krankenbauten wurde von Häftlingen getragen. Zwar hatte der die Sanitätsabteilung führende „1. Lagerarzt" stets auch die medizinische Leitung des Krankenreviers am betreffenden KZ-Standort inne. In der Krankenbehandlung war dieser SS-Mediziner jedoch – wie die ihm unterstellten SS-Abteilungsärzte auch – im Grunde nur kontrollierend tätig, die praktische Betreuung lag in den Händen von Häftlingen, und zwar – bis in die frühen 1940er Jahre hinein – in aller Regel solchen ohne medizinische Ausbildung.[12] Inhaftierte Ärzte dagegen setzte die SS – gemäß der eben skizzierten neuen Aufgaben der KZ-Spitäler – erst ab 1942 konsequent in der Krankenversorgung ein, als ein Funktionswandel der Konzentrationslager nach dem Scheitern der deutschen „Blitzkriegsstrategie" zu einer Verringerung der seit Kriegsbeginn massiv gestiegenen Sterblichkeit in den Lagern zwang. Um die Rüstungsproduktion zu sichern, sollten KZ-Häftlinge nun in deutlich stärkerem Ausmaß zur Zwangsarbeit für die deutsche Kriegswirtschaft herangezogen werden.[13] Vor diesem Hintergrund ordnete der Leiter der IKL im Dezember 1942 – neben anderen Erleichterungen für die Häftlinge – auch eine Verbesserung der medizinischen Versorgung in den Konzentrationslagern an.[14] In der Folge entstand mit der Position des Häftlingsarztes eine neue Funktion in der sogenannten Häftlingsselbstverwaltung, die sich rasch in allen Konzentrationslagern durchsetzte. Den aus vielen Ländern

---

11 Zur „Aktion 14f13": Ley, Astrid: Vom Krankenmord zum Genozid. Die „Aktion 14f13" in den Konzentrationslagern. In: Dachauer Hefte 25 (2009), S. 36–49.
12 Kogon, SS-Staat, S. 163; Strzelecka, Häftlingsspitäler, S. 359; Ley, Medizin, S. 101f.
13 Zu den Bedingungen und Folgen dieses Funktionswandels: Kaienburg, Hermann: Die Wirtschaft der SS. Berlin 2003. S. 403–421.
14 Schreiben der IKL (Amtsgruppe D im SS-Wirtschaftsverwaltungshauptamt) an die 1. Lagerärzte vom 28.12.1942, abgedr. in: Kautsky, Benedikt: Teufel und Verdammte. Erfahrungen und Erkenntnisse aus sieben Jahren in deutschen Konzentrationslagern. Neudruck Wien 1961, S. 303f.

Europas stammenden Häftlingsärzten wurde zur Aufgabe gemacht, durch eine verbesserte medizinische Versorgung die Sterblichkeit in den Lagern zu senken und damit zugleich die Arbeitsfähigkeit des Häftlingskollektivs zu heben.

Das System der Funktionshäftlinge

Nach dem Vorbild des Kalfaktorensystems im Gefängniswesen betraute die SS in den Konzentrationslagern eine gewisse Zahl von Insassen mit Aufsichts-, Kontroll- und Verwaltungsaufgaben. Die Gesamtheit dieser Funktionshäftlinge wird heute in Anlehnung an Erinnerungsberichte ehemaliger Gefangener meist als „Häftlingsselbstverwaltung" bezeichnet.[15] Funktionshäftlinge bildeten eine Art „intermediärer Instanz" zwischen dem SS-Lagerpersonal und der sogenannten Häftlingsgesellschaft,[16] einem gewaltsam begründeten Kollektiv aus Menschen heterogener sozialer Herkunft und unterschiedlicher Nationalität, deren Gemeinsamkeit fast nur in dem Umstand ihrer KZ-Internierung bestand. Mit der sich wandelnden Funktion der KZ im NS-Staat 1933–1945 veränderte sich die Struktur der Häftlingsgesellschaft in den Konzentrationslagern grundlegend.[17] Das Gefangenenkollektiv war jedoch zu jeder Zeit in verschiedene Häftlingsgruppen gegliedert, die von der SS aus herrschaftstaktischen Motiven gebildet worden waren und durch die diversen Haftgründe (z.B. „Politischer", „Krimineller", „Jude") – und später auch die Nationalität der Gefangenen – definiert wurden. Vor allem zwischen den deutschen „politischen" und „kriminellen" Häftlingen herrschte ein großer Konflikt, den die SS gezielt verstärkte. Die einzelnen Häftlingsgruppen wurden von der SS sehr unterschiedlich behandelt, so dass in den Lagern eine Art Häftlingshierarchie entstand, in der deutlich anthropologische Vorstellungen über eine Rangfolge der „Menschenrassen" („arisch – nordisch – slawisch – semitisch") zum Ausdruck kamen.[18]

---

15 Der Begriff führt jedoch in die Irre, denn er suggeriert das Vorhandensein von Einflussmöglichkeiten für die Häftlinge bei der Gestaltung ihrer Belange, die in der Realität nicht existierten. Zur Kritik am Begriff siehe z.B. Pätzold, Kurt: Häftlingsgesellschaft. In: Benz, Wolfgang/Distel, Barbara (Hrsg): Der Ort des Terrors. Geschichte der nationalsozialistischen Konzentrationslager. Bd. 1. München 2005, S. 110–125, hier S. 120f.
16 Sofsky, Wolfgang: Die Ordnung der Terrors: Das Konzentrationslager. Frankfurt a. M. 1995, S. 153.
17 Einen Überblick über diesen Wandel bietet Königseder, Entwicklung, S. 30–42.
18 Eberle, Annette: Häftlingskategorien und Kennzeichnungen. In: Der Ort des Terrors. Bd. 1, S. 91–109, hier S. 99.

Ein wichtiges Herrschaftsmittel der SS bestand darin, die nationalen Ressentiments und politisch-weltanschaulichen Gegensätze zwischen den einzelnen Häftlingsgruppen zu steigern und planmäßig zur Führung der Lager zu nutzen.[19] Auch das System der Funktionshäftlinge diente vorrangig diesem Zweck. Zudem ermöglichte es einen Lagerbetrieb mit vergleichsweise wenig SS-Personal. An der Spitze der Funktionshäftlinge stand der sogenannte Lagerälteste. Ihm untergeordnet waren die Vorarbeiter der inneren Lagerverwaltung sowie die Kapos der Versorgungseinrichtungen (Krankenrevier, Küche, Wäscherei usw.) und Arbeitskommandos. Diese Vorarbeiter befehligten ihrerseits eine Reihe von Helfern, wie Stubenälteste, Schreiber, Häftlingsärzte usw., unter denen wieder andere Funktionshäftlinge arbeiteten (z.B. Stubendienste, Häftlingspfleger). Dabei wurden die ranghöheren Positionen stets durch die SS besetzt. Die Inhaber dieser Funktionen konnten ihre Untergebenen meist selbst bestimmen, mussten sich ihre Wahl aber von der SS genehmigen lassen.[20] Ernannt wurden zuerst ausschließlich Deutsche, Österreicher und sogenannte „Volksdeutsche" der Häftlingsgruppen „Kriminelle" und „Politische". Als deren Anteil infolge der zunehmenden nationalen Differenzierung der Häftlingsgesellschaft für die vorhandenen Posten nicht mehr ausreichte, wurden auch Gefangene anderer Nationalitäten akzeptiert, so dass etwa in Auschwitz „ein polnischer Capo keine Seltenheit mehr" war, „ja es erhielten sogar Juden eine Capobinde", wie der ehemalige politische Häftling Hermann Langbein berichtete.[21]

Um sich die Loyalität der Funktionshäftlinge zu sichern, gewährte die SS diesen eine Reihe von Vorteilen, die bei Fehlverhalten wieder entzogen werden konnten. Das zwang die Betreffenden, die in sie gesetzten SS-Erwartungen zu erfüllen. Funktionshäftlinge verfügten über reichhaltigere Nahrung, schliefen meist in getrennten Räumen und hatten bessere Kleidung. Nicht zuletzt waren sie von der meist schweren körperlichen Arbeit befreit, welche die anderen KZ-Häftlinge zu jeder Jahreszeit und bei jedem Wetter etwa in Außenkommandos leisten

---

19 Nach Rudolf Höss wurden die Gegensätze zwischen den Häftlingen von der Lager-SS „eifrigst aufrechterhalten und geschürt, um so ein festes Zusammenschließen aller Häftlinge zu verhindern. [...] Keiner noch so starken Lagerführung wäre es sonst möglich, Tausende Häftlinge im Zügel zu halten, zu lenken, wenn diese Gegensätze nicht dazu helfen würden." In: Broszat, Martin (Hrsg.): Kommandant in Auschwitz. Autobiographische Aufzeichnungen des Rudolf Höss. München 1979[7], S. 104f.
20 Auch bei der Besetzung dieser Funktionen versuchte die SS, Differenzen zwischen den Häftlingsgruppen zur Festigung der eigenen Macht zu nutzen. Zur Hierarchie der verschiedenen Funktionshäftlingsposten: Adler, H.G.: Selbstverwaltung und Widerstand in den Konzentrationslagern der SS. Vierteljahrshefte für Zeitgeschichte 8 (1960), S. 221–236, hier S. 225–227.
21 Langbein, Hermann: Menschen in Auschwitz. Wien 1999[4], S. 243.

mussten.²² Über solche handfesten Vorteile hinaus boten Häftlingsfunktionen ihren Inhabern vor allem Macht. Besonders die hochrangigen Funktionshäftlinge besaßen eine erhebliche Verfügungsgewalt über die anderen Insassen.

Es waren daher im Grunde „egoistische" Motive, die einen Häftling zur Übernahme einer Funktion im KZ bewegten, nämlich der Wunsch, „das eigene Leben zu retten", wie der Auschwitzer Häftlingsarzt Stanisław Kłodziński später äußerte. Mit der Übernahme einer solchen Funktion, so Kłodziński weiter, fügte sich der betreffende Häftling aber zugleich „in die Todesmaschinerie ein und machte es der SS leichter, seine Kameraden zu vernichten".²³ Diese grundsätzliche Problematik der Häftlingsselbstverwaltung war auch H.G. Adler bewusst, als er auf die Rolle der Funktionshäftlinge „als verlängerter Arm der SS" verwies.²⁴

Häftlingsfunktionen erhöhten somit die Überlebenschancen. Zudem eröffneten sie zum Teil erhebliche Handlungsoptionen und boten folglich auch Gelegenheit zum Widerstand, die Übernahme derartiger Funktionen brachte die Betreffenden jedoch in eine Zwangslage. Unter den Bedingungen der Konzentrationslager war es nicht möglich, eine Häftlingsfunktion ausschließlich oder vorrangig in Interesse der Mitgefangenen zu versehen. Pflicht der Funktionshäftlinge war die Erledigung der von der SS übertragenen Aufgaben. Zuwiderhandlungen zugunsten von Kameraden mussten daher unweigerlich zum Verlust der privilegierten Stellung führen. Ein auf das Wohl seiner Mithäftlinge bedachter Funktionsinhaber musste daher auf dem schmalen Grat zwischen Kollaboration mit der SS und Solidarität mit den Kameraden agieren, wobei seine Möglichkeiten, zu helfen, häufig geringer waren als der Zwang, an SS-Maßnahmen mitzuwirken. Zudem bedeuteten Aktionen zugunsten mancher Häftlinge häufig für andere Gefangene einen Nachteil.

Als Angehörige der sogenannten Häftlingsselbstverwaltung mussten also die Opfer des KZ-Systems selbst zu dessen Funktionieren beitragen. Dennoch waren auch Funktionshäftlinge Opfer, denen die aus ihrem Handeln fast zwangsläufig resultierende „Schuld", so H.G. Adler, bereits „mit der bloßen Einrichtung

---

22 Pätzold, Häftlingsgesellschaft, S. 117f.; Obenaus, Herbert: Der Kampf um das tägliche Brot. In: Herbert, Ulrich [u.a.] (Hrsg.): Die nationalsozialistischen Konzentrationslager. Entwicklung und Struktur. Bd. 2, Göttingen 1998, S. 841–873, bes. S. 842–852. Zur grundsätzlichen Problematik des Systems der Funktionshäftlinge vgl. auch die Beiträge in: Abgeleitete Macht. Funktionshäftlinge zwischen Widerstand und Kollaboration (= Beiträge zur Geschichte der nationalsozialistischen Verfolgung in Norddeutschland, Bd. 4). Hrsg. von der KZ-Gedenkstätte Neuengamme. Bremen 1998.
23 Brzezicki, Eugeniusz [u.a.]: Die Funktionshäftlinge in Nazi-Konzentrationslagern. Eine Diskussion. In: Die Auschwitz-Hefte 1 (1987), S. 231–239, hier S. 234.
24 Adler, Selbstverwaltung, S. 223.

des Konzentrationslagers [...] als Zwang auferlegt" worden war, weshalb diese Schuld „auch nicht ihnen" angerechnet werden dürfe, „sondern den Urhebern dieses Systems, der Gestapo, dem Reichssicherheitshauptamt und letzten Endes dem Regime des Nationalsozialismus".[25] Trotz ihrer insgesamt problematischen Rolle haben Funktionshäftlinge aber auch bedeutende Verbesserungen für die KZ-Gefangenen erwirkt. Die von vielen von ihnen geleisteten oft kleinen und versteckten Hilfsaktionen stellen einen bleibenden Verdienst der sogenannten Häftlingsselbstverwaltung dar.

Die Zwangslage der Häftlingsärzte

Als Mitglieder der Häftlingsselbstverwaltung waren auch die Häftlingsärzte gegenüber anderen KZ-Gefangenen privilegiert, wie Erinnerungsberichte ehemaliger Insassen aus verschiedenen Konzentrationslagern verdeutlichen. „Trotz des engen Kontakts mit so vielen ansteckenden Krankheiten war der HKB [Häftlingskrankenbau; AL] ein begehrtes Kommando", so Hermann Langbein, ehemaliger Revierschreiber in Auschwitz.

> Wer dort zur Arbeit eingeteilt war, hatte ein Dach über dem Kopf, war von dem Appellstehen befreit, konnte mehr essen – denn es gab immer appetitlose Kranke und Tote, für die noch Essen gefaßt werden konnte [...]. Schließlich zählte man als Mitglied dieses Kommandos zur gehobenen Schicht im Lager, denn der Lagererfahrene pflegte Freundschaften mit dem Personal im HKB.[26]

Wie Langbein damit andeutete, besaß das Krankenbaupersonal – über die üblichen Vergünstigungen für Funktionshäftlinge hinaus – die Möglichkeit, sich von Mitgefangenen um einer bevorzugten Behandlung willen bestechen zu lassen, indem es etwa Güter aus Hilfspaketen als Gegenleistung akzeptierte. Ohnehin gehörten Mediziner vor allem ab 1942 zu den von der Lager-SS besonders gesuchten Fachkräften. Häftlingsärztliche Positionen boten also eine gute Chance, das Konzentrationslager zu überleben. Sie dürften daher von nicht wenigen deportierten Medizinern in erster Linie aus diesem Grund – und weniger aus ärztli-

---

[25] Adler, Selbstverwaltung, S. 235.
[26] Langbein, Menschen, S. 307. Deutlich bessere Bedingungen als im HKB Auschwitz herrschten in den Krankenrevieren der Konzentrationslager des „Altreichs" für die Häftlingsärzte vor, wie etwa in Sachsenhausen, wo die Angehörigen des Revierpersonals „in sauberer blauweißer Zebrakleidung ihren Dienst taten" und in einem besonderen „Wohnheim" lebten, das „weißgestrichen nur so blitzte": Lettow, Arzt, S. 181.

chem Pflichtbewusstsein – übernommen worden sein. Diese Prioritätensetzung räumte kaum ein KZ-Überlebender später so freimütig ein, wie die slowakische Jüdin Ena Weiß, die in Auschwitz als Häftlingsärztin gearbeitet hatte: „Wie ich mich in Auschwitz am Leben erhielt? Ich selbst zu erst, zu zweit, zu dritt. Dann nichts. Dann wieder ich – und dann alle anderen".[27]

Dennoch wurden seitens der KZ-Insassen an die Häftlingsärzte offenbar höhere Erwartungen gestellt als an andere „Bindenträger", wie das Urteil des französischen Mediziners André Lettich über den Häftlings-Oberarzt von Birkenau, Zenon Zenkteller, illustriert:

> Wir haben es hingenommen, von Schlossern geschlagen zu werden, von Friseuren oder Kriminellen. Aber daß ein Arzt in den 1950ern seine jüngeren Kollegen in der brutalsten Weise schlägt, ja daß er sie in die Gaskammer schickt, das erschien uns als ein ganz besonders widerwärtiges Verbrechen.[28]

Nach der Einschätzung vieler KZ-Überlebender unterschied sich der Dienst im Krankenrevier, wie etwa Langbein schrieb,

> grundsätzlich von der Arbeit in fast allen Kommandos: Während man sonst nur arbeitete, um nicht aufzufallen und keine Strafe zu erhalten, lag eine gewissenhafte Tätigkeit [... beim Revierpersonal] im Interesse der kranken Kameraden. Die Verantwortung, die damit jedem Pfleger und Arzt aufgebürdet wurde, war oft übermenschlich groß.[29]

Dies umso mehr, als sich die klassischen humanitären und ärztlichen Prinzipien unter den Bedingungen des SS-Lagerregimes als unzureichend erwiesen, wie die ehemalige österreichische Häftlingsärztin Ella Lingens berichtete:

> Es war tatsächlich so, daß man mit den normalen Grundsätzen menschlicher und ärztlicher Ethik nicht auskam, denn man wurde vor Probleme gestellt, die es zuvor im Leben nie gegeben hatte und denen man hilflos gegenüber stand. Allerdings drohte immer die Gefahr, daß man in diesen unlösbaren Zwangslagen dann auf jegliche Moral verzichtete.[30]

Die von Lingens beklagte Hilflosigkeit angesichts der KZ-Realität und die davon ausgehende Demoralisierungsgefahr beschreibt das Dilemma der Häftlingsärzte aber nur zum Teil, denn de facto waren diese Mediziner sogar gezwungen, bei der

---

27 Zit. nach Adler, Selbstverwaltung, S. 231.
28 Zit. nach Langbein, Menschen, S. 326.
29 Langbein, Menschen, S. 307. Im gleichen Sinne: Brzezicki, Funktionshäftlinge, S. 237.
30 Lingens-Reiner, Ella: Selektion im Frauenlager. In: Adler, H. G. [u.a.] (Hrsg.): Auschwitz. Zeugnisse und Berichte. Frankfurt a. M. 1988[4], S. 100–106, hier S. 105.

Krankenversorgung gegen medizinethische Normen und ärztliche Berufspflichten zu verstoßen.

Letztlich war fast jede ärztliche Handlung im Konzentrationslager mit einer Selektion verbunden, denn immer galt es zunächst zu klären, welchem der zahlreichen Kranken die raren Medikamente und Therapieverfahren zugutekommen sollten, welcher Patient eines der wenigen Krankenbetten bzw. einen „Schonschein" erhalten oder eine Ernährungszulage verschrieben bekommen sollte – und welcher nicht, wem also ärztliche Hilfe geleistet werden konnte und wem sie vorenthalten werden musste. Der permanente Mangel in den Lagern nahm den Häftlingsärzten also die Möglichkeit, allen Kranken die benötigte Behandlung angedeihen zu lassen, und zwang sie, über die Allokation der knappen Ressourcen zu entscheiden. Ärztliches Handeln unter solchen Bedingungen widersprach zwangsläufig den klassischen medizinethischen Normen hippokratischer Tradition, nach denen das Wirken des Arztes dem Patienten zum Nutzen gereichen („salus aegroti suprema lex") – und vor allem nicht schaden („primum nil nocere") – sollte. Moralische Probleme bereitete vor allem die Auswahl der in den Genuss einer Behandlung kommenden Patienten, wie der ehemalige französische Häftlingsarzt in Monowitz, Robert Waitz, erläutere: Die

> so notwendige Tätigkeit der Ärzte stellte diese vor ein furchtbares Dilemma. Entweder nichts zu tun, was eine Lösung, von Feigheit diktiert, bedeuten würde, oder handeln; dann aber konnte man lediglich einer beschränkten Zahl von Menschen helfen und mußte sich zum Richter auswerfen. Man durfte nur denjenigen helfen, welche Chancen hatten, sich körperlich und moralisch zu erholen, nachdem man ihnen geholfen hatte. Die Wahl zu treffen ist für einen Arzt, der dieses Titels würdig ist, eines der schwersten Probleme, vor die er gestellt werden kann.[31]

Ella Lingens, Häftlingsärztin in Auschwitz, beschrieb das gleiche Problem:

> Soll ich die wenigen herzstärkenden Injektionen, die zur Verfügung standen, einer Schwerkranken geben, die dann vielleicht doch stirbt? Oder soll ich sie auf zwei leichter Erkrankte aufteilen, die aber vielleicht auch ohne diese medikamentöse Hilfe genesen könnten? Soll ich eher einer Mutter mit vielen Kindern helfen oder einem jungen Mädchen, das das Leben noch vor sich hat?[32]

Wie die Aussagen von Waitz und Lingens verdeutlichen, stellte die medizinische Erfolgsaussicht eines der Kriterien dar, von denen sich die Häftlingsärzte bei der Auswahl der zu Behandelnden leiten ließen. Eine solche „therapeutisch"

---

31 Zit nach Langbein, Menschen, S. 317.
32 Zit nach Langbein, Menschen, S. 317f.

begründete Entscheidung war zwar medizinethisch vergleichsweise unkritisch, unbedingt einfacher wurde die Situation dadurch aber nicht, denn, so wieder Ella Lingens: „Selbst bei einer Beschränkung der Medikamentenverteilung an aussichtsreiche Fälle (in der Regel an Kranke zwischen dem 20. und dem 35. Lebensjahr) mußten auswählende Entscheidungen getroffen werden."[33]

Bei der Bestimmung der zu behandelnden Kranken kamen aber auch andere Kriterien zum Tragen. In einer späteren Zeugenaussage über seine Tätigkeit in Krankenbau von Monowitz listete der ehemalige polnische Häftlingsarzt Zenon Drohocki eine ganze Reihe außermedizinischer Entscheidungsgründe auf, die zur Auswahl eines Kranken führen konnten: „Familienzugehörigkeit, Freundschaft, rassiale, nationale und politische Affinität und schließlich der soziale oder kulturelle Wert des Kranken".[34] Mit dem letztgenannten Kriterium spielte Drohocki auf die Stellung des Betreffenden in der Häftlingshierarche an, nach der sich letztlich der Wert eines Häftlingslebens unter den Bedingungen des SS-Lagerregimes bemaß. Drohockis Aussage zufolge stellten also sowohl die persönlichen bzw. politisch-weltanschaulichen Vorlieben des Häftlingsarztes als auch der einem Häftling seitens der SS zuerkannte „Wert" bestimmende Faktoren für oder gegen eine Behandlung dar. Diese Entscheidung wurde offenbar auch vom Streben nach persönlicher Bereicherung beeinflusst, wie der Erinnerungsbericht des deutschen Juden Heinz Hesdörffer vermuten lässt, der sich in einem Sachsenhausener Außenlager eine Mittelohrentzündung zugezogen hatte:

> Trotz Fieber und anhaltender Schmerzen konnte ich vom Häftlingsarzt Dr. Bardach, einem tschechischen Juden, keinen Schonschein bekommen und musste weiter zur Arbeit ausrücken. Die wenigen Schonscheine, die täglich ausgegeben werden durften, gingen an tschechische Freunde und Leute mit Paketen, die dafür gut bezahlen konnten.[35]

Das ganze Dilemma im Zusammenhang mit der Allokation knapper Ressourcen fasste der Däne Paul Thygesen, ehemaliger Häftlingsarzt in einem Außenlager des KZ Neuengamme, zusammen:

> Ziemlich konstant befanden sich sechs bis sieben oder mehr diagnostizierte Fälle von Lungenentzündung im Lager, und in der Regel hatte ich kein Sulfonamid zur Behandlung. Aber einige Male befand ich mich doch in der Lage, Sulfonamid zur Behandlung

---

33 Zit. nach Klee, Ernst: Auschwitz, die Medizin und ihre Opfer. Frankfurt a. M. 1997⁴, S. 427f.
34 Zit. nach: Wagner, IG Auschwitz, S. 190.
35 Hesdörffer, Heinz: Bekannte traf man viele. Aufzeichnungen eines deutschen Juden aus dem Winter 1945/46. Zürich 1998, S. 165.

eines einzigen Patienten zu haben – für die Auswahl lasse man mich niemals Rechenschaft ablegen.[36]

Auch die Mitwirkung an der Aussonderung „Unheilbarer" ließ sich nicht mit traditionellen ärztlichen Verhaltensrichtlinien vereinbaren. Obwohl bereits die Entscheidung über die Gewährung oder Verweigerung einer Behandlung in vielen Fällen eine Entscheidung über Leben und Tod des betreffenden Kranken war, stellten die eigentlichen Selektionen augenscheinlich eine besondere Belastung für die Häftlingsärzte dar. Zur „Säuberung des Krankenbaus von chronisch Kranken" und längerfristig Arbeitsunfähigen wurden in allen Konzentrationslagern spätestens seit 1942 regelmäßige Selektionen durchgeführt. Die dabei ausgesonderten Kranken „ohne Heilungsaussicht" wurden in den Lagern im sogenannten „Altreich" durch planmäßige Vernachlässigung gezielt zu Tode gebracht, in „Sterbelager" abgeschoben[37] oder durch Giftinjektionen ermordet; im KZ-Komplex von Auschwitz wurden die Ausgemusterten dagegen in die Gaskammern von Birkenau geschickt. Die Entscheidungskompetenz – und damit auch die Verantwortung – bei diesen Selektionen lag allein bei den beteiligten SS-Ärzten. Dennoch waren auch Häftlingsärzte mit dieser Problematik konfrontiert, wenn sie etwa als zuständige Stationsärzte den selektierenden SS-Mediziner bei seinem Rundgang begleiten mussten, oder mit einer „Vorselektion" – also der Erstellung einer Liste möglicher Todeskandidaten – beauftragt worden waren.

Den Erinnerungsberichten vieler ehemaliger KZ-Häftlingsärzte zufolge, beteiligten sich diese an den Selektionen vor allem aus einem Grund: um „Schlimmeres" – also eine willkürliche Auswahl der zu tötenden Kranken durch die SS – zu verhüten.[38] Wie bei der Verteilung knapper Medikamente stellte dabei offenbar die Überlebenswahrscheinlichkeit eines Patienten ein wichtiges Entscheidungskriterium dar. Um aussichtsreiche Fälle zu retten, schlug etwa die jüdische Häftlingsärztin Ella Klein in Auschwitz gezielt Todgeweihte zur Aussonderung vor, wie Ella Lingens später berichtete:

---

36 Zit nach: Tuchel, Johannes: Möglichkeiten und Grenzen der Solidarität zwischen einzelnen Häftlingsgruppen im Nationalsozialistischen Konzentrationslager. In: Streibel, Robert/Schafranek, Hans (Hrsg.): Strategie des Überlebens. Häftlingsgesellschaften in KZ und GULAG. Wien 1996, S. 220–235, hier S. 231f.
37 Zunächst transportierten viele Konzentrationslager ihre nicht mehr arbeitsfähigen Häftlinge nach Dachau. Seit Ende 1943 gingen diese „Invalidentransporte" dann nach Majdanek und ins KZ Bergen-Belsen, das ab Frühjahr 1944 als „Sterbelager" diente.
38 Wagner, IG Auschwitz, S. 190f.

> Wenn auf ihrem Block Selektion war, pflegte sie den [SS-]Lagerarzt selbst zu den Patientinnen hinzuführen, für die keine Hoffnung mehr bestand. Sie hielt es für sinnlos, die Schwerkranken zu verstecken, denn dann nahm er die Kräftigen für das Gas, die noch hätten durchkommen können. Die anderen starben doch, und sie hätte die doppelte Anzahl von Toten gehabt."[39]

Dabei war sich z.B. Lingens durchaus darüber bewusst, dass die als heilbar erachteten Patienten nur unter Preisgabe von schwerer Erkrankten gerettet werden konnten, weil die SS grundsätzlich „eine bestimmte Anzahl" von Revierinsassen zur Tötung auswählen ließ: „Ich hatte einem Menschen herausgeholfen und dafür einen anderen hineingestoßen, der doch ebenso leben wollte und das gleiche Recht dazu hatte. [...] Es war zum Verzweifeln!"[40]

In den von der SS unter gezielter Ausnutzung der Gegensätze zwischen den Häftlingsgruppen beherrschten Lagern flossen fast zwangsläufig auch nationale und politische Affinitäten in die häftlingsärztlichen Selektionsvorschläge ein. So sparten die aus vielen okkupierten Ländern stammenden Mediziner oft eigene Landsleute bei den Selektionen aus, wie die Erklärung eines ehemaligen französischen Häftlingsarztes in Auschwitz über einen polnischen Kollegen verdeutlicht: „Als Pole begünstigte er die Polen. Ich meinerseits begünstigte als Jude die Juden, besonders Franzosen, da dies meine Nationalität ist."[41] Ein anderes Beispiel stellt etwa ein Bericht aus dem Krankenrevier des KZ Sachsenhausen dar, nach dem die dort tätigen Holländer gezielt niederländische Patienten von der Selektion ausnahmen.[42] Schließlich spielten auch die Auseinandersetzungen zwischen deutschen „politischen" und deutschen „kriminellen" Häftlingen bei den Kranken-Selektionen eine Rolle, wie etwa die KZ-Memoiren des ehemaligen Häftlingsarztes Friedrich Leo erkennen lassen. Darin schilderte dieser den inneren Konflikt eines anonym bleibenden Revier-Kapos im KZ Natzweiler, der von der SS zur Mitwirkung am Krankenmord aufgefordert worden war:

> Der Vorarbeiter, ein Politischer, überlegte. Der Zwang war zu groß. Weigerte er sich, so hieße es, sein eigenes Leben aufs Spiel zu setzten. Hätte er das tun müssen? [...] Doch was wäre dann gewonnen? Nicht nur, daß [der SS-Arzt] Bothmann schnell jemanden anderen gefunden hätte, deren es im Lager Dutzende gab: Wäre ein Politischer aus der Funktion des Vorarbeiters im Revier geflogen und ein Krimineller dafür eingesetzt worden, so würde es künftig unmöglich sein, vom Revier aus weiter für die politischen Kumpels zu sorgen.

---

39 Zit. nach: Langbein, Menschen, S. 319.
40 Lingens-Reiner, Selektion, S. 104.
41 Zit. nach: Wagner, IG Auschwitz, S. 199.
42 Interview mit Wilhelm F.C. Bischoff van Heemskerck im Januar 1995, geführt von Eva Brügger und Maike Leffers, In: AS, Mediathek, BA 334.1.

Aufgrund dieser Überlegungen habe der besagte Revier-Kapo bei späteren Selektionen dann stets zugunsten politischer Häftlinge entschieden: „Ihr Leben war unter KZ-Bedingungen wichtiger als das krimineller Strolche oder asozialer Landstreicher."[43] Das von Leo wiedergegebene innere Zwiegespräch jenes – möglicherweise fiktiven – Funktionshäftlings verweist auf eine weitere Problematik jenseits der Krankenselektion, nämlich auf die – aus medizinischer Sicht eigentlich missbräuchliche – Verwendung von Mitteln des Krankenreviers zum Nutzen gesunder Häftlinge, wie dies etwa in Buchenwald und Sachsenhausen zur Rettung akut von der SS bedrohter Gefangener geschah.[44] Dieser Aspekt, der zum Thema „Widerstand im Konzentrationslager" führt, verdient jedoch eine separate Darstellung.

Ein besonders Problem für die Häftlingsärzte stellte schließlich die Aufforderung dar, bei verbrecherischen Menschenversuchen zu assistieren, die SS-Mediziner, Wehrmachtärzte und Wissenschaftler aus zivilen Forschungseinrichtungen in großer Zahl an KZ-Häftlingen vornahmen.[45] Bei diesen Experimenten behandelten die verantwortlichen Ärzte ihre menschlichen Versuchsopfer im Grunde wie Tiere, die zu Forschungszwecken – unter Inkaufnahme eines tödlichen Verlaufs – mit gefährlichen Krankheitskeimen infiziert oder operativ verstümmelt wurden. In einigen Fällen war der Tod des Probanden sogar geplanter Teil des Experiments. Den Erinnerungsberichten ehemaliger Häftlingsärzte zufolge, gab es für eine Mitwirkung an diesen Versuchen – anders als bei den Selektionen zur Ausmusterung „Unheilbarer" – keine höhere Rechtfertigung. Dass sich dennoch Häftlingsärzte dazu bereitfanden, dürfte daher nur dem Wunsch geschuldet gewesen sein, sich die überlebenswichtige Häftlingsfunktion zu erhalten,[46] verbunden mit der – auch in der oben zitierten Passage anklingenden – Ausflucht, dass die SS im Verweigerungsfalle schnell einen anderen Helfer gefunden hätte.

---

43 Lettow, Arzt, S. 146f.
44 In Buchenwald nahmen etwa politische Funktionshäftling des Krankenreviers gezielt Genossen stationär auf, die von Exekutionen oder „Todestransporten" bedroht waren, um sie dem Zugriff der SS zu entziehen: Vgl. hierzu z.B.: Kogon, SS-Staat, S. 167f. Auch von sogenannten „kriminellen" Häftlingen sind diverse Beispiele letztlich sachfremder Verwendung von Mitteln zur Krankenversorgung bekannt.
45 Einen Überblick zu dieser Thematik bietet: Winau, Rolf: Medizinische Experimente in den Konzentrationslagern. In: Benz, Wolfgang/Distel, Barbara (Hrsg.): Der Ort des Terrors. Bd. 1: Die Organisation des Terrors. München 2005, S. 165–178.
46 Das zeigt, gleichsam ex negativo, die spätere Zeugenaussage der französischen Pfarrerstochter Adelaide Hautval vor einem Londoner Gericht, die es als Häftlingsärztin in Auschwitz explizit abgelehnt hatte, bei Humanexperimenten zu assistieren. Gefragt, ob diese Weigerung nicht lebensgefährlich gewesen sei, gab sie zu Protokoll: „Ich hatte das Glück, daß es für mich höhere Werte gab als das Leben.": Langbein, Menschen, S. 345.

Häftlingsärzte wurden bei KZ-Menschenversuchen zumeist mit vor- oder nachbereitenden Tätigkeiten betraut. Dabei erhielten sie häufig Aufgaben, bei denen sie selbst den Versuchsopfern nicht direkt körperlich schaden mussten, wie etwa der bereits erwähnte deutsche Häftlingsarzt Friedrich Leo, der 1943 im KZ Natzweiler medizinische Kontrolluntersuchungen an Probanden von Otto Bickenbachs Phosgen-Versuchen vornahm,[47] oder der ungarische Pathologe Miklós Nyiszli, der 1944 in Auschwitz-Birkenau Zwillingskinder und andere Menschen sezierte, die im Rahmen von Josef Mengeles Vererbungsforschungen getötet worden waren.[48] Einige Häftlingsärzte wurden aber auch zu Tätigkeiten herangezogen, bei denen sie den Versuchspersonen weiteren körperlichen Schaden zufügen mussten. Ein relativ bekanntes Beispiel ist der jüdische Gynäkologe Maximilian Samuel aus Köln, der 1943 im Auftrag des SS-Lagerarztes Horst Schumann in Auschwitz wahrscheinlich sechs weiblichen Versuchsopfern die zuvor von Schumann mit Röntgenstrahlen zerstören Eierstöcke zur histo-pathologischen Untersuchung herausoperierte. Für seine Mitwirkung an den Sterilisationsexperimenten wurde der später in Auschwitz ermordete Samuel nach dem Krieg von ehemaligen Funktionshäftlingen zum Teil massiv kritisiert.[49] Erst in jüngerer Zeit hat sich das historische Urteil über den Gynäkologen aufgrund von Aussagen der von Samuel operierten Versuchspersonen gewandelt: Die durchweg sehr positiven Stellungnahmen jener Frauen über den Häftlingsarzt geben nämlich zu erkennen, dass dieser auf dem Versuchsblock offenbar sehr erfolgreich Trost zu spenden verstand, den Opfern also etwas zu geben wusste, das für sie in der damaligen Situation besonders wichtig war, nämlich die Hoffnung, zu überleben. Darüber hinaus hat Samuel wahrscheinlich sogar versucht, die Experimente zu sabotieren.[50]

---

47 Darüber hinaus half Leo in Natzweiler offenbar dabei mit, Röntgenaufnahmen von den Schädeln der wenig später von der SS für die „jüdische Skelettsammlung" der Universität Straßburg ermordeten Frauen und Männer anzufertigen, die eigens zu diesem Zweck aus Auschwitz nach Natzweiler verlegt worden waren: Lettow, Arzt, S. 150–158. Zu Bickenbachs Phosgen-Experimenten: Schmaltz, Florian: Kampfstoff-Forschung im Nationalsozialismus. Zur Kooperation von Kaiser-Wilhelm-Instituten, Militär und Industrie. Göttingen 2005, S. 521–562.
48 Nyiszli, Miklós: Jenseits der Menschlichkeit: Ein Gerichtsmediziner in Auschwitz. Berlin 1992. Zu Mengeles vererbungswissenschaftlichen Experimenten in Auschwitz: Massin, Benoît: Mengele, die Zwillingsforschung und die „Auschwitz-Dahlem Connection". In: Sachse, Carola (Hrsg.): Die Verbindung nach Auschwitz. Biowissenschaften und Menschenversuche an Kaiser-Wilhelm-Instituten. Göttingen 2003, S. 201–254.
49 Vgl.: Langbein, Menschen, S. 340–345.
50 Vgl.: Nadav, Daniel: Ärzte in Zwangslagen: Dr. Maximilian Samuel (1880–1943). In: Scholz, Albrecht / Heidel, Caris-Petra (Hrsg.): Sozialpolitik und Judentum (=Medizin und Judentum, 5). Dresden 2000, S. 135–139; Benedict, Susan/Weinberger, Ruth Jolanda: Medical Personnel in

Mit der Funktion des Häftlingsarztes hatten die ins KZ verschleppten Mediziner also eine Position übernommen, die ihnen zwar die Chance bot, sich die eigene Haftsituation etwas zu erleichtern, sie jedoch zwang, gegen klassische ethische Prinzipien ihres Berufs zu verstoßen. Da es aus humanitären Gründen aber undenkbar war, deswegen jede medizinische Behandlung zu unterlassen, nahmen es die Häftlingsärzte hin, nur für einen Teil der Kranken sorgen zu können und die anderen Patienten dem Tod überlassen zu müssen. Im Rahmen dieser beschränkten Möglichkeiten trugen sie gleichwohl erheblich zu Verbesserung der Krankenbetreuung in den Lagern bei und retteten unzählige Menschenleben, auch wenn sie dabei stets mit der SS zusammenarbeiten mussten. Doch ohne Kollaboration mit der SS konnte im Konzentrationslager „nichts und vor allem nichts Gutes unternommen werden", wie der ehemalige Häftlingsarzt Zenon Drohocki betonte.[51]

Auschwitz: Inmate Doctors – and Nurses, http://www.lbihs.at/BenedictWeinbergerMedical Personnel.pdf (Zugriff: 30.11.2011).
51 Zit nach: Langbein, Menschen, S. 337.

Thomas Irmer
Deportierte Ärzte/Ärzte im KZ: Herbert Lewin

„Die Verhältnisse waren nicht ganz so schlimm, doch litten wir sehr unter Anflügen, die Tote und Verwundete forderten. Die Toten wurden verscharrt. Wir mussten mit einer desinfizierten Tischlersäge und Kneifnarkosen Notamputationen durchführen", so beschrieb der Frauenarzt Herbert Lewin (1899–1982) seine Arbeit als Häftlingsarzt im Außenlager Schwarzheide des KZ Sachsenhausen. Das unmittelbar an die Autobahn Dresden-Berlin angrenzende KZ-Außenlager war für Lewin jedoch nur eine unter mehreren Stationen der Verfolgung, bei denen er immer als Arzt der Opfer arbeitete: als Transportarzt während der Deportation von Kölner Juden und Jüdinnen in das Ghetto Łódź 1941, dann als Frauenarzt im Ghetto-Krankenhaus sowie seit 1944 als Häftlingsarzt in den Konzentrationslagern Auschwitz und Sachsenhausen.

Beruflicher Werdegang

Herbert Lewin wurde am 1. April 1899 in Schwarzenau (polnisch: Czerniejewo) bei Bromberg geboren. Sein Vater führte ein Geschäft für Landwirtschaft und betätigte sich auch selbst als Landwirt.[1] Auch Herbert Lewin wollte eine berufliche Laufbahn in der Landwirtschaft einschlagen.[2] Nach Abitur und anschließendem Militärdienst an der Westfront plante er ein landwirtschaftliches Studium aufnehmen. Ein Verwandter riet ihm jedoch von diesem Weg ab, da er als Jude aufgrund des ländlichen Antisemitismus, mit dem Lewin auch selbst konfrontiert wurde, keine Zukunftsaussichten habe. Stattdessen solle er Medizin studieren[3] Zwar begann Lewin 1919 mit dem Studium der Agrar- und Staatswissenschaften, folgte dann aber dem Rat und wechselte zur Medizin. Das Medizinstudium führte ihn nach Breslau, Greifswald, Leipzig und Berlin.[4] In Berlin gründete Lewin eine

---

1 Wuttke, Walter: Das Schicksal jüdischer Ärzte in Deutschland: Herbert Lewin. Demokratische Geschichte 7/8 (1986), S. 42–45, 41.
2 Wuttke, Schicksal jüdischer Ärzte, S. 41.
3 Wuttke, Schicksal jüdischer Ärzte, S. 42; Freed, Leonard: Deutsche Juden heute. München 1965, S. 71.
4 Wuttke, Schicksal jüdischer Ärzte, S. 42.

Familie: 1925 heiratete er die Berliner Ärztin Alice Belgard. Aus der Beziehung ging der Sohn Renée hervor.

Nach der Promotion 1924 absolvierte Herbert Lewin bis 1927 Volontariate am Physiologischen Institut der Universität Berlin und an der Chirurgischen Universitätsklinik. Anschließend ließ er sich von 1928 bis 1931 zum Facharzt für Frauenkrankheiten und Geburtshilfe ausbilden. Seit 1931 war er in Berlin auch als niedergelassener Frauenarzt tätig und bereitete sich auf die Habilitation über das „Blutdruckproblem in der Gynäkologie und Geburtshilfe" vor, die er 1932 ablegen wollte. 1935 übernahm der damals 36-jährige die Position als Chefarzt der gynäkologischen Abteilung des Jüdischen Krankenhauses zu Berlin. Von 1937 bis Ende 1941 leitete Lewin die gynäkologische Abteilung des Krankenhauses des Israelitischen Asyls in Köln-Ehrenfeld, das bis 1933 überwiegend von Nicht-Juden konsultiert worden war.[5]

Diese auf ersten Blick erfolgreiche Karriere war jedoch kein Ausdruck eines nahezu folgerichtigen, auf Qualifikation basierenden beruflichen Aufstiegs: Als Jude hatte Herbert Lewin nach 1933 keine Chance auf eine Leitungsposition in einem nicht-jüdischen Krankenhaus oder an der Universität. 1932, also schon vor der Machtübernahme der Nationalsozialisten, wurde Lewin Opfer der Ausgrenzung, als ihm die Habilitation vermutlich aus rassistischen Gründen verweigert wurde.[6]

Herbert Lewin engagierte sich auch politisch. Bereits mit Anfang 20 war er 1922 in die SPD eingetreten, ohne jedoch ein Parteiamt zu übernehmen. Stattdessen arbeitete Lewin in verschiedenen Gremien wie der Berliner Gesundheitsdeputation und im Berliner Hebammenausschuss mit. Bis 1993 gehörte Lewin auch dem Hauptausschuss der Reichsvereinigung Volksernährung an.[7]

1933 war Lewin Mitbegründer des „Bundes jüdischer Arbeiter", mit dem jüdische Arbeiter und Gewerkschafter organisiert werden sollten. Die Organisation wurde in die ebenfalls 1933 gegründete Reichsvertretung der Deutschen Juden eingegliedert. Der Schwerpunkt der Arbeit des Bundes lag in Berlin, wo die Organisation Lewin zufolge über zehn Bezirksgruppen verfügte. Aber bereits 1934 wurde der Bund nach Denunziationen eines Gestapo-Spitzels verboten, so Lewin.[8]

---

5 Schwoch, Rebecca: „Durch großen Zufall dem Inferno entronnen." Der deutsche Arzt Herbert Lewin (1899–1982). Zeitschrift für Allgemeine Medizin 82 (2006), S. 349–351, 350.
6 Wuttke, Schicksal jüdischer Ärzte, S. 42; Schwoch, Zufall, S. 350.
7 Wuttke, Schicksal jüdischer Ärzte, S. 43.
8 Prof. Dr. Herbert Lewin, Erlebnisse 1933–1945 (Interview mit H.G. Adler), in: Institut für Zeitgeschichte, MZ 5, 1/7

Station der Verfolgung: Ghetto Łódź und Auschwitz

Am 20./21. Oktober 1941 wurden Herbert und Alice Lewin mit ihrem Sohn und mit 2.014 anderen Kölner Jüdinnen und Juden von einer Sammelstelle in der Kölner Messe im Stadtteil Deutz mit dem Zug zum Ghetto Łódź deportiert. Während der Deportation nach Łódź arbeitete Lewin als Transportarzt. Nach der Ankunft im Ghetto am 22. Oktober 1941 wurden Lewin und seine Frau als Ärzte eingesetzt. Alice Lewin leitete einen Sanitätsstützpunkt, Lewin die gynäkologische Abteilung des Ghetto-Krankenhauses. „Ich arbeitete vormittags täglich etwa sechs Stunden in der gynäkologischen Abteilung des Krankenhauses", so Lewin.

> In dieser Zeit operierte ich auch. Die Hebammen und die männlichen Operationsschwestern waren ausgezeichnet. [...] Nachmittags ordinierte ich zwei Stunden im gynäkologischen Ambulatorium, das ich leitete. Durchschnittlich behandelte ich dort täglich 20 Patienten. Verbandsstoffe waren knapp, Medikamente gab es in geringen Mengen.[9]

Am Wochenende arbeitete Lewin im Bereitschaftsdienst. Außerdem hielt er medizinische Vorträge vor Kollegen und arbeitete außerhalb des Krankenhauses als Geburtshelfer insbesondere für arme polnische Juden.[10]

Lewin mischte sich mehrfach in Entscheidungen der Ghetto-Verwaltung ein. Im März 1944 setzte er sich gegenüber dem Leiter der „jüdischen Selbstverwaltung" des Ghettos, Chaim Rumkowski, erfolgreich für schwangen Frauen und Familien ein, denen Rumkowski Lebensmittel-Rationen entziehen wollte.[11] Andere Ärzte-Kollegen wehrten sich gegen die Auslieferung von Kindern unter zehn Jahren und unheilbare Kranken. So stellte Rumkowski auf Verlangen der Deutschen auch Deportationslisten von Ghetto-Insassen zusammen, die ermordet werden sollten. Als aufgrund der Ärzte-Proteste nicht genügend kranke Ghetto-Insassen zusammenkamen, sollten andere Patienten der Gestapo übergeben werden. Unter ihnen war auch Lewins Ehefrau Alice, die er selbst im Sommer 1942 operiert hatte. Mit Hilfe eines Kollegen gelang es Lewin, sie vor der Deportation in die Vernichtung zu retten.[12] Unklar ist, ob an ihrer Stelle andere Ghetto-Insassen ausgeliefert wurden, um das geforderte Soll zu halten.

Mit seiner Frau und dem Sohn Renée wurde Lewin am 25. August 1944 nach Auschwitz deportiert. „Hier wurden wir", so Lewin, „verschont [...]."[13] In den fol-

---

[9] Lewin, Erlebnisse 1933–1945 in: IfZ, MZ 5, 1/7.
[10] Ebenda.
[11] Ebenda.
[12] Ebenda.
[13] Ebenda.

genden zwei Monaten arbeitete Lewin als sogenannter Blockarzt in einer Häftlingsbaracke. Seine Frau sollte er jedoch nicht wieder sehen: mit dem Sohn Renée wurde sie in das Frauenkonzentrationslager Ravensbrück bei Fürstenberg/Havel in Brandenburg deportiert. Dort wurde Alice Lewin vor den Augen ihres Sohnes noch kurz vor der Befreiung im April 1945 erhängt.[14]

Herbert Lewin wurde am 31. Oktober 1944 zum KZ Sachsenhausen bei Oranienburg transportiert. In diesem Zeitraum transportierte die SS zahlreiche arbeitsfähige Häftlinge aus Auschwitz zu anderen Konzentrationslagern im Reichsgebiet, um sie dort zur Zwangsarbeit einzusetzen.

In Außenlagern des KZ Sachsenhausen

Im Außenlager Heinkel des KZ Sachsenhausen arbeitete Lewin vom 31. Oktober bis 10. November 1944 als Sanitäter. „Erster Häftlingsarzt war der holländische Widerstandskämpfer Dr. Steijns aus Uetrecht", so Lewin, „ein vorzüglicher Mensch und Judenfreund. Er machte mich zum Sanitäter, da kein Jude in diesem Lager Arzt sein durfte. Die Lebensbedingungen waren furchtbar, besonders für die zahlreichen Juden."[15]

Das Heinkel-Werk Oranienburg war eine in den 1930er Jahren errichtete Flugzeugwerft, in der u.a. Langstreckenbomber gebaut wurden, die Ziele in England, Afrika und auch in den USA angreifen sollten. Bereits 1942 begann im Heinkel-Werk ein umfangreicher Einsatz von KZ-Häftlingen aus dem nahen KZ Sachsenhausen. Dieser Häftlingseinsatz gilt als Prototyp für einen umfangreichen Einsatz von KZ-Häftlingen in industrieller Rüstungsproduktion. Ende 1944/Anfang 1945 wurde die Rüstungsproduktion aufgrund fehlenden Nachschubs eingestellt. Teile des Heinkel-Werks wurden zu einem Auffanglager für weitere Häftlings-Transporte aus Auschwitz umfunktioniert. Dort kam es Anfang 1945 zu einem qualvollen Massensterben von vollkommen ausgemergelten Häftlingen eines Auschwitz-Transports, die mit Tausalz versetztes Löschwasser getrunken hatten.

Am 18. November 1944 wurde Lewin vom KZ Sachsenhausen in dessen Außenlager Schwarzheide transportiert. Das im Mai 1944 errichtete Außenlager befand sich nördlich des Werksgeländes einer Braunkohle-Raffinerie der staatlichen Benzin-Braunkohle-AG (BRABAG). Dort wurde Braunkohle aus dem nahen Lau-

---

14 Schwoch, Zufall, S. 350. Lewin glaubte nach 1945 zunächst, dass seine Frau noch einen Todesmarsch nach der Räumung des Lagers überlebt habe und am 5. Mai 1945 in der Ostsee ertrunken sein. Vgl. Lewin, Erlebnisse 1933–1945 in: IfZ, MZ 5, 1/7.
15 Lewin, Erlebnisse 1933–1945 in: IfZ, MZ 5, 1/7.

sitzer Braunkohlerevier zu Treibstoffen hydriert. Treibstoffe, die insbesondere die Wehrmacht dringend benötigte.

Das Außenlager lag direkt an der Reichsautobahn in Fahrrichtung Richtung von Dresden nach Berlin. Teile der Baracken wurden noch bis 1989 als Wohnbaracken genutzt und anschließend für den Bau einer neuen Autobahnausfahrt abgerissen.[16]

Ende Juni 1944 wurden 1.000 tschechische Juden aus Auschwitz direkt in das Außenlager Schwarzheide transportiert. Später kamen auch noch nicht-jüdische Häftlinge aus dem KZ Sachsenhausen hinzu. Die KZ-Häftlinge wurden auf dem Werksgelände zum Bau von großen Betonbunkern für die Produktionsanlagen eingesetzt. Die Zwangsarbeit und Lageralltag wurden von dem Mithäftling Alfred Kantor in zahlreichen Zeichnungen festgehalten, die teilweise noch während der Haft entstanden und Anfang der 1970r Jahre veröffentlicht wurden.[17]

Aufgrund seiner kriegsstrategischen Bedeutung wurde das Brabag-Werk, ähnlich wie andere Hydrierwerke zu einem besonderen Ziel von Luftangriffen der Alliierten. Schwarzheide wurde stark aus der Luft angegriffen. Zeitgenössische Luftbilder vom Werk zeigen ein von Bombenkrater an Bombenkrater dicht an dicht übersätes Werksgelände, das zu den am meisten bombardiertesten Arealen in Brandenburg gezählt werden muss. Das Luftbild zeigt aber auch, dass das Außenlager vergleichsweise wenig Treffer erhielt, obwohl es sich direkt an der Nordspitze des Werksgeländes befand.

Dennoch galt Schwarzheide unter den Häftlingen als „Todeslager", weil zahlreiche Häftlinge bei den Luftangriffen starben, die für die Häftlinge zugleich eine Perspektive auf Befreiung darstellten. Die Leichen der getöteten Häftlinge transportierte die SS anfangs in das Krematorium Dresden-Tolkewitz. Um den Fahrweg zu sparen, wollte die SS auf dem Gelände des Außenlagers ein eigenes Krematorium errichten.[18]

Am 19. April 1945 wurden etwa 500 noch gehfähige KZ-Häftlinge des Außenlagers auf einen Fußmarsch durch die sächsische Schweiz in Richtung des KZ Theresienstadt getrieben. Unter ihnen befand sich auch Herbert Lewin. Am 26. April 1945 erreichte die Häftlingskolonne die Ortschaft Warnsdorf, wo sie mehrere Tage in einer leerstehenden Fabrik lagerten. „Nahrung gab es fast nicht, die Hungernden aßen Gras", so Lewin. „Dann wurden wir bei Regen in offenen Kohlenwagen nach

---

16 Irmer, Thomas: Schwarzheide. In: Benz, Wolfgang/Distel, Barbara (Hrsg.): Der Ort des Terrors. Geschichte der nationalsozialistischen Konzentrationslager, Bd. 3: Sachsenhausen, Buchenwald. München 2006, S. 268–271.
17 Kantor, Alfred: Das Buch des Alfred Kantor. Wien [u.a.] 1972.
18 Irmer, Schwarzheide, S. 268–271.

Leitmeritz verfrachtet [...]. Während der Fahrt regnete es ununterbrochen, niemand durfte seine Notdurft verrichten [...]."[19] In Warnsdorf wurden jüdische und nichtjüdische Häftlinge voneinander getrennt. Während die nicht-jüdischen Häftlinge kurz darauf freigelassen wurden, mussten die noch lebenden jüdischen Häftlinge von Leitmeritz zu Fuß weitermarschieren. Am 8. Mai 1945 trafen sie schließlich in der Festung Theresienstadt ein, die zu dem Zeitpunkt schon befreit war. Knapp 230 jüdische KZ-Häftlinge hatten den Todesmarsch bis dahin überlebt.[20]

Nach der Befreiung

Am 4. Juli 1945 kehrte Lewin aus Theresienstadt nach Köln zurück.[21] Mitte August 1945 kam er jedoch wieder nach Theresienstadt, um einen von drei Rückkehrtransporten mit Kölner Juden zu leiten, die zwischen Juni und September 1945 aus Theresienstadt mit Omnibussen nach Köln gebracht wurden.[22] Der von Lewin geleitete Transport umfasste etwa 80 kranke Überlebende.[23] Insgesamt wurden etwas mehr als 200 Überlebende im Rahmen der Rückholaktion nach Köln transportiert. Sie fand auf Betreiben der Kölner Synagogen-Gemeinde und des damaligen Kölner Oberbürgermeisters Konrad Adenauer statt, der auch Lewin beauftragte. Möglicherweise kannten sie sich auch schon aus der Zeit vor 1933 durch Gremienarbeit.[24]

In Köln beteiligt sich Herbert Lewin am Neuaufbau der Synagogen-Gemeinde, die von wenigen Überlebenden wiederbegründet worden war. Von Ende Februar bis Ende Dezember 1946 stand Lewin der Kölner Gemeinde als ihr Vorsitzender vor.[25] Vor seinem späteren Wechsel nach Offenbach lebte Lewin im Kölner Stadtteil Nippes.

Im Hinblick auf seine berufliche Karriere als Mediziner schien sich nach 1945 der berufliche Erfolg einzustellen, der ihm während der NS-Zeit verwehrt worden

---

19 Lewin, Erlebnisse 1933–1945, in: IfZ, MZ 5, 1/7.
20 Irmer, Schwarzheide, S. 268–271.
21 Grübel, Monika: Nach der Katastrophe – Jüdisches Leben in Köln 1945 bis 1949. In: Ginze, Günther B./Güntner, Sonja (Hrsg.): „Zuhause in Köln..." Jüdisches Leben 1945 bis heute. Köln [u.a.] 1998, S. 42–55, hier S. 53.
22 Zieher, Jürgen: Im Schatten von Antisemitismus und Wiedergutmachung– Kommunen und jüdische Gemeinden in Dortmund, Düsseldorf und Köln 1945–1960. Berlin 2005, S. 40–41.
23 Grübel, Katastrophe, S. 44.
24 Grübel, Katastrophe, S. 54.
25 Grübel, Katastrophe, S. 54.

war. Seit 1946 arbeitete er an der Kölner Universitäts-Frauenklinik.[26] 1948 habilitierte er sich an der Kölner Universität und war dort von 1948 bis 1950 als Privatdozent tätig.[27] 1952 wurde Lewin außerplanmäßiger Professor für Gynäkologie an der Universität Frankfurt/Main.[28]

Höhepunkt seiner beruflichen Karriere sollte aber die Tätigkeit als Chefarzt und später auch als Direktor der Frauenklinik des Städtischen Klinikums Offenbach sein, die er von 1949 bis 1967 ausübte.

„... mit den Ressentiments seiner Rasse und mit dem Rachegefühl eines KZlers" – der Skandal von Offenbach

Die Übernahme der Position als Chefarzt der Offenbacher Frauenklinik, die auf der Grundlage von Fachgutachten und per Wahl durch den Offenbacher Magistrat vergeben wurde, kam jedoch unter skandalösen Umständen zustande.[29] Sie gelten als einer der „ersten antisemitischen Skandale in der jungen Bundesrepublik"[30]. Nachdem Herbert Lewin zunächst von Magistrat der Stadt gewählt worden war, wurde in einer weiteren Abstimmung seine Wahl widerrufen und ein Gegenkandidat gewählt. Der konservative zweite Bürgermeister sprach nach Angaben eines Teilnehmers davon, dass Lewin den Offenbacher Frauen nicht zugemutet werden könne, da er mit „Ressentiments seiner Rasse und dem Rachegefühl eines KZlers seine Arbeit antreten wird."[31] Sein sozialdemokratischer Kollege und Oberbürgermeister stimmte darin überein, dass man Lewin nicht die Frauen Offenbachs und die Frauenklinik anvertrauen könne.[32] Auch Offenburger Ärzte und Krankenschwester hatten gegen die Wahl von Lewin protestiert.

---

26 Arnsberg, Paul: Die jüdischen Gemeinden in Hessen. Anfang, Untergang, Neubeginn. Bd. 2. Frankfurt a.M. 1971, S. 177.
27 Grübel, Katastrophe, S. 54.
28 Kopke, Christoph/Wuttke, Walter: Fall Lewin, Herbert. In: Benz, Wolfgang (Hrsg.): Handbuch des Antisemitismus. Judenfeindschaft in Geschichte und Gegenwart, Bd. 4: Ereignisse, Dekrete, Kontroversen. Berlin/Boston 2011, S. 124–125, hier S. 125.
29 Dirks, Walter: Der Fall Offenbach. Frankfurter Hefte. Zeitschrift für Kultur und Politik 5 (1950), Heft 1, S. 32–40.
30 Kopke/Wuttke, Fall Lewin, S. 124.
31 Ebenda.
32 Ebenda.

Diese Entscheidung der Stadtverwaltung bzw. die aus interner Debatte bekannt gewordenen Äußerungen riefen über die Stadtgrenzen hinaus Kritik und Proteste hervor. Die „Frankfurter Rundschau" appellierte an die Bundesregierung, besondere Maßnahmen zum Schutz von jüdischen Überlebenden in Deutschland zu ergreifen. Auf Grund der Proteste untersuchten höhere deutsche Verwaltungsstellen und die Alliierten den Vorfall. Der amerikanische Landeskommissar für Hessen schickte ein Untersuchungsteam nach Offenbach, das die Magistratsmitglieder befragte.[33] Die Offenbacher Spruchkammer leitete ein später eingestelltes Ermittlungsverfahren ein. Am Ende der Auseinandersetzung wurde der Oberbürgermeister vorzeitig pensioniert, sein Vertreter suspendiert und Herbert Lewin schließlich doch berufen.[34]

1961 wurde Lewin in seiner Tätigkeit als Arzt von dem amerikanischen Fotografen Leonard Freed (1929–2006), einem späteren Mitglied von Magnum, für dessen Fotoband „Deutsche Juden heute" portraitiert.[35]

Auch in Offenbach beteiligte sich Lewin am Aufbau einer neuen Jüdischen Gemeinde.[36] Zugleich engagierte er sich für Israel: Lewin war Vorsitzender des Keren Hayesod in Deutschland und seit 1955 Präsident der Jugend-Alijah. Seit 1957 stand er dem Landesverband jüdischer Gemeinden in Hessen vor.[37] 1963 trat der damals Anfang 60-jährige Lewin die Nachfolge von Heinz Galinski (1912–1992) als Vorsitzender des Zentralrats der Juden in Deutschland an. Bis 1969 stand Herbert Lewin dem Direktorium des Zentralrats vor, das anschließend wieder von Galinski geleitet wurde.

Auch die Gremienarbeit in gesundheitspolitischen und Standesverbänden setzte Lewin fort. So als Mitglied der deutschen Unesco-Kommission, des Bundesgesundheitsrates und des Vorstandes der Deutschen Krankenhausgesellschaft.

Für sein Engagement wurde Herbert Lewin mit der vom hessischen Ministerpräsidenten verliehenen Wilhelm-Leuschner-Medaille und mit dem Großen Bundesverdienstkreuz mit Stern ausgezeichnet.

Nach der Befreiung hatte Lewin zunächst geglaubt, der einzige Überlebende seiner Familie zu sein. Neben seiner Frau Alice waren auch zwei seiner Geschwister durch die Verfolgung ums Leben gekommen. Erst später erfuhr er, dass sein

---

33 „Wenn man alles zusammenzählt. Nicht gerade ermutigend". In: DER SPIEGEL 46/1949.
34 Kopke/Wuttke, Fall Lewin, S. 125.
35 Freed, Juden, S. 71.
36 Arnsberg, Gemeinden, S. 177; Werner, Klaus: Unter der Herrschaft des Nationalsozialismus 1933 bis 1945 (= Zur Geschichte der Juden in Offenbach am Main, Bd. 1). Hrsg. vom Magistrat der Stadt Offenbach am Main 1988, S. 150.
37 Arnsberg, Gemeinden, S. 177.

ebenfalls totgeglaubter Sohn Renée überlebt hatte und unter anderen Namen bei einer christlichen Pflegefamilie und einem Heim aufwuchs.[38]

Lewin heiratete nach 1945 erneut. Seine zwei Frau Irma, wie er eine Überlebende, litt an Spätfolgen der Verfolgung, an denen sie 1978 starb. Drei Jahre später nahm sich die gemeinsame Tochter Magerit Beate im Alter von fast 30 Jahren das Leben. Später heiratete Lewin ein drittes Mal.[39] Bis 1975 kämpfte er um Wiedergutmachung für den beruflichen Schaden. Lange wurde bezweifelt, dass ihm die Habilitation vor 1933 aus rassistischen Gründen verweigert worden war.[40]

Am 21. November 1982 starb Herbert Lewin im Alter von 83 Jahren in Wiesbaden.

Erinnerung an Herbert Lewin

Im Mai 1986 wurde in Köln-Lindenthal auf Beschluss der Bezirksversammlung des Stadtteils eine nach dem Ärztefunktionär Karl Haedenkamp (1889–1955) benannte Straße in Herbert-Lewin-Straße umbenannt. An der Straße befanden sich die Bundesgeschäftsstellen von Bundesärztekammer, Kassenärztlichen Bundesvereinigung und Deutscher Krankenhaus-Gesellschaft. Haedenkamp wurde vorgeworfen, als ehemalige Generalsekretär des Hartmannbundes, Chefredakteur des „Deutschen Ärzteblatts" und Geschäftsführer des NS-Ärztebundes ein Mitläufer der NS-Gesundheitspolitik gewesen zu sein. Die Umbenennung stieß auf Proteste aus der Ärzteschaft. Knapp 20 Jahre später, beim Umzug der Spitzenverbände nach Berlin, wurde hingegen auf deren Betreiben im Oktober 2004 ein Vorplatz am neuen Verbände-Haus in Berlin-Charlottenburg nordwestlich des S-Bahnhofs Tiergarten in Herbert-Lewin-Platz umbenannt.[41] In der Verbandszeitung Deutsches Ärzteblatt erschien 2003 eine Comic-Serie der Zeichnerin Elke Steiner über das Leben von Herbert Lewin.[42] Sie stützte sich dabei auf Forschungen des Medizinhistorikers Walter Wuttke, der sich seit den 1980er Jahren für die Erinnerung an Lewin einsetzte.[43]

---

38 Schwoch, Zufall, S. 351
39 Ebenda.
40 Kopke/Wuttke, Fall Lewin, S. 125.
41 „Spitzenverbände des Gesundheitswesens beziehen KPM-Quartier", In: Die Welt v. 09.07.2004.
42 Steiner, Elke: Herbert Lewin. Deutsches Ärzteblatt 100 (2003) (40): A–2570/B–2142/C–2016 – Deutsches Ärzteblatt 101 (2004) (16): A–1108/ B–920/C–896.
43 Lechner, Silvester: Walter Wuttke zum 60.Geburtstag. Gedenkstättenrundbrief 102 (2001), S. 33–34.

Tim Ohnhäuser
Verfolgung, Suizid und jüdische Ärzte
Annäherung an ein wenig erforschtes Thema

Einleitung

Arthur Nicolaier war 80 Jahre alt, als ihn am 28. August 1942 ein Schreiben der Jüdischen Gemeinde Berlin erreichte, in dem sein „Transport" nach Theresienstadt angekündigt wurde. Der Entdecker des Tetanuserregers hatte bis zu diesem Zeitpunkt neuneinhalb Jahre der stets zunehmenden Ausgrenzung, Verfolgung und Isolation – als Arzt, als Hochschullehrer, als Bürger – in Berlin erlebt, die ihn letztlich in das kleine Zimmer eines „jüdischen" Wohnhauses getrieben hatten. Hier hoffte er, durch eigene Eingaben bei den zuständigen Stellen und durch Bemühungen Dritter von einer Deportation verschont zu bleiben, das erwähnte offizielle Schreiben jedoch zerstörte diese Hoffnung endgültig: Nicolaier regelte noch einige letzte Dinge und bereitete in den Abend- oder Nachtstunden des selben Tages mit einer Überdosis Morphium seinem Leben ein Ende. In einem Abschiedsbrief, vielmehr nur auf einem kleinen Zettel, notierte er einen einzigen Satz: „Ich scheide freiwillig aus dem Leben."

Liefert die Betonung der Freiwilligkeit schon genug Gründe, die zum Nachdenken Anlass geben, so verbirgt sich in dem Zettel noch eine Besonderheit, und zwar in Form einer versteckten Botschaft. Nur im Gegenlicht besehen wird hierin ein Wasserzeichen sichtbar, nur ein Wort – mittig angeordnet in diesem Zettel: „INVICTUS" (lat. unbesiegt, unbezwungen).

Der Suizid Arthur Nicolaiers steht exemplarisch für tausende Menschen, darunter mindestens 300 Ärztinnen und Ärzte,[1] die während der NS-Zeit angesichts der Verfolgung diesen Weg wählten. Mit seiner Botschaft an die Nachwelt („Unbesiegt") liefert Nicolaier gleichsam einen besonderen Ansatzpunkt und auch ein Motiv für weitergehende Forschungen zur Option des Suizids.[2]

---

1 Siehe zu dieser Zahl den Punkt „Dokumentierte Suizide von Ärzten".
2 Das Promotionsprojekt des Verfassers mit dem Arbeitstitel „Suizide im Kontext der nationalsozialistischen Verfolgung – das Lebensende des Arztes und Forschers Arthur Nicolaier (1862–1942)" soll 2014 abgeschlossen werden. Mehr dazu: Ohnhäuser, Tim: Invictur – Unbesiegt …? Der Tetanusentdecker Arthur Nicolaier und sein Suizid vor 70 Jahren. In: Deutsches Ärzteblatt 110 (2013) 7, A 266–268.

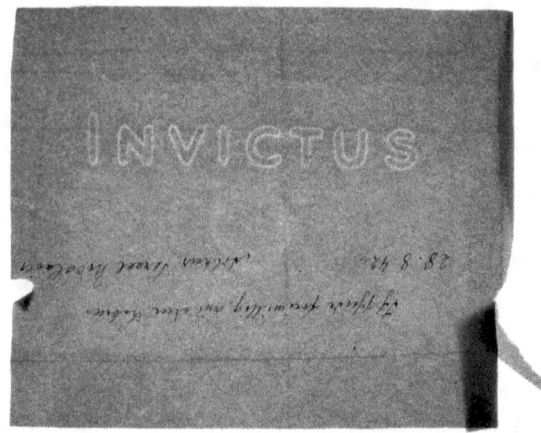

Abb. 1: Letzte Mitteilung vom 28. August 1942[3]

So sehr jede Entscheidung zwischen 1933 und 1945, sein Leben selbst zu beenden, einen individuellen Akt darstellte, so augenfällig sind die Parallelitäten hinsichtlich der äußeren Bedingungen: soziale Ausgrenzung, Entrechtung, Verfolgung und massive Einschränkungen des eigenen Lebensbereichs bis hin zur drohenden Deportation. Diese äußeren Determinanten sind Ansatzpunkte für einen geschichtswissenschaftlichen Zugang zu den zahlreichen Selbsttötungen im Nationalsozialismus. Die Umstände betrafen sämtliche Verfolgte, einzelne Professionen machten dabei noch einmal Erfahrungen mit berufsspezifischen Verfolgungsmaßnahmen. So wurden die Ärzte[4] besonders vom kollektiven Entzug ihrer Approbation (1938) getroffen.

Die zwölf Jahre der NS-Herrschaft bilden in der Untersuchung des Suizids den zeitlichen Rahmen, die Ausnahmesituation, innerhalb derer die Suizide begangen wurden und deren separate Betrachtung daher unbedingt notwendig ist. So wichtig auch Standardwerke über die Selbsttötung, zum Beispiel von Émile Durkheim und Jean Améry,[5] für eine globale Darstellung sind, so ungeeignet erweisen sie sich doch für eine sozial- und alltagsgeschichtliche Erforschung dieser Vorgänge. Ebenso erscheinen im Vorfeld vermeintlich naheliegende Interpretationsstränge als Zugang nicht angemessen, wie zum Beispiel eine erfahrungshistorische Einordnung der Suizide in die großen Linien einer Leidensgeschichte des Judentums. Hier wäre diese zusätzlich ausgestattet mit Signaturen eines Märtyrer-

---

[3] Letzte Mitteilung Arthur Nicolaiers, aus: Privatbesitz Erika Wagner.
[4] Im Folgenden wird ausschließlich die männliche Form (Arzt/Ärzte) verwendet, selbstverständlich sind aber jederzeit ebenso die Ärztinnen und Medizinerinnen gemeint.
[5] Durkheim, Émile: Le Suicide. Paris 1897. (Deutsche Ausgabe: Der Selbstmord. Neuwied, Berlin, 1973); Améry, Jean: Hand an sich legen. Diskurs über den Freitod. Stuttgart 1976.

tums – beginnend mit dem Massensuizid von Masada, über die mittelalterlichen Pogrome in deutschen Städten mit ihren überlieferten kollektiven Selbsttötungen, hin zu den Suiziden im „Dritten Reich". Bezogen auf die NS-Zeit fehlt hierzu jedoch das homogene Kollektiv: aufgrund der so willkürlichen wie unterschiedlichen Definition der „Nichtarier" durch die Nationalsozialisten erscheint es nicht statthaft, ausschließlich über Suizide von Juden zu sprechen und damit die Opfer der Selbsttötungen als Angehörige einer „jüdischen Schicksalsgemeinschaft" zu klassifizieren. Auch der theologische Zugang über die Stellung des Suizids im jüdischen Glauben greift als (alleiniger) Ansatz zu kurz und birgt die Gefahr in sich, von „jüdischen Suiziden" zu denken und zu sprechen. Arthur Nicolaier – 1921 aus der Jüdischen Gemeinde ausgetreten, nicht konvertiert – steht hier beispielhaft für Unzählige mit ganz ähnlicher Verfolgungserfahrung, ob nun als Jude, „als Jude" oder auch als politisch Verfolgter. Unstrittig ist allerdings die Gleichung, dass es ohne NS-Verfolgung, ohne staatlich intendierte physische Vernichtung, keine tausendfachen Selbsttötungen gegeben hätte. Die Hervorhebung dieser Untrennbarkeit von Verfolgung und Suizid ist nicht zuletzt wichtig, um pathologisierenden Tendenzen im Blick auf die Opfer der Selbsttötungen vorzubauen.

Dieser Beitrag will sich den Suiziden mit einem genaueren Blick auf Ärzte und deren Handeln während der Verfolgung nähern und wählt damit eine sozialgeschichtliche Herangehensweise. Es handelt sich um ein bislang wenig beachtetes Thema, bei dem neben den biografischen Aspekten die Ausweitung auf eine breitere Betrachtung des Kontextes lohnt.[6] Folgende Fragen sollen dabei der Orientierung dienen:
- Wie stellt sich der Forschungsstand zum Thema Suizide von NS-Verfolgten heute dar – sowohl in der allgemeinen Geschichte als auch im Bereich der Forschung über verfolgte Mediziner?
- Lassen sich, zumindest mit Blick auf verfolgte Ärzte, Zahlen nennen, die sowohl einen ersten Überblick liefern als auch den Zugang zum Thema erleichtern könnten?
- Außerdem bringen Ärzte einige berufsspezifische Besonderheiten mit, die Anlass dazu geben, nicht ausschließlich auf Suizide von Verfolgten innerhalb dieser Profession zu schauen, sondern auch nach ihrer besonderen Stellung zu fragen: Wie waren Ärzte involviert in die Suizid-Thematik? Welche Rolle spiel-

---

[6] Die folgenden Ausführungen und Forschungsergebnisse bauen auf einem ersten Beitrag des Verfassers aus dem Jahr 2010 auf. Vgl. Ohnhäuser, Tim: Der Arzt und Hochschullehrer Arthur Nicolaier (1862–1942) – Eine Annäherung an die Suizide der als „nicht arisch" verfolgten Ärzte im Nationalsozialismus. In: Kühl, Richard [u.a.] (Hrsg.): Verfolger und Verfolgte. Bilder ärztlichen Handelns im Nationalsozialismus (= Medizin und Nationalsozialismus, 2). Münster 2010, S. 15–38.

ten sie für Menschen, die eine Selbsttötung als letzten Ausweg in Betracht zogen? Und nicht zuletzt: Wie handelten sie konkret bei Suizidversuchen im Umfeld der Deportationen?

Forschungsstand

Forschung zu Suiziden im Kontext der nationalsozialistischen Verfolgung

In der allgemeinen Geschichtswissenschaft wurde das Thema schon seit den 1980er Jahren punktuell besprochen und gerade mit Blick auf die letzten Jahre lässt sich ein Wandel nachzeichnen, hin zu einer systematisch angelegten Beschäftigung.

Noch immer maßgebend, neben Monika Richarz' Bänden zur Sozialgeschichte der Juden in Deutschland,[7] ist die 1984 erschienene Arbeit „Selbstbehauptung und Widerstand" von Konrad Kwiet und Helmut Eschwege,[8] die von 3 000 bis 4 000 Suiziden jüdischer Bürger zwischen 1933 und 1945 allein in Berlin ausgeht.[9] Im Zusammenhang mit der Judenverfolgung stellt sie Typologien nonkonformen Verhaltens auf und beschreibt dabei den Suizid als oppositionellen Akt, der zumindest später im Ablauf der Deportationen einen „Störfaktor" darstellte. Auch Ursula Baumanns 2001 veröffentlichte Geschichte der Selbsttötung („Vom Recht auf den eigenen Tod") widmet ein Kapitel der Suizidalität im Nationalsozialismus und korrigiert mithilfe von Polizeistatistiken die von Kwiet und Eschwege genannten Zahlen nach unten.[10] Ferner thematisiert Christine Hartig Suizide verfolgter Juden besonders eindrücklich im Spiegel von Selbstzeugnissen, vor allem

---

7 Vgl. hier Richarz, Monika: Jüdisches Leben in Deutschland, Bd. 3. Selbstzeugnisse zur Sozialgeschichte, 1918–1945. Stuttgart 1982.
8 Vgl. Kwiet, Konrad/Eschwege, Helmut: Selbstbehauptung und Widerstand. Deutsche Juden im Kampf um Existenz und Menschenwürde 1933–1945 (= Hamburger Beiträge zur Sozial- und Zeitgeschichte, 19). Hamburg 1984.
9 Vgl. Kwiet/Eschwege, Selbstbehauptung, S. 205.
10 Vgl. Baumann, Ursula: Vom Recht auf den eigenen Tod. Die Geschichte des Suizids vom 18. bis zum 20. Jahrhundert. Weimar 2001, hier S. 371. David B. Silver gibt Angaben von Bruno Blau wieder, in denen von 7 000 Juden, die sich im Deportationszeitraum in Berlin das Leben nahmen, die Rede ist. Vgl. Silver, David B.: Überleben in der Hölle. Das Berliner Jüdische Krankenhaus im „Dritten Reich". Berlin 2006. Alleine diese Bandbreite für Berlin spiegelt das Problem der zahlenmäßigen Erfassung des Phänomens wider.

von Abschiedsbriefen.[11] Die bisher ausführlichste Arbeit zum jüdischen Alltagsleben während der Verfolgung stammt von Marion Kaplan, auch sie gibt den Selbsttötungen als eigene Kategorie entsprechenden Raum.[12] Beate Meyer widmet in ihrem Buch über die Hamburger Juden dem Thema einen Abschnitt („In den ‚Freitod' getrieben").[13] Und schließlich hat Christian Goeschel 2009 mit „Suicide in Nazi Germany"[14] die erste Monografie vorgelegt, die sich umfassend mit den Suiziden der Zeit innerhalb der deutschen (Gesamt-)Bevölkerung beschäftigt und dabei den Selbsttötungen unter deutschen Juden[15] den ihnen zustehenden Raum zuweist. Die Arbeit von Anna Fischer, der die Sterbebücher des Jüdischen Friedhofs Weißensee als Quellengrundlage dienten, setzt sich dezidiert mit Suiziden Berliner Juden auseinander – unter dem, auch für den sprachlichen Umgang mit dem Thema richtungsweisenden Titel „Erzwungener Freitod". Alleine auf diesem Friedhof wurden ab 1938 mindestens 1 677 Menschen beerdigt, die ihr Leben selbst beendet hatten.[16] Aber auch ganz andere Zugänge zur Thematik, wie etwa ein Dokumentarstück von Theaterregisseur Michael Batz, das im Januar 2008 in Hamburg erstmals aufgeführt wurde und anhand einer szenischen Lesung von Abschiedsbriefen und Polizeiberichten Suizide jüdischer Bürger zum Gegenstand machte,[17]

---

11 Vgl. Hartig, Christine: Die letzte Zuflucht. Jüdische Selbsttötungen im „Dritten Reich" im Spiegel von Selbstzeugnissen. Unveröffentl. Magisterarbeit. Göttingen 2003; sowie Hartig, Christine: „Conversations about taking our own lives – oh, a poor expression for a forced deed in hopeless circumstances!" Suicide among German Jews 1933–1943. In: Leo Baeck Institute Yearbook 52 (2007), 1. S. 247–265.
12 Vgl. Kaplan, Marion: Der Mut zum Überleben. Jüdische Frauen und ihre Familien in Nazideutschland. Berlin 2001. Der beste Überblick über den Forschungsstand bis 2007 findet sich bei Goeschel. Vgl. Goeschel, Christian: Suicides of German Jews in the Third Reich. German History 25 (2007), S. 22–45.
13 Vgl. Meyer, Beate: Die Verfolgung und Ermordung der Hamburger Juden 1933–1945. Geschichte. Zeugnis. Erinnerung. Göttingen 2006.
14 Vgl. Goeschel, Christian: Suicide in Nazi Germany. Oxford 2009. Die deutsche Ausgabe unter dem Titel „Selbstmord im Dritten Reich" erschien 2011.
15 Das sprachliche Dilemma, das sich mit der Bevorzugung eines Oberbegriffs für die Verfolgten zwangsläufig ergibt, soll hier nicht eingehender problematisiert werden. Ein beispielhafter Umgang damit findet sich bei Anna von Villiez. Sie verwendet in ihrer Hamburger Studie konsequent die Bezeichnung „nicht arisch" (denn dieses Stigma konstituierte den Kreis der Betroffenen), ohne allerdings dabei die jüdische Identität vieler Ärzte, soweit belegt, unter den Tisch fallen zu lassen. Vgl. Villiez, Anna von: Mit aller Kraft verdrängt. Entrechtung und Verfolgung „nicht arischer" Ärzte in Hamburg 1933 bis 1945 (= Studien zur jüdischen Geschichte, 11). Hamburg 2009.
16 Vgl. Fischer, Anna: Erzwungener Freitod. Spuren und Zeugnisse in den Freitod getriebener Juden der Jahre 1938–1945 in Berlin. Berlin 2007
17 Vgl. Batz, Michael: „Bitte nicht wecken!" Holocaust in Hamburg. Zehn szenische Lesungen. Hamburg 2008.

sollen nicht unerwähnt bleiben, spiegelt sich doch auch darin eine gestiegene Wahrnehmung des Phänomens Selbsttötung wider.

Alle Autoren weisen deutlich den Zusammenhang der Selbsttötungen mit bestimmten Phasen der nationalsozialistischen Verfolgung nach. Für viele Verfolgte, die Suizid begingen, war neben der permanenten psychischen Belastung eine akute physische Bedrohung oftmals der Auslöser für diesen „letzten Schritt" – zu beobachten etwa im Zuge der „Judenboykotte" im April 1933, während der Pogrome Ende 1938 und besonders nach dem Beginn der reichsweiten Deportationen ab Oktober 1941.

Auch nach den zahlreichen neueren Forschungen bleibt die Erkenntnis zurück, dass eine quantifizierbare Aussage über die Suizide der Zeit nicht möglich ist – zu vielschichtig sind die Probleme in der nachträglichen Rekonstruktion, zu groß erscheint das Dunkelfeld.

Festzuhalten bleibt, dass die Forschung durchaus schon einige Male Suizide von Verfolgten während des Nationalsozialismus in den Blick genommen hat, Einzelfallstudien oder Untersuchungen einzelner Gruppen, die der thematischen Vertiefung dienen könnten, fehlen bislang jedoch weitgehend.

Berücksichtigung der Suizide in der bisherigen Forschung zur Verfolgung von Ärzten

Von den 8 000 bis 9 000 jüdischen Ärzten Anfang 1933 waren 1938 noch etwa 3 000 tätig. Nach dem Approbationsentzug im November 1938 waren im „Altreich" nur noch 709 von ihnen als „Krankenbehandler" zugelassen, die ausschließlich Juden behandeln durften. Somit waren etwa 90 Prozent aller jüdischen Ärzte innerhalb von weniger als sechs Jahren „ausgeschaltet" worden. Mindestens 4 500–5 000 Ärzte emigrierten, etwa 1 500 wurden deportiert.[18]

---

18 Die Zahlen gehen v. a. auf Leibfried und Kümmel zurück und haben so seit über 25 Jahren Bestand. Vgl. Leibfried, Stephan: Stationen der Abwehr. Berufsverbote für Ärzte im Dritten Reich 1933–1938 und die Zerstörung des sozialen Asyls durch die organisierte Ärzteschaft des Auslands. (= Bulletin des Leo Baeck Instituts, 62). Jerusalem 1982, S. 3–39.; Kümmel, Werner F.: Die Ausschaltung rassisch und politisch missliebiger Ärzte. In: Kudlien, Fridolf (Hrsg.): Ärzte im Nationalsozialismus. Köln 1985, S. 56–81; Kümmel, Werner F.: Jüdische Ärzte in Deutschland zwischen Emanzipation und „Ausschaltung". In: Preiser, Gert . (Hrsg.): Richard Koch und die ärztliche Diagnose. Hildesheim 1988, S. 15–47. Kümmel vermutete „nach vorsichtiger Schätzung vielleicht fünf Prozent" Suizide unter den ausgegrenzten Ärzten. Kümmel, Ausschaltung rassisch und politisch missliebiger Ärzte, S. 78.

Alle Versuche, die jeweiligen „Ärzteschicksale" einer deutschen Stadt, einer Region oder eines Fachbereichs überhaupt erstmalig zu sammeln und zu präsentieren,[19] weisen eine große Bandbreite auf, innerhalb derer Umfang und Qualität stark variieren: Die Aufzählung biografischer Skizzen im Rahmen medizinischer Dissertationen steht hier neben jahrelanger Forschung mit universellem Ansatz, siehe Hamburg[20] oder auch das Berliner Gedenkbuch von Rebecca Schwoch, das in der 1. Auflage Biografien und Schicksale von 2 018 jüdischen Kassenärzten aufführt und damit annähernd ein Viertel aller in Deutschland verfolgten Mediziner erfasst.[21] Ungeachtet der Unterschiede leisten sie alle jedoch einen Beitrag zum öffentlichen Gedenken, das über das Fach Medizin(geschichte) hinausreicht.

Alleine im Jahr 2009 erschienen neben den erwähnten – dem Berliner Gedenkbuch und der Hamburger Studie – noch Arbeiten über die Ausgrenzung jüdischer Ärzte in Frankfurt und in Stuttgart.[22] Die Zunahme der Publikationen gerade in den letzten Jahren überrascht ein wenig, hatte Renate Jäckle doch schon 1988 eine erste kollektivbiografische Studie dieser Art für München vorgelegt.[23] Ein Grund dafür liegt sicher darin, dass derartige Projekte heute, anders als in den 1980er Jahren, auch von Seiten der Ärzteschaft und den Krankenkassen ideelle wie finanzielle Unterstützung erfahren.[24]

---

19 Da sich der Beitrag im weiteren Verlauf auf solche Arbeiten bezieht, soll eine Aufzählung anderer maßgeblicher Beiträge, zum Beispiel aus dem Bereich der Aufarbeitung an den (teils universitären) Kliniken oder die Arbeiten über jüdische (medizinische) Hochschullehrer, hier nicht erfolgen. Sie findet sich an anderer Stelle in diesem Sammelband. Für letzteren Bereich sei aber auf Sven Kinas hingewiesen, der in seinen Studien über die entlassenen Hochschullehrer auch immer die Selbsttötungen als Reaktion auf die Verfolgung im Blick hat. Vgl. aktuell Kinas, Sven: Massenentlassungen und Emigration. In: Tenorth, Heinz-Elmar [u.a.] (Hrsg.): Geschichte der Universität Unter den Linden. Bd. 2: Die Berliner Universität zwischen den Weltkriegen 1918–1945. Berlin 2012, S. 325–404.
20 Vgl. Villiez, Anna von: Die Vertreibung der jüdischen Ärzte Hamburgs aus dem Berufsleben 1933–1945. Hamburger Ärzteblatt 58 (2004), 3, S. 110–113; sowie vor allem Villiez, Entrechtung.
21 Vgl. Schwoch, Rebecca (Hrsg.): Berliner jüdische Kassenärzte und ihr Schicksal im Nationalsozialismus. Ein Gedenkbuch. Berlin 2009. Hier wurde auch Arthur Nicolaier mit aufgenommen, vgl. S. 655.
22 Vgl. zu Frankfurt: Drexler-Gormann, Birgit: Jüdische Ärzte in Frankfurt am Main 1933–1945: Isolation, Vertreibung, Ermordung. Frankfurt a. M. 2009; zu Stuttgart: Rueß, Susanne: Stuttgarter jüdische Ärzte während des Nationalsozialismus. Würzburg 2009. Die Quellenlage und Qualität der Analysen variieren, nicht nur zwischen diesen Studien, sehr stark.
23 Vgl. Jäckle, Renate: Schicksale jüdischer und „staatsfeindlicher" Ärztinnen und Ärzte nach 1933 in München. München 1988.
24 So vergeben beispielsweise Bundesgesundheitsministerium, Bundesärztekammer und Kassenärztliche Bundesvereinigung seit 2006 einen Forschungspreis für Arbeiten zu Ärzten und zur

Während also mittlerweile eine Vielzahl von Arbeiten über „rassisch" und politisch verfolgte Ärzte im „Dritten Reich" existiert, findet eine eigenständige Thematisierung der Selbsttötungen bislang kaum statt. Peter Voswinckels Bemühungen und Appelle stellen diesbezüglich eine Ausnahme dar, führten aber in der Sache zu keinem Durchbruch.[25] Zwar tauchen in den (Sammel-)Biografien verfolgter jüdischer Ärzte Erwähnungen von Suiziden auf, doch eine nähere Einordnung des Lebensendes in den konkreten Kontext kann in diesem Rahmen oftmals nicht geleistet werden. Somit werden bisher die Selbsttötungen selten als eigene Handlungskategorie thematisiert oder auch nur erkannt,[26] sie verschwinden in Nebensätzen und in der Konsequenz wird damit einer Sichtweise Vorschub geleistet, die das Bild des hilflosen, „passiven Opfers" vermittelt. Zudem werden bei Arbeiten aus dem medizinischen Bereich nicht selten Bezeichnungen wie „Suizident", „Suizidant" – oder auch in der Verbform („hat sich suizidiert") – gewählt, die sprachlich, wenn auch formal nicht zu beanstanden, in ihrer klinischen Konnotation dem Thema im Verfolgungszusammenhang wenig angemessen erscheinen.

Aus mehreren Gründen sind also eine allgemein verstärkte Berücksichtigung des Suizids – eben auch im Sinne einer selbstbestimmten Handlungsoption – und deren Kontextualisierung geboten, will man das Verhalten und die Reaktion von Ärzten infolge der NS-Repressionen ganzheitlich erfassen.

Dokumentierte Suizide von Ärzten

Durch die verstärkte Beschäftigung mit den Biografien fällt immer mehr Licht auf die lange Zeit anonym gebliebene Masse der verfolgten Ärzte. Es erscheint zumindest vorstellbar, langfristig einer Gesamtschau auf die Ausgrenzung und

---

Medizin in der NS-Zeit. Zudem wurden zum Beispiel 2008 viele regionale Projekte anlässlich des 70. Jahrestages des Approbationsentzuges initiiert und gefördert.

25 Vgl. zum Beispiel Voswinckel, Peter: Das Vermächtnis Isidor Fischers. Chancen und Dilemma der aktuellen Medizin-Biographik. In: Bröer, Ralf (Hrsg.): Eine Wissenschaft emanzipiert sich. Die Medizinhistoriographie von der Aufklärung bis zur Postmoderne. Pfaffenweiler 1999, S. 121–137; Voswinckel, Peter: Damnatio memoriae. Kanonisierung, Willkür und Fälschung in der ärztlichen Biographik. In: Bayer, Karen [u.a.] (Hrsg.): Universitäten und Hochschulen im Nationalsozialismus und in der frühen Nachkriegszeit. Stuttgart 2004, S. 249–270.

26 Eine Ausnahme stellt hier der kurze Aufsatz von Albrecht Scholz, wenn auch mit etwas irritierendem Titel, aus dem Jahre 1997 dar. Vgl. Scholz, Albrecht: Der Suizid von Dermatologen in Abhängigkeit von politischen Veränderungen. Der Hautarzt 48 (1997), 12, S. 929–935. Außerhalb des biografischen Bezugs hatten sich schon 1992 Susanne Hahn und Christina Schröder dem Thema mit einem Aufsatz genähert. Vgl. Hahn, Susanne/Schröder, Christina: Suizidalität im Nationalsozialismus. Psychologie und Gesellschaftskritik 16 (1992) 62, S. 81–102.

weiteren Lebenswege dieser Ärzte nach 1933 näher zu kommen. Dazu gehört auch die Erfassung der Suizide – neben „anerkannten" Kategorien wie Emigration, Deportation und Ermordung. Wie sieht es aber mit deren Ermittlung aus, wie viele Suizide sind überhaupt dokumentiert?

Mit der Intention, eine erste quantitative Orientierung über die dokumentierten Fälle von Ärzten, die sich nach 1933 das Leben nahmen zu erhalten, wurden die biografischen Angaben aus verschiedenen Studien zusammengetragen und ausgewertet. Hierbei kann es sich nur um eine Annäherung handeln – zu disparat zeigen sich Quellenlage und Forschungsstand, und nicht allein deswegen wird in vielen Fällen eine eindeutige Rekonstruktion von Suizidfällen kaum mehr möglich sein. Auf dieses Dunkelfeld bezogen stellt auch Eduard Seidler in seiner umfangreichen biografischen Sammlung verfolgter Kinderärzte klar: „Auch diese Zahl [die der Suizide, d. V.] ist – wie alle anderen in dem Bericht – unzweifelhaft höher anzusetzen, [...]."[27] Allerdings kann ebenso wenig jeder dokumentierte Suizid retrospektiv überprüft werden. Beides muss bei einer zahlenmäßigen Annäherung bedacht werden. Ein eigenes Problemfeld stellen auch die „natürlichen Todesfälle" bei Verfolgten während der NS-Zeit dar, die in einigen Studien aufgeführt werden. Hier sollten nicht nur „unauffällige" Todesfälle von jüngeren Menschen Anlass zur Skepsis geben: Was verbarg sich zum Beispiel hinter einem „Herzstillstand"? Wie verlässlich sind die zeitgenössischen Dokumente, aber auch die jüngere retrospektive Einschätzung der Autoren? An diesem Punkt wird die grundsätzliche Notwendigkeit eines kritischen Umgangs mit Kategorienbildung solcher Art augenfällig. Im Gedenkbuch für die Opfer der NS-Verfolgung hat man sich gegen eine praktisch undurchführbare und letztlich auch pietätlose „Einzelfallprüfung" entschieden und ist dazu übergegangen, sämtliche Todesfälle – übrigens im Vergleich zur Ersten Auflage nun auch die Suizide – von Verfolgten in den Jahren zwischen 1933 und 1945 auf die nationalsozialistischen Repressionen zurückzuführen.[28]

Kritik an den Versuchen eines zahlenmäßigen Überblicks vor dem Hintergrund der beschriebenen disparaten Quellenlage könnte entgegnet werden, dass die Historiografie noch weit davon entfernt ist, die Details der Vertreibungs- und Verfolgungsverluste unter jüdischen beziehungsweise „nicht arischen" Ärzten detailliert erfasst zu haben: Zieht man die erwähnten Zahlen heran – die selbst kaum mehr als grobe Näherungswerte sein können – von 8 000 bis 9 000 ent-

---

27 Seidler, Eduard: Jüdische Kinderärzte 1933–1945. Entrechtet, geflohen, ermordet. Erw. Neuauflage, Freiburg i. Br. 2007, S. 41.
28 Gedenkbuch – Opfer der Verfolgung der Juden unter der nationalsozialistischen Gewaltherrschaft 1933–1945. Hrsg. vom Bundesarchiv Koblenz. Koblenz 2006.

rechteten, darunter 4 500 bis 5 000 emigrierten und 1 500 in Vernichtungslagern ermordeten Ärzten, so bleiben demnach 1 500 bis 3 000 Schicksale ungeklärt. Der gesonderten Betrachtung der dokumentierten Selbsttötungen fällt hier durchaus eine Bedeutung zu, stellen sie doch als aktive Handlung eine Reaktion auf die Repressionen – und später eine Entziehung vor dem „Vernichtungsapparat" – dar, die eine große Gruppe der verfolgten Ärzte miteinander verbindet.

Die Analyse von Studien mit regionalem Zugriff ergibt hierzu folgendes Bild:[29] Demnach sind bislang unter 4 132 verfolgten Ärzten, die in den Arbeiten namentlich ermittelt werden konnten, 153 Suizide verzeichnet. Aufgrund der erwähnten Heterogenität der durchgesehenen Arbeiten schien es ratsam, an dieser Stelle ledig-

Tab. 1: Zusammenstellung regionaler Studien zur Vertreibung „nicht arischer" Ärzte

Städte/Regionen	Ermittelte Verfolgte	Emigrationen	Dokumentierte Suizide
Berlin	2 062		69
Hamburg	432	324 (75 %)	23
Frankfurt/Main	276		5
München	270		15
Köln	176		5
Nürnberg	133		5
Stuttgart	88	66 (75 %)	4
Hannover	70		3
Sachsen	298		15
Baden	240		5
Thüringen	87	52 (60 %)	4
Gesamt	**4 132**		**153**

---

29 Für die in der Tabelle angegebenen waren dies zu Berlin: Schwoch, Berliner jüdische Kassenärzte, Stand vom März 2013, Dank an Dr. Rebecca Schwoch für Auskünfte zu den aktualisierten Zahlen; Hamburg: Villiez, Entrechtung; Frankfurt/Main: Drexler-Gormann, Ärzte; München: Jäckle, Schicksale; Köln: Hier existiert noch kein derartiger Überblick. Allerdings lassen sich einige Informationen über Ärzte (Stand: 1995) aus der umfangreichen Datenbank zu NS-Verfolgten in Köln erschließen. Dank gilt hier Frau Dr. Becker-Jákli für die Informationen; Nürnberg: Höffken, Bernd: Schicksale jüdischer Ärzte aus Nürnberg nach 1933. Berlin 2013, Dank an Dr. Bernd Höffken für die Informationen; Stuttgart: Rueß, Stuttgarter Ärzte; Hannover: Arbeitskreis „Schicksale jüdischer Ärzte in Hannover" (Hrsg.): Jüdische Ärzte in Hannover. Erinnerung und Gedenken. Hannover 2008; Sachsen: Heidel, Caris-Petra: Ärzte und Zahnärzte in Sachsen 1933–1945. Eine Dokumentation von Verfolgung, Vertreibung, Ermordung. Frankfurt a. M. 2005; Baden Mack, Cécile: Die badische Ärzteschaft im Nationalsozialismus (= Medizingeschichte im Kontext, 6). Frankfurt a. M. 2001; Thüringen: Grieser, Thomas: Jüdische Ärzte in Thüringen während des Nationalsozialismus 1933–1945. Diss. med. Jena 2003.

lich die Gesamtzahlen der Verfolgten und der Suizide aufzuführen. Dennoch sind bei drei Arbeiten die Emigrationen mit angegeben, aus folgendem Grund: Bei den übrigen ist der Anteil der „ungeklärten Fälle" teilweise recht hoch, weshalb Angaben über das Ausmaß der Emigration im Verhältnis zur Gesamtzahl dort wenig bis keine Aussagekraft besäßen. Schaut man aber auf die lückenlosen Dokumentationen zu Hamburg, Stuttgart und Thüringen, zeigt sich mit Blick auf die Emigrationen, dass mehr Ärzten die Flucht ins Ausland gelang, als lange angenommen wurde.

Bei den Arbeiten, die mit dem Zugang über die Fachrichtungen versuchen, das Schicksal der verfolgten Ärzte zu ermitteln, zeigt sich ein ganz ähnliches Bild.[30]

Hier ist es die Studie Eduard Seidlers über die jüdischen Kinderärzte,[31] die die meisten Wege der betroffenen Ärzte nachzeichnen kann, daher lohnt auch hier ein Blick: Von 638 verfolgten Kinderärzten emigrierten 412, was einer Quote von rund 65 % entspricht. Bei den Urologen sind ebenfalls bis auf etwa 13 % alle Schicksale ermittelt.[32] Bei den Dermatologen und den Augenärzten bleiben allerdings noch 29 % und 24 % der Fälle ungeklärt.[33] Aus demselben Grund wie oben sollen daher auch aus diesen Studien nur die dokumentierten Suizide, insgesamt 54, aufgeführt werden.

Tab. 2: Zusammenstellung fachinterner Studien zur Vertreibung „nicht arischer" Ärzte

Fachrichtungen	Ermittelte Verfolgte	Emigrationen	Dokumentierte Suizide
Kinderärzte	638	412 (65 %)	26
Dermatologen	569		13
Urologen	241		10
Augenärzte	188		5
Gesamt	**1 636**		**54**

---

30 Auch diese Aufstellung zeigt die Haupt-Arbeiten und erhebt keinen Anspruch auf Vollständigkeit. Nicht mit aufgenommen, da etwas weniger systematisch angelegt, aber dennoch erwähnenswert ist zum Beispiel ein Aufsatz über die Neuropathologen. Vgl. Peiffer, Jürgen: Die Vertreibung deutscher Neuropathologen 1933–1939. Der Nervenarzt 2 (1998), S. 99–109.
31 Vgl. Seidler, Jüdische Kinderärzte.
32 Vgl. Bellmann, Julia: Lebenswege der jüdischen Urologen während der Zeit des Nationalsozialismus. In: Krischel, Matthis [u.a.] (Hrsg.): Urologen im Nationalsozialismus. Bd. 1: Zwischen Anpassung und Vertreibung. Berlin 2011, S. 41–48.
33 Vgl. Eppinger, Sven: Das Schicksal der jüdischen Dermatologen Deutschlands in der Zeit des Nationalsozialismus. Frankfurt a. M. 2001; Rohrbach, Jens Martin: Jüdische Augenärzte im Nationalsozialismus – eine Gedenkliste. Klinische Monatsblätter für Augenheilkunde 228 (2011), S. 70–83.

Ein erster Blick auf die reinen „Fallzahlen" mag das Bild vom Suizid als das eines Randphänomens suggerieren, allerdings findet durch die Summe aller verfolgten Ärzte eine Verzerrung statt. Zudem bleibt auch hier, allein durch die weiterhin hohe Zahl vieler ungeklärter Schicksale, das Problem der Dunkelziffer. Löst man jedoch die Suizide von der Gesamtzahl und setzt sie einmal in Relation zu den nicht emigrierten Ärzten,[34] ändert sich das Bild. Für die Wahrnehmung der „Daheimgebliebenen", davon kann ausgegangen werden, waren die Selbsttötungen in bestimmten Phasen allgegenwärtig – sowohl durch Erfahrungen im direkten Umfeld als auch durch die eigene Handlungsoption. Das bestätigt auch ein genauerer Blick auf die hier zusammengetragenen Suizide: Von den 69 Suiziden, die zum Beispiel Rebecca Schwoch bei den Berliner jüdischen Kassenärzten dokumentiert hat, wurden allein 47, mehr als zwei Drittel der Fälle, in den Jahren 1941–1943 verübt.

Aufgrund der Tatsachen, dass bislang erst etwa die Hälfte der „Ärzte-Schicksale" zwischen 1933 und 1945 dokumentiert ist – dies zum Teil noch recht lückenhaft – und zusätzlich in Bezug auf die Suizide noch eine eigene Dunkelziffer-Problematik besteht, scheint es vertretbar von mindestens 300 Selbsttötungen unter den Ärzten auszugehen.

Die Suizid-Thematik lässt sich jedoch nur begrenzt über das Betrachten von Zahlen erschließen. Hier bedarf es weiterer Zugänge über die Individualbiografien, um das Handeln derjenigen, die ihrem Leben selbst ein Ende bereiteten, in ihrem jeweiligen Kontext zu beleuchten.

Suizide und ärztlicher Beistand

Vorbemerkungen und frühe Suizide

Die alleinige Betrachtung von Suizidfällen unter Ärzten birgt die Gefahr einer Einengung des Sichtfelds. Nicht nur deswegen erscheint ein näherer Blick auf die Einbindung, Kenntnisse und nicht zuletzt Hilfestellungen von Ärzten bei Selbsttötungen anderer NS-Verfolgter lohnend. Tausende Menschen entzogen sich dem

---

34 Allerdings sind in der Gesamtzahl auch einzelne Fälle enthalten, die in der Emigration und/oder nach Kriegsende begangen wurden. Durch den Bruch in allen Biografien ab 1933 gehören diese mit in die Aufstellung. Suizide in der Emigration, während der Deportationen oder auch im Konzentrationslager sollten jedoch aufgrund der gänzlich veränderten Rahmenbedingungen eigenständig betrachtet werden.

Zugriff der Verfolger durch Suizid, und dabei fiel Ärzten automatisch eine Schlüsselrolle zu: zum einen durch teils langjährige Arzt-Patienten-Beziehungen und ein gewachsenes Vertrauensverhältnis sowie dadurch, dass sie nach Suizidversuchen gerufen wurden, um Hilfe zu leisten oder um den Tod festzustellen. Zum anderen aus ganz praktischen Gründen ihrer ärztlichen „Expertise": das Wissen um die erforderlichen Mittel, Dosierungen sowie die Verfügbarkeit von Medikamenten machte sie zu Fachleuten, als die „Option Selbsttötung" in die Überlegungen der Verfolgten Einzug hielt.

Generell müssen bei der Betrachtung zwei Hauptphasen voneinander unterschieden werden: Eine erste, die bis in das Jahr 1941 hineinreicht, und für die sich konstatieren lässt, dass der Verfolgungsdruck und die Repressionen zwar kontinuierlich anstiegen, der Suizid jedoch eine Option unter mehreren (zumindest theoretisch noch möglichen) Alternativen blieb. Spätestens ab Ende September 1941 erfolgte hier jedoch eine Zäsur: Nach der öffentlichen Demütigung durch die „Kennzeichnung" folgte im Oktober das Ausreiseverbot für Juden, mit dem sich letzte Hoffnungen auf eine mögliche Flucht ins Ausland zerschlugen. Im selben Monat begannen reichsweit die Deportationen, die die bisherige Bedrohung endgültig zu einer existentiellen werden ließen. Von da an gab es für die Daheimgebliebenen – im Oktober waren dies noch etwa 151 000[35] als Juden definierte Deutsche im gesamten „Altreich" – nur noch äußerst limitierte und entbehrungsreiche Möglichkeiten, sich dem Zugriff der Nationalsozialisten zu entziehen: den Versuch, unbeobachtet über die „grüne Grenze" in die Schweiz zu gelangen, das „Abtauchen" und Verstecken in der sogenannten Illegalität – und eben, in Anbetracht der Aussichtslosigkeit der Lage, seinem Leben selbst ein Ende zu bereiten. Gerade für viele ältere Menschen blieb oftmals nur diese letzte Option. Die Selbsttötungen wurden im Kontext der Deportationen zum Massenphänomen, den Höhepunkt stellte das Jahr 1942 dar. Spätestens zu diesem Zeitpunkt wurden die verbliebenen Ärzte mit dem Thema konfrontiert wie nie zuvor.

Bevor darauf näher eingegangen wird, sollen die früheren Suizide ab dem Jahr 1933 nicht unerwähnt bleiben. Wenn auch die Fallzahlen deutlich niedriger sind, so stehen diese Suizide oftmals in direkter Verbindung mit bestimmten Ereignissen. Zu nennen wären hier die Erfahrungen der ersten „Judenboykotte",[36]

---

35 Zahlenangabe nach Gruner, Wolf: Von der Kollektivausweisung zur Deportation. In: Kundrus, Birthe/Meyer, Beate (Hrsg.): Die Deportation der Juden aus Deutschland. Göttingen 2004, S. 21–62, hier S. 54.
36 So beendete zum Beispiel Arthur Schlesinger (1875–1933), der gemeinsam mit Bruno Wolff eine Chirurgisch-Gynäkologische Privatklinik in Berlin führte, sein Leben am 1. April 1933, dem „Boykott-Tag". Vgl. hierzu Schwoch, Berliner jüdische Kassenärzte, S. 782.

der Verlust der beruflichen Existenz im Rahmen der Massenentlassungen ab 1933, die Pogrome im November 1938 und im selben Monat bei Ärzten der Entzug der Approbation. Viele Selbsttötungen in dieser Phase können eher als Resultat eines Verlusts der beruflichen Existenz und Zerstörung der bürgerlichen Identität denn als Folge unmittelbarer physischer Gewalt(androhung), mit Ausnahme der Novemberpogrome, gesehen werden. Der Düsseldorfer Künstler Albert Herzfeld notierte vor dem Hintergrund des Approbationsentzugs:

> Heute ist nämlich die Zeit abgelaufen, in der die jüdischen Ärzte ihren Beruf ausüben durften. Von heute ab sitzen sie erwerbslos u. unmöglich ihren Beruf [sic], an dem sie hängen, u. den sie zum Wohl der Allgemeinheit ausgefüllt haben, u. ich bin fest davon überzeugt, daß mancher von ihnen zum Selbstmord schreiten wird.[37]

Mittlerweile lassen sich in den erwähnten Studien einige Beispiele für Suizide von Ärzten in dieser ersten Phase finden, die die Verbindung mit den oben genannten Eskalationsstufen bezeugen.

Über das Ausmaß der Konfrontation in der ärztlichen Praxis mit Selbsttötungen aufgrund der Verfolgung ist bislang, über die jüdischen Krankenhäuser hinaus, wenig bekannt. Im Tagebuch der jüdischen Ärztin Hertha Nathorff (1895–1993)[38] finden sich dazu einige Einträge. So notierte sie etwa am 3. Januar 1935:

> [...] Die Patienten bitten um Rezepte für Veronal und ähnliche Medikamente. Ich verweigere sie, ich habe genug Selbstmorde gesehen, ich will wenigstens nicht dazu verhelfen.[39]

Und im September 1935:

> Ein Opfer der Nürnberger Gesetze! Ein armes Mädel, nichts hatte sie als die Liebe zu dem arischen Mann, und er zu ihr – und nun sollte diese Beziehung abgebrochen werden – da hat sie Veronal genommen. Und solche Fälle passieren alle Tage. [...][40]

Drei Monate später berichtet sie von einem ähnlichen Fall und drückt dabei auch ihre Hilflosigkeit aus:

---

37 Zit. nach Woelk, Wolfgang: Jüdische Ärzte in der Stadt und an der Medizinischen Akademie Düsseldorf im Nationalsozialismus (1933–1938). In: Esch, Michael G. [u.a.] (Hrsg.): Die Medizinische Akademie Düsseldorf im Nationalsozialismus. Essen 1997, S. 55–85, hier S. 57.
38 Zur Biografie Hertha Nathorffs siehe Schwoch, Berliner jüdische Kassenärzte, S. 643 ff.
39 Tagebucheintrag Hertha Nathorff vom 3. Januar 1935: Nathorff, Hertha: Das Tagebuch der Hertha Nathorff. Berlin-New York. Aufzeichnungen 1933 bis 1945. (Hrsg.): Benz, Wolfgang. Frankfurt a. M. 1988, S. 67.
40 Eintrag vom September 1935 (ohne Tagesangabe). Nathorff, Tagebuch, S. 74.

> Frl. G. in der Sprechstunde, völlig gebrochen, [...]. Sie darf als Künstlerin nicht mehr arbeiten, sie muß ihren Freund, einen höheren Offizier, aufgeben. Sie will irgend etwas, ‚Schluß zu machen'. ‚Ich kann nicht mehr leben', das ist ihr einziges, jammervolles Stöhnen. Was soll ich nur machen? Ich kann meinen Patienten nicht mehr helfen, das ist lebendiger Tod für mich selbst.[41]

Noch deutlicher benennt sie einen Konflikt im Mai 1936:

> Ich verstehe sehr gut, daß immer mehr Selbstmorde passieren. ‚Ehrenvoll sterben ist besser als hier zu leben'. Aber – ist es ehrenvoll, vor dem Lumpen- und Diebsgesindel hier die Waffen zu strecken?[42]

Gerade diese zuletzt zitierte Passage trifft einen Kern in der Frage nach der zeitgenössischen Bewertung dieser besonderen Form von Reaktion auf die NS-Repressalien: Verständnis auf der einen Seite, Zweifel auf der anderen – beides vor den Versuchen der Definition eines Ehr- oder Würdebegriffs. Danach berührt die 1939 emigrierte Ärztin im Tagebuch nur noch einmal indirekt das Thema, im April 1939, mit der Bitte eines ehemaligen Dachau-Inhaftierten:

> Als er mich sieht, klammert er sich an mich und bittet flehentlich um Gift: ‚Lieber tot als weiterleben in diesem Lande!' [...][43]

So wichtig diese Spuren auch sind: Die Zufälligkeit der Eintragungen lässt keine weitergehenden Aussagen zu und auch zu der heikelsten Frage – ob Hertha Nathorff letztlich mit Tabletten oder anderweitig „geholfen" hat oder nicht – schweigt das Tagebuch.

Es ist also davon auszugehen, dass die praktizierenden Ärzte schon vor 1941 vielfach mit dem Thema Suizid konfrontiert waren – für die Folgezeit kann dies allerdings als gesichert gelten, wurden die Selbsttötungen hier doch, zumindest in den Großstädten, zum Massenphänomen.

---

41 Eintrag vom 4. Dezember 1935. Nathorff, Tagebuch, S. 77.
42 Eintrag vom 13. Mai 1936. Nathorff, Tagebuch, S. 81. Zahlreiche weitere Anmerkungen zum Aufkommen der Suizide finden sich beispielsweise auch in den Tagebüchern von Victor Klemperer und bei Jochen Klepper, der sich selbst im Dezember 1942 mit seiner Familie das Leben nahm. Vgl. Klemperer, Victor: Ich will Zeugnis ablegen bis zum letzten. Tagebücher 1933–1945. Berlin [11]1999; Klepper, Jochen: Unter dem Schatten Deiner Flügel. Aus den Tagebüchern der Jahre 1932–1942. Stuttgart 1956.
43 Eintrag vom 12. April 1939. Nathorff, Tagebuch, S. 158.

Das „Höllenjahr" 1942

Im Zentrum der Betrachtungen steht Berlin im Jahr 1942, wo die meisten der deutschen Juden und jüdischen beziehungsweise „nicht arischen" Ärzte lebten. Die Berliner Polizeistatistik von 1942 weist für das Jahr 2 306 Suizide aus, „davon Juden": 888.[44] Diese Zahl entspricht 38,5 % aller Selbsttötungen – und das bei einem Anteil an der Bevölkerung von unter 1,5 %.[45] Im August, dem Monat mit den meisten Suizidfällen unter den Verfolgten (182), machen diese sogar annähernd 60 % aller dokumentierten Berliner Suizide aus. Aus dem Vergleich der Monate geht deutlich der Zusammenhang mit den von Berlin abgehenden Deportationen hervor: Für Februar und Mai sind wesentlich weniger, 17 beziehungsweise 25 Suizide, von „Juden" verzeichnet – in beiden Monaten fanden keine „Osttransporte" statt.

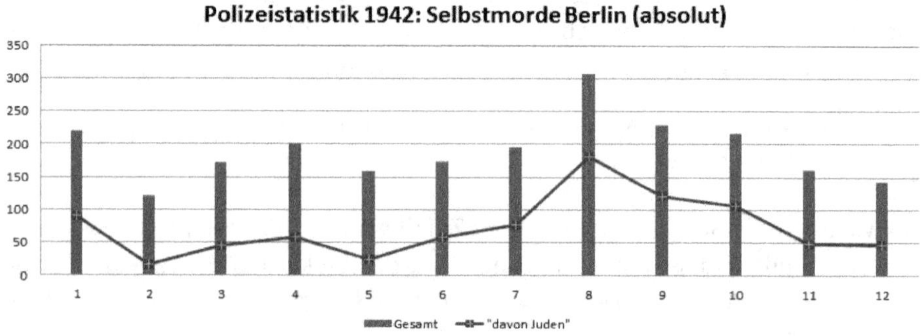

Abb. 2: Suizide 1942 laut Polizeistatistik im Jahresverlauf (eigene Darstellung)

Viele Menschen, denen die Deportation drohte, hatten vorgesorgt. Das Schlafmittel Veronal galt als „Mittel der Wahl" und in den Erinnerungen und Zeitzeugenberichten tauchen zahlreiche Aussagen darüber aus, für wie wichtig und beruhigend es angesehen wurde, vorbereitet zu sein für den „Fall der Fälle". Zugleich waren Schlaftabletten dadurch ein begehrtes und knappes Gut, Preise von 1 000 RM

---

44 Landesarchiv Berlin, A Pr. Br. Rep. 030–03, Nr. 1624.
45 Die Zahl beruht auf den Angaben, dass in Berlin Ende 1941 unter 4,38 Mio. Einwohnern noch höchstens 60 000 Juden lebten. Ende 1942 waren es nur noch 33 000. Vgl. Loose, Ingo: Von der Entrechtung zur Deportation: Die Berliner Juden 1933–1941. In: Berliner Juden im Getto Litzmannstadt 1941–1944. Ein Gedenkbuch. Hrsg. von der Stiftung Topographie des Terrors. Berlin 2009, S. 20–31, hier S. 31.

für eine „sichere Dosis" standen im Raum,[46] und es kann davon ausgegangen werden, dass in Berlin ein allgemeines Wissen – nicht nur im Kreise der Verfolgten – um diese Nachfrage und darüber hinaus ein Schwarzmarkt existierte. Ob auch Ärzte in die „Verteilung" von Schlafmitteln involviert waren – ob über Rezepte oder ohne – lässt sich bislang nicht rekonstruieren. Edith Dietz schildert in ihren Erinnerungen jedoch einen in diesem Zusammenhang aufschlussreichen Apothekenbesuch in Berlin. Sie hatte Schlafmittel für ihre Tante mit Schlafproblemen auf Rezept besorgen wollen und betrat mit dem Stern gekennzeichnet die Apotheke:

> Der Apotheker fragte, ob mir 10 Tabletten genügten, ich könnte auch mehr haben. Ich wunderte mich über dieses Angebot, denn ich wußte, daß alle pharmazeutischen Produkte sehr knapp waren. ‚Sie können eine Packung von 100 oder 250 Stück bekommen', sagte er. Vielleicht wußte er von den Judenverfolgungen und glaubte, ich wollte mich vergiften. Ich entschied mich für die 250er-Packung. Geld spielte schon damals keine große Rolle mehr.[47]

Auch aus den vielleicht einzigen Schilderungen einer Suizidversuch-Überlebenden aus dieser Zeit, Ursula Simson (1905–1996), geht hervor, wie wichtig die Beschaffung geeigneter Mittel war, wollte man für den Ernstfall gerüstet sein. Laut Ursula Simson war der Suizid

> [...] auch wenn wir natürlich nicht sterben wollten, ein Trost. Es war der letzte Hoffnungsanker, der vor dem Gedanken an einen qualvollen Tod stand. Wer das Gift nicht hatte, war arm dran. Der Gedanke war furchtbar, dass man im Falle des Falles allem ausgeliefert war. Fast jeder, den wir kannten, setzte alles daran, sich Veronal zu verschaffen. 1942 war das Höllenjahr.[48]

Demnach stand die Beschaffung von Veronal am Anfang der Vorbereitungen, und diese war alles andere als leicht zu bewerkstelligen, wie Simson bestätigt. Durch den für Juden praktisch unmöglichen Zugang zu Medikamenten war, so schildert Simson weiter, ein Schwarzmarkt entstanden. Juden sei das Mittel unter anderem von Passanten angeboten worden, die diese Situation

---

46 Vgl. Anonym: Geglückte Flucht aus dem Reich: 200 Mark für einen Judenstern. 1000 Mark für eine Dosis Veronal. Aufbau 8 (1942) Nr. 31 vom 31.7.1942, S. 1.
47 Dietz, Edith: Den Nazis entronnen. Die Flucht eines jüdischen Mädchens in die Schweiz. Autobiographischer Bericht 1933–1942. Frankfurt 2002, S. 42. Dietz gibt in der Folge an, dass sie die erworbenen Tabletten an Interessenten weitergab.
48 Ursula Simson, zit. nach Bendt, Vera: „Ich war eine Geltungsjüdin im Dritten Reich". Der Lebensweg von Ursula Simson (1905–1996) im Nationalsozialismus. In: Berlin in Geschichte und Gegenwart. Jahrbuch des Landesarchivs Berlin. Berlin 2009, S. 311–348, hier S. 327.

> [...] schamlos ausgenutzt haben. Es wurden Wucherpreise verlangt. Und man musste genau wissen, ob derjenige, von dem man es bekam, zuverlässig war. Denunziert zu werden, war an der Tagesordnung.[49]

Ursula Simson konnte sich den eigenen Angaben zufolge glücklich schätzen, dass sie eine Bezugsquelle hatte, der sie vertraute und von der sie das Veronal ohne „Aufpreis" erhielt. In einem zweiten Schritt habe es gegolten, Vorkehrungen zu treffen und die „Suizidumstände" so weit zu planen, dass im besten Falle sichergestellt war, nicht zu früh aufgefunden zu werden. Laut Simson war über den „Mundfunk" bekannt, dass man im Jüdischen Krankenhaus viele der so Eingelieferten nicht wiederbelebte – manchmal jedoch schon, und diesen Menschen, so Simson weiter, drohte daraufhin die sofortige Deportation. Außerdem habe die Sorge bestanden, als „Selbstmörder" auf Seziertischen der Pathologie zu landen, weshalb es wichtig gewesen sei, Vertrauenspersonen zu haben, die dafür Sorge trugen, nicht zu früh gefunden zu werden. Nach Simsons Angaben konnte das auch der jüdische Arzt sein, mit dem man einen fiktiven Hausbesuch verabredete und der nach vollendetem Suizid eine andere Todesursache eintrug – so habe man Ermittlungen der Polizei umgehen können.[50] All diese Einzelheiten, die sie der mit ihr befreundeten Vera Bendt mitteilte, sind für die Forschung zum Thema hochinteressant, allein: Es werden keine weiteren konkreten Fälle benannt, sodass vor allem die Einbindung von Ärzten nicht anderweitig belegt werden kann. Zu dieser Einbindung gibt Vera Bendt weitere Erinnerungen Ursula Simsons wieder:

> Wer einen guten Kontakt zu einer Person mit medizinischer Ausbildung und die Möglichkeit hatte, sich das geeignete Mittel zu verschaffen, konnte dafür sorgen, dass insbesondere alte und sehr alte oder von Krankheit gezeichnete Angehörige zu Hause in ihrem eigenen Bett sterben konnten, statt deportiert zu werden. Frau Simson gab an, dass die ‚Morphiumspritze' noch viel höher im Kurs stand als das Veronal. [...] Wenn ein Arzt oder eine Person mit ausreichenden medizinisch-praktischen Erfahrungen die Spritze verabreichte und als ‚natürliche' Todesursache Atemstillstand, Herzstillstand u. Ä. angegeben werden konnte, blieb diese Form des ‚erzwungenen Freitods' unentdeckt.[51]

Gerade der letzte Punkt führt wieder zur bereits erwähnten Problematik der „natürlichen Todesfälle". Die hier angesprochene Verschleierung von Suiziden zum Schutz der Verfolgten weist darauf hin, dass die Zahl der tatsächlichen Selbsttötungen höher angesetzt werden muss. Auf der anderen Seite gibt es

---

49 Ursula Simson, zit. nach Bendt, Ursula Simson, S. 328.
50 Vgl. Bendt, Ursula Simson, S. 329.
51 Bendt, Ursula Simson, S. 329.

jedoch auch Berichte über vorgetäuschte Suizide, zum Beispiel mithilfe fingierter Abschiedsbriefe – verfasst von Menschen zum Zeitpunkt ihres „Abtauchens" in der Hoffnung, dass die Verfolger „anbeißen" und nicht weiter nach ihnen suchen würden.[52] Indes waren alle getroffenen Vorkehrungen für Ursula Simson und ihren Vater Berthold umsonst. Durch eine überraschende Festnahme im Rahmen einer „Abholaktion" am 5. März 1943 waren beide zur spontanen Einnahme des Veronals gezwungen, sie wurden daraufhin ins Jüdische Krankenhaus eingeliefert und überlebten den Suizidversuch. Durch eine Reihe glücklicher Umstände wurden beide nicht direkt von dort aus deportiert, sondern nach fünf Tagen entlassen.[53] Berthold Simson aber erholte sich nicht mehr von diesen Strapazen und verstarb 82-jährig am 18. Juli 1943. Im Friedhofsbuch des Jüdischen Friedhofs in Weißensee findet sich der Eintrag „Todesursache: Grippe, Herzmuskelentartung und Arterienverkalkung". Auch sein Tod hatte somit also bis zur Neuauflage des Gedenkbuchs als „natürlicher Tod" gegolten – und damit wäre Berthold Simson nicht als Opfer des NS-Regimes erfasst worden.[54]

Es ist schwer vorstellbar, dass die zu dieser Zeit tätigen Ärzte in Berlin keine Kenntnis hatten von dem alltäglichen Suizid-Geschehen. Hinweise auf eine Einbindung finden sich nur sehr selten, dies jedoch aus nachvollziehbaren Gründen: Mag es auch aus heutiger Sicht leicht fallen, ärztliche Unterstützung von Suizidvorbereitungen als eine Hilfe für die Betroffenen zu charakterisieren, so darf dabei nicht außer Acht gelassen werden, dass damit erhebliche Bedenken verbunden gewesen sein werden. Das ärztliche Handeln betrat hier Graubereiche, und nicht nur juristische Aspekte dürften ihren Anteil daran gehabt haben, dass Hilfestellungen solcher Art auch nach 1945 nicht in die Öffentlichkeit getragen wurden. Eine Ausnahme stellt hier die in Berlin tätige Ärztin Hermine Heusler-Edenhuizen (1872–1955) dar, die in ihren Lebenserinnerungen mit bemerkenswerter Offenheit Position bezog. Sie berichtet vom Hausbesuch bei einer 84-jährigen jüdischen Patientin im September 1942:

> Weil sie nicht mehr zu mir kommen durfte, ging ich zur Behandlung zu ihr. [...] Da erfuhr ich, daß jetzt auch die alten Juden abtransportiert werden sollten und sie nun jeden Tag abgeholt werden könne. Ich kenne sie ja genug, meinte sie, um zu wissen, daß sie solchem Erleben nicht mehr gewachsen sei. – Da habe ich ihr – und das würde ich in einem ähnlichen Fall genau so wieder tun – Mittel aufgeschrieben und Anweisungen gegeben, um vor

---

52 Vgl. hierzu beispielsweise Bonavita, Petra: Mit falschem Pass und Zyankali: Retter und Gerettete aus Frankfurt a. M. in der NS-Zeit. Stuttgart 2009, S. 84 ff.
53 Vgl. Bendt, Ursula Simson, S. 331.
54 Vgl. Bendt, Ursula Simson, S. 333.

dem ‚Ermordetwerden unter Qualen' sich selbst zu töten [...]. Am nächsten Tage kam die Nachricht, daß man sie tot im Bett gefunden hätte.

Und die Ärztin fährt in ihren Erinnerungen an gleicher Stelle fort:

> An dem unglückseligen 9. November haben viele, viele Juden das gleiche tun wollen, sind aber nicht damit zurecht gekommen und dann bewußtlos, benommen und mit schweren Verletzungen in die Krankenhäuser gebracht worden, wo die Ärzte ihnen pflichtgemäß zum Leben zurückverhelfen mußten. Eine junge Kollegin erzählte mir von dieser schlimmen Nacht. Sie hätte lieber überall Morphium geben mögen zur Beendigung des gequälten Lebens.[55]

Diesen Situationen, wie sie hier angesprochen und geschildert wurden, waren die Ärzte im Berliner Jüdischen Krankenhaus nicht nur punktuell, sondern permanent ausgesetzt, so lange die Verfolgten aus Berlin deportiert wurden.

Das Berliner Jüdische Krankenhaus und die Suizidversuche im Kontext der Deportationen

Die Betrachtung der Vorgänge am Jüdischen Krankenhaus ist für die Thematik von zentraler Bedeutung, denn hier verdichteten sich alle vorgenannten Aspekte und trafen auf engstem Raum zusammen. An keinem anderen Ort in Berlin kam es häufiger zu Konfrontationen des ärztlichen Personals mit den (versuchten) Selbsttötungen. Es existieren bereits ausführliche Arbeiten zum Krankenhaus zwischen 1933 und 1945,[56] daher sollen hier lediglich einige, für die Thematik relevante Punkte dargestellt werden.

Die Ärzte und das Pflegepersonal am Krankenhaus befanden sich in einem Spannungsfeld der Extreme. Es war davon bestimmt, dass man gezwungenermaßen eine Funktion in der Deportations-Organisation einzunehmen hatte, andererseits aber auch das Weiterbestehen der Institution gewährleisten musste und dabei auch Möglichkeiten der Einflussnahme erhielt. Es gibt einige Hinweise darauf, dass die Ärzte Versuche unternahmen, im Rahmen ihrer Arbeit zur Rückstellung von Transporten beizutragen. So kam es offenbar nach Beginn

---

[55] Prahm, Heyo (Hrsg.): Hermine Heusler-Edenhuizen: Die erste deutsche Frauenärztin. Lebenserinnerungen im Kampf um den ärztlichen Beruf der Frau. Opladen 1997, S. 154.
[56] Hier vor allem Hartung-von Doetinchem, Dagmar/Winau, Rolf (Hrsg.): Zerstörte Fortschritte. Das Jüdische Krankenhaus in Berlin. 1756–1861–1914–1989. Berlin 1989. Darüber hinaus noch Elkin, Rivka: „Das Jüdische Krankenhaus muß erhalten bleiben!" Das Jüdische Krankenhaus in Berlin zwischen 1938 und 1945. Berlin 1993; sowie Silver, Überleben.

der Deportationen zu Scheinoperationen – der Augenarzt Fritz Hirschfeld (1894– 1965)[57] führte im Dezember 1941, also kurz nach den ersten Transporten, doppelt so viele Augen-Operationen durch wie im Jahresschnitt.[58] Solche Aktionen waren nicht ungefährlich, stand doch das Haus unter permanenter Überwachung durch die Gestapo und andere Amtsärzte. Was die Suizidfälle angeht, so werden diese Einlieferungen in sämtlichen Erinnerungen von ehemaligen Mitarbeitern als besonders belastend geschildert – sowohl die Ausmaße betreffend als auch das individuelle Elend der Eingelieferten.[59]

Durch die Auswertung des Aufnahmebuches des Jüdischen Krankenhauses für das Jahr 1942 ließen sich 473 Einlieferungen nach Suizidversuch ermitteln.[60] Die Höhepunkte und auch die Monate mit weniger Einlieferungen decken sich dabei in ihrem Verlauf mit der gezeigten Polizeistatistik. Allerdings kann über das Aufnahmebuch der Blick etwas tiefer dringen und zeigt tagesgenau die hohen Fallzahlen rund um einen neuen Transport: So wurden zum Beispiel alleine am 27. und 28. März – am 28. ging ein „Osttransport" ab – 28 Personen aufgenommen. Das Ehepaar Pineas hat kurz nach Kriegsende seine Erlebnisse niedergeschrieben, nachdem beide 1943 „abgetaucht" waren und mit falschen Ausweisen überlebt hatten.[61] Beide erlebten die Deportationen und die damit verbundenen steigenden Suizidzahlen aus nächster Nähe: Hermann Pineas (1892–1988)[62] als Chef der Neurologie am Jüdischen Krankenhaus, seine Frau Herta als Mitarbeiterin im Jüdischen Wohlfahrtsamt, die bei der Versorgung der Menschen half, die vor der Deportation in der Synagoge (Levetzowstraße) festgehalten wurden. Von dort berichtet Herta Pineas:

> Die Prozedur in der Synagoge, das koerperliche und Gepaeckdurchsuchen auf Wertsachen, dauerte jedes Mal 2 bis 4 Tage. Schon dort kamen viele Selbstmorde vor. Wenn nicht erfolgreich war Selbstmord strafbar! Die im Krankenhaus – in polizeilich bewachter Sonderabtei-

---

57 Siehe zu Fritz Hirschfeld die Biografie bei Schwoch, Berliner jüdische Kassenärzte, S. 362 f.
58 Hartung-von Doetinchem/Winau: Zerstörte Fortschritte, S. 175 f.
59 Vgl. hierzu zahlreiche gesammelte Aussagen von Zeitzeugen in den Arbeiten zum Krankenhaus (wie Anm. 56).
60 Es wurde das „Haupt-Aufnahmebuch" ausgewertet. Wie viele Bücher daneben noch für welche Abteilungen existierten, bleibt unklar. Damit muss offen bleiben, welcher Anteil der Suizidversuche abgedeckt werden kann (Aufnahmebuch 01. Januar 1942 – 17. November 1956, Jüdisches Krankenhauses Berlin. Stiftung Neue Synagoge Berlin – Centrum Judaicum, Archiv: CJA, 2 A 1 K, Nr. 38/1, #28).
61 Vgl. hierzu Benz, Wolfgang: Die Rettung des Ehepaares Pineas. In: Benz, Wolfgang (Hrsg.): Die Juden in Deutschland 1933–1945. Leben unter nationalsozialistischer Herrschaft. München 1993, S. 675–684.
62 Zu Hermann Pineas' Biografie siehe Schwoch, Berliner jüdische Kassenärzte, S. 687 f.

lung – Geheilten kamen beim naechsten Transport in der Strafabteilung mit; sie war extra gekennzeichnet und besonders stark bewacht; ihnen durften wir auch kein Essen verabreichen.[63]

Vorrangige Deportation, Strafabteilung, keine Nahrung – Herta Pineas' Schilderungen sind nicht der einzige Hinweis darauf, dass die Organisatoren der Deportationen die Suizide als widerständiges Verhalten ahndeten oder zumindest als „Störfaktor" für den reibungslosen Ablauf der Deportation ansahen. Ihren Unmut darüber ließen sie die Überlebenden von Suizidversuchen spüren. Das Wissen um das unweigerliche Schicksal der Überlebenden – die sofortige Deportation mit zusätzlichen Bestrafungen – könnte Auswirkungen auf das Handeln der Ärzte nach solchen Einlieferungen gehabt haben. Hermann Pineas schreibt dazu:

> Auf die innere [Abteilung] ins Parterre in bestimmte Zimmer kamen die Suizidfaelle, die sich in der Aera der Abholungen zum Sammellager ungeheuer vermehrten. Das ‚Mittel der Wahl' war Veronal bzw. Phanodorm, jedenfalls Barbitursaeure, das sich in riesigen Mengen im Besitz der Unglücklichen befand. Die Kollegen der inneren Abteilung waren geteilter Meinung, ob es besser sei, die Kranken dieser Art zu retten oder sie ruhig einschlafen zu lassen.[64]

Offenbar hatte es also unter den Ärzten Diskussionen gegeben, wie in solchen Situationen zu verfahren sei – bei dem Wissen um die Folgen für die Überlebenden scheint das nur nachvollziehbar. Und es würde sich mit Ursula Simsons Schilderungen über die Ungewissheit bezüglich einer Krankenhauseinlieferung decken. Mündeten diese Diskussionen in eine „gemeinsame Linie", beziehungsweise gewann mit der Zeit eine Sicht auf die Dinge die Oberhand?

In die Auswertung des Aufnahmebuchs flossen auch Angaben zum Behandlungserfolg bei denjenigen Personen ein, die nach Suizidversuch eingeliefert worden waren. Für die ersten fünf Monate des Jahres 1942 lässt sich anhand der Zahlen sagen, dass ungefähr jede dritte Person ihren Suizidversuch überlebte – im Juni jedoch sank dieser Anteil rapide ab und überstieg bis zum Jahresende kaum mehr die Marke von 15 Prozent. Im November wurden gar über 95 Prozent nicht „gerettet". Für diesen auffälligen Befund lässt sich keine eindeutige Erklärung finden. Im Juni 1942 begannen mit den Deportationen nach Theresienstadt die sogenannten Alterstransporte – nun wurden auch Menschen über 65 Jahren deportiert und das Durchschnittsalter der Eingelieferten stieg an,[65] was wiede-

---

[63] Schilderung von Herta Pineas. In: Pineas, Hermann: Unsere Schicksale seit dem 30.1.1933. Leo Baeck Archive New York. Manuskript, 53 S., hier S. 13.
[64] Pineas: Unsere Schicksale, S. 25.
[65] Und zwar von 54,8 Jahren (Januar-Mai) auf 61,6 Jahre (Juni-Dezember). Aufnahmebuch (wie Anm. 60).

rum Auswirkungen auf den Behandlungserfolg hatte. Zudem sind für die ersten Monate des Jahres im Aufnahmebuch noch zahlreiche „Barbitursäureintoxikationen" und andere Methoden verzeichnet, später nahezu ausschließlich Schlafmittelvergiftungen, die die Wahrscheinlichkeit erhöht haben könnten, den Suizidversuch nicht zu überleben. Ein anderer, vielleicht ergänzender Erklärungsansatz wäre, dass sich eine Fraktion innerhalb des ärztlichen Personals durchsetzte: diejenige, die es in Anbetracht der furchtbaren Umstände für humaner hielt, die Betroffenen „einschlafen" zu lassen.

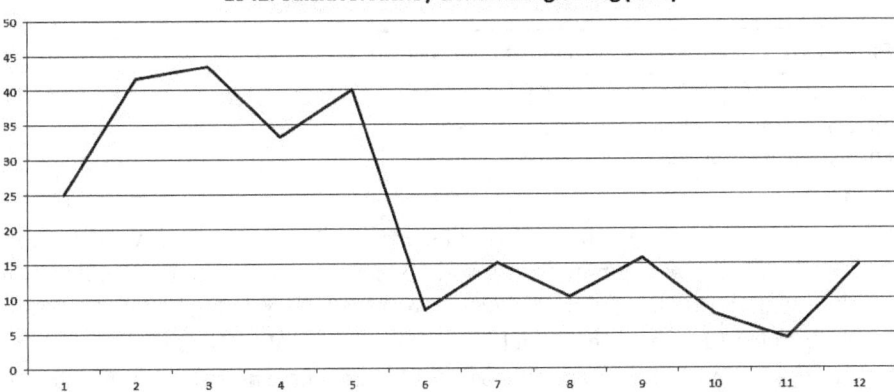

Abb. 3: Überlebende von Suizidversuchen nach Aufnahme im Jüdischen Krankenhaus im Jahresverlauf (eigene Darstellung)

Die Wahl des Mittels

Neben der Frage nach dem ärztlichen Umgang mit den nach Suizidversuch Eingelieferten scheint ein Blick auf Hermann Pineas' Formulierung „ruhig einschlafen" wichtig. Diese Formulierung findet sich in vielen Abschiedsbriefen, auch zahlreiche Paare wählten diesen „friedlichen" Weg gemeinschaftlich.[66] Das Schlafmittel war nicht einfach nur „ein Mittel" – es war Ausdruck des Wunsches, wenn schon erzwungen, dann so sanft wie möglich aus dem Leben zu scheiden.

Norfried Opitz hatte in den 1990er Jahren die Sterbebücher des Jüdischen Krankenhauses ausgewertet, unter anderem mit Blick auf die Todesarten. Dem-

---

66 Vgl. hierzu zum Beispiel Hartig, Letzte Zuflucht.

nach kam es ab 1941 zu einem steilen Anstieg der Vergiftungen mit Todesfolge. Waren es im Jahr 1940 noch 19 Fälle, so stiegen diese 1941 auf 115 an, 1942 sogar auf 416 Fälle.[67] Vor diesem Hintergrund liefert auch die erwähnte Berliner Polizeistatistik einige Erkenntnisse. Sie führt die Tötungsarten im Zusammenhang mit den Suiziden an, drei Kategorien decken hier den Großteil aller Tötungsarten ab: 1. Leuchtgasvergiftung, 2. Andere Arten der Vergiftung, 3. Erhängen und Erdrosseln. Im Vergleich zeigen sich hier große Unterschiede:

Tab. 3: Suizide laut Polizeistatistik, prozentuale Verteilung der Tötungsarten, 3. Quartal 1942 (eigene Darstellung)[68]

Tötungsart	„Nichtjuden"	„Juden"
Leuchtgasvergiftung	38,8 %	8,9 %
Andere Arten der Vergiftung	10,8 %	80,6 %
Erhängen und Erdrosseln	28,6 %	7,6 %

Dass bei den Selbsttötungen der Verfolgten im Jahr 1942 abseits der Vergiftungen (ca. 90 %) mit zumeist Schlafmitteln andere Methoden nur eine marginale Rolle spielten, stützt die These vom Wunsch eines möglichst sanften Todes. Es ist ein weiterer Beleg für die – wenn auch im Angesicht der Verfolgung, so aber doch bewusst getroffene – Entscheidung, selbst über sein Lebensende zu entscheiden.

Die Art und Weise, wie man letztlich aus dem Leben ging, war für die Verfolgten von großer Bedeutung. Und die Zahlen sprechen dafür, dass das bereits erwähnte Veronal und ähnliche Mittel in großem Umfang in den Besitz der Verfolgten gelangt waren, wie unter anderem Hermann Pineas berichtete. In dem offensichtlichen Widerstreben, Gewalt gegen den eigenen Körper anzuwenden, zeigt sich zudem einmal mehr der Charakter des erzwungenen Suizids, auf den man mit der Beschaffung der Schlafmittel vorbereitet sein wollte.

Schlussbemerkungen

Nähert man sich dem Thema Suizid im Kontext der NS-Verfolgung mit einem Fokus auf die verfolgten Ärzte im „Dritten Reich", so hat man es genauer besehen

---

67 Vgl. Opitz, Norfried: Untersuchung über die Todesursachen der Verstorbenen aus dem Jüdischen Krankenhaus zu Berlin für die Jahre von 1935 bis 1945. Diss. med. Berlin 1997, hier S. 95.
68 Darstellung auf Grundlage der Zahlen aus: Landesarchiv Berlin: Landesarchiv Berlin, A Pr. Br. Rep. 030–03, Nr. 1624.

mit zwei Komplexen zu tun: Zum einen mit der biografischen Arbeit über die individuellen Umständen der Selbsttötungen im Zuge einer Aufarbeitung vieler noch ungeklärter „Ärzteschicksale", zum anderen mit der Einbindung von Ärzten in die unzähligen Suizidfälle dieser Zeit als Angehörige einer Profession, die wie keine andere mit der Thematik konfrontiert war.

Was den ersten Bereich angeht, so lässt sich sagen, dass gerade in den letzten Jahren erhebliche Fortschritte im Zusammentragen von Ärzte-Biografien gemacht wurden, für die das Jahr 1933 den Ausgangspunkt jahrelanger Demütigung und Verfolgung markierte. So individuell die Lebenswege danach auch verliefen, so verbindend sind die Bereiche, in die sie mündeten: in die Emigration, die Deportation und Ermordung, in die „Illegalität" – und häufig eben auch in den Suizid.

Die vermehrte Annäherung über die Einzelschicksale kann hier Merkmale einer aktiven, selbstbestimmten Handlung zutage fördern, die den durch Suizid aus dem Leben Geschiedenen eine oftmals fälschlicherweise zugeschriebene „Passivität" nehmen kann. Die Suizide durch eine weitere Nichtberücksichtigung in dieser Passivität zu belassen, wäre der Sache genauso wenig angemessen wie nachträglich Heroisierungen vorzunehmen. Doch obwohl die Betroffenen ohne Zweifel Opfer des Nationalsozialismus sind, Opfer des „erzwungenen Freitods", finden sich an vielen Stellen Spuren von aktivem Handeln und Entscheiden, von Selbstbestimmung und Selbstbehauptung.

Die Frage nach der Einbindung in die ab 1941 allgegenwärtigen Selbsttötungen nimmt dagegen das individuelle Handeln als Arzt in den Blick. Es finden sich einige Spuren und Zeugnisse darüber, dass den Ärzten nicht nur eine entscheidende Funktion im Verlauf der vorbereiteten oder spontanen Suizide zufiel, sondern auch, dass sie ihre Handlungsspielräume oftmals im Sinne der notleidenden Menschen nutzten. Wenn auch kein Fall ärztlicher Ablehnung von Hilfestellungen im Rahmen der Selbsttötungen – etwa aus ethischen oder religiösen Gründen – bekannt ist, so lassen sich generalisierende Aussagen zur Haltung „der Ärzte" hierzu dennoch nicht treffen. Nach allem, was über die Deportationen und die Überlebenschancen gerade älterer Menschen bekannt ist, lässt sich sagen: Ein wie auch immer geartetes Sterbenlassen derjenigen Menschen, die den Versuch, selbst aus dem Leben zu scheiden für sich gewählt hatten, erscheint vor dem Hintergrund der Maxime einer Verhinderung von Leid heute gerechtfertigt. Dass es hierbei zu keiner einhelligen Bewertung kommen kann, weder zeitgenössisch noch retrospektiv, scheint ebenso klar – der Suizid ist nicht „konsensfähig". Die Einordnung der Selbsttötungen von NS-Verfolgten zwischen 1933 und 1945 als historisches Phänomen, mit dem Blick auf die Handelnden innerhalb der Bedingungen ihrer Zeit, kann hier einen Ausweg bieten.

Sabine Schleiermacher
Entschädigung von Verfolgten des Nationalsozialismus

Nach der Befreiung von 1945 bestand für alliierte wie deutsche Behörden das Problem, wie mit der in Millionen zählenden Anzahl von verschleppten, entwurzelten und heimatlos gewordenen Menschen und den vom Nationalsozialismus Verfolgten umzugehen sei. Ehemalige Häftlinge aus Konzentrationslagern, Insassen aus Kriegsgefangenenlagern sowie ehemalige Zwangsarbeiter waren zu versorgen und ihre Repatriierung war in die Wege zu leiten. Neben den durch das nationalsozialistische Regime aus den unterschiedlichsten Gründen Verfolgten gab es eine wachsende Zahl von flüchtenden und vertrieben Menschen, die in das westeuropäische Deutschland migrierten. Auch deutsche Militärangehörige oder Zivilisten, die durch Kriegseinwirkung materiell oder physisch geschädigt worden waren, mussten unterstützt werden. Es bestand die Frage, wie mit den etwa aus aufgelösten Lagern, in die sie verschleppt worden waren, oder aus anderen Ländern, in die sie hatten flüchten müssen, Zurückkehrenden umzugehen sei, insbesondere, wenn es sich um Deutsche und nicht um Bürger anderer Staaten handelte und diese in Deutschland bleiben und nicht in andere Staaten aus- oder weiterreisen wollten. Im folgenden soll es um den Umgang, wie er sich in zentralen Verordnungen und Gesetzen niederschlug, mit jenen Menschen gehen, die eben noch während des Nationalsozialismus aus rassistischen, politischen oder weltanschaulichen Gründen verfolgt worden waren, wofür der Begriff „Wiedergutmachung" genutzt wurde, ein Begriff, auf dessen viel diskutierte Problematik an dieser Stelle nicht eingegangen werden soll.[1] Die Geschichte der Wiedergutmachung ist bereits breit erforscht. Hervorgehoben werden müssen dabei insbesondere die Arbeiten von Constantin Goschler sowie Hans Günter Hockerts, Norbert Frei, Jürgen Lillteicher und Christoph Hölscher.[2]

---

[1] Im Folgenden wird er ohne Anführungszeichen verwendet. Nach Aleida Assmann und Ute Frevert handelte es sich hierbei um einen „an relativierenden und exkulpatorischen Inhalten kaum zu überbietenden Begriff". Assmann, Aleida [u.a.]: Geschichtsvergessenheit, Geschichtsversessenheit. Vom Umgang mit deutschen Vergangenheiten nach 1945. Stuttgart 1999, S. 57.
[2] Vgl. u. a. Goschler, Constantin: Wiedergutmachung, Westdeutschland und die Verfolgten des Nationalsozialismus (1945–1954). München 1992. Ders.: Schuld und Schulden. Die Politik der Wiedergutmachung für NS-Verfolgte seit 1945. Göttingen 2005. Frei, Norbert [u.a.] (Hrsg.): Die Praxis der Wiedergutmachung. Geschichte, Erfahrung und Wirkung in Deutschland und Israel. Göttingen 2009. Hockerts, Hans Günter: Sozialpolitische Entscheidungen im Nachkriegsdeutschland. Alliierte und deutsche Sozialversicherungspolitik 1945 bis 1957. Stuttgart 1980.

Es stellte sich die Frage, welche Verantwortung Nachkriegsdeutschland hinsichtlich der Folgen, die für diese Menschen aus der Verfolgung resultierten, übernehmen wollte, die nun zum Teil wieder in deutschen Nachbarschaften lebten, oder aus dem Ausland versuchten ihre Rechte geltend zu machen. Die Beantwortung der Fragen, ob und wenn ja wie die alten Rechts-, Besitz- und sonstigen Verhältnisse dieser Personen, die an ihre ehemaligen Lebenszusammenhänge und Ordnungs- wie Versorgungssysteme, aus denen sie vertrieben worden waren, wieder anknüpfen wollten, wiederhergestellt werden sollten und ob und wenn ja wie ein Ausgleich für materielle und physische wie psychische Schädigungen, die sie in der Zeit zwischen Verfolgung, Vertreibung und Befreiung etwa durch Raub, Enteignung, Zwangsarbeit oder Haft, um nur einige von ihnen zu nennen, erlitten hatten zu schaffen sei, ist nicht zu trennen von den Entwürfen der angestrebten gesellschaftlichen Systeme, von der nachträglichen Bewertung des Nationalsozialismus sowie dem historischen Kontext dieser Debatte. Und hiermit verwoben war die Aufgabe zu definieren, wer von den vielen, sich selbst als Opfer Begreifenden als solches angesehen werden könne. Nach der Befreiung von 1945 gab es eine wachsende Zahl von Gruppen, die als Opfer bezeichnet wurden, sich als Opfer verstanden oder so zu bezeichnen sind.[3] So standen rassistisch Verfolgte, politisch Verfolgte, durch Krieg Geschädigte wie „Vertriebene" zunehmend in Konkurrenz zueinander, in die sich im Laufe der Zeit auch die ehemaligen Funk-

---

Ders.: Wiedergutmachung in Deutschland. Eine historische Bilanz 1945–2000. Vierteljahrshefte für Zeitgeschichte 49 (2001) 2, S. 167–214. Ders.: Die Entschädigung für NS-Verfolgte in West- und Osteuropa. Eine einführende Skizze. In: Ders. [u.a.] (Hrsg.): Grenzen der Wiedergutmachung. Die Entschädigung für NS-Verfolgte in West- und Osteuropa 1945–2000. Göttingen 2006, S. 7–58. Ders. [u.a.] (Hrsg.): Grenzen der Wiedergutmachung. Die Entschädigung für NS-Verfolgte in West- und Osteuropa 1945–2000. Göttingen 2006. Lillteicher, Jürgen: Raub, Recht und Restitution. Die Rückerstattung jüdischen Eigentums in der frühen Bundesrepublik. Göttingen 2004. Hölscher, Christoph: NS-Verfolgte im „antifaschistischen Staat". Vereinnahmung und Ausgrenzung in der ostdeutschen Wiedergutmachung (1945–1989). Diss. Freiburg 2002.

3 Sieht man auf die Gruppe der Geschädigten der Jahre 1933 bis 1945 teilte sich diese in zwei Teile: In chronologischer Reihenfolge ist dies zunächst die Gruppe der Geschädigten der nationalsozialistischen Verfolgung (politisch Verfolgte, aus rassistischen und religiösen Gründen Verfolgte, darunter jüdische Menschen und nach nationalsozialistischer Diktion sogenannte „Minderwertige" wie „Slawen" oder „Asoziale", Häftlinge aus Konzentrationslagern, Zwangsarbeiter, Zwangsverschleppte, um nur einzelne zu nennen). Ihre Schädigungen reichten von Traumatisierungen durch erlittenes Unrecht, Haft, Misshandlungen, Zwangsarbeit oder den Verlust von Angehörigen über finanzielle Verluste oder Raub bis zu körperlichen und gesundheitlichen Beeinträchtigungen. Eine weitere Gruppe bildeten die direkt wie indirekt Geschädigten des Krieges (Angehörige des Militärs, Zivilpersonen, Kriegsgefangene, Flüchtlinge, Vertriebene und ihre jeweiligen Hinterbliebenen, um auch hier nur die wichtigsten zu nennen). Ihre Schädigungen sind mit denen der ersten Gruppe vergleichbar.

tionsträger des alten Systems drängten. Die öffentliche Auseinandersetzung um die Wiedergutmachung war eng mit der Zuerkennung des Status als ‚Opfer nationalsozialistischer Verfolgung' verbunden – zu denken ist hier etwa an die Auseinandersetzung um die Zuerkennung dieses Status an Kommunisten, Sozialdemokraten, Sinti und Roma, Homosexuelle, sogenannte „Asoziale" sowie Zwangssterilisierte – und diese Anerkennung oder Nicht-Anerkennung verweist auf unterschiedliche politische Deutungsmuster des Nationalsozialismus, des Krieges und seines Endes sowie dahinter liegende Interessen.[4]

Schon vor der Befreiung von 1945 waren sich alle Alliierten darin einig, wer zur Gruppe der vom Nationalsozialismus Verfolgten gehörte und dementsprechend Wiedergutmachung zu erhalten habe. Sie verstanden hierunter diejenigen Personen, die wegen ihrer politischen Überzeugung, ihrer Weltanschauung und Religion oder aufgrund rassistischer Gesetzgebung vom nationalsozialistischen Regime verfolgt worden waren. Diese, von den Alliierten genannten vier Gruppen, wurden in den folgenden Jahren in allen auf die Wiedergutmachung bezogenen Gesetzen als Verfolgte des Nationalsozialismus und damit auf Entschädigung anspruchsberechtigte aufgeführt.[5] Nicht zuletzt hatten die Alliierten ein großes Interesse daran, die Versorgung dieses Personenkreises angesichts enormer Migrationsbewegungen sicherzustellen, aber auch von sich fernzuhalten.[6] Deutsche Behörden hatten, ähnlich wie die Alliierten, das Interesse, die eigenen finanziellen Aufwendungen, nachdem ihnen die Regelung von Ansprüchen von den Alliierten überantwortet worden war, insgesamt so gering wie möglich zu halten und je nach Opportunität und politischer Orientierung die Forderungen unterschiedlicher Gruppen bedienen zu können, was zu langen Auseinandersetzungen in den Gesetzgebungsverfahren, die in den Händen Deutscher lagen, führte. Die initiative Rolle der Alliierten wandelte sich währenddessen zunehmend zu einer Überwachungs- und Genehmigungsinstanz, die nur punktuell spezifische Erwartungen durchsetzte.

Die Gruppe der Verfolgten fand sich jedoch nicht nur in der misslichen Situation der Konkurrenz zu anderen Geschädigten, wie zivilen oder militärischen Kriegsgeschädigten oder den „Vertriebenen". Auch innerhalb dieser Gruppe bestanden Differenzen über die Frage, wer zu ihr zu rechnen und in welcher Form anspruchs-

---

4 Moeller, Robert G.: Deutsche Opfer, Opfer der Deutschen. Kriegsgefangene, Vertriebene, NS-Verfolgte: Opferausgleich als Identitätspolitik. In: Naumann, Klaus (Hrsg.): Nachkrieg in Deutschland. Hamburg 2001, S. 29–58, 34f.
5 In einigen Fällen werden Weltanschauung und Religion synonym benutzt, so dass nur einer von beiden Begriffen genannt wird.
6 Goschler, Wiedergutmachung, Westdeutschland, S. 70f.

berechtigt sei.[7] Die Mitglieder des im Juni 1945 gegründeten und heterogen zusammengesetzten *Hauptausschuß ‚Opfer des Faschismus'* in Berlin (Ost), dem neben Kommunisten und Sozialdemokraten auch Beteiligte aus dem Umfeld des kirchlichen wie militärischen Widerstandes des 20. Juli angehörten, sahen zunächst alle, die allgemein durch das nationalsozialistische Regime „schwer gelitten" hatten, als „Opfer". Wenn sie jedoch „nicht gekämpft" hätten, sollte ihnen Hilfe nur „im Rahmen der allgemeinen Fürsorge" zustehen. Unter den Mitgliedern herrschte der Konsens, dass nur jene mit dem „Ehrentitel" „Kämpfer" zu bezeichnen seien und in den Genuss einer bevorzugten Versorgung kommen sollten, die sich unabhängig von der Zugehörigkeit zu einer politischen oder religiösen Richtung bewusst, überzeugt und aktiv gegen das nationalsozialistische Regime gewandt hätten. Über die verschiedenen Richtungen des Widerstandes hinweg, verbunden durch ein „elitäres" Bewusstsein als aktive Widerstandskämpfer waren die Mitglieder des Hauptausschusses erst nach längeren Debatten und aufgrund strategischer Überlegungen bereit, neben den „Kämpfern gegen den Faschismus" auch andere Verfolgte, insbesondere die jüdischen, als „Opfer des Faschismus" anzuerkennen. Die Vorstellung einer Hierarchisierung der Opfer fand sich allerdings auch in Vereinigungen Verfolgter in der US-amerikanischen Zone, indem auch hier zwischen „Nur-Opfern" und politisch motivierten Aktiven unterschieden wurde.[8] In diesem Sinne bedeutete die Anerkennung als „Opfer des Faschismus" nicht den Versuch, einen Ausgleich für erlittenen Schaden zu schaffen, sondern frühere Handlungen zu gratifizieren und aktuelle Positionen zu sanktionieren. Die Ausgrenzung oder Schlechterstellung in der Versorgung von „Kriminellen", „Asozialen", „Zigeunern", „Homosexuellen", „Zwangssterilisierten",[9] Zwangsarbeitern und anderen aus der Gruppe der Verfolgten des Nationalsozialismus in den Westzonen / Bundesrepublik Deutschland (BRD), der Sowjetischen Besatzungszone (SBZ) / Deutschen Demokratischen Republik (DDR)[10] sowie durch anerkannte Verfolgte, die nicht diesen Gruppierungen zuzurechnen sind, geschah in breitem Konsens.[11]

---

7 Vgl. im folgenden Hölscher, NS-Verfolgte (wie Anm. 2), S. 42–60.
8 Goschler, Wiedergutmachung, Westdeutschland, S. 88f.
9 Tümmers, Henning: Spätes Unrechtsbewußtsein. Über den Umgang mit den Opfern der NS-Erbgesundheitsgerichte. In: Frei, Norbert [u.a.] (Hrsg.): Praxis, S. 494–530.
10 Hölscher, NS-Verfolgte. Hockerts, Wiedergutmachung (wie Anm. 2), S. 200f.
11 „Kriminelle", „Asoziale", „Zigeuner", „Homosexuelle", Zwangssterilisierte waren in der BRD nach dem Wiedergutmachungsgesetz (BEG) nicht anspruchsberechtigt. Vielmehr kamen für diese Gruppe Härtefallregelungen in Anwendung, nach denen bei „Schaden an Freiheit, Gesundheit oder Körper" und einer „wirtschaftlichen Notlage" eine „Einmalleistung bis zu 5.000 DM" in Aussicht gestellt wurde. *Richtlinien der Bundesregierung über Härteleistungen an Opfer von nationalsozialistischen Unrechtsmaßnahmen im Rahmen des Allgemeinen Kriegsfolgegeset-*

In der Folgezeit diente der Verweis auf andere zu versorgende Gruppen, die hierdurch in den Status als Opfer gehoben wurden, in Verbindung mit der Interpretation von Versailles als einem Auslöser des Nationalsozialismus durch ‚übertriebene' Reparationsforderungen als Mittel, Ansprüche verschiedener Gruppen gegeneinander in Stellung zu bringen und in der Gesamtheit zu minimieren. So hob Bundeskanzler Konrad Adenauer in seiner Regierungserklärung zur „Haltung der Bundesrepublik Deutschland gegenüber den Juden", mit der die deutsche Bevölkerung auf die Verträge mit Israel, die mit einer Leistung in festgesetzter Höhe verbunden waren, eingestimmt werden sollten, am 27.09.1951 genau dieses Konkurrenzverhältnis und diese Geschichtsinterpretation hervor, indem er sagte: „Hinsichtlich des Umfangs der Wiedergutmachung – in Anbetracht der ungeheueren Zerstörung jüdischer Werte durch den Nationalsozialismus ein sehr bedeutsames Problem – müssen die Grenzen berücksichtigt werden, die der deutschen Leistungsfähigkeit durch die bittere Notwendigkeit der Versorgung der zahllosen Kriegsopfer und der Fürsorge für die Flüchtlinge und Vertriebenen gezogen sind. Die Bundesregierung ist bereit, gemeinsam mit Vertretern des Judentums und des Staates Israel, der so viele heimatlose jüdische Flüchtlinge aufgenommen hat, eine Lösung des materiellen Wiedergutmachungsproblems herbeizuführen, um damit den Weg zur seelischen Bereinigung unendlichen Leides zu erleichtern".[12] Franz Böhm, Mitglied der CDU und von 1952–1965 stellvertretender Vorsitzender des Wiedergutmachungsausschusses des Bundestages,[13] stellte in einem Interview in der Frankfurter Allgemeinen Zeitung im Jahr 1955, in dem die bundesdeutsche Wiedergutmachungsgesetzgebung entstand, zum politischen Klima in Westdeutschland gar fest: „Schuldige an der Verfolgung hat es nicht gegeben, und wo steht geschrieben, dass Unschuldige eine Schuld wiedergutmachen sollen?"[14]

---

zes vom 07.03.1988. Bundesministerium der Finanzen: Kalendarium zur Wiedergutmachung von NS-Unrecht. Gesetzliche und außergesetzliche Regelungen sowie Richtlinien im Bereich der Wiedergutmachung nationalsozialistischen Unrechts. Berlin 2012, S. 13. In der DDR erhielten Zwangssterilisierte den Status des Verfolgten des Naziregimes, sofern sie aus rassistischen oder politischen Gründen verfolgt worden waren und ebenso verfolgte „Zigeuner", sofern sie sich arbeitsrechtlich erfassen ließen und eine „antifaschistisch-demokratische" Haltung bewahrt hatten. Goschler, Schuld, S. 99. Hölscher, NS-Verfolgte, S. 78–80f.

12 Regierungserklärung des Bundeskanzlers in der 165. Sitzung des Deutschen Bundestages zur Haltung der Bundesrepublik Deutschland gegenüber den Juden, 27. September 1951. In: file:///E:/Wiedergutmachung/Adenauer%20Wiedergutmachung1951.php.htm (abgefragt 19.7.2013)

13 Pross, Christian: Wiedergutmachung. Der Kleinkrieg gegen die Opfer. Frankfurt a.M. 1988, S. 27f.

14 Böhm, Franz: Wie besiegen wir die Trägheit des Herzens? Gedanken zur Wiedergutmachung. In: Frankfurter Allgemeine Zeitung v. 13.1.1955 zitiert nach Goschler, Wiedergutmachung, Westdeutschland, S. 214.

Während bereits 1950 mit dem Bundesversorgungsgesetz die Versorgung der militärischen Opfer des Krieges und 1952 mit dem Lastenausgleichsgesetz die Grundlagen für die Versorgung von Flüchtlingen und Vertriebenen geregelt worden war,[15] ließ die bundesdeutsche Gesetzgebung zur Wiedergutmachung, die für die Verfolgten zur Existenzsicherung zum Teil lebensnotwenig war, lange auf sich warten. Nach Gesetzgebungen der Alliierten (1947, 1949) stellte das *Bundesergänzungsgesetz* (1953), das mit der Kopplung an den Überleitungsvertrag, der die Souveränität der Bundesrepublik herstellte, abgesichert war, erst eine vorläufige Regelung der Wiedergutmachung dar. Es ist dem Engagement der US-Amerikaner und der Interessenvertretungen der jüdischen Opfer zu verdanken, dass das *Bundesentschädigungsgesetz* (1956)[16] und das *Bundesrückerstattungsgesetz* (1957)[17] verabschiedet wurden. Seit 1953 wurden bis 1987 etwa 4,38 Millionen Anträge auf Entschädigung nach diesen Gesetzen gestellt. Da für jede Art der Schädigung gesonderte Anträge zu stellen waren, weshalb „im Durchschnitt mehr als ein Antrag gestellt" wurde und Einzelne sogar bis zu zehn verschiedene Anträge einreichen mussten, und da über die Zahl der Antragstellerinnen und Antragsteller keine Statistik geführt wird ist ihre Zahl nicht zu ermitteln. Ca. zwei Millionen Anträge wurden bewilligt, etwa 1,25 Millionen wurden abgelehnt, andere zurückgezogen. Obwohl nach 1969 keine Anträge nach diesem Gesetzen mehr gestellt werden konnten, sind die Behörden bis heute mit der Bearbeitung und Anpassung von Leistungen beschäftigt.[18]

In den verschiedenen Besatzungszonen wurde grundsätzlich gleich, wenn in den Ausführungen doch unterschiedlich mit diesem Thema umgegangen. Nachdem die Sorge um die Verfolgten des Nationalsozialismus bei den Alliierten, mit unterschiedlichen Schwerpunktsetzungen und Vorgehensweisen, die mit unterschiedlichen Reparationsansprüchen wie politischen Vorstellungen

---

15 Rüfner, Wolfgang: Ausgleich von Kriegs- und Diktaturfolgen. In: Schulz, Günther (Hrsg.): Geschichte der Sozialpolitik in Deutschland seit 1945. Bd. 3: Bewältigung der Kriegsfolgen, Rückkehr zur sozialpolitischen Normalität. Baden-Baden 2005, S. 690–757.
16 Bundesgesetz zur Entschädigung für Opfer der nationalsozialistischen Verfolgung (Bundesentschädigungsgesetz BEG). Bundesgesetzblatt I 29.6.1956, S. 562–596.
17 Bundesgesetz zur Regelung der rückerstattungsrechtlichen Geldverbindlichkeiten des Deutschen Reichs und gleichgestellter Rechtsträger vom 19.7.1957. In: http://www.gesetze-im-internet.de/bundesrecht/br_g/gesamt.pdf (abgefragt 19.7.2013). Vgl. zur Frage der Rückerstattung Lillteicher, Raub.
18 Bundesministerium der Finanzen (Hrsg.): Entschädigung von NS-Unrecht. Regelungen zu Wiedergutmachung. Berlin 2012, S. 30; Brunner, José [u.a.]: Komplizierte Lernprozesse. Zur Geschichte und Aktualität der Wiedergutmachung. In: Frei, Norbert [u.a.] (Hrsg.): Praxis, S. 9–47, 14f.

verschränkt waren, in den vier Besatzungszonen und den einzelnen Ländern, weit oben auf der Agenda gestanden hatte, entwickelten die BRD und die DDR hieraus unterschiedliche Herangehensweisen. Der Anspruch auf Wiedergutmachung bezog sich ausschließlich auf die Verfolgung aus politischen, rassistischen, weltanschaulichen oder religiösen Gründen. Alliierte Behörden wie Deutsche in West und Ost teilten diese Position. Innerhalb der Wiedergutmachung wurde zwischen unterschiedlichen Maßnahmen differenziert: 1.) Rückerstattung von Vermögen, 2.) „Entschädigung für Eingriffe in die Lebenschancen",[19] worunter u. a. Gesundheit, Freiheitsberaubung oder die beruflichen Karriere verstanden wurde, 3.) Restitution des Status im System der sozialen Sicherung, 4.) strafrechtliche Rehabilitierung von Opfern der Justiz, Ausbürgerungen und Aberkennung akademischer Grade[20] und 5.) zwischenstaatliche Globalabkommen. Ansprüche auf Wiedergutmachung stellten einzelne Person, Gruppen oder Staaten.[21]

Wiedergutmachung als besatzungspolitisches Ziel

Überlegungen über eine Entschädigung der während des Nationalsozialismus verfolgten Menschen wurden bereits vor Ende des Krieges von Personen aus den verschiedenen, bürgerlichen wie linkspolitischen oder jüdischen Kreisen und Organisationen formuliert.[22] So hatte z. B. im Frühjahr 1945 der im schweizerischen Exil lebende Sozialdemokrat und spätere erste Bayerische Ministerpräsident (1945–1946), Wilhelm Hoegner (1887–1980), gemeinsam mit dem von ihm gegründeten Arbeitskreis *Das demokratische Deutschland* Vorstellungen zur Wie-

---

19 Schwarz, Walter: Die Wiedergutmachung nationalsozialistischen Unrechts durch die Bundesrepublik Deutschland. Ein Überblick. In: Herbst, Ludolf/Goschler, Constantin (Hrsg.): Wiedergutmachung in der Bundesrepublik Deutschland (= Schriftenreihe der Vierteljahrshefte für Zeitgeschichte (Sondernummer)). München 1989, S. 33–54.
20 Hockerts, Wiedergutmachung, S. 169.
21 Goschler, Constantin: Wiedergutmachung. In: Wengst, Udo (Hrsg.): Geschichte der Sozialpolitik in Deutschland seit 1945. Bd. 2: 1945–1949. Die Zeit der Besatzungszonen. Sozialpolitik zwischen Kriegsende und der Gründung zweier deutscher Staaten. Baden-Baden 2001, S. 791–809, 791–800.
22 Vgl. hierzu die detaillierte Darstellung in: Goschler, Wiedergutmachung, Westdeutschland, S. 43f. Von jüdischer Seite ist hervorzuheben Nehemiah Robinsohn, Indemnifications and Reparations. Jewish Aspects. New York 1944. Vgl. auch Schwarz, Walter: Rückerstattung nach den Gesetzen der Alliierten Mächte. (= Die Wiedergutmachungsverfahren nationalsozialistischen Unrechts durch die Bundesrepublik Deutschland, 1). München 1974, S. 16; Lillteicher, Rückerstattung, S. 32.

dergutmachung formuliert, die in ihren Prinzipien die Positionen der deutschen Opposition wiedergaben. In der Broschüre „Grundsätze und Richtlinien für den deutschen Wiederaufbau im demokratischen, republikanischen, föderalistischen und genossenschaftlichen Sinn"[23] hatten sie bei gleichzeitiger Ablehnung einer „Kollektivschuld des deutschen Volkes"[24] die „Wiedergutmachung nationalsozialistischen Unrechts" gefordert.[25] Die Finanzierung der Wiedergutmachung sollte aus dem „Vermögen der nationalsozialistischen Partei, ihrer Unternehmungen und Mitglieder" erfolgen, was nicht nur den Charakter einer Schuldzuweisung und Strafmaßnahme hatte, sondern auch die zur Verfügung stehende Gesamtsumme eingrenzte.[26] Personen, die „unschuldig" inhaftiert worden waren, sollten entschädigt, „aus politischen Gründen verfügte Beschlagnahmungen und Entziehungen von Sachen und Rechten" sollten rückgängig gemacht, „Ausbürgerungen" annulliert und „aus politischen Gründen entlassene Beamte wieder eingesetzt" werden.[27] Den Äußerungen der unterschiedlichsten Positionen war die Überlegung gemein, die Gesamtkosten möglichst gering zu halten, um den Wiederaufbau eines demokratischen Deutschland nicht zu gefährden[28] und um nicht in die Nähe eines Vergleiches mit den Reparationsforderungen aus den Versailler Verträgen zu geraten. Auf Seiten der Alliierten gab es vor Ende des Krieges keine detaillierten gemeinsamen Vorstellungen zu diesem Problem. Gemein war ihnen jedoch die Überlegung, dass „die Frage der Wiedergutmachung im Kontext der künftigen politischen und ökonomischen Gesamtentwicklung Nachkriegsdeutschlands" zu diskutieren sei. Die Rückgabe des im Zusammenhang

---

23 Dem Arbeitskreis gehörten u. a. der Reichskanzler a. D. Joseph Wirth, der preußische Ministerpräsident a.D. Otto Braun, der ehemalige Staatsanwalt Wilhelm Hoegner, der Schriftsteller J. J. Kindt-Kiefer und der Oberregierungsrat H.G. Ritzel an. Hoegner unterhielt darüber hinaus zu den sich ebenfalls in der Schweiz aufhaltenden Theologen Friedrich Siegmund-Schultze sowie zu dem Jesuiten und Eugeniker Hermann Muckermann Kontakt. Hoegner, Wilhelm: Der schwierige Außenseiter. Erinnerung eines Abgeordneten, Emigranten und Ministerpräsidenten. München 1959, S. 175–185.
24 „Der anständige Teil des deutschen Volkes darf mit der Verbrechergesellschaft, die den deutschen Staat seit 1933 vergewaltigt hatte, nicht in einen Topf geworfen werden." Hoegner, Außenseiter, S. 180.
25 Hoegner, Außenseiter, S. 180.
26 Hoegner machte nicht das gesamte deutsche Volk für die nationalsozialistischen Verbrechen verantwortlich. Er differenzierte zwischen dem „guten deutschen Volk" und den „schlechten Nationalsozialisten". Goschler, Wiedergutmachung, Westdeutschland, S. 36f.
27 Gesetz zur Wiedergutmachung nationalsozialistischen Unrechts (Gesetz Nr. 6), in: NL Hoegner, IfZ-Archiv, ED 120, Bd. 20 zitiert nach Goschler, Wiedergutmachung, Westdeutschland, S. 37 Anm. 72.
28 Goschler, Wiedergutmachung, S. 793.

mit rassistischer, politischer, religiöser oder weltanschaulicher Verfolgung konfiszierten Eigentums wurde in Betracht gezogen, sollte den Wiederaufbau jedoch nicht behindern.[29] Eine Sonderstellung der Verfolgten des Nationalsozialismus oder anderer Opfergruppen in der deutschen Gesellschaft lehnten insbesondere die US-amerikanischen Besatzungsbehörden ab. Ihr Militärgouverneur Lucius D. Clay warnte davor, „dass sich die NS-Verfolgten dauerhaft als gesellschaftliche Gruppe verfestigten könnten". Seiner Vorstellung nach sollten die Verfolgten „entweder auswandern oder sich auf gleichberechtigter Grundlage in die deutsche Nachkriegsgesellschaft integrieren".[30] So zielten die in der frühen Nachkriegszeit unter alliierter Anleitung verabschiedeten Regelungen zur Versorgung von Verfolgten des Nationalsozialismus „nicht auf den Ausgleich der tatsächlich entstandenen Schäden, sondern auf die zügige Integration und Rehabilitierung notleidender Verfolgter", worin sich die Wahrnehmung dieser Gruppe als Fürsorgeproblem verdeutlicht.[31]

Auch in einem weiteren Punkt waren sich die Alliierten einig. Nach US-amerikanischen Vorschlägen, die in modifizierter Form im Kontrollrat aufgegriffen wurden, sollten die Verfolgten des Nationalsozialismus, entsprechend dem Modell der Versorgung, in das Sozialversicherungssystem (Kranken-, Renten-, Invaliditäts- und Arbeitslosenversicherung) eingegliedert werden und unabhängig von tatsächlich gezahlten Beiträgen jeweils den höchsten Leistungssatz beziehen.[32] So wurde mit dem *Gesetz Nr. 9 betreffend sozialrechtliche Wiedergutmachung von Schäden, die durch das nationalsozialistische System verschuldet worden sind* vom 15.10.1945[33] für Bayern in der US-amerikanischen Zone die Personengruppe, die Ansprüche auf Wiedergutmachung habe, definiert und die Regelung ihrer Ansprüche dem deutschen Versicherungsträger überantwortet, indem in diesem Falle körperliche Behinderungen, „die durch Behandlung unter dem nationalsozialistischen System aus Gründen der Rasse, des Glaubens, der Nationalität, der politischen Anschauung oder Zugehörigkeit, für Tätigkeit gegen den nationalsozialistischen Staat oder als Kriegsgefangener oder als deportierter Ausländer unter deutscher Bewachung erlitten wurden" wie Betriebsunfälle

---

29 Goschler, Wiedergutmachung, S. 794.
30 Goschler, Schuld, S. 71.
31 Goschler, Schuld, S. 72. Allein im Sommer 1946 erfassten die Ausschüsse der Opfer des Faschismus (OdF) in allen vier Besatzungszonen 250 000 bis 300 000 NS-Verfolgte. Darunter befanden sich jedoch nicht diejenigen, die vor der Verfolgung ins Auslands geflüchtet waren. Ebd., S. 65.
32 Goschler, Wiedergutmachung, Westdeutschland, S. 71f.
33 Bayerisches Gesetz- u. Verordnungsblatt, Nr. 3, 1. Februar 1946, S. 21, http://periodika.digitale-sammlungen.de/bgvbl/seite/bsb00009140_00033 (abgefragt 02.09.2013).

behandelt und gemäß Reichsversicherungsordnung von der Unfallversicherung entschädigt werden sollten. In diese Regelung wurden „Ausländer der Vereinten Nationen" mit einbezogen.

Der Vorschlag traf mit Überlegungen im Alliierten Krontrollrat zur Reform des deutschen Sozialversicherungssystems zusammen, nach denen in allen Zonen eine Einheitsversicherung, die alle Versicherungsformen in sich vereinte und auf alle Einkommensarten bezogen war, eingeführt werden sollte. Hierin sollten die Verfolgten des Nationalsozialismus, die bereits „einen Versicherungsanspruch erworben hatten", Anspruch auf Versorgung haben und um 50 Prozent erhöhte Leistungen beziehen.[34] Während die Westalliierten aufgrund „massiver deutscher Widerstände" in den Westzonen das Vorhaben 1948 fallen ließen, wurde es in der sowjetischen Besatzungszone realisiert. Mit dem *Befehl der Sowjetischen Militäradministration in Deutschland (SMAD) Nr. 28* vom 28.01.1947 wurden eine Neuordnung der Sozialversicherung vorgenommen, die Einheitsversicherung eingeführt und gleichzeitig die Versorgung der „Opfer des Faschismus" geregelt. Die durch die SMAD angeordneten Richtlinien „entsprachen bis ins Detail den zu dieser Zeit im alliierten Kontrollrat diskutierten Plänen für eine gesamtdeutsche Wiedergutmachung, die für NS-Verfolgte eine bevorzugte Stellung im Rahmen eines reformierten deutschen Sozialversicherungssystems vorsahen".[35] Und dieser Vorgehensweise einschließlich der erhöhten Leistungen entsprechend wurde die Versorgung der Verfolgten des Nationalsozialismus schließlich in der DDR gehandhabt.

Für die Betreuung der deutschen Verfolgten waren die deutschen Behörden in den Kommunen und Ländern zuständig. Während sie in allen Besatzungszonen gleichermaßen als Fürsorgeproblem verstanden wurden, variierten Entschädigungsgründe, Verfahren und Leistungen in Höhe und Form auf zonaler und landesrechtlicher Ebene.[36] Flankiert wurden die Maßnahmen deutscher Behör-

---

34 Goschler, Wiedergutmachung, Westdeutschland, S. 72. Vgl. auch Hockerts, Entscheidungen, S. 26.
35 Hölscher, NS-Verfolgte, S. 33. Kleßmann, Christoph: Die doppelte Staatsgründung. Deutsche Geschichte 1945–1955 (= Studien zur Geschichte und Politik, 298). 5. überarb. und erw. Aufl. Bonn 1991, S. 26 ff., 248 ff.
36 Am 04.12.1945 erließ die britische Militärbehörde für alle Länder ihrer Zone die zonenpolitische Anweisung Nr. 20. Hierin waren Sondervergünstigungen hinsichtlich von Wohnraum, Lebensmittel etc. geregelt. In der französischen Besatzungszone wurde am 8. September 1945 die Einrichtung von Betreuungsstellen für NS-Opfer angeordnet, durch die die Fürsorge für NS-Verfolgte organisiert werden sollte. In der sowjetischen Besatzungszone übernahmen diese Funktionen die auf Eigeninitiative gegründeten Ausschüsse der „Opfer des Faschismus" bzw. „Hilfskomitees für die ehemaligen politischen Gefangenen". Ihnen wurde auch die Um-

den durch Initiativen ehemaliger KZ-Häftlinge.[37] Parallel hierzu kümmerten sich die *United Nations Relief and Rehabilitation Administration* (UNRRA) bzw. die *International Refugee Organization* (IRO) um die Repatriierung der sogenannten Displaced Persons.[38]

Nachdem die westdeutschen Vertreter die Einführung einer Einheitsversicherung, mit der auch die Versorgung der Verfolgten des Nationalsozialismus über das Versicherungssystem gesichert gewesen wäre, in den Westzonen verhindert hatten, geschah dies etwa durch die Gesetze Nr. 35 bzw. 75. Das *Gesetz Nr. 35 über Bildung eines Sonderfonds zum Zwecke der Wiedergutmachung* vom 01.08.1946[39] regelte in Bayern, dass „Personen, welche an ihrer Gesundheit, ihrem Leben, ihrer Freiheit oder ihrem Vermögen unter der nationalsozialistischen Gewaltherrschaft auf Grund ihrer Rasse, Religion, weltanschaulichen oder politischen Überzeugung Schaden gelitten haben" im Falle „wirtschaftlicher Notlage" „vorläufige Zahlungen" erhalten sollten. Voraussetzung war, dass die Person zum Zeitpunkt des erlittenen „Unrechts" zumindest „dauernden Aufenthalt" in Bayern hatte. Sollte das Unrecht gegen „deutsche Staatsangehörige" im Ausland verübt worden sein, hätten sie Anspruch auf Leistungen, wenn sie „ihren letzten Wohnsitz" in Bayern hatten. Diese Regelung wurde als Gesetz Nr. 75[40] mit demselben Namen wie Gesetz Nr. 35 in leicht abgeänderter Form und um einige Präzisierungen erweitert am 01.08.1947 in den Ländern der US-amerikanischen Zone erlassen. Anspruchsberechtigt waren neben „deutschen Staatsangehörigen" nun auch „Staatenlose", denen die deutsche Staatsangehörigkeit im Zusammenhang mit nationalsozialistischer Verfolgung aberkannt worden war. Darüber hinaus wurde

---

setzung der ersten Verordnungen „zur Regelung der Hilfeleistungen an ehemaligen Opfer der nationalsozialistischen Verfolgung" übertragen, in denen ein Anspruch auf Fürsorgeleistungen wie zusätzliche Lebensmittelkarten, ärztliche Betreuung, Wohnraum geregelt waren. Goschler, Wiedergutmachung, S. 798.

37 Goschler, Wiedergutmachung, S. 796.

38 Eckert, Gisela: Hilfs- und Rehabilitierungsmaßnahmen der Westalliierten des Zweiten Weltkrieges für Displaced Persons (DPs), dargestellt am Beispiel Niedersachsens 1945–1952. Braunschweig 1995. Vgl. u.a. auch Tobias, Jim G. [u.a.]: Heimat auf Zeit. Jüdische Kinder in Rosenheim 1946–47. Zur Geschichte des „Transient Children's Center" in Rosenheim und der jüdischen DP-Kinderlager in Aschau, Bayerischen Gmain, Indersdorf, Prien und Pürten. Nürnberg 2006.

39 Im Folgenden aus Gesetz Nr. 35 über die Bildung eines Sonderfonds zum Zwecke der Wiedergutmachung vom 01.08.1946. Bayerisches Gesetz- u. Verordnungsblatt, Nr. 17/1946, S. 258f. http://periodika.digitale-sammlungen.de/bgvbl/seite/bsb00009140_00274 (abgefragt 02.09.2013).

40 Im Folgenden aus Gesetz Nr. 75 über die Bildung eines Sonderfonds zum Zwecke der Wiedergutmachung vom 01.08.1947. Bayerisches Gesetz- u. Verordnungsblatt, Nr. 13/1947, S. 164 f., http://periodika.digitale-sammlungen.de/bgvbl/gesetz/gesetz_354 (abgefragt 02.09.2013).

der Begriff „Schädigung" definiert. Als „Schädigung unter der nationalsozialistischen Gewaltherrschaft gelten solche Schäden, die in der Zeit vom 30.1.1933 bis 8.5.1945 durch den vom Nationalsozialismus auf seine Gegner ausgeübten Druck oder sonstige Verfolgungsmaßahmen entstanden sind", wenn sie durch „Vertreter des nationalsozialistischen Regimes" „oder sonst als Folge der nationalsozialistischen Verhetzung begangen" wurden. Und in einer Härtefallregelung konnten nun auch solche Personen Ansprüche anmelden, die zum Zeitpunkt ihrer Schädigung noch nicht in einem Land der US-amerikanischen Besatzungszone, sondern in den Grenzen des Deutschen Reiches vom „1. Januar 1938" gelebt und nun ihren zumindest „dauernden Aufenthalt" in der US-Zone genommen hatten. Mit diesen Gesetzen wurde ein Sonderfonds eingerichtet, der aus dem Vermögen der aufgelösten NSDAP und ihrer Einrichtungen und Gliederungen, Einnahmen im Zusammenhang mit Entnazifizierungsverfahren sowie aus Mitteln der Landesregierung gespeist werden sollte, womit die Finanzierung den Deutschen übergeben war.[41] Leistungen wurden ausdrücklich als „vorläufige Zahlungen" bezeichnet und nur in „Fällen wirtschaftlicher Notlage" gewährt.[42] Während Kosten für die „Wiederherstellung der Gesundheit" und „berufliche Ausbildung" voll übernommen wurden, wurde für Rentenzahlungen an Geschädigte und „unterhaltsberechtigte Angehörige" eine Gesamtsumme festgelegt und die Dauer der Leistung auf 18 Monate begrenzt. Insgesamt wird deutlich, dass es sich nicht um den Versuch einer Restitution, sondern um die Versorgung und Integration dieser Gruppe der Verfolgten handelte, deren Kosten der deutschen Gesellschaft überantwortet wurden.[43]

Rückerstattung von Vermögen

Die *Kontrollratdirektive Nr. 50* vom 29.04.1947 bestimmte pauschal die Rückerstattung von Vermögenswerten, die der nationalsozialistische Staat, seine Gliederungen und militärischen Einheiten entzogen hatten an Organisationen, soweit sie wieder zugelassen waren, und an Opfer nationalsozialistischer Verfolgung.[44]

---

41 Goschler, Wiedergutmachung, Westdeutschland, S. 141. Goschler, Schuld, S. 72.
42 Vgl. auch Goschler, Wiedergutmachung, S. 803.
43 Bis Sommer 1949 wurden 42,7 Mio. DM aus dem Sonderfonds bezahlt. Goschler, Wiedergutmachung, Westdeutschland, S. 149.
44 Kontrollratsdirektive Nr. 50. Verfügung über Vermögenswerte, die den in der Kontrollratsproklamation Nr.2 und im Kontrollratsgesetz Nr. 2 aufgeführten Organisationen gehört haben vom 29. April 1947. In: http://www.verfassungen.de/de/de45-49/kr-direktive50.htm (abgefragt 02.09.2013).

So sollten Parteien, Gewerkschaften und religiöse Gemeinschaften sowie Privatpersonen ihre Vermögen zurückerhalten. Am 10.11.1947 erließ die US-Militärregierung das *Gesetz Nr. 59 zur Rückerstattung von Vermögen*, mit dem die Kontrollratsdirektive konkretisiert wurde.[45] Das Gesetz war zwar mit Deutschen erarbeitet worden, die deutschen Ländervertreter hatten ihm jedoch schließlich nicht zugestimmt.[46] Mit diesem umfangreichen und ausdifferenzierten Gesetz, das 95 Artikel umfasste und mit Erlass in den damaligen Ländern Bayern (ohne Rheinpfalz), Bremen, Hessen und Württemberg-Baden in Kraft trat, wurden Grundlagen für die spätere Entschädigungsgesetzgebung in der Bundesrepublik gelegt. „Zweck des Gesetzes" war es, „die Rückerstattung feststellbarer Vermögensgegenstände (Sachen, Rechte, Inbegriffe von Sachen und Rechten) [...] im größtmöglichen Umfange beschleunigt zu bewirken."[47] Rückerstattung war als Naturalrestitution verstanden, womit jetzt ein individueller Schadensersatz einklagbar war. Anträge konnten hier wieder jene stellen, die zu einer der in vorigen Gesetzen genannten Gruppen der während des Nationalsozialismus Verfolgten gehörten, darüber hinaus die wegen ihrer „Nationalität" Verfolgten bzw. deren Rechtsnachfolger.[48] Als „entzogen" galten Vermögensgegenstände, wenn sie in einem „gegen die guten Sitten verstoßenden" Handel, unter „Drohung", durch „Staatsakt" oder „Mißbrauch eines Staatsaktes", durch Maßnahmen der NSDAP oder einer ihrer Gliederungen entwendet worden waren. Ausdrücklich wurde darauf verwiesen, dass die Entziehung von Vermögensgegenständen nicht dadurch legitimiert sei, dass sie „allgemeinen Anschauungen entsprochen"

---

45 Militärregierung Deutschland, Amerikanisches Kontrollgebiet: Gesetz Nr. 59 Rückerstattung feststellbarer Vermögensgegenstände. Bayerisches Gesetz- und Verordnungsblatt, Nr. 18/1947, S. 221–233. Schwarz, Wiedergutmachung, S. 34. Ders., Rückerstattung, S. 23–58. Goschler, Wiedergutmachung, Westdeutschland, S. 106–128. Hockerts, Wiedergutmachung, S. 170f.
46 Lillteicher nennt als Grund, dass die Deutschen „letztendlich doch nicht bereit waren, für eine effiziente und schnelle Durchführung der Rückerstattung die politische Verantwortung zu übernehmen". Lillteicher, Rückerstattung, S. 47, 48. Am 2. Mai 1949 wurde auch von den Briten ein Rückerstattungsgesetz vorgelegt, in dem jedoch auf den Umgang mit erbenlosen Vermögen nicht eingegangen wurde. Ebenda, S. 62.
47 Militärregierung Deutschland, Amerikanisches Kontrollgebiet, Gesetz Nr. 59, S. 222.
48 Vgl. u.a. Kreutzmüller, Christoph: Ausverkauf. Die Vernichtung der jüdischen Gewerbetätigkeit in Berlin 1930–1945. Berlin 2012. Friedenberger, Martin: Fiskalische Ausplünderung: die Berliner Steuer- und Finanzverwaltung und die jüdische Bevölkerung 1933–1945. Berlin 2008. Der Alliierte Kontrollrat hatte bereits im April 1947 mit der Kontrollratsdirektive Nr. 50 für alle vier Besatzungszonen und Berlin die Rückgabe von „Organisationsvermögen" (Gewerkschaften, kirchliche und karitative Organisationen, Parteien) veranlasst. Hockerts, Wiedergutmachung, S. 171; Militärregierung Deutschland, Amerikanisches Kontrollgebiet, Gesetz Nr. 59, S. 222f.

habe.[49] Darüber hinaus wurde festgehalten, dass eine Entziehung vermuteter Weise dann vorliege, wenn die Abgabe eines Vermögensgegenstandes von einer im Sinne des Gesetzes verfolgten Person geschah oder diese Person einer Gruppe angehörte, die durch Maßnahmen des nationalsozialistischen Staates „in ihrer Gesamtheit [...] aus dem kulturellen und wirtschaftlichen Leben Deutschlands ausgeschaltet werden sollte".[50] Ansprüche nach diesem Gesetz mussten bis zum 31.12.1948 schriftlich angemeldet werden.[51] Unpräzise Formulierungen im Gesetz boten Interpretationsspielräume, die in der Anwendungspraxis den Absichten des Gesetzes zuwiderliefen.[52] Darüber hinaus wirkte sich die Währungsreform im Juni 1948 auf die Höhe der Rückerstattung für die Antragsteller negativ aus.[53]

In der deutschen Bevölkerung wie auch in den deutschen Amtsstuben stieß das Militärgesetz auf heftige Kritik. Nicht nur, dass die betroffenen Deutschen das Anliegen der amerikanischen Besatzungspolitik nicht akzeptieren wollten. Sie begriffen sich vielmehr selbst als Opfer ungerechtfertigter Willkür, hier der alliierten Behörden, denen sie unterstellten, dem Konstrukt einer Kollektivschuld zu folgen. So war im Monatsbericht des Leiters des Hamburger Wiedergutmachungsamtes zu lesen: „So sehr es den Beamten eines Rechtsstaates befriedigen muss, den einstmals verfolgten Personen wieder zu ihrem Recht zu verhelfen, so problematisch wird ihre Tätigkeit, wenn sie sich dabei auf ein Gesetz stützen müssen, welches [...] in die Rechte Dritter in ganz derselben Art eingreift, wie die Gesetze des ‚Dritten Reiches' in die Rechte der Juden eingegriffen hatten. Das Stimmungsbild auf Seiten der Verpflichteten wechselt von grösster Resignation besonders bei gebildeten Menschen, bis zu antisemitischen Äusserungen und Drohungen bei mehr robusten Naturen. [...] Auch die Berufung darauf, dass es sich um ein Gesetz der Militärregierung handelt, welches der Verpflichtete nun eben [...] in Kauf nehmen müsse wirkt im Jahre 1950 weder würdig noch überzeugend."[54] Die

---

49 Militärregierung Deutschland, Amerikanisches Kontrollgebiet, Gesetz Nr. 59, S. 222.
50 Militärregierung Deutschland, Amerikanisches Kontrollgebiet, Gesetz Nr. 59, S. 223.
51 Militärregierung Deutschland, Amerikanisches Kontrollgebiet, Gesetz Nr. 59, S. 230.
52 Vgl. die ausführliche Beschreibung der mit der Umsetzung des Gesetzes verbundenen Probleme in: Schwarz, Wiedergutmachung, S. 34–39.
53 Mit der Währungsreform wurde die DM alleiniges Zahlungsmittel in den Westzonen. Das Umstellungsverhältnis betrug im Mittel 10 RM zu 1 DM, wodurch Vermögen nur noch ein Zehntel des ehemaligen Wertes besaßen. „So wurden die im Sonderfonds für die Zwecke der Wiedergutmachung gesammelten Geldbeträge aus Parteivermögen und Entnazifizierungsbußen ... abgewertet und schrumpften dadurch zu marginaler Bedeutung". Goschler, Wiedergutmachung, Westdeutschland, S. 141.
54 Monatsbericht des Wiedergutmachungsamtes Hamburg vom 31.8.1950, WgA LGHH, 11.00–20.00 zitiert nach Lillteiler, Rückerstattung, S. 88f.

Evaluierungen amerikanischer und englischer Besatzungsbehörden in Zusammenhang mit den Verhandlungen zum Überleitungsvertrag bestätigten, dass deutsche Behörden Anträge auf Rückerstattungen nur zögerlich bearbeiteten und die Interessenverbände der Rückerstattungspflichtigen an Einfluss gewannen. Vor diesem Hintergrund waren Amerikaner wie auch Briten entschlossen, darauf hinzuwirken, dass die Rückerstattung auch dann noch gewährleistet sei, wenn die Einflussmöglichkeiten durch Besatzungsrechte geringer oder ganz aufgehoben würden.[55] Während sich die Wiedergutmachung in der deutschen Öffentlichkeit, die auch die Entnazifizierung endlich hinter sich lassen wollte, keines guten Rufes erfreute, wurden „ehemalige Nazibeamte mit der Regelung der Wiedergutmachungsangelegenheiten im Bundesfinanzministerium" beauftragt.[56]

Vermögen, für das keine Eigentümer oder Erbberechtigte mehr lebten oder ermittelt werden konnten, wurde von jüdischen Interessenvertretungen, den aufgrund der Vertreibungen und Fluchten gezwungenermaßen international agierenden jüdischen Nachfolgeorganisationen beansprucht, um es für Hilfszwecke an jüdische Institutionen und Organisationen weiterleiten zu können.[57] So beantragten sie, auch vorbeugend, um etwa Antragsfristen einzuhalten, „für alle Vermögensgegenstände, die einstmals Juden gehört hatten, die Rückerstattung".[58] Nicht selten sahen sie sich einer „ausgeprägten Prozessfreudigkeit der Gegenpartei" sowie „Geduld und [...] Finesse deutscher Finanzbehörden, wenn es um

---

55 Lillteiler, Rückerstattung, S. 256.
56 Pross, Wiedergutmachung, S. 46f. Pross nennt Ernst Féaux de la Croix, der während des Nationalsozialismus u.a. als Spezialist für die definitorischen Fragen die Zugehörigkeit zum Deutschen Volk bzw. Volkstum betreffend hervorgetreten war und im Bundesfinanzministerium seit 1949 bis an die Spitze aufgestiegen und der „oberste deutsche Beamte für die Wiedergutmachung" geworden war.
57 1947 wurde als Nachfolge-Organisationen in der amerikanischen Besatzungszone die Jewish Restitution Successor Organisation (JRSO), 1950 in der britischen die Jewish Trust Corporation for Germany (JTC), der 1950 eine French Branch angegliedert wurde, gegründet. Hockerts, Wiedergutmachung (wie Anm. 2), S. 172. Lillteicher verweist in seiner Untersuchung darauf, dass die Sowjetunion jüdische Nachfolgeorganisationen ablehnte, „weil sie das erbenlose Eigentum einem ganz anderen Verwendungszweck zuführen wollte. Nach der Vorstellung der sowjetischen Vertreter im Kontrollrat sollte dieses Eigentum den Ländern übertragen werden, um diese finanziell in die Lage zu versetzen, alle Opfer des Nationalsozialismus zu entschädigen, die körperlich und seelisch an den Folgen von Konzentrationslagerhaft und anderen Gewaltmaßnahmen zu leiden gehabt hatten." Die Briten waren gegen die Nachfolge-Organisationen, da sie wiederum befürchteten, das erbenlose Vermögen könnte für illegale Einwanderung nach Palästina benutzt werden. Die Franzosen hingegen unterstützten die Idee, wollten das Kapital jedoch nicht an bestimmte Religionsgemeinschaften gebunden wissen. Lillteicher, Rückerstattung, S. 44f.
58 Lillteicher, Rückerstattung, S. 287.

die Abwehr von Ansprüchen ging"[59] ausgesetzt und mussten sie ihre Interessen oder ihnen zugesicherte Ansprüche vor Gericht durchzusetzen. Angesichts dieser Situation fanden sich Nachfolgeorganisationen in einzelnen Fällen bereit, Ansprüche gebündelt auf dem Wege von Globalabfindungen durch Landesregierungen abgelten zu lassen.[60] In seiner Untersuchung zur Rückerstattung kommt Lillteicher zu dem Ergebnis: „In der Hierarchie der Forderungen an Deutschland befanden sich die Ansprüche der Opfer zunächst im unteren Bereich" und es war „der gezielten Vorbereitung und der gezielten Interessenpolitik jüdischer Organisationen sowie der Kooperationsbereitschaft der Amerikaner zu verdanken, dass die Schäden, die die jüdischen Opfer des NS-Regimes erlitten hatten, mit in den Katalog der Reparations- und Restitutionsforderungen aufgenommen wurden".[61]

Ein erstes Gesetz zur Regelung der Rückerstattung in der SBZ wurde am 14.09.1945 in Thüringen erlassen. Es ging auf Formulierungen von Remigranten zurück und sah die Rückerstattung von Vermögen an Privatpersonen und Organisationen vor, das während des Nationalsozialismus entzogen worden war.[62] Der *SMAD-Befehl Nr. 82* vom 29.04.1948[63] setzte dann die bereits erwähnte *Kontrollratsdirektive Nr. 50* vom 29.04.1947 für die SBZ um.[64] Auf diesem Wege wurden Vermögen von KPD und SPD an die SED, das der Gewerkschaften an den Freien Deutschen Gewerkschaftsbund (FDGB) und das der jüdischen Gemeinden sowie jüdischer religiöser, kultureller oder politischer Organisationen an den *Landesverband der jüdischen Gemeinden in der Sowjetisch Besetzten Zone* übertragen.[65] Gleichzeitig wurden mit ihm aber auch Regelungen getroffen, die Voraussetzungen für die Strukturen der neu zu installierenden Gesellschaftsordnung darstellten. War mit dem *SMAD-Befehl Nr. 64* vom 17.04.1948 bereits „Eigentum der Kriegs- und Naziverbrecher sowie der Monopolherren" sequestriert, in „Volkseigentum" überführt und für „unantastbar" erklärt worden, wovon auch Vermögen von Verfolgten betroffen war,[66] setzte der *SMAD-Befehl Nr. 82* der Rückerstattung von Privateigentum, die

---

59 Lillteicher, Rückerstattung, S. 318.
60 Goschler, Wiedergutmachung, Westdeutschland, S. 175. Lillteicher, Rückerstattung, S. 318f.
61 Lillteicher, Rückerstattung, S. 68.
62 Hölscher, NS-Verfolgte, S. 34.
63 Kontrollratsdirektive Nr. 50.
64 Hölscher, NS-Verfolgte, S. 35.
65 Hölscher, NS-Verfolgte, S. 35.
66 Befehl der SMAD Nr. 64 über die Beendigung der Sequesterverfahren in der sogenannten Besatzungszone Deutschlands. In: Zentralverordnungsblatt Nr. 15 vom 21.5.1948, S. 140f. zit. nach Hölscher, NS-Verfolgte, S. 99. Groehler, Olaf: Integration und Ausgrenzung von NS-Opfern. Zur Anerkennungs- und Entschädigungsdebatte in der Sowjetischen Besatzungszone Deutschlands

insgesamt eine Ausnahme darstellte, ein Ende.[67] An die Stelle von Rückerstattung traten Reparationen, die bis 1953 an die Sowjetunion und Polen geleistet wurden.

Wiedergutmachung nach 1949

Bis zur Gründung der BRD kam es in den westlichen Besatzungszonen zu keiner einheitlichen Regelung der Rückerstattung und Entschädigung NS-Verfolgter, auch wenn sich die Vorgehensweisen ähnelten. Am 12.08.1949 wurde für die amerikanische Besatzungszone ein *Gesetz zur Wiedergutmachung nationalsozialistischen Unrechts (Entschädigungsgesetz)* erlassen, das durch besondere Landesgesetze in Bayern, Bremen, Baden-Württemberg und Hessen verkündet wurde.[68] Diese Landesgesetze wurden nach Gründung der BRD und dem Inkrafttreten des Grundgesetzes als Bundesgesetz übernommen.[69] Insofern orientierten sich die späteren bundesrepublikanischen Wiedergutmachungsgesetze an der Gesetzgebung in den Ländern der amerikanischen Besatzungszone. Das Entschädigungsgesetz knüpfte an das oben beschriebene Gesetz Nr. 75 vom 01.08.1947 an, das es wiederum ausweitete und präzisierte. Zu den Entschädigungsberechtigten wurden nun auch Displaced Persons gezählt, die sich am 01.01.1947 in einem Lager in der US-amerikanischen Zone aufhielten und sich „in die Rechts- und Wirtschaftsordnung des Landes" eingefügt hätten oder einfügen würden, oder von diesem Land ausgewandert seien oder auswanderten.[70] Der Begriff

---

1945 bis 1949. In: Kocka, Jürgen (Hrsg.): Historische DDR-Forschung. Aufsätze und Studien. Berlin 1993, S. 105–127, 120.
67 Goschler, Schuld, S. 113f.; Hölscher, NS-Verfolgte, S. 35.
68 Der Länderrat des Amerikanischen Besatzungsgebietes: Gesetz zur Wiedergutmachung nationalsozialistischen Unrechts (Entschädigungsgesetz), 12. August 1949. In: Bayerisches Gesetz- und Verordnungsblatt Nr. 20 (1949), S. 195–204. Kreikamp, Hans-Dieter: Zur Entstehung des Entschädigungsgesetzes der amerikanischen Besatzungszone. In: Herbst, Ludolf [u.a.] (Hrsg.): Wiedergutmachung, S. 61–75, 75. Das US-amerikanische Gesetz ging über die Regelungen in der britischen Besatzungszone hinaus, in der man Regelungen zur Haftentschädigung geschaffen hatte, aber Entschädigungen bei Beeinträchtigung der Gesundheit und Verlust von Vermögen unberücksichtigt ließ. Féaux de la Croix, Ernst: Vom Unrecht zur Entschädigung: Der Weg des Entschädigungsrechts. In: Féaux de la Croix, Ernst/Rumpf, Helmut (Hrsg.): Der Werdegang des Entschädigungsrechts unter national- und völkerrechtlichem und politologischem Aspekt. (= Die Wiedergutmachungsverfahren nationalsozialistischen Unrechts durch die Bundesrepublik Deutschland, 3). München 1985, S. 1–118, 26, 18f.
69 Bundesministerium der Finanzen: Entschädigung von NS-Unrecht. Berlin 2001, S. 2.
70 Gesetz zur Wiedergutmachung nationalsozialistischen Unrechts (Entschädigungsgesetz) vom 12. August 1949, § 6. In: Bayerisches Gesetz- und Verordnungsblatt Nr. 20/1949, S. 195–204, 195.

„Schaden" wurde nochmals präzisiert und „Schaden an Körper oder Gesundheit" sollte nun nur noch wieder gutzumachen sein, wenn er „nicht nur unerheblich" sei. „Als unerheblich gelten Schäden, die weder die geistige noch die körperliche Leistungsfähigkeit des Verfolgten nachhaltig gemindert haben und nach menschlicher Voraussicht auch künftig nicht mindern werden." Gleichzeitig sollten bei der Festsetzung der Höhe der Entschädigungsrente „die persönlichen, wirtschaftlichen und sozialen Verhältnisse des Verfolgten, insbesondere seine nachhaltigen Einkünfte [...] sowie [...] Beiträge, die zu erwerben er unterläßt, obwohl ihm der Erwerb zuzumuten ist," angerechnet werden.[71] In der Kategorie der Schädigung im wirtschaftlichen Fortkommen werden nun einzelne Berufgruppen erwähnt, darunter auch Ärzte. Und Beamte, denen ein eigener Paragraph gewidmet wurde, erhielten, sollten sie noch „dienstfähig" sein, den „Anspruch auf vorzugsweise Wiedereinstellung" zuerkannt.[72] Neben den neuerlichen Festsetzungen von Höchstgrenzen der Entschädigung in bestimmten Fällen wurde insgesamt eine „Rangfolge der Wiedergutmachungsleistungen und Deckungsmittel" in drei Klassen festgeschrieben. Demnach sollte Wiedergutmachung nur noch „nach Maßgabe der verfügbaren Deckungsmittel", das heißt aus dem Sonderfonds, den spezifischen Haushaltstiteln und Mitteln aus dem Lastenausgleich, geleistet und die in Klassen zusammengefaßten Ansprüche nacheinander befriedigt werden. Es wird deutlich, dass Opfer nationalsozialistischer Verfolgung zunehmend als wohlfahrtsstaatliches Problem angesehen wurden, deren Wiedergutmachung von einer wachsenden Zahl von Kautelen und nicht zuletzt der Zurverfügungstellung von Mitteln in den Haushalten abhängig gemacht wurde und sie sukzessiv in Konkurrenz zu anderen Versorgungsempfängern manövriert wurden.[73]

Rehabilitierung der Angehörigen des öffentlichen Dienstes

Am 11.05.1951 wurden zwei Gesetze ausschließlich für die Entschädigung von Angehörigen des öffentlichen Dienstes verkündet, das *Gesetz zur Regelung der Wiedergutmachung nationalsozialistischen Unrechts für Angehörige des öffentli-*

---

[71] Gesetz zur Wiedergutmachung nationalsozialistischen Unrechts (Entschädigungsgesetz) vom 12. August 1949, §14.
[72] Gesetz zur Wiedergutmachung nationalsozialistischen Unrechts (Entschädigungsgesetz) vom 12. August 1949, §§ 21, 22.
[73] Goschler, Schuld, Westdeustchland, S. 182.

chen Dienstes[74] sowie das *Gesetz zur Regelung der Rechtsverhältnisse der unter Artikel 131 des Grundgesetztes fallenden Personen*, kurz als 131er-Gesetz bezeichnet. Auch wenn sich beide Gesetze, die in genau dieser Verbindung verabschiedet wurden, an Beschäftigte desselben Tätigkeitsfeldes nämlich des öffentlichen Dienstes wandten, verbargen sich dahinter, insbesondere hinter der verschleiernden Titulierung des 131er-Gesetzes, völlig unterschiedliche Personengruppen. Mit ersterem Gesetz sollten jene Personen entschädigt werden, die während des Nationalsozialismus „Verfolgungs- oder Unterdrückungsmaßnahmen wegen ihre politischen Überzeugung oder aus Gründen der Rasse, des Glaubens oder der Weltanschauung"[75] ausgesetzt waren oder etwa mit Hilfe des *Gesetzes zur Wiederherstellung des Berufbeamtentums* (07.04.1933) oder dem *Reichsbürgergesetzes* (15.09.1935) aus dem öffentlichen Dienst entfernt worden waren. Entschädigungsberechtigt wurden neben „Personen deutscher Staatszugehörigkeit" nun aber auch solche „deutscher Volkszugehörigkeit", die aus Polen, Österreich, der Tschechoslowakei oder Frankreich kamen und im „Dienst eines öffentlich-rechtlichen Dienstherrn standen oder versorgungsberechtigt" waren.[76] Jedoch war nur anspruchsberechtigt, wer seinen „Wohnsitz oder dauernden Aufenthalt bis zum 23. Mai 1949 im Bundesgebiet" genommen hatte. Mit dieser Klausel wurden jene Verfolgten ausgeschlossen, die emigriert und nicht in die BRD zurückgekehrt waren.[77] Diese Gruppe wurde kein Jahr später mit dem *Gesetz zur Regelung der Wiedergutmachung nationalsozialistischen Unrechts für die im Ausland lebenden Angehörigen des öffentlichen Dienstes* vom 18.03.1952 in den Kreis der Anspruchs-

---

74 Gesetz zur Regelung der Wiedergutmachung nationalsozialistischen Unrechts für Angehörige des öffentlichen Dienstes. In: Bundesgesetzblatt I 21/1951, 12.05.1951, S. 291–296. Das Gesetz trat am 01.04.1951 in Kraft. Ihm gingen verschiedene Regelungen in den einzelnen Ländern voraus. In Baden das Landesgesetz über die Wiedergutmachung NS-Unrechts an Angehörige des öffentlichen Dienstes (06.09.1950), in Berlin das Gesetz über die Entschädigung der Opfer des Nationalsozialismus (10.01.1951), in Schleswig-Holstein das Gesetz zur Wiedergutmachung des den Beamten, Angestellten und Arbeitern des öffentlichen Dienstes durch den Nationalsozialismus zugefügten Unrechts (04.07.1949) sowie in Württemberg/Hohenzollern das Gesetz über die Wiedergutmachung NS-Unrechts im öffentlichen Dienst (14.02.1950). Gnirs, Otto: Die Wiedergutmachung im öffentlichen Dienst. In: Finke, Hugo [u.a.] (Hrsg.): Entschädigungsverfahren und sondergesetzliche Entschädigungsregelungen (= Die Wiedergutmachungsverfahren nationalsozialistischen Unrechts durch die Bundesrepublik Deutschland, 6). München 1987, S. 265–303, 267.
75 Gesetz zur Regelung der Wiedergutmachung nationalsozialistischen Unrechts für Angehörige des öffentlichen Dienstes. In: Bundesgesetzblatt I 21/1951, 12.05.1951, S. 291–296, § 1.
76 Gnirs, Wiedergutmachung, S. 269.
77 Gesetz zur Regelung der Wiedergutmachung nationalsozialistischen Unrechts für Angehörige des öffentlichen Dienstes. In: Bundesgesetzblatt I 21/1951, 12.05.1951, S. 291–296, § 3.

berechtigten aufgenommen, allerdings nur, wenn sie bis zum 23.05.1949 emigriert waren und nun in einem Staat wohnten, zu dessen Regierung die BRD „diplomatische Beziehung unterhält", worin sich auch die Auswirkungen des Kalten Krieges auf den Komplex der Wiedergutmachung ablesen lassen.[78] Zu den Geschädigten zählten „Bedienstete des Hochschulbereichs"[79] wie nichtbeamtete außerordentliche Professoren und Privatdozenten, bei denen davon ausgegangen wurde, dass sie unter veränderten politischen Bedingungen hauptamtliche Hochschullehrer geworden wären, aber auch „Berufssoldaten der ehemaligen Wehrmacht".[80] Zur Gruppe der Geschädigten konnten sich nun aber auch Nationalsozialisten rechnen, wenn sie „keine Ansprüche nach dem Gesetz zu Art. 131 GG hatten, da sie am 8.5.1945 nicht mehr im aktiven Dienst waren oder keine Versorgung erhielten".[81] Auf diesem Wege wurden mit Hilfe präzise formulierter Gesetzgebung die Grenzen zwischen jenen, die dem nationalsozialistischen System nahe gestanden hatten und den Verfolgten des Nationalsozialismus verwischt.

Mit dem 131er-Gesetz, dessen Titel nicht auf seinen Inhalt schließen lässt, wurde Art. 131 GG umgesetzt, in dem es heißt: „Die Rechtsverhältnisse von Personen einschließlich der Flüchtlinge und Vertriebenen, die am 8. Mai 1945 im öffentlichen Dienste standen, aus anderen als beamten- oder tarifrechtlichen Gründen ausgeschieden sind und bisher nicht oder nicht ihrer früheren Stellung entsprechend verwendet werden, sind durch Bundesgesetz zu regeln." Konkret ging es in der Hauptsache um Personen, die nicht einfach „ausgeschieden" waren, sondern im Verfahren der Entnazifizierung aus dem Dienst hatten entfernt werden müssen, wie z.B. Berufssoldaten, Hauptamtliche des Reicharbeitsdienstes oder Beamte der Gestapo,[82] die nun wieder in ihre alten Rechte eingesetzt wurden.

Im Gegensatz zu den Entschädigungsleistungen für Verfolgte des Nationalsozialismus, denen mit Verweis auf die begrenzte finanzielle Situation der BRD begegnet wurde, kam der Gesetzgeber den Ansprüchen der ehemaligen Angehörigen des öffentlichen Dienstes großzügig entgegen. So bezogen sich die Regelungen auf die Anrechnung von Dienstzeiten, die Berechnung des Besoldungsdienstalters sowie des Ruhegehalts, die Dienstlaufbahn und damit verbundene

---

78 Gesetz zur Regelung der Wiedergutmachung nationalsozialistischen Unrechts für die im Ausland lebenden Angehörigen des öffentlichen Dienstes vom 18.03.1952. In: Bundesgesetzblatt I 10/1952, 21.03.1952, S. 137.
79 Gnirs, Wiedergutmachung, S. 271–275.
80 Gnirs, Wiedergutmachung, S. 271.
81 Gnirs, Wiedergutmachung, S. 277.
82 Zum Art. 131 GG vgl. Frei, Norbert: Vergangenheitspolitik. Die Anfänge der Bundesrepublik und die NS-Vergangenheit. München 1999, S. 69–100, 71.

Beförderungen. Darüber hinaus hatten Beamte ein Recht auf eine der Dienstlaufbahn entsprechende Wiedereinstellung sowie versäumte Beförderungen.[83]

Die Entschädigungsregelungen für Angehörige des öffentlichen Dienstes stellten Sondergesetze dar. Und um dem Eindruck der Bevorzugung insbesondere ehemaliger Nationalsozialisten durch bundesrepublikanisches Recht zu begegnen, wurden beide Gesetze in Verbindung miteinander verhandelt. Wurde schon mit dem Entschädigungsgesetz eine Gleichstellung der vom Nationalsozialismus Verfolgten mit nicht verfolgten Personen vorgenommen, wovon erstere in der Hinsicht profitierten, dass auch sie nun eine wohlproportionierte Versorgung erhielten, diente das 131er-Gesetz dazu, die Gruppe der wegen ihrer Verbindungen mit dem nationalsozialistischen System aus dem Dienst entfernten Personen zu rehabilitieren, die sich nun in ihrer Selbstsicht als Opfer bestätigt fühlen konnten. Einen Hinweis darauf, welchen Stellenwert die junge BRD der Entschädigung der Verfolgten des Nationalsozialismus zumaß, gibt die Tatsache, dass von den in den Jahren 1949 bis 1954 hierfür zur Verfügung gestellten Mittel in Höhe von 1,2 Mrd. DM nur 1 Mrd. ausgegeben wurde. Dies war weniger, „als in einem einzigen Jahre laufend auf Grund des Bundesgesetzes zu Art. 131 GG ausgegeben wird, weniger als die Hälfte dessen, was [...] alljährlich der Landwirtschaft an Unterstützungen zugute kommt."[84] Anikó Szabó kommt in ihrer Untersuchung zur Frage der Wiedereinstellung von Verfolgten des Nationalsozialismus in Stellen des öffentlichen Dienstes am Beispiel der Göttinger Hochschullehrer zu dem Ergebnis, dass diese nicht nur ihren Rechtsanspruch auf ihre ehemaligen Stellen verloren hatten, sondern vielmehr gezwungen wurden, eine ihnen zugewiesene Stelle anzunehmen, auch wenn diese ihrer Qualifikation nicht entsprach, da sonst ihr Rechtsanspruch auf Wiedergutmachung verfiel. Planstellen, die ohnehin knapp waren, wurden zunächst mit den durch § 131 rehabilitierten Personen besetzt. Darüber hinaus wurden ehemaligen Beamten, die hatten fliehen müssen und in der Emigration die Staatsbürgerschaft eines anderen Landes erworben hatten, die Wiedereinstellung damit verwehrt, sie besäßen die für die Anstellung im öffentlichen Dienst notwendige deutsche Staatsbürgerschaft nicht. Professoren wurden nicht wieder in ihre alten Stellen eingesetzt, da sie, nachdem man sie aus ihren Stellen vertrieben hatte, oftmals nicht wieder an Hochschulen hatten tätig werden können, wodurch sie nach deutschem Recht ihre Venia Legendi verloren hatten.[85]

---

83 Goschler, Wiedergutmachung, Westdeutschland, S. 237, 239.
84 Arndt, Adolf: Warum und wozu Wiedergutmachung? In: Juristenzeitung 11 (1956)7, S. 211–213, 211 zit. nach Goschler, Schuld, S. 182.
85 Szabó, Anikó: Vertreibung, Rückkehr, Wiedergutmachung. Göttinger Hochschullehrer im Schatten des Nationalsozialismus. Göttingen 2000, S. 330–334, 249f. Schleiermacher, Sabine:

Die bundesrepublikanische Gesetzgebung: Ergänzungsgesetz und Entschädigungsgesetz

Im Zusammenhang mit den Verhandlungen zur Revision des Besatzungsstatuts im August 1951 forderte die Alliierte Hohe Kommission von der Bundesregierung eine gesetzliche Regelung der Wiedergutmachung.[86] So wurden in den Überleitungsvertrag, der eine wichtige Voraussetzung für die Aufhebung des Besatzungsstatutes darstellte und der 1955 in Kraft trat, als Teil III die „Innere Rückerstattung", als Teil IV die „Entschädigung für Opfer der nationalsozialistischen Verfolgung" und als Teil V „äußere Restitutionen" aufgenommen.[87] Die Bundesrepublik verpflichtete sich hier, „den Opfern der NS-Verfolgung eine angemessene Entschädigung zu gewähren".[88] Die künftigen Regelungen sollten „mindestens dem in der US-Zone geltenden Zustand entsprechen", jede „Gruppendiskriminierung" ausschließen, unter Berücksichtigung der eigenen Zahlungsfähigkeit „ausreichend Mittel bereitstellen und bei allen etwaigen verbessernden Rechtsänderungen" Voraussetzungen schaffen, „dass bisher abgelehnte Ansprüche nach neuem Recht neu gestellt werden können".

So verabschiedete der Bundestag 1953 das *Bundesergänzungsgesetz zur Entschädigung für Opfer der nationalsozialistischen Verfolgung* (BErgG), das am 01.10.1953 in Kraft trat und mit dem die Entschädigung nationalsozialistischer Verfolgung in den ehemaligen Westzonen erstmals einheitlich geregelt wurde.[89] Das Gesetz folgte der Systematik des oben dargestellten, im April 1949 verabschiedeten US-amerikanischen Gesetzes. Allerdings wurden wieder Erweiterungen und Ausdifferenzierungen vorgenommen. Zu den Anspruchsberechtigten zählte nun auch eine vom Nationalsozialismus verfolgte Person, die sich „auf Grund eigener Gewissensentscheidung [...] unter Gefährdung seiner Person aktiv

---

Die universitäre Medizin nach dem Zweiten Weltkrieg. Institutionelle und persönliche Strategien im Umgang mit der Vergangenheit. In: Oehler-Klein, Sigrid [u.a.] (Hrsg.): Vergangenheitspolitik in der universitären Medizin nach 1945. Institutionelle und individuelle Strategien im Umgang mit dem Nationalsozialismus. Stuttgart 2007, S. 21–42, 38, 41.
86 Bereits bestehende Rückerstattungsgesetze, Verwaltungsvorschriften sowie der zur Durchführung vorgesehene Justiz- und Verwaltungsapparat sollte beibehalten und das hierfür vorgesehene Personal aufgestockt werden. Féaux de la Croix [u.a.] (Hrsg.): Werdegang, S. 123–128, 128.
87 Vertrag zur Regelung aus Krieg und Besatzung entstandener Fragen (Überleitungsvertrag). In: http://www.hackemesser.de/ueberleitungsvertrag.html (abgefragt 19.7.2013).
88 Im Folgenden wird zitiert aus: Féaux de la Croix [u.a.] (Hrsg.): Werdegang, S.139–141. Vgl. auch Brunner [u.a.]: Lernprozesse, S. 25.
89 Bundesergänzungsgesetz zur Entschädigung für Opfer der nationalsozialistischen Verfolgung (BEG) vom 18.9.1953. In: Bundesgesetzblatt I, 21.9.1953, S. 1387–1408.

gegen die Mißachtung der Menschenwürde" eingesetzt hatte.[90] Darüber hinaus wurden „Heimkehrer", „Vertriebene" und „Sowjetzonenflüchtlinge" explizit in die Gruppe der Anspruchsberechtigten aufgenommen.[91] Aus dem Kreis der Anspruchsberechtigten ausgeschlossen wurden nun erstmals Personen die „die freiheitliche demokratische Grundordnung bekämpft(en)", so dass aus Wiedergutmachung und Entschädigung Sanktionierung wurde.[92] Obwohl KPD wie SED bei Abfassung des Gesetzes in verschiedenen Landtagen bzw. Berlin (West) vertreten und beide Parteien nicht verboten waren, richtete sich dieser Passus insbesondere gegen deren Mitglieder, gleichgültig welche Verfolgung und Schädigung sie durch den Nationalsozialismus erfahren hatten und verkam das Verfahren zur Wiedergutmachung in Entscheidungen einzelner westdeutscher Gerichte zum Instrument der Disziplinierung politisch Andersdenkender.[93]

Das Gesetz folgte verstärkt dem Prinzip der Einzelfallprüfung und zielte weniger auf die Wiederherstellung der Position, die die Antragsteller vor ihrer Verfolgung inne gehabt hatten, als vielmehr auf Abfindung. Mit ihm wurde endgültig festgeschrieben, dass die „NS-Verfolgten keinen zivilrechtlichen Anspruch auf vollen Schadensersatz auf Grundlage des Bürgerlichen Gesetzbuches, sondern lediglich einen selektiven Anspruch in den festgelegten Grenzen gegen die öffentliche Hand besaßen".[94] War ein Antrag auf Entschädigung gestellt, musste der Antragsteller „im „Gegenzug auf zivilrechtliche Ansprüche verzichten".[95] Es unterstrich, dass sich die Wiedergutmachungsleistungen an den im politischen Prozess ausgehandelten Haushaltsposten der Länderbudgets orientierten. Auszahlungen von Leistungen konnten auf unbestimmten Zeitpunkt verschoben werden.[96] Mussten Antragsteller nicht schon nachweisen, dass ihre politische Überzeugung, derentwegen sie im Nationalsozialismus verfolgt worden waren, ernsthaft und wahrhaftig gewesen sei, oder gar einen Nachweis über ihre „Rassezugehörigkeit" erbringen, legten die deutschen Behörden das BErgG noch insgesamt restriktiv aus. Sinti und Roma sahen sich in der Situation, dass Behördenmitarbeiter Argumentationen der ehemaligen Verfolger nachvollzogen und Zwangssterilisierte wurden von der Entschädigung ausgeschlossen,

---

90 Bundesergänzungsgesetz, § 1, 2.
91 Bundesergänzungsgesetz, § 8.
92 Bundesergänzungsgesetz, § 1 (4).
93 Goschler, Wiedergutmachung, Westdeutschland, S. 300f. Vgl. auch Spernol, Boris: Im Kreuzfeuer des Kalten Krieges. Der Fall Marcel Frenkel und die Verdrängung der Kommunisten. In: Norbert Frei [u.a.] (Hrsg.): Praxis, S.203–236.
94 Goschler, Schuld, S. 191.
95 Brunner [u.a.], Lernprozesse, S. 25.
96 Goschler, Schuld, S. 194.

da sie keinen gesetzeskonformen Verfolgungsgrund nachweisen konnten.[97] Der Nachweis gesundheitlicher Schädigung gegenüber Gutachtern geriet zum multifunktionalen Ablehnungsgrund, da ein unanfechtbarer und graduell feststellbarer Kausalzusammenhang zwischen heutigen Symptomen und damaliger Schädigung nicht zweifelsfrei herzustellen war, zumal bei Unterstellung genetisch bedingter Disposition fein zwischen Ursache und Auslöser unterschieden und gesundheitliche Schädigung dann nicht als ursächlich verfolgungsbedingt angesehen wurde und so eine Entschädigung dann auch nicht in Frage kam.[98] Hier wird die enorme Bedeutung erkennbar, die Ärzten und Psychiatern bei der Zuerkennung wie Ablehnung von Wiedergutmachungsleistungen zukam.

Nachdem der Bundestag eine Überarbeitung des BErgG ins Auge gefasst und die Alliierten dies angemahnt hatten wurde 1956 das *Bundesgesetz zur Entschädigung für Opfer der nationalsozialistischen Verfolgung (Bundesentschädigungsgesetz) (BEG)*[99] verabschiedet, das, auf 241 Paragrafen angewachsen, jetzt noch weiterreichendere verfahrensrechtliche Vorschriften enthielt.[100] Der Kreis der Anspruchsberechtigten wurde nochmals neu gefasst, indem nun auch Personen, die ihren letzten Wohnsitz bzw. Aufenthaltsort „in Gebieten gehabt hat, die am 31. Dezember 1937 zum Deutschen Reich gehört haben". So konnten nun auch in der Emigration lebende Verfolgte Anträge stellen, solange sie in Ländern lebten, zu denen die BRD diplomatische Beziehungen unterhielt.[101] Mit dem *Zweiten Gesetz zur Änderung des Bundesentschädigungsgesetzes (BEG-Schlußgesetz)*[102] vom 14.09.1965 wurde schließlich die bestehende Regulierungen nochmals neu justiert. In der Hauptsache diente es aber dazu, den 31.12.1969 als letzten Termin, bis zu dem Ansprüche nach dem BEG angemeldet werden konnten, festzulegen. Seitdem wurden verschiedentlich Härterichtlinien verabschiedet.

---

97 Vgl. hierzu die verschiedenen biografisch orientierten Beispiele in dem Sammelband Frei [u.a.] (Hrsg): Praxis.
98 Vgl. hierzu u.a. Eissler, K.R.: Die Ermordung von wievielen seiner Kinder muss ein Mensch symptomfrei ertragen können, um eine normale Konstitution zu haben? Psyche 5 (1963), S. 241–291. Pross, Wiedergutmachung. Niederland, William G.: Folgen der Verfolgung: Das Überlebenden-Syndrom Seelenmord. Frankfurt a.M. 1980.
99 Drittes Gesetz zur Änderung des Bundesergänzungsgesetzes zur Entschädigung für Opfer der nationalsozialistischen Verfolgung. In: Bundesgesetzblatt I 29.6.1956, S. 559–561 und Bundesgesetz zur Entschädigung für Opfer der nationalsozialistischen Verfolgung (Bundesentschädigungsgesetz BEG), ebd. S. 562–596.
100 Goschler, Schuld, S. 200, 202.
101 Bundesentschädigungsgesetz, § 4, (1) 1, c.
102 Zweites Gesetz zur Änderung des Bundesentschädigungsgesetzes (BEG-Schlußgesetz). In: Bundesgesetzblatt I, 52/1965, 18.09.1965, S. 1315–1340.

Globalabkommen

Am 10.09.1952 unterzeichnete die Bundesregierung mit dem Staat Israel und der Jewish Claims Conference (JCC) das *Luxemburger Abkommen*, das in politisch konditionalem Zusammenhang mit den Interessen der BRD nach Beendigung des Besatzungsstatutes stand. Es war ein erstes Globalabkommen, mit dem sich die BRD zur Zahlung von 3 Mrd. DM an den Staat Israel, die zum Großteil in Form von Warenlieferungen zu leisten waren, und 450 Mill. DM an die JCC verpflichtete.[103] Dafür übernahm Israel die Entschädigung an in Israel lebende Verfolgte des Nationalsozialismus und verzichtete auf die Geltendmachung von Ansprüchen gegenüber der BRD. In den ersten Jahren waren die Zahlungen für die Ansiedlung von Holocaust-Überlebenden aus Europa in Israel gedacht. Israel übernahm die Ausschüttung von Entschädigungen an Anspruchsberechtigte, wofür ein dem bundesrepublikanischen vergleichbares System installiert wurde, das den israelischen Staat nun seinerseits in die Rolle des Entscheiders über Anträge in der Prozedur von Wiedergutmachungsverfahren von Verfolgten des Nationalsozialismus und Antragsteller in die Situation brachte, nun Bescheide israelischer Behörden zu erhalten, die in ihrer Systematik denen deutscher nicht unähnlich waren. Ergänzend hierzu leistete die BRD individuelle Entschädigungszahlungen im Rahmen des Bundesentschädigungsgesetzes an deutsch-jüdische Emigranten.[104]

Im Verfolg der Bemühung der Bundesregierung um die Beendigung des Besatzungsstatus und die Westintegration schloss sie zwischen 1959 und 1964 mit elf westeuropäischen Regierungen sogenannte „Globalabkommen" ab.[105] Nach ihnen erhielten die jeweiligen Länder von der Bundesrepublik einen festen Betrag, den sie „zugunsten der aus Gründen der Rasse, des Glaubens oder der Weltanschauung von nationalsozialistischen Verfolgungsmaßnahmen betroffenen Staatsangehöri-

---

103 Abkommen vom 10. September 1952 zwischen der Bundesrepublik Deutschland und dem Staate Israel „Luxemburger Abkommen" (Vertragsurschrift). In: Politisches Archiv des Auswärtigen Amts, BILAT – ISR 1. Seit ihrer Gründung 1951 vertrat die Jewish Claims Conference (JCC) Entschädigungsansprüche jüdischer Opfer des Nationalsozialismus. Vgl. http://www.claimscon.org/ (abgefragt 19.7.2013)
104 Im Gegensatz zu anderen Ländern mit denen Globalabkommen geschlossen wurden, war eine individuelle Entschädigung für in Israel lebende NS-Verfolgte möglich, da Israel „als Staat erst 1948 gegründet und somit kein ehemaliger Kriegsgegner Deutschlands" war. http://www.auswaertiges-amt.de/DE/Aussenpolitik/InternatRecht/Entschaedigung_node.html (abgefragt 18.7.2013).
105 1959 mit Luxemburg, Norwegen und Dänemark, 1960 mit Griechenland, Niederlande, Frankreich, Belgien, 1961 mit Jugoslawien, Italien, Schweiz und Österreich sowie 1964 mit Großbritannien und Schweden. Bundesministerium für Finanzen: Kalendarium, S. 9–11.

gen, die durch diese Verfolgungsmaßnahmen Freiheitsschäden oder Gesundheitsschädigungen erlitten haben, sowie besonders auch zugunsten der Hinterbliebenen der infolge dieser Verfolgungsmaßnahmen Umgekommenen", nach ihren eigenen Kriterien verteilen konnten,[106] womit sie gleichzeitig die Verantwortung für die Zuerkennung und Verteilung von sich weg verlagerte. Der Zugang zu individuellen Entschädigungsleistungen aus der BRD war damit so gut wie ausgeschlossen.

Als im Jahr 1958 35 polnische Frauen, an denen im KZ Ravensbrück medizinische Versuche vorgenommen worden waren, in die USA eingeladen wurden, um die Folgen dieser Versuche kostenfrei zu behandeln, wofür sie sich mehrere Monate in den USA aufhielten, kam es in den USA zu einer öffentlichen Debatte über die Wiedergutmachungspolitik der BRD. Diese verwehrte den Frauen gemäß ihrer Gesetzgebung Entschädigungsleistungen, da die Frauen in Polen lebten, einem Land, mit dem die BRD keine diplomatischen Beziehungen unterhielt. Die New York Times forderte die Bundesregierung jedoch auf, Wiedergutmachungszahlungen für Opfer medizinischer Versuche zu leisten. Erst auf diesen Druck aus der US-amerikanischen Öffentlichkeit hin fand sich die BRD zum Globalabkommen *Entschädigung von Opfern pseudomedizinischer Versuche,* das an eine spezielle Opfergruppe gerichtet war, mit einzelnen Ländern bereit.[107]

Mit Polen und der Sowjetunion, also jenen Ländern, deren Bevölkerung die nationalsozialistische Expansions- und Vernichtungspolitik am stärksten zu erleiden hatte, wurden keine Globalabkommen abgeschlossen. Seit 1955 bestanden zwar diplomatische Beziehungen mit der Sowjetunion und seit 1972 mit Polen. Die Fragen der Wiedergutmachung wurden aber erst 1991 mit dem Einigungsvertrag geregelt.

Die Situation seit dem Einigungsvertrag 1990

Im Londoner Schuldenabkommen von 1953 war „die deutsche Schuldenlast, die sich in den Vor- und Nachkriegsjahren gegenüber ausländischen Gläubigern aufgetürmt hatte," geregelt worden. Die Frage der Reparationen an „Staaten, die sich mit Deutschland im Kriegszustand befanden oder deren Gebiet von Deutschland

---

106 Vgl. hierzu die einzelnen Darstellungen in: Hockerts, Hans Günter [u.a.] (Hrsg.): Grenzen.
107 Diese Globalabkommen wurden mit der Tschechoslowakei 1969, Ungarn 1971 und Polen 1972 geschlossen. Bundesministerium für Finanzen: Kalendarium, S. 11; Baumann, Stefanie: Opfer von Menschenversuchen als Sonderfall der Wiedergutmachung. In: Grenzen, S. 147–194; 170–177. Baumann, Stefanie: Menschenversuche und Wiedergutmachung. Der lange Streit um Entschädigung und Anerkennung der Opfer nationalsozialistischer Humanexperimente. München 2009.

besetzt war, und von Staatsangehörigen dieser Staaten gegen das Reich und im Auftrage des Reichs handelnde Stellen oder Personen" wurde „bis zur endgültigen Regelung der Reparationsfrage zurückgestellt".[108] Nach Auffassung der Bundesregierung war diese Frage im Zusammenhang mit einem Friedensvertrag zu klären und wurde sie aus den unterschiedlichsten Gründen ganz besonders in Zusammenhang des Kalten Krieges auch nicht weiter tangiert. Mit den nicht vorhersehbaren Verhandlungen zum Einigungsvertrag und dem Beitritt der DDR zum Geltungsbereich des Grundgesetzes, die eben keinen Friedensvertrag behandeln, sah sie sich jedoch mit dieser Frage konfrontiert.[109] So wurden Zusatzvereinbarungen geschlossen, die zur Installierung von Stiftungen für die Entschädigung spezifischer Verfolgtengruppen oder in einzelnen Ländern führten, aus denen im Rahmen der zur Verfügung gestellten Stiftungsmittel Unterstützungen gewährt werden können.[110] Die in der DDR gewährten Renten an Verfolgte des Nationalsozialismus wurden an das bundesrepublikanische Recht angepasst und die Möglichkeit für Neuanträge eröffnet.[111]

Merkmale der Entschädigungspraxis

Für die bundesrepublikanische Gesetzgebung können einige Merkmale hervorgehoben werden, die mit zunehmender Fortentwicklung und Ausdifferenzierung der Gesetzgebung seit den ersten alliierten Verordnungen bis zum BEG konstruiert wurden: 1. das Territorialprinzip, nach dem der Antragsteller im Geltungsbereich des Gesetzes wohnen musste bzw. schließlich sich vor seiner Auswanderung „dauernd" im Deutschen Reich nach den Grenzen von 1937 aufgehalten haben musste,[112] 2. die Entschädigungspraxis bezog sich fast ausschließlich auf

---

108 Abkommen über deutsche Auslandsschulden vom 27.02.1953. Bundesgesetzblatt II 1953, S. 331–485 zitiert nach Hockerts, Entschädigung, S. 7–58, 14. Zum Londoner Schuldenabkommen vgl. auch Rombeck-Jaschinski, Ursula: Das Londoner Schuldenabkommen. Die Regelung der deutschen Auslandsschulden nach dem Zweiten Weltkrieg. München 2005.
109 Hockerts, Entschädigung, S. 17f.
110 So wurden 1991 zwischen der BRD und Polen die polnische Stiftung Deutsch-Polnische Aussöhnung vereinbart, 1993 die Stiftungen Verständigung und Aussöhnung in der Republik Weißrussland, der Russischen Föderation und der Ukraine gegründet, 1998 ein Europafonds eingerichtet und 2000 die Stiftung Erinnerung, Verantwortung und Zukunft geschaffen. Bundesministerium der Finanzen, Entschädigung, S. 10.
111 Bundesministerium der Finanzen, Entschädigung, S. 19.
112 90% der Wiedergutmachungsleistungen erhielten Personen, die die deutsche Staatsbürgerschaft besaßen oder in den Grenzen des Deutschen Reiches vom 31.12.1937 gelebt hatten.

deutsche Personen bzw. deren Hinterbliebene, 3. die Durchführung der Individualentschädigung war den deutschen Ländern überantwortet, 4. Geschädigte, die in Staaten wohnten, mit denen die BRD keine diplomatischen Beziehungen unterhielt, und hierzu zählten die Länder Osteuropas, oder mit denen sie Globalabkommen geschlossen hatte, erhielten keine individuelle Entschädigung, 5. Ziel waren weniger völlige Restitution, als vielmehr Ausgleich und Versorgung. Da das Gesetz auf deutsche Verfolgte abstellte, war einer weit größeren Gruppe von Verfolgten, wie etwa den Zwangsarbeitern, der Zugang zu Entschädigungsleistungen verwehrt. Darüber hinaus wurde der Kreis der Verfolgten so definiert, dass verschiedene Opfergruppen, wie z. B. „Homosexuelle", „Kriminelle", „Asoziale" und andere, in der bundesdeutschen Entschädigungspraxis nicht berücksichtigt wurden.[113] Zwar wurde im Laufe der Zeit aus Gründen politischer Opportunität und politischen Kalküls, aber nicht zuletzt auch aufgrund des Engagements einzelner Vereinigungen von Verfolgten des Nationalsozialismus, in den immer umfangreicher werdenden Gesetzen einerseits der Kreis der Anspruchsberechtigten weiter gezogen. Gleichzeitig wurden die Zugangsmöglichkeiten zu Entschädigungsleistungen durch die Ausdifferenzierung eines Bedingungs- und Nachweisregimes jedoch fortschreitend eingeengt, so dass aus dem ursprünglichen Wunsch nach zügiger Entschädigung der Verfolgten sich oft über Jahre und den Tod der Antragsteller hinaus hinziehende Auseinandersetzungen wurden.

In der SBZ war nach längerer Diskussion am 05.10.1949, also zwei Tage vor der Gründung der DDR, zwar die *Anordnung zur Sicherung der rechtlichen Stellung der anerkannten Verfolgten des Naziregimes* erlassen worden, die eine verbesserte Sozialfürsorge für Verfolgte des Nationalsozialismus im Rahmen der einheitlichen Sozialversicherung vorsah und sich auf Renten, Gesundheitsversorgung, Wohnraum u. a. bezog.[114] Ebenso hatte diese Gruppe 1957 einen Rentenzuschuss und hatten anerkannte Kämpfer gegen den Faschismus eine zusätzliche Gratifikation erhalten.[115] Aber auch in der DDR stand in der Entschädigung der Verfolgten des Nationalsozialismus der Aspekt der Versorgung im Vordergrund, indem Ansprüche nur im Rahmen der einheitlichen Versicherung geltend gemacht werden konnten, so dass auch hier die Leistungen schließlich von den Möglichkeiten der diesem System zur Verfügung gestellten Mittel abhingen. Und auch

---

113 Hockerts, Entschädigung, S. 19–26. Stengel, Katharina: Hermann Langbein. Ein Auschwitz-Überlebender in den erinnerungspolitischen Konflikten der Nachkriegszeit. Frankfurt a. M. 2012, S.223–279.
114 Zentralverordnungsblatt, Teil I, Nr. 89 vom 14.10.1949, S. 765f. Hölscher, NS-Verfolgte, S. 92–105, 103; Groehler, Integration, S. 125.
115 Hölscher, NS-Verfolgte, S. 187.

hier sollte Personen, denen unterstellt wurde, sich gegen die Verfasstheit des Staates zu wenden, keine Entschädigung zukommen.

Brunner, Frei und Goschler stellen zur bundesrepublikanischen Entschädigung fest: „Versäumt oder vermieden wurde hingegen, den extremen Bedingungen Rechnung zu tragen, unter denen NS-Verfolgte überlebt hatten. So wendet das BEG auf NS-Verfolgte weitgehend die Sprache und die Logik der im Zivilrecht üblichen Entschädigungsregelungen an. Diese privilegieren die Entschädigung fortbestehender materieller Schäden, während ein Leid, das zum Zeitpunkt der Klage schon der Vergangenheit angehört, nur marginal als entschädigungsberechtigt gilt."[116] Darüber hinaus entstand durch das BEG nach ihrer Meinung „ein relativ hoher Entschädigungsanspruch für wohlhabende deutsche NS-Verfolgte, die unter Verlust ihres Hab und Guts aus Deutschland geflohen waren, in ihrem Besitz und beruflichen Fortkommen geschädigt wurden, aber den Krieg im Exil unter relativ sicheren Bedingungen überdauerten. Ihr Anspruch gestaltete sich deutlich höher als der minderbemittelter Verfolgter, die zwar nur geringen materiellen Schaden geltend machen konnten, aber der Gestapo nicht entkommen waren – die eingesperrt, erniedrigt, gefoltert und deportiert worden waren und es dennoch geschafft hatten, Konzentrations- und Vernichtungslager zu überleben". Erste Gruppe erhielt „grundsätzlich mehr Entschädigung … als jene, die schwerere Gefahren, schlimmere Erniedrigungen und größere Leiden durchgemacht hatten."[117]

Bei der Wiedergutmachungsgesetzgebung handelte es sich, so der amerikanische Psychoanalytiker William G. Niederland, der selbst durch Gutachtertätigkeiten in Wiedergutmachungsverfahren eingebunden war,[118] „keineswegs um eine von Adenauer und seinen Mitarbeitern mehr oder weniger geförderte Leistung in Anbetracht der von den Nazis oft in grausamster Weise verübten Untaten und verbrecherischen Zerstörungen …, sondern zumeist um ‚eine lästige, von den Siegern verordnete Pflichtübung', der von zahlreichen Ämtern und Behörden, oft auch von der deutschen Bevölkerung starker Widerstand entgegengesetzt wurde".[119]

---

116 Brunner [u.a.], Lernprozesse, S. 26f.
117 Brunner [u.a.], Lernprozesse (wie Anm. 18), S. 27.
118 Niederland, Folgen.
119 Niederland, William G: Vorwort. In: Christian Pross (Hrsg.): Wiedergutmachung, S. 9–12, 9f.

Ruth Jacob
Joseph Lachmann (1882–1961)

Verfolgung und Emigration haben (meine Großeltern) Joseph und Valerie Lachmann auf unterschiedliche Weise getroffen: Für ihn war es ein beruflicher und kultureller Verlust, sie fühlte sich mehr als Opfer. Ich denke, ihr ganzes Leben lang haben sie beide versucht, ihre eigene Geschichte zu verstehen. [...]
    Wenn es um Berlin ging waren sie nostalgisch. Sie bewunderten Berlins Schönheit und räumliche Intensität und hörten nie auf, die Aura und Großartigkeit der Stadt zu achten und das, was sie ihren Bewohnern gab. Sie konnten nicht von Berlin erzählen, ohne ihre emotionale Beziehung zur deutschen Sprache ins Spiel zu bringen. Dennoch konnten diese Gefühle leicht überwunden werden, so als ob deren Tiefe leicht überbrückt werden könne, um sich in der Realität des Nicht-dort-Seins aufzulösen: weggeschoben, im Bewusstsein der Unumkehrbarkeit der Dinge. (David DeVries, Tel Aviv, 2012.)

Lachmanns Enkelsohn gewährt uns hier Einsichten, wie eine kurze Zeit der Verfolgung von über Jahrzehnte im persönlichen Erleben weiterwirkt. Die „materiellen Schäden" vor den bundesrepublikanischen Behörden zu beweisen, wurde zur zweiten Pein. Lachmanns erstmalig 1933 aufgetretenen „Herzanfälle" häufen sich wieder mit Beginn des Entschädigungsverfahrens.

Dieses sich 13 Jahre hinziehende Verfahren steht im Mittelpunkt der folgenden Fallvignette. Das Schicksal des angesehenen Berliner Ohrenarztes gibt insbesondere ein Beispiel für:
1. Die gezielte Verfolgung von Ärzten aufgrund ihres Mandats in der Ärztekammer und im Groß-Berliner-Ärztebund.
2. Die finanziellen Auswirkungen der nationalsozialistischen Verfolgung und die Arisierung jüdischer Arztpraxen.
3. Das „Wiedergutmachungverfahren" eines früh Emigrierten, und zwar anhand der Entschädigungsansprüche: „Schaden an Gesundheit", „Beruflichem Fortkommen", „Vermögensschaden".
4. Die Ärzte-Emigration nach Palästina.

Dass Dr. Lachmann bis 1933 einer der über 2000 jüdischen Ärzte in Berlin war, hat nur zufällig 2009 die Begegnung mit den heute in New York und Israel lebenden Nachfahren zu Tage gebracht. Der Emigrant der ersten Stunde war nach 1933 spurlos aus den Ärzteverzeichnissen und Adressbüchern verschwunden. Erst 1936 musste mit dem Meldezwang für jüdische Ärzte ihrem Namen der damals diskriminierende, heute uns die Forschung erleichternde Zusatz „Jude" beigefügt werden. Die Schicksale derer, die zuvor emigrieren mussten oder sich das Leben nahmen, sind selbst bei relativ prominenten Ärzten und sogar Standespolitikern, wie Lachmann, heute oft nur über Umwege aufzudecken.

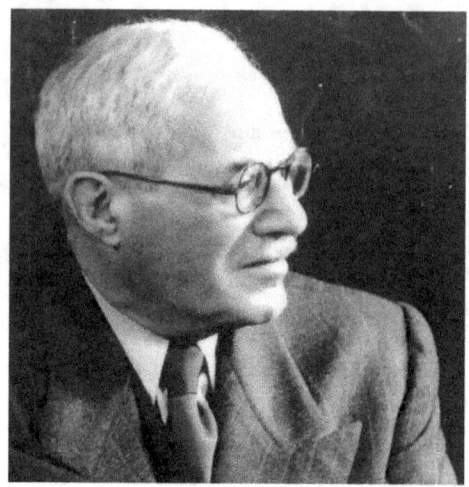

Abb. 1: Portrait Joseph Lachmann um 1950. Foto im Privatbesitz.

Joseph Lachmanns Biografie ist primär aus einer Vielzahl von Quellen, Interviews und überwiegend von der Familie zur Verfügung gestellten Dokumenten entstanden. Die hier ausgewerteten Entschädigungsunterlagen zeigen, wie psychische und physische Bedrohung innerhalb weniger Wochen die wirtschaftliche Existenz und gesellschaftliche Teilhabe eines bis dato hoch angesehenen Arztes zerstörte und dass bereits Anfang 1933 nicht-jüdische Ärzte unmittelbar davon profitierten.

„Ich war gewöhnt, 14 Stunden und mehr täglich zu arbeiten, und auch die schwersten Anstrengungen bei der Infanterie [...] bedeuteten für mich nichts."

In Berlin war der Ohrenarzt mit zwei Praxen und zwei Polikliniken ausgesprochen erfolgreich gewesen, auch wirtschaftlich. Das Jüdische Krankenhaus hatte Lachmann 1932 in Nachfolge des Abteilungsgründer Professor Emil Aron zum Chefarzt der Hals-Nasen-Ohrenabteilung berufen. Es war aber Lachmanns standespolitisches Engagement, das seine Person zum Ziel direkter Verfolgung werden ließ. „Willkürlich sind die auf der Schwarzen Liste dem Naziregime bekannt gewesenen Personen in den Wohnungen überfallen und gemartert worden. Auch Herr Dr. L. gehörte als stellvertretendes Vorstandsmitglied der Ärztekammer zu dem genannten Personenkreis", heißt es später in der Entschädigungsakte. Lachmann selbst beschreibt seine Lage zwischen Machtübernahme und seiner Flucht am Abend des 30. März 1933 so:

In der Aerztkammer und im Aerztebund mußte ich mich oft in öffentlicher Sitzung mit den Nationalsozialisten auseinandersetzen; ich lehnte es immer wieder ab, mit ihnen in Kommissionen zusammen zu arbeiten, da ja nach ihrer Ansicht ich „inferior" war. Dieser Umstand bedeutete für mich Gefahr und ich entging der Verhaftung, die nach der Machtergreifung viele meiner prominenten Kollegen betraf, nur dadurch, dass ich von hohen Funktionären der Partei, die meine Patienten waren, rechtzeitig gewarnt wurde, so dass ich aus meiner Wohnung verschwinden konnte.[1]

Noch am 23. Februar 1933 wird Lachmann als Stellvertreter für den Bezirk Schöneberg erneut in den Vorstand des Groß-Berliner Ärztebundes gewählt. Am 27. Februar brennt der Reichstag, eine Woche später verfehlt die NSDAP bei den vorgezogenen Neuwahlen doch die absolute Mehrheit. In den Nächten werden bei Razzien prominente Juden und Kommunisten aus ihren Wohnungen heraus verhaftet. SA-Mannschaften besetzen Krankenhäuser, zuerst die, die als besonders jüdisch und links gelten, wie das Moabiter Krankenhaus. Spätestens im März 1933 werden alle Vorstandsmitglieder des Groß Berliner Ärztebundes gezwungen ihr Amt niederzulegen, um den Weg für die neue, gleichgeschaltete kassenärztliche Vereinigung freizumachen.[2] Am 28. März 1933 besetzen SA-Truppen das Ärztehaus in der Genthiner Straße 34. Unter diesem Druck folgen die jüdischen Vorstandsmitglieder der Ärztekammer der Aufforderung des Staatskommissars zurückzutreten.

Joseph Lachmann flüchtet mit seiner Frau Valerie am 30. März 1933 aus Berlin, um in Palästina ihre Einwanderung vorzubereiten. Die Töchter und seine alten Eltern lässt der abgesetzte Standespolitiker von einem „arischen" Patienten außer Landes bringen. Es ist der Vorabend des sogenannten Boykotttages gegen jüdische Geschäfte und Einrichtungen. Von Mai bis August 1933 wird die Familie noch einmal in die Stadt kommen, um ihre Wohnung aufzulösen und in der trügerischen Hoffnung beide Praxen und Polikliniken veräußern zu können. Für seine Patienten ist Lachmann bis zum letzten Tag da; „Tumor am Ohr" entfernt, „Operateur Dr. Lachmann", hält das OP-Buch des Jüdischen Krankenhauses noch am 27. August 1933 fest. Bereits am 31. August 1933 beginnt das Berliner Leben der Familie Lachmann Geschichte zu werden.[3]

---

[1] LABO Berlin, Entschädigungsbehörde, Entschädigungsakte: Lachmann, Joseph, Bl. B2: Brief von Joseph Lachmann an das Entschädigungsamt vom 10.2.1953.
[2] Hahn, Judith/Schwoch, Rebecca: Anpassung und Ausschaltung. Die Berliner Kassenärztliche Vereinigung im Nationalsozialismus. Berlin 2009, S. 56.
[3] Entschädigungsakte Bl. B3: Brief von Joseph Lachmann an das Entschädigungsamt vom 10.2. 1953.

50 Jahre Leben im Deutschen Reich

Elf Jahre ist das Deutsche Reich gerade alt, als Joseph Lachmann am 16. November 1882 in der Provinz Posen, im heutigen Polen geboren wird. Mitte der 1890er Jahre zieht es die religiöse Familie wie viele Juden nach Berlin, auch an die Universität. Joseph Lachmann wird hier 1902 immatrikuliert. Bald werden an der Berliner Fakultät etwa 30 Prozent aller Medizinstudenten jüdischer Herkunft sein.

An seinem 50. Geburtstag kann sich der Kaufmannssohn aus der Kleinstadt Znin wähnen, in der gehobenen Schicht der Berliner Gesellschaft angekommen zu sein. Lachmann gehört zu den angesehensten Hals-Nasen-Ohrenärzten der Stadt: Seine kassenärztliche Poliklinik wird täglich von über 100 Patienten frequentiert, vier Mal pro Woche operiert er in seiner Privatklinik. Größen aus der Film- und Theaterbranche, der amerikanische Botschafter und viele Politiker suchen in seiner Praxis in der Motzstraße 60 (heute Nr. 51), gleich am Viktoria-Luise-Platz seinen medizinischen Rat. Auch prominente Nationalsozialisten begeben sich gerne in die Behandlung des jüdischen Arztes.

Auf dem Höhepunkt seines beruflichen Schaffens vervollkommnet der Jubilar sein Lebensglück. Der bis dahin kinderlos Gebliebene findet in seiner zweiten Ehefrau, der gerade erst verwitweten Modezeichnerin Valerie Lazarsfeld, eine vielseitige Gefährtin und in ihren liebenswerten Töchtern die Erfüllung seines Familiensinnes.

Sein eigener Vater, Nachmann Lachmann, war mit nur 41 Jahren verstorben. Mit dem fünfjährigen Joseph und seinen fünf Geschwistern allein zurückgelassen, heiratet seine Mutter, Marie, erneut. Fast die gesamte Familie kann durch Einwanderung nach Palästina die Shoah überleben. Dass seine Schwester Cecilie, vermutlich auch seine verschollen gebliebene Schwester Natalie, von den Nationalsozialisten ermordet wurden, darüber spricht Lachmann nie.[4]

Dr. Joseph Lachmann: HNO-Arzt, Wissenschaftler, Standespolitiker

Der junge Mediziner nähert sich mit seiner Promotion über die „latente Tuberkulose der Rachenmandeln"[5] bereits seinem Spezialgebiet. Es ist die Zeit, in der sich

---

4 Jacob, Ruth: Interview David DeVries am 6. Januar 2013 in Tel Aviv.
5 Lachmann, Joseph: Untersuchungen über latente Tuberkulose der Rachenmandeln mit Berücksichtigung der bisherigen Befunde und der Physiologie der Tonsillen. Diss. Leipzig 1908.

neue Fachrichtungen ausbilden, die gerade jüdischen Ärzten, deren berufliches Fortkommen leicht an antisemitische Grenzen stößt, neue Chancen bieten. Auch Lachmanns Mentoren, erste HNO-Spezialisten in Berlin, sind Juden: Professor Arthur Kuttner[6] und Professor Joseph Herzfeld[7]. Bei ihm, schon 1906 Inhaber einer HNO-Spezialklinik, beginnt der 24-jährige Lachmann seine erste Assistenz als Kliniker und als Wissenschaftler, der er zeitlebens bleibt. Noch mit über 70 Jahren arbeitet Lachmann tierexperimentell an der Erforschung der mit den vestibulären (Gleichgewicht) Nervenbahnen verschalteten Augenbewegungen, dem Nystagmus. Mit der Identifikation bestimmter, für den zentralen und den dissoziierten Nystagmus[8] verantwortlichen Hirnareale führt Lachmann auch die Arbeiten von Robert Bárány fort. Mit dem Nobelpreisträger hatte der junge Lachmann 1909 und 1910 in Wien geforscht und am ersten Lehrstuhl für Ohrenheilkunde auf dem Kontinent sein Spezialwissen vertieft. Als der erste internationale Kongress für Laryngologie Lachmann 1913 in seine Forschungskommission beruft, dauert es noch acht Jahre bis sich die Deutsche Gesellschaft für Hals-, Nasen- und Ohrenheilkunde gründet. Bis zu seinem Rauswurf 1933 ist Lachmann festes Mitglied der Dozentenvereinigung für ärztliche Weiterbildung.

Fast sein ganzes Leben als Arzt in Deutschland spielt sich in dem Teil Schönebergs ab, den man gerne als die jüdische Schweiz apostrophiert. In der Nettelbeckstraße 9, nach deren völliger Zerstörung heute eine unter der Urania vergrabene Adresse, eröffnet Lachmann 1911 seine erste Praxis. Im Juli 1914 ziehen der zionistisch engagierte Lachmann und seine erste Frau, Helene Rosenberg, in die Motzstraße 60, ein Haus vom Viktoria-Luise-Platz entfernt. Praxis und Wohnung unter einem Dach zu haben, ist damals üblich, für Hausärzte bis in die 1930er Jahre sogar Pflicht.

Im weit ärmeren Moabit, Turmstraße 61, gründet der 30-jährige Lachmann zusammen mit seinem Mentor, dem Geheimen Sanitätsrat Arthur Kuttner ein HNO-Ambulatorium. Der starke Zulauf von Kassen- und Wohlfahrtspatienten ist nur mit einem, später mit zwei fest angestellten Assistenzärzten zu bewältigen. Ein weiterer Assistent unterstützt Lachmann bei Operationen und Visiten in seiner privaten Belegklinik, die er seit 1919 in der Schöneberger Kalkreuth-

---

[6] Kuttner stirbt 1939 kurz nach dem Entzug seiner Approbation in Berlin. Vgl. Schwoch, Rebecca (Hrsg.): Berliner jüdische Kassenärzte und ihr Schicksal im Nationalsozialismus. Ein Gedenkbuch. Berlin 2009, S. 481.
[7] Herzfeld, ab 1939 zum Krankenbehandler herabgewürdigt, nimmt sich 1942 in Berlin das Leben. Vgl. Schwoch, Berliner jüdische Kassenärzte, S. 342.
[8] Lachmann, Joseph/Bergmann, Felix: Dissociated Nystagmus in the Rabbit. Nature 183 (1959), S. 1065.

straße 12, ebenfalls mit Kuttner, betreibt. Die täglichen Wege zwischen den drei Arbeitsstätten – ab 1932 kommt das Jüdische Krankenhaus im Wedding noch hinzu – erleichtert ein Chauffeur. „In der Poliklinik war die tägliche Patienten-Frequenz ca. 100, in der Privatsprechstunde 30-40. Herr Dr. Lachmann arbeitete durchschnittlich ca. 14 Stunden in der Praxis, auch an Sonn- und Feiertagen war er meist in der Arbeit", erinnert seine Privatsekretärin. „Daher waren seine Einnahmen verhältnismäßig sehr hoch".[9]

Mit einer ärztlichen Betriebsführung, die gut in das 21. Jahrhundert passen würde, übersteht der ambitionierte Ohrenarzt selbst die wirtschaftlichen Desaster der 1920er Jahre: Nach der Inflation 1924 bleiben ihm noch 5000 RM. Fünf Jahre später schlägt der „Schwarze Freitag" mit 100 000 RM Verlust zu Buche. Trotzdem kann er bis einschließlich August 1933 ein Jahreseinkommen zwischen 50 000 RM und 60 000 RM erwirtschaften.[10]

„Ich habe mein Schild als Ohrenarzt abgenommen, mein Instrumentarium nahm ich mit mir."[11]

Den wirtschaftlichen Erfolg jüdischer Ärzte zu diskutieren, ist bei aller Befürchtung, antisemitische Vorurteile zu bedienen, für das Verständnis von Verfolgungsschicksalen unerlässlich. Auch bei kritischer Würdigung belegen die Dokumente der Familie Lachmann, vor allem ihre Kopien aus der Entschädigungsakte, die starke Vermischung von ideologischer Verfolgung und monetären Interessen. Die differenzierte Darstellung der Vermögensverhältnisse hilft auch die Fallhöhe – zumindest die materielle – zu ermessen, aus der ein Neuanfang gelingen musste.

Für Vermögen über 200 000 RM oder Jahreseinkommen über 20 000 RM wird bei Auswanderung die bereits 1931 eingeführte Reichsfluchtsteuer in Höhe von 25 Prozent fällig. Lachmanns Steuerbescheid beläuft sich auf 57 000 RM. Dabei sollten 80 000 RM, knapp die Hälfte seines Vermögens, ohnehin bei der Deutschen Bank belassen werden, um seiner geschiedenen Frau den monatlichen Unterhalt in Höhe von 1000 RM zu sichern. Erst der Reichsfinanzhof erkennt den

---

9 LABO Berlin, Entschädigungsbehörde, Entschädigungsakte: Lachmann, Joseph, Bl. D 63: Eidesstattliche Versicherung Betty Bruell vom 24. Oktober 1957.
10 Entschädigungsakte, Bl. E1: Schaden im beruflichen Fortkommen, 10. November 1951.
11 Entschädigungsakte, Bl. D72: Eidesstattliche Versicherung Joseph Lachmann vom 26. September 1958.

Widerspruch des Trägers des Eisernen Kreuzes I. Klasse an und senkt unter Berücksichtigung seiner Verdienste im I. Weltkrieg die Steuerlast auf 17 000 RM. Für die Einwanderung nach Palästina fordert die britische Mandatsregierung 15.000 RM als Bürgschaft, eine Summe, die auch Lachmann für seine kranke Mutter und den Stiefvater fällig wird. Lachmann bilanziert, was von fast 200 000 RM Vermögen bleibt: „30 000 RM konnte ich als Auswanderungsbeihilfe mit nach Israel teilnehmen." Die Auswanderung selbst schlägt für sechs Personen, Möbeltransport und die vorbereitende Palästina-Reise mit 22 345 RM zu Buche. Davon erkennt das Entschädigungsamt 8138,19 RM an. Einschließlich 17 000 RM Reichsfluchtsteuer, 1000 RM Verfahrenskosten und 1000 RM sogenannte „Hitlerspende" wird dieser Vermögensschaden 1953 mit 5427,64 DM entsprechend 27 138,19 RM ausgeglichen.

Die finanziellen Verluste und Abschiede wiegen schwer, noch schwerer die damit verbundene Demütigung. Zwei Wohnungen sind aufzulösen. Erst drei Jahre zuvor hatte Lachmann seinen Eltern für 6000 RM eine Wohnung in der Motzstraße 60 eingerichtet, um seine an den Folgen eines Schlaganfalls leidende Mutter in seiner Nähe zu haben. „Diese drei Zimmer Einrichtung musste ich bei meiner Auswanderung zu dem lächerlichen Preise von 550 RM, also weit unter dem Preis veräußern", vermerkt Lachmann bitter.[12] Für den Lebensunterhalt seiner Eltern wird er auch, als er in Palästina nur noch ein Zehntel seines Berliner Einkommens verdient, weiter aufkommen.

Das gediegene Mobiliar der Lachmanns geht überwiegend auf den *Lift* nach Jerusalem und wird dort 1937 in der arabischen Windmühle Einzug halten, die das Paar von ihrem Freund Erich Mendelsohn übernimmt.

Zurück bleiben Instrumentarien und Inventar der Praxen und der Polikliniken und nicht zuletzt seine Mitarbeiter:

> Die Poliklinik in der Turmstraße 61 habe ich seinerzeit verlassen müssen, weil ich ständigen Drohungen und Erpressung ausgesetzt war. Ich habe bei meinem Weggange mein Personal fristlos entlassen und sowohl meinen Assistenten als auch meiner Sekretärin und der Schwester eine Abfindung in Höhe eines Monatsgehaltes gezahlt. Mein Instrumentarium habe ich dort gelassen, weil ich es einfach nicht wagte, es herauszunehmen. [...] Außerdem wurde mein Schild abgenommen, so dass zunächst jeder ärztliche Betrieb in diesen Räumen völlig ruhte. Erst nach einiger Zeit wandte sich ein Dr. Griesbeck an mich. [...] Ich vereinbarte mit ihm einen Kaufpreis von 2500.- RM für das Instrumentarium, von denen ich niemals einen Pfennig erhalten habe.[13]

---

[12] Entschädigungsakte, Bl. D57: Eidesstattliche Versicherung Joseph Lachmann vom 21. Oktober 1956.
[13] Entschädigungsakte, Bl. D72: Eidesstattliche Versicherung (wie Anm. 11).

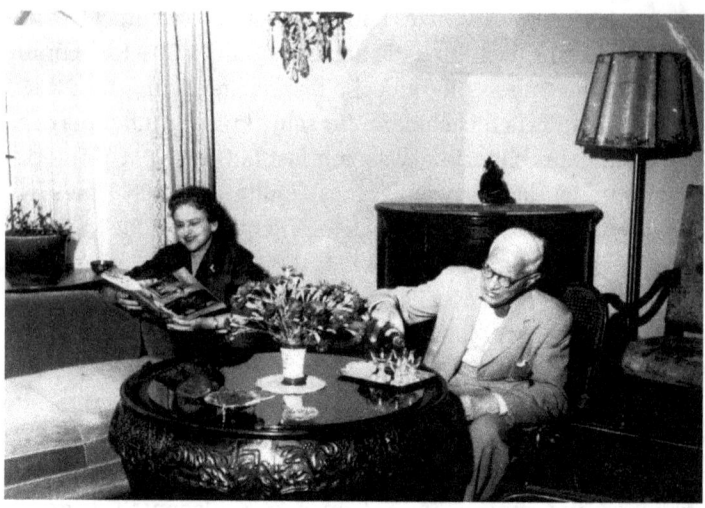

Abb. 2: Valerie und Joseph Lachmann in ihrer Windmühle in Jerusalem. Das Mobiliar stammt aus der Wohnung in der Berliner Motzstraße. Foto im Privatbesitz.

Den Kauf der Praxis lehnt Griesbeck unumwunden ab. Die kalte Arisierung dokumentiert sich 1935 im Berliner Adressbuch: „Griesbeck, Joseph Dr. med. Facharzt, NW 87, Turmstraße 61".[14] Bei der Praxis in der Motzstraße 60, mit jährlich 25 000 RM Gewinn, scheint der Verkauf zu gelingen. Der Nachfolger Dr. Goldschmidt-Osmund will den vereinbarten Abstand in Höhe von 60 000 RM in der üblichen Form einer jährlichen Gewinnbeteiligung abzahlen. Doch wieder geht Lachmann leer aus: „Auch die vereinbarten 3000 RM für das Instrumentarium habe ich nie zu sehen bekommen". Nach der betrügerischen Praxisübernahme lässt sich der HNO-Arzt – inzwischen seines jüdisch klingenden Namensteils entledigt – als „Dr. B. Osmund, Facharzt" unter der Lachmann'schen Praxisanschrift 1935 im Berliner Adressbuch eintragen.[15] Für die Klinik in der Kalckreuthstraße einen Nachfolger zu finden, ist Lachmann in den drei Monaten, die er nach seiner Flucht noch einmal in Berlin weilt, ganz unmöglich. Genauso „entschädigungslos" muss er auch seine Privatpraxis im Krankenhaus der jüdischen Gemeinde

---

14 Berliner Adressbuch 1935: adressbuch.zlb.de/viewAdressbuch.php?CatalogName=adre2007& ImgId=323755&intImgCount=-1&CatalogCategory=adress&Counter=&CatalogLayer=5 (22.1.2013).
15 Berliner Adressbuch 1935: adressuch.zlb.de/viewAdressbuch.php?CatalogName=adre2007& ImgId=324870&intImgCount=-7&CatalogCategory=adress&Counter=&CatalogLayer=5 (22.1.2013).

auflösen. Bleibt noch die ausstehende Vergütung für 1932 und 1933 erbrachte Kassenarztleistungen: 30 000 RM. Gerade ein Drittel, 10 000 RM, gehen bis 1938 auf ein deutsches Sperrkonto ein.[16] 20 000 RM wird die Kassenärztliche Vereinigung für immer schuldig bleiben.

Im Ergebnis verliert Lachmann ein Großteil seines aus ärztlicher Tätigkeit geschaffenen Vermögens. Entschädigungslos büßt er vier ärztliche Betriebsstätten ein und damit seine Lebensgrundlage. Alleine der Verdienstausfall, Gegenstand der „Beruflichen Schädigung" beläuft sich auf 300 000 RM. In Erez Israel wird der vertriebene Spezialarzt bis 1951 nie mehr als ein Äquivalent von 10 900 RM verdienen, in den meisten Jahren nur den Gegenwert von 5000 RM. Trotz des um 90 Prozent geringeren Einkommens ist in Palästina die ärztliche Berufstätigkeit schon ein Privileg.

„daß ein Mensch seine Heimat [...] nicht ohne weiteres auf gibt"[17] – Emigration und ihre Motive

Wie schwerwiegend die Emigration in das gesamte Leben der Verfolgten eingriff, wurde im Nachkriegsdeutschland kaum wahrgenommen. Vielmehr sahen sich Emigranten wie Lachmann nun dem juristischen Zweifel an ihrem Verfolgungsschaden ausgesetzt. Empört appelliert der Berliner Innensenators Lipschitz 1955 an den Direktor des Entschädigungsamtes:

> [...] so bitte ich zu berücksichtigen, daß ein Mensch seine Heimat, seinen Lebensmittelpunkt und seinen Beruf nicht ohne weiteres aufgibt und in das Ausland flüchtet, es sei denn, daß damit drohenden Verfolgungsmaßnahmen entgangen werden sollte.[18]

Hintergrund ist die weitgehende Ablehnung von Lachmanns Entschädigungsanspruch auf Gesundheitsschaden „da angenommen wird, dass er konkreten Ver-

---

16 Entschädigungsakte, Bl. D78-85: Lachmanns Antrag auf Entschädigung für die 20.000 RM nicht gezahltes Kassenarzthonorar und den Schaden aus seinen Praxisverkäufen wird 1964 vom Entschädigungsamt als rein zivilrechtliche Forderung abgelehnt. In einem Vergleich werden ihm 1958 für drei Jahre ein Verdienstausfall in Höhe von 32 000 RM per anno anerkannt. Dieser sogenannte „goodwill Schaden" wird mit 16 000 DM, die „Verschleuderung" der elterlichen Wohnungseinrichtung mit 4000 DM kompensiert.
17 Entschädigungsakte: Lachmann, Joseph, Bl. B 32: Brief des Senators für Inneres an den Direktor des Entschädigungsamtes vom 29.7.1955.
18 Entschädigungsakte: Lachmann, Bl. B32: Brief des Senators (wie Anm. 17).

folgungsmaßnahmen nicht ausgesetzt war".[19] Diese hatte Lachmann bereits 1951 präzise beschrieben:

> Obwohl ich nicht nur Privatpraxis betrieb, sondern auch leitender Arzt am Krankenhaus der jüdischen Gemeinde war, sah ich mich gezwungen schon im August 1933 auszuwandern, da ich seit März 1933 von Patienten meiner Kassenpoliklinik Turmstraße 61 dauernd bedroht wurde,[20] [...] von Patienten, die sich angeblich falsch behandelt fühlten, von Angehörigen von Patienten, die ich im Krankenhaus operiert hatte und die entlassungsfähig waren, die aber zu Hause noch unerwünscht schienen.[21] Außerdem wurde ich bedroht von dem Stiefsohn meiner ehemaligen Hauswärterin der Poliklinik, der mit Herrn Robert Ley (Reichsorganisationsleiter der NSDAP und Organisator der deutschen Arbeitsfront, Anm. d. A.) zusammenarbeitete und mir Verhaftung androhte, falls ich nicht seiner Stiefmutter irgend eine Entschädigung zahlte, welche im Alter von mehr als 65 Jahren im Jahre 1913 den Dienst bei mir begonnen hatte.[22]

Wegen Verhaftungsgefahr warnt ihn das jüdische Krankenhaus davor, zum Dienst zu erscheinen. Lachmann beginnt an Angina Pectoris ähnlichen Anfällen zu leiden. „Brustbeklemmung und Pulsverlangsamung" treffen den vierfach verwundeten Oberstabsarzt nun immer häufiger, „wie ein Blitz aus heiterem Himmel": „Denn ich war gewöhnt, 14 Stunden und mehr täglich zu arbeiten, und auch die schwersten Anstrengungen bei der Infanterie [...] bedeuteten für mich nichts".[23] Als einzig adäquate Behandlung sieht sein Arzt, Professor Hermann Strauss, „Ruhe und Vermeidung von Aufregung". Doch vor seiner Poliklinik in der Turmstraße wird Lachmann erneut, auch tätlich, bedroht.

> Der ominöse 1. April stand vor der Tür. Ich erhielt wieder telefonische Warnungsrufe. So schickte ich kurz entschlossen meine von mir abhängigen alten Eltern mit unseren elf und zwölfjährigen Kindern am 30.3.1933 nach Meran unter Begleitung eines befreundeten arischen Patienten, da ich selbst mich nicht herauswagte. Am selben Abend fuhr ich, nachdem man mir von hoher Parteistelle freies Geleit zugesichert hatte, mit meiner Frau nach Zürich. Dort hatte ich im Hotel wieder einen Anfall, der nach zwei Tagen vorüber war, so konnte ich am 15. April nach Palästina fahren.[24]

---

19 Entschädigungsakte Lachmann, Joseph, Bl. B20: Vermerk vom 9.4.1953.
20 Entschädigungsakte Bl. M10: Brief von Joseph Lachmann an das Entschädigungsamt vom 27.11.1951.
21 Entschädigungsakte Bl. B2: Brief von Joseph Lachmann an das Entschädigungsamt vom 10.2. 1953.
22 Entschädigungsakte Bl. M10: Brief (wie Anm. 20).
23 Entschädigungsakte Bl. B2: Brief (wie Anm. 21).
24 Entschädigungsakte Bl. B2: Brief (wie Anm. 21).

Als bei der Rückkehr im Mai 1933 sein Pass unter falschen Anschuldigungen eingezogen wird, setzt die „Aufregung gepaart mit der Furcht jederzeit abgeholt zu werden" sofort wieder ein.

In Jerusalem werden die Anfälle seltener, treten aber alle sechs Monate, bisweilen in kürzeren Abständen wieder auf und beeinträchtigen dauerhaft die Arbeitsfähigkeit des Professors. „Im letzten Jahr", stellt der inzwischen 70jährige Lachmann 1953 fest, „sind die Anfälle wieder häufiger aufgetreten, der letzte vor ungefähr vier Wochen, was mich acht Tage arbeitsunfähig machte."[25] Zu diesem Zeitpunkt hatte Lachmann persönlich seinen Entschädigungsantrag gestellt. Auch in Berlin muss Lachmann wieder wegen „schweren Beklemmungsanfällen" behandelt werden.[26] 1955 hatten die ärztlichen Gutachter insgesamt eine Minderung der Erwerbsfähigkeit (MdE) in Höhe von 70 Prozent festgestellt. Aufgrund seiner Herzbeschwerden – heute würde die Diagnose wohl „Panikattacken" lauten – wird dem Emeritus mit Bescheid vom 4. April 1957 eine verfolgungsbedingte MdE in Höhe von 35 Prozent zugebilligt und eine Rente in Höhe von 276 DM gewährt.

Zionistische Ziele

Dass Lachmann mit seiner Familie nicht in Deutschland bleiben kann, steht im März 1933 fest, das Ziel ebenso. Das persönliche Hilfsangebot der amerikanischen Botschafter lockt ihn nicht. Lachmann ist Zionist: Nicht religiös wie seine Eltern, aber begeistert für einen progressiven, teils sozialistisch geprägten Zionismus, der ein Palästina mit gerechter Teilhabe der Araber vor Augen hat. Wie sehr es in Deutschland auch am Beginn des 20. Jahrhunderts noch an gesellschaftlicher Teilhabe der Juden mangelt, empört ihn schon als 20-Jährigen:

> [...] Heißt es nicht eine Missachtung desselben (Gesetzes), wenn die Zahl jüdischer Notare und Richter auf ein Minimum beschränkt wird, wenn Juden, die sich in der Wissenschaft einen großen Namen erworben haben, zurückstehen müssen bei ihrer Ernennung zum Professor hinter weniger berühmten Nichtjuden? [...] Wenn wir also die osteuropäischen Juden aus ihrem Elend herausreißen, [...] wenn wir auch den westeuropäischen Juden, die in der Zurücksetzung in jeder Beziehung die Verabscheuung und den Hass ihrer nichtjüdischen

---

25 Entschädigungsakte Bl. B3: Brief (wie Anm. 3).
26 Entschädigungsakte Bl. M17: Ärztliche Bescheinigung von Dr. med. Hans Plasterk vom 8.12.1951.

Mitbürger wohl merken, [...] helfen wollen, so gibt es nur ein Mittel, ein gemeinsames Arbeiten durch die Wiederbelebung der jüdischen Nation zu einem Staatsvolke.[27]

Der leise oder laute alltägliche Antisemitismus mag die politische Haltung des jungen Studenten geprägt haben. Persönlich eindeutig benachteiligt fühlt sich Lachmann bei der Verleihung militärischer Ehren. Der Stabsarzt an der Westfront beschwert sich, mehr empört als bitter, 1916 bei seinem Vorgesetzten, dass andere, nicht jüdischen Namens, trotz geringerem Einsatz bereits mit dem „Eisernen Kreuz II. Klasse" ausgezeichnet worden seien.[28] Akademisch könnte die Aussichtslosigkeit als Jude auf ein Ordinariat berufen zu werden, Lachmann von einer Laufbahn an einer deutschen Universität abgehalten haben. An wissenschaftlichem Impetus hatte es ihm ebensowenig gemangelt wie an seiner Befähigung zur Lehre. Professor wird er erst in Jerusalem.

Aus Berlin reist der engagierte Zionist mehrfach nach Palästina, zum ersten Mal etwa 1908 vermutlich anlässlich seiner ersten Hochzeitsreise. 1920 kauft er Land am Berg Carmel.[29]

„Ein großer Teil [...] hat keine Aussicht, als Arzt eine Existenz zu finden"[30] – Neuanfang in Palästina

Seine profunde Kenntnis des Landes erleichtert 1933 dem 50jährigen die Einwanderung. Mit Chaim Weizman verkehren Lachmanns freundschaftlich. 1936 spricht Israels späterer Präsident dem „hochverehrten Herrn Doktor" in einem persönlichen Brief seinen „herzlichsten Dank" für die „große Hilfeleistung und Mühe" für seinen Sohn aus.

Zum engeren Kreis der Neueinwanderer gehört Erich Mendelsohn. Seine Wohnung übernehmen die Lachmanns als der entwurzelte Architekt Richtung

---

27 Lachmann, Joseph: Vortrag gehalten am 11. Mai 1903 vor einer zionistischen Schul-Gruppe. Manuskript im Privatbesitz.
28 Lachmann, Joseph: Tagebuch aus dem I. Weltkrieg. 1916. Privatbesitz.
29 Jacob, Ruth: Interview mit David DeVries am 6. Januar 2013 in Tel Aviv.
30 Noack, Fritz: Brief vom 28.03.1935 an Seew Orbach, Berlin. Zitiert nach Livnat, Andrea: Eure Vorstellungen entsprechen nicht der hiesigen Wirklichkeit. In: Tobias, Jim/Schlichting, Nicola (Hrsg.): nurinst 2012. Beiträge zur deutschen und jüdischen Geschichte. Schwerpunktthema: Gesundheit, medizinische Versorgung, Rehabilitation. Jahrbuch des Nürnberger Instituts für NS-Forschung und jüdische Geschichte des 20. Jahrhunderts. Nürnberg 2012, S. 109.

London weiterzieht. In Jerusalem treffen immer mehr aus Berlin vertriebene Ärzte ein; und die vielen anderen Jekkes: „die mit den Jacken", die ihre deutsche Heimat eingebüßt haben, nicht aber ihre deutschen Tugenden. Hebräisch wird für die meisten bald zur Selbstverständlichkeit, doch zu schwer um wissenschaftlich zu publizieren.[31]

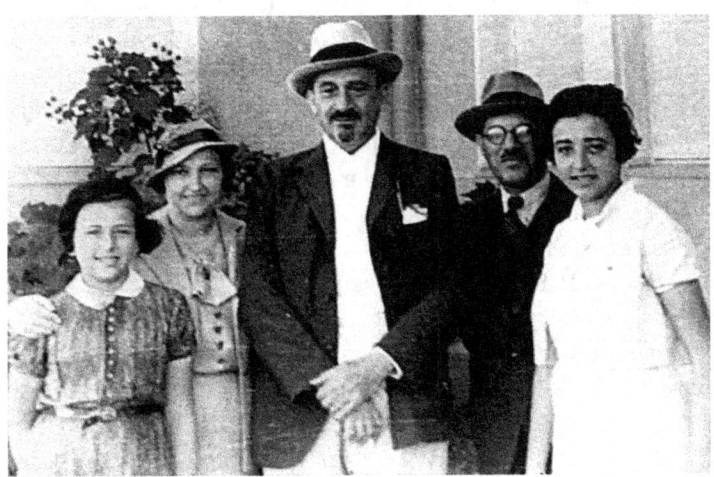

Abb. 3: Familie Lachmann mit dem späteren israelischen Präsidenten, Chaim Weizman, 1934 vor dessen Haus in Jerusalem. Foto im Privatbesitz

Umso lebhafter diskutieren die Berliner Ärzte mit ihrer nun in Jerusalem versammelten Expertise. Modernisierung des Gesundheitswesens, Bekämpfung der miserablen hygienischen Verhältnisse, der Malaria und der hohen Kindersterblichkeit, der Aufbau einer Medizinischen Fakultät, sind die Themen, wenn Lachmann mit den Brüdern Zondek, seinem Freund und Nachbarn Oskar Wolfsberg[32] und anderen Kollegen zusammenkommt.

Dass die Verfolgung den Ohrenarzt so frühzeitig aus Deutschland heraustreibt, kommt ihm beim Neuanfang zu Gute. Noch gibt es wenige hoch qualifizierte Ärzte. 1932 verfügt die zentrale Gesundheitseinrichtung, die Kupat Cholim

---

31 „Folia medica Orientalia", 1932 von Julius Kleeberg (erster Ordinarius für Innere Medizin an der Hebrew University) gegründete internistische, deutschsprachige Fachzeitschrift, wurde 1936 wieder eingestellt.
32 Berliner Kinderarzt und zionistischer Politiker, 1956 Israels erster Botschafter in der Schweiz. Vgl. Schwoch, Berliner Jüdische Kassenärzte, S. 911.

nicht einmal über ein Röntgengerät.[33] Mit ihrem hohen medizinischen Standard werden deutsche Fachärzte bald die leitenden Stellen der Gesundheitseinrichtungen besetzen und neue gründen. Doch Ende 1935 beschränkt die britische Mandatsregierung die Zulassung von Ärzten drastisch, waren doch unmittelbar nach Erlass der Nürnberger Gesetze fast 500 Ärzte, überwiegend aus Deutschland, eingewandert.[34] Anfang 1935 hatte bereits der Leiter des Gesundheitswesens im Waad Leumi (vorstaatlicher, jüdischer Nationalrat in Palästina, Anm. d. A.), Fritz Noack, selbst Arzt, gewarnt: „Wenn jemand mindestens 2000 LP hat, gesund ist, bereit zu siedeln und auf ärztliche Tätigkeit zu verzichten, dann kann er herkommen; vielleicht findet sich für ihn auch nochmal die Möglichkeit zur ärztlichen Betätigung.[35] Bis 1939 steigt die Zahl der Ärzte von 400 auf 1987.[36] Viele müssen sich mit Feldarbeit oder als Maurer über Wasser halten.

Lachmann operiert schon längst als Chefarzt am Rothschild-Krankenhaus, aus dem sich die erste Universitätsklinik des Landes gründet. Hier, am neuen Hadassah-Krankenhaus auf dem Mount Scopus nach Plänen von Erich Mendelsohn erbaut, wird Lachmann 1940 Leiter der ersten universitären HNO-Klinik des Landes. Die Gynäkologie übernimmt der frühere Chefarzt am Krankenhaus Spandau, Professor Bernhard Zondek, der 1928 an der Charité den ersten hormonbasierten Schwangerschaftstest entwickelt hatte. Auch sein Bruder, der am 11. März 1933 von SA-Truppen aus dem Berliner Urban-Krankenhaus gejagte Hermann Zondek ist in Jerusalem wieder internistischer Chefarzt.

Arzt zu sein heißt für Lachmann auch in Palästina wissenschaftliches Arbeiten und öffentliches Engagement. Die größte israelische Krankenkasse, Kupat Cholim, berät er bei der Taubstummenfürsorge und der Prävention von Gehörschäden bei Industriearbeitern. Bereits 1937 ernennt die französische Gesellschaft für Hals-Nasen-Ohrenerkrankungen den international publizierenden Wissenschaftler zum korrespondierenden Mitglied. 1951 wird er *Fellow* des renommierten International College of Surgeons. 1964 würdigt ein Nachruf in den „Confinia neurologica"[37] Lachmanns hervorragenden akademischen Leistungen und seine menschliche Integrität gleichermaßen.

Die von Lachmann in Berlin ausgebildete Spezialärzte wirken, aus Deutschland vertrieben, nun in der ganzen Welt. Auch Lachmann ist im Gegensatz zu

---

33 Niederland, Doron: Deutsche Ärzte-Emigration und gesundheitspolitische Entwicklungen in Erez-Israel 1933–1948. Medizinhistorisches Journal 29 (1985), S. 149–184, hier S. 165.
34 Niederland, Deutsche Ärzte, S. 157.
35 Noack, Brief, S. 109.
36 Niederland, Deutsche Ärzte, S. 155.
37 Bergmann, Felix: Joseph Lachmann. Confinia neurologica 24 (1964), H. 2, S. 73.

vielen seiner später nach Palästina eingewanderten Kollegen eine zweite Karriere gelungen, zu einem international angesehenen Arzt, den die Familie von König Faruk I. zu Konsultationen nach Ägypten ruft.

Körperlich ist Lachmann geschwächt. Immer wieder leidet er unter Herzanfällen, ist bei seiner Arbeit auf Assistenz angewiesen. Verfolgung und Demütigung in Deutschland nennt Lachmann als Ursache. Doch auch die Anpassung an das so andere Leben in Palästina verlangt dem Ehepaar Lachmann einiges ab. Kaum ist kraft UNO-Beschlusses der Staat Israel ausgerufen, erklären die arabischen Anrainerstaaten und Saudi-Arabien am 14. Mai 1948 den Krieg, der für über ein Jahr das Leben der Lachmanns erschüttert. Mit 65 Jahren verarztet Lachmann wieder Kriegsverletzte, diesmal für die Haganah. Ihnen, den jüdischen Freiheitskämpfern, überlassen die Lachmanns ihre Wohnung, die Windmühle im Rehavia-Viertel als Hauptquartier. Im von der Außenwelt abgeschnittenen Jerusalem werden die Lebensmittel knapp, Strom gibt es nur selten.

Aber auch ohne Krieg ist das Leben im Vorderen Orient ein grundlegend anderes: Opern, klassische Konzerte, Theater sind selten, Infrastruktur und sanitäre Versorgung schlecht, die Lebensmittel einseitig und ungewohnt. Der durch die Emigration gesunkene Lebensstandard macht besonders Valerie Lachmann zu schaffen. Wie so viele Emigrantinnen kann sie nicht wieder in ihrem Beruf arbeiten. „Ill-fated", vom Schicksal benachteiligt, „bitter und ängstlich", so wirkte Valerie Lachmann auf ihren Enkelsohn David. Seinen Großvater Joseph erlebte er „wärmer", aber dafür eher „depressiv-verschlossen".

Nach seiner Pensionierung ziehen die Lachmanns nach Tel Aviv. Der über 70-Jährige sucht sich wieder eine Arbeitsstelle, jetzt am Beilinson Hospital (heute Rabin Medical Center). Um seine anhaltenden Herzbeschwerden zu lindern, helfen am ehesten die Kuren in der Schweiz. Mehrfach in den 1950er Jahren kommen die Lachmanns für einige Tage, manchmal sogar Wochen nach Berlin. Der hier einst so geachtete Arzt spricht persönlich auf Ämtern und bei Anwälten vor, schreibt Briefe, deren handschriftlicher Kopf auf Westberliner Pensionen als vorübergehende Anschrift verweist. Immer wieder geht es um die Anerkennung seines Verfolgungsschadens, darum, die Beweismittel zusammenzutragen, sich den ärztlichen Begutachtungen zu unterziehen. Lachmann kämpft darum, dass seine Herzanfälle, von denen er sich seit 1933 nicht erholt hat, als verfolgungsbedingtes Leiden anerkannt werden. Er möchte auch seine deutsche Staatsbürgerschaft zurück. Vermutlich nie gebeten, wieder in seine Heimat zurückzukehren, ist es 1954 an dem ergrauten Ohrenarzt, den bundesdeutschen Behörden seine Abstammung von einem deutschen Vater und Großvater zu beweisen. Lachmanns Enkel und Urenkel wiederholen die Prozedur. Sie reisen heute mit deutschem Pass von Tel Aviv in die Welt.

Dr. Joseph Lachmann stirbt am 29. Juni 1961 in Tel Aviv. In Berlin erinnert seit 2012 ein biografisches Album in der Ausstellung „Wir waren Nachbarn" im Rathaus Schöneberg dauerhaft an den Berliner Ohrenarzt und Standespolitiker.[38] Von Lachmanns Praxis blieben nur Trümmer. Die heutige Motzstraße 51 ist ein Spielplatz. Auf dem Bürgersteig davor erinnern Stolpersteine an zwei andere jüdische Bewohner, beide ermordet in Auschwitz.

---

[38] Jacob, Ruth: Joseph Lachmann. Biografisches Album in der Dauerausstellung „Wir waren Nachbarn". Rathaus Schöneberg, 10820 Berlin. Berlin 2012.

Matthis Krischel und Friedrich Moll
Der Berliner Chirurg und Urologe Paul Rosenstein zwischen Vertreibung und später Würdigung

Einleitung

Der Berliner Chirurg und Urologe Paul Rosenstein (1875–1964) war seit 1919 außerordentlicher Professor und seit 1923 Leiter der chirurgischen Klinik des Jüdischen Krankenhauses in Berlin. Im Jahr 1933 wurde er aus seinen Positionen als Vorsitzender der Berliner Urologischen Gesellschaft und als Herausgeber der *Zeitschrift für Urologie* und der *Zeitschrift für urologische Chirurgie* gedrängt. 1938 musste er aus Deutschland fliehen und emigrierte über die Niederlande und die USA nach Brasilien. Nach dem Ende des Krieges kehrte er für mehrmonatige Reisen nach Deutschland zurück, seine Heimat blieb aber nun Brasilien. 1953 wurde er Ehrenmitglied der Deutschen Gesellschaft für Urologie und fünf Jahre später erhielt er das Bundesverdienstkreuz.[1]

Neben kurzen biographischen Skizzen[2] ist Rosenstein bisher als Chirurg[3] und Urologe[4] sowie in seiner Funktion als dirigierender Arzt am Jüdischen Krankenhaus in Berlin betrachtet worden.[5] Eine wichtige Quelle für die meisten Arbeiten zu Rosenstein bildet seine Autobiographie aus dem Jahr 1954.[6] Besondere Schwerpunkte der vorliegenden Arbeit sollen neben Rosensteins Vertreibung aus seinen Positionen und seinem Heimatland auch auf die ihn betreffenden Restitutionsverfahren und seine späte Würdigung in der Bundesrepublik gelegt werden.

---

1 Dieser Beitrag folgt z.T. Moll, Friedrich [u.a.]: Urologie und Nationalsozialismus: Paul Rosenstein 1875–1964 – zerrissene Biographie eines jüdischen Urologen. Der Urologe 50 (2011), Nr. 9. S. 1143–1153. Von dort stammen auch, so nicht anders angegeben, die biographischen Daten.
2 Voswinckel, Peter: Rosenstein, Paul. Neue Deutsche Biographie 22 (2005), S. 73–74.
3 Winau, Rolf/Vaubel, Ekkehard: Chirurgen in Berlin: 100 Portraits. Berlin 1983, S. 77.
4 Moll, Friedrich: Zerrissene Leben: Das Schicksal jüdischer Urologen zwischen ‚Ausschaltung', Emigration und Wiedergutmachung". In: Krischel, Matthis [u.a.] (Hrsg.): Urologen im Nationalsozialismus. Zwischen Anpassung und Vertreibung. Berlin 2011, S. 49–104, hier S. 85–93.
5 Hartung-von Doetinchem, Dagmar/Winau, Rolf (Hrsg.): Zerstörte Fortschritte. Das Jüdische Krankenhaus in Berlin. 1756–1861–1914–1989. Berlin 1989, S. 137–140.
6 Rosenstein, Paul: Narben bleiben zurück: die Lebenserinnerungen des großen jüdischen Chirurgen. München 1954.

Dazu werden Akten aus dem Landesarchiv Berlin, dem Bundesarchiv Berlin und dem Archiv der Deutschen Gesellschaft für Urologie ausgewertet.

Leben und wissenschaftliches Werk

Paul Rosenstein wurde am 26. Juli 1875 in Graudenz in Westpreußen als Sohn des Rabbiners Michael Rosenstein (1834–1902) und dessen Frau Ernestine, geb. Hahn, geboren, wo er auch das humanistische Gymnasium besuchte.

Danach studierte er ab 1893 in Berlin und Königsberg Medizin. In Berlin leistete er auch das erste halbe Jahr der einjährigen militärischen Dienstpflicht ab. Im April 1896 wechselte er an die Universität Königsberg und schloss dort das Studium zwei Jahre später mit der Promotion zum Dr. med. ab. Danach leistete er in seiner Heimatstadt Graudenz ein weiteres halbes Jahr Wehrdienst.

Nach dem Studium war Rosenstein zunächst in Königsberg als „außeretatmäßiger Volontärarzt" bei dem Gynäkologen Georg Winter (1856–1946) und dem Chirurgen Anton von Eiselsberg (1860–1939) tätig. In seiner Autobiographie gibt er an, an beiden Klinken der erste jüdische Assistent gewesen zu sein. 1902 ging Rosenstein nach Berlin, wo er Assistent bei James Israel (1848–1926) am Jüdischen Krankenhaus wurde. Israel war leitender Arzt der chirurgischen Abteilung dort und besonders für seine frühe Übernahme der Antisepsis sowie als Spezialist für die Chirurgie der Nieren und ableitenden Harnwege bekannt. Anfang der 1890er Jahre hatte er es abgelehnt, sich taufen zu lassen, um auf einen Lehrstuhl an der Berliner Universität berufen werden zu können. Stattdessen erhielt er dort 1894 eine außerplanmäßige Professur.[7]

Rosenstein blieb vier Jahre am Jüdischen Krankenhaus, bevor er sich 1906 als Chirurg und Frauenarzt in der Oranienburger Straße niederließ. Von 1910 bis 1914 leitete er die chirurgische und gynäkologische Abteilung am Krankenhaus Hasenheide in Berlin-Neukölln. Am Ersten Weltkrieg nahm er als Oberstabsarzt teil und wurde mit dem Eisernen Kreuz II. und I. Klasse ausgezeichnet. Nach dem Ende des Krieges wurde Rosenstein Leiter der chirurgischen Poliklinik des Jüdischen Krankenhauses und 1923 Leiter der chirurgischen Abteilung in der Nachfolge James Israels – eine Stellung, die er bis zu seiner Emigration 1938 behielt.

---

[7] Schultheiss, Dirk: James Israel (1848–1926): Jüdische Medizin in Berlin vor 1933. In: Schultheiss, Dirk [u.a.] (Hrsg.): Wegbereiter der Urologie: 10 Biographien. Berlin 2002, S. 59–72, hier S. 65.

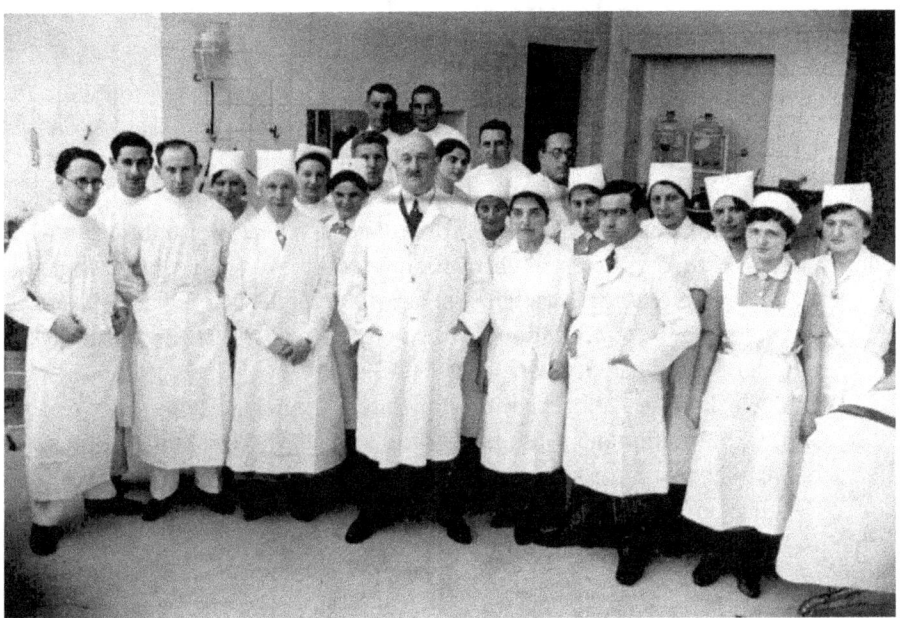

Abb. 1: Paul Rosenstein (Mitte) mit seinen Mitarbeiterinnen und Mitarbeitern am Jüdischen Krankenhaus Berlin (frühe 1930er Jahre)[8]

Bereits 1919 war Rosenstein zum außerordentlichen Professor an der Berliner Universität ernannt worden. In den 1920er und 1930er Jahren publizierte er zu einem breitgefächerten chirurgischen Themenspektrum. Ähnlich wie bei seinem Lehrer James Israel ist ein Schwerpunkt im Bereich der Urochirurgie zu erkennen.[9] Im Reichsmedizinalkalender firmiert Rosenstein als Chirurg,[10] jedoch deutet auch seine Mitgliedschaft in den Herausgebergremien der *Zeitschrift für Urologie* und der *Zeitschrift für urologische Chirurgie* seit 1925, seine Mitgliedschaft in der Deutschen Gesellschaft für Urologie und seine Stellung als Vorsitzender der Berliner Urologischen Gesellschaft 1932/33 auf seine gleichzeitige Spezialisierung als Urologe hin.

---

8 Reproduziert aus Hartung-von Doetinchem/Winau, Zerstörte Fortschritte.
9 Zu Rosensteins Veröffentlichungen, vgl. Moll, Friedrich [u.a.]: Urologie und Nationalsozialismus: Paul Rosenstein 1875–1964 – zerrissene Biographie eines jüdischen Urologen. Der Urologe 50 (2011), Nr. 9. S. 1143–1153, hier S. 1146f.
10 Bellmann, Julia: Urologen im Nationalsozialismus: verfolgte, vertriebene und ermordete Urologen. Der Urologe 51 (2012), Nr. 7, S. 996–1002, hier S. 1000.

Vertreibung aus Deutschland

Das „Gesetz zur Wiederherstellung des Berufsbeamtentums" und weitere antisemitische Maßnahmen wirkten sich für die Ärzte des Jüdischen Krankenhauses in Berlin zunächst weniger einschneidend aus als für ihre Kollegen an Universitätskliniken und kommunalen Krankenhäusern. Zwar ging die die Anzahl der Patienten 1933 zunächst zurück, doch „normalisierte" sich die Situation zunächst wieder, da das Krankenhaus vermehrt Patienten, darunter auch zahlreiche nichtjüdische, anzog. Deren Anteil erreichte im Jahr 1935 wieder 30 Prozent. Ein Grund dafür mag gewesen sein, dass die Klinik zu einer Anlaufstelle für gut ausgebildete, an anderen Stellen entlassene Ärzte wurde.[11]

Rosenstein konnte zunächst weiter an internationalen Tagungen wie dem Kongress der Internationalen Gesellschaft für Urologie 1933 in London, dem Italienischen Urologenkongress 1934 in Rom oder auf Einladung der Panamerikanischen Gesellschaft am Brasilianischen Urologenkongress 1935 in Rio de Janeiro gemeinsam mit seinem Berliner Kollegen Alexander von Lichtenberg (1880–1949) teilnehmen.[12] Auch war er noch international konsiliarisch tätig, etwa 1936 in London.[13] Gleichzeitig wurde er bereits 1933 aus seinen Positionen als Herausgeber medizinischer Zeitschriften und als Vorsitzender der Berliner Urologischen Gesellschaft gedrängt. Dieses Amt übte kurze Zeit der Berliner Urologe Bernd Klose (1869–1963) aus, bevor es 1934 an den überzeugten Nationalsozialisten, späteren SS-Oberführer und ersten Ordinarius für Urologie in Deutschland Otto Ringleb (1875–1946) ging.[14]

Im Januar 1938 entzog die Kassenärztliche Vereinigung Deutschlands den „nichtarischen" Ärzten endgültig die Zulassung zu den Ersatzkassen. Mit dem Entzug der Approbation durch die Vierte Verordnung zum Reichsbürgergesetz[15] am 30. September des selben Jahres wurden die 3152 in Deutschland verbliebenen jüdischen Ärzte – das entspricht etwa einem Drittel der 1933 tätigen – aus dem Beruf gedrängt. Lediglich 709 von ihnen erhielten als „Krankenbehandler" die Lizenz, Juden und ihre eigenen Familienangehörigen zu behandeln.[16]

---

11 Hartung-von Doetinchem/Winau, Zerstörte Fortschritte, S. 146–156.
12 Vgl. Moll, Friedrich [u.a.]: Urologie und Nationalsozialismus: Alexander von Lichtenberg 1880–1949. Der Urologe 49 (2010), Nr. 9, S. 1179–1187.
13 Rosenstein, Narben, S. 66–78.
14 Zu Ringleb vgl. etwa Krischel, Mathis [u.a.]: Die 1907 gegründete ‚Deutsche Gesellschaft für Urologie' und die ‚Gesellschaft Reichsdeutscher Urologen' im Nationalsozialismus. Der Urologe 50 (2011), Nr. 9, S. 1154–1160.
15 o.A., Vierte Verordnung zum Reichsbürgergesetz vom 25. Juli 1938.
16 Rüther, Martin: Ärztliches Standeswesen im Nationalsozialismus 1933–1945. In: Jütte, Robert

Nach den Pogromen der „Reichskristallnacht" im November 1938 fürchtete Rosenstein die Deportation und entschloss sich zur Auswanderung.[17] In seiner Autobiographie beschrieb er, dass die Zollbeamten ihn beim Grenzübertritt in die Niederlande an dem in seinen Pass gestempelten „J" als Juden erkannten und drohten, ihn festzusetzen. Erst nach der Zahlung eines Betrages von 1000 RM, den seine Frau ihm telegraphisch aus Berlin anweisen musste, ließen sie ihn passieren.[18]

Über Amsterdam und London reiste Rosenstein nach New York.[19] Es gelang ihm jedoch nicht, dort wieder praktisch ärztlich tätig zu werden, stattdessen übernahm er eine unbezahlte Unterrichtstätigkeit für Anatomie am „Institute of Podiatry". Für die Tätigkeit als Arzt hätte er das US-amerikanische Staatsexamen ablegen müssen, fand aber keine hierzu notwendige Anstellung an einem ausgewiesenen Krankenhaus. Als Operateur mit langjähriger Berufserfahrung und mit hoher technisch-manueller Spezialisierung traf diese Unterbrechung der Tätigkeit Rosenstein besonders hart, denn insbesondere chirurgisch arbeitende Ärzte waren darauf angewiesen, durch praktische Berufstätigkeit „trainiert" zu bleiben. 1940 emigrierte Rosenstein nach Brasilien. Dieses Land kannte er bereits seit seinem Kongressaufenthalt 1935 und er hegte die Hoffnung, dort noch einmal ärztlich tätig zu werden. Aber auch hier erhielt er keine Möglichkeit, praktisch chirurgisch oder urologisch zu arbeiten. Ein Grund mag gewesen sein, dass er zu diesem Zeitpunkt älter als 65 Jahre alt war. Glücklicherweise gelang es ihm, seine Frau Johanna, geb. Levy, sowie seinen Sohn Kurt Michael, geboren 1914, und seine beiden Töchter Elise Charlotte, geboren 1919, und Hildegard nach Brasilien zu holen.

Mit der 11. Verordnung zum Reichsbürgergesetz vom November 1941 wurde allen deutschen Juden, die sich im Ausland aufhielten, die deutsche Staatsangehörigkeit und ihr gesamtes Vermögen entzogen, welches an das Deutsche Reich fiel. Diese Bestimmung sollte das bisherige Ausbürgerungsverfahren für die deutschen Juden vereinfachen. Tatsächlich wurde die 11. Verordnung dann nicht nur auf die jüdischen Emigranten angewendet, sondern auch auf die seit Herbst 1941 deportierten deutschen Juden, denn das Gesetz sollte immer dann

---

(Hrsg.): Geschichte der deutschen Ärzteschaft: Organisierte Berufs- und Gesundheitspolitik im 19. und 20. Jahrhundert. Köln 1997, S. 143–194, hier S. 152–153.
17 Rosenstein, Narben, S. 268.
18 Rosenstein, Narben, 281–282.
19 Zur Emigration jüdischer Ärzte, vgl. Kröner, Hans-Peter: Die Emigration Deutschsprachiger Mediziner im Nationalsozialismus. Berichte zur Wissenschaftsgeschichte 12 (1989), Nr. 4, S. A1–A44.

angewandt werden, „wenn sich ein Jude im Ausland unter Umständen aufhält, die erkennen lassen, daß er dort nicht nur vorübergehend verweilt."[20]

Restitutionsverfahren in der Nachkriegszeit

Nach dem Krieg ermöglichte die aus Deutschland gezahlte Ausgleichsrente Rosenstein einen finanziell gesicherten Lebensabend in Brasilien zu verbringen. Er wohnte, ebenso wie seine Kinder, in Rio de Janeiro, seine Frau war dort 1944 verstorben.

Die Wiedergutmachungsverfahren für die geraubte Habe der Familie Rosenstein zogen sich bis in die 1950er Jahre hin.[21] Dabei mussten zahlreiche bürokratische Hürden überwunden werden. So lehnten etwa 1952 die Wiedergutmachungsämter von Berlin den Antrag auf die Rückerstattung der „Reichsfluchtsteuer" aus formalen Gründen ab, verwiesen aber gleichzeitig auf das „Entschädigungsamt Berlin-Wilmersdorf", das für die Angelegenheit zuständig sei.[22] Aus den Akten geht hervor, dass das Entschädigungsamt im Juli 1953 entschied, die „Reichsfluchtsteuer", die „Judenvermögensabgabe" und die „Abgabe an die Golddiskontbank" als Unrecht anzuerkennen und in der Folge dafür Entschädigung zu leisten.[23] Die Akten enthalten auch Vorgänge zu Teppichen und Gemälden, einem Auto, Tafelsilber und Schmuck, deren Verlust nur z.T. ausgeglichen wurde. Von besonderer Bedeutung im medizinischen Kontext sind Rosensteins medizinische Bibliothek von 1.680 Bänden und seine medizinischen Instrumente. Auf diese beiden Posten soll deshalb kurz eingegangen werden.

Die Bibliothek war nach der Flucht der Familie Rosenstein 1941 von einem Berliner Buchhändler erworben worden. Ein kleiner Teil überdauerte den Krieg und wurde Rosenstein nach dem Krieg wieder zugesprochen, der größte Teil wurde jedoch zerstört.[24] Ein Gutachten über den Wert der Bibliothek kam zu dem Ergebnis, bei Rosensteins Bibliothek handele es sich um eine „chirurgische Fachbibliothek, die die wichtigsten chirurgischen Zeitschriftenreihen – z. T. allerdings nur fragmentarisch –" und in der „monographische[n] Abteilung [...] die bekann-

---

20 o.A.: Elfte Verordnung zum Reichsbürgergesetz vom 25. November 1941.
21 Zu Begriff und Geschichte der „Wiedergutmachung", vgl. Hockerts, Hans Günter: Wiedergutmachung in Deutschland. Eine historische Bilanz 1945–2000. Vierteljahrshefte für Zeitgeschichte 49 (2001), Nr. 2, S. 167–214.
22 LArch Berlin. B Rep 025–0. Nr. 644150.
23 LArch Berlin. B Rep 025–0. Nr. 644150. Bl 8.
24 LArch Berlin. B Rep 025–04. Nr. 1722/50. Bl. 54 v+r.

testen Werke der Vorkriegszeit" beinhaltet hatte. Der Anschaffungspreis wurde mit DM 19.280 beziffert, einschließlich DM 2.500 für die erhaltenen Bände. Der Gutachter gab jedoch zu bedenken, dass der der aktuelle Marktwert für eine vergleichbare Bibliothek deutlich niedriger sei als der Wiederbeschaffungswert. Er bemerkte: „Wenn Professor Dr. Paul Rosenstein die Bibliothek heute noch besäße und sie verkaufen wollte, würde er insgesamt nicht mehr als DM 5.000,-- dafür erzielen unter der Voraussetzung, daß er überhaupt einen Interessenten fände. Auf dem deutschen Büchermarkt befinden sich seit Jahren ähnliche Bibliotheken namhafter Chirurgen, die nicht unterzubringen sind."[25]

Die Akte enthält zudem eine elfseitige Auflistung der 1.680 Bände, die als „Aufstellung der wissenschaftlichen Bücher des Herrn Paul [maschinenschriftlich eingefügt: Israel] Rosenstein" überschrieben ist.[26] Dieser Titel deutet auf eine Herkunft im Nationalsozialismus hin; wahrscheinlich ist die Liste erstellt worden, als der Buchhändler die Bibliothek erwarb. Die Liste ist deshalb von besonderer Bedeutung, weil sie die Ausstattung einer gut sortierten, für eine bestimmte Fachgruppe von Medizinern, repräsentativen Bibliothek belegt.

Ein zweites Gutachten wurde zum Wert von medizinischen Instrumenten eingeholt, die Rosenstein ebenfalls zurücklassen musste. Der Gutachter bemerkt, dass „eine Anzahl der im Verzeichnis genannten Instrumente veraltet sind und nicht mehr hergestellt werden." Er fährt fort: „Unter Berücksichtigung dieser Tatsache muss angenommen werden, dass der tatsächliche Wert der Praxisausrüstung unter dem von mir errechneten Gesamtwert liegt" und beziffert den auf etwa DM 6.500.[27] Dem Gutachten ist eine achtseitige Liste der Ausrüstung angehängt, bei der es sich überwiegend um chirurgische und urologische Instrumente handelt.[28] Diese Aussage ist deshalb nicht unproblematisch, da die aufgezeichneten Gerätschaften Anfang der 1950er Jahre in Deutschland durchaus noch gebräuchlich waren und von nicht vertriebenen Kollegen aus der Altersgruppe Rosensteins verwendet wurden. Insbesondere die teuersten Instrumente auf der Liste, die Zystoskope, entwickelten sich erst mit Einführung des Kaltlichtes und der Hopkins-Optik Ende der 1950er Jahre technisch weiter.[29]

Als Reaktion auf diese Gutachten bot die „Sondervermögens- und Bauverwaltung" beim Berliner Finanzsenator – die Stelle, die die Wiedergutmachungs-

---

25 LArch Berlin. B Rep 025–04. Nr. 1722/50. Bl. 61.
26 LArch Berlin. B Rep 025–04. Nr. 1722/50. Bl. 63–74.
27 LArch Berlin. B Rep 025–04, Nr. 1722/50, Bl. 80.
28 LArch Berlin. B Rep 025–04, Nr. 1722/50, Bl. 80–87.
29 Zur Entwicklung der Endoskopie, vgl. Reuther, Matthias: Die Entwicklung spezieller Techniken in der Urologie. In: Urologie in Deutschland: Bilanz und Perspektiven. Hrsg. vom Arbeitskreis Geschichte der Urologie. Heidelberg 2007, S. 161–197.

zahlungen zu leisten hatte – Rosenstein DM 1.794 an. Diese Summe war eine 1:1 Umrechnung der im Jahr 1940 durch das Deutsche Reich beim Verkauf der Bücher und Instrumente erzielten Erträge in DM. In dem Schreiben wurde das von den Gutachtern bemerkte fortgeschrittene Alter der Zeitschriftenbände und Instrumente als wertmindernd angeführt; eine Reflektion darüber, dass sie zum Zeitpunkt der Entziehung 14 Jahre zuvor dem aktuellen Stand entsprochen hatten, fand nicht statt.[30] In der Folge kam es zu einem Prozess, in dem das Landgericht Berlin Rosenstein eine an den von den Gutachtern genannten Wiederbeschaffungspreisen orientierte Entschädigung von DM 9.300 für Bibliothek und Instrumente zusprach.[31] Dies entspricht dem seit 1953 geltenden Bundesentschädigungsgesetz.[32] Erschwerend kam hinzu, dass Rosenstein den Schriftwechsel aus dem Ausland abwickeln musste und nur gelegentlich selber nach Deutschland reiste.

Späte Ehrung

Im Jahr 1951 kehrte Rosenstein für einige Monate nach Deutschland zurück, wohl auch um Vermögensangelegenheiten zu regeln. In seiner Autobiographie schreibt er von freundschaftlichen Kontakten zu ehemaligen Kollegen in Berlin. Während er durchaus kritisch mit der Vergangenheit umgeht, erkennt Rosenstein für das Nachkriegsdeutschland eine Abkehr vom Antisemitismus. Er schreibt dazu: „Auch in den wissenschaftlichen Gesellschaften hat sich erfreulicherweise wieder die alte kollegiale und achtungsvolle Haltung gegenüber den ‚Nichtariern' durchgesetzt."[33] Insbesondere persönliche Kontakte zu früheren Kollegen waren ihm bei diesem Besuch wichtig. Über den Berliner Urologen und Chirurgen Willibald Heyn (1890–1953), den er 1951 mehrmals wiedertraf, schreibt Rosenstein: „Er war von Anfang an dem Nazitum abhold und sprach voll Bitterkeit und Trauer über die Behandlung der Wissenschaftler. So wie er haben zahlreiche andere Kollegen sich mir gegenüber in rührender Treue und alter freundschaftlicher Gesinnung bewährt."[34]

---

30 LArch Berlin. B Rep 025–04. Nr. 1722/50. Bl. 88–90.
31 LArch Berlin. B Rep 025–04. Nr. 1722/50, Bl. 92.
32 o.A.: Bundesgesetz zur Entschädigung für Opfer der nationalsozialistischen Verfolgung. Zur Praxis der Vefahren, vgl. Winstel, Tobias: Verhandelte Gerechtigkeit: Rückerstattung und Entschädigung für jüdische NS-Opfer in Bayern und Westdeutschland. München 2006.
33 Rosenstein, Narben, S. 266.
34 Rosenstein, Narben, S. 266.

Im Falle Heyns gibt es Hinweise darauf, dass dieser tatsächlich im Nationalsozialismus regimekritisch war und dafür Nachteile für seine Karriere hinnehmen musste, etwa eine Versetzung von der III. Chirurgischen Universitätsklinik in Berlin-Moabit an ein Krankenhaus der Regelversorgung in Berlin-Lichtenberg.[35] Vor dem Hintergrund der stramm nationalsozialistischen Orientierung vieler deutscher Urologen zwischen 1933 und 1945 darf bezweifelt werden, dass viele andere Kollegen Rosensteins ihm in der Zwischenzeit die Treue gehalten hatten.[36]

Im Jahr 1953 trug die Deutsche Gesellschaft für Urologie Rosenstein die Ehrenmitgliedschaft an. In seinem Antwortschreiben an den damaligen Präsidenten – und ehemaligen SS-Sturmbannführer – Karl Heusch (1894–1986) schreibt Rosenstein über die Ernennung zum Ehrenmitglied der DGU: „Sie werden es mir nachempfinden, wenn mich die Rehabilitation in so wuerdiger Form besonders bewegt hat: konnte ich es doch nie verwinden, dass man mich im Jahre 33 von meinem Posten als Vorsitzender der Berliner Urologischen Gesellschaft so brutal entfernt hat." Nach einer Würdigung seines langjährigen Freundes Willibald Heyns fährt er fort:

> Aber ich sehe, die Tendenz zum Vergessen des Geschehenen ist bei so vielen anderen vorhanden, worunter ich auch Sie, sehr verehrter Herr College, rechnen moechte. Heyn hat mir Kenntnis von Ihrer Haltung gegeben; sie hat mich mit grossem Dankesgefühl erfüllt. Ich entsinne mich Ihrer noch durchaus und wuensche Ihnen einen verdienten Fortschritt und Anerkennung Ihrer wissenschaftlichen Arbeiten.[37]

Aus dem Schreiben geht nicht hervor, was mit Heuschs „Haltung" gemeint ist, es bleibt unklar, ob damit seine Zustimmung zur Ernennung Rosensteins zum Ehrenmitglied oder Heyn gegenüber geäußertes Bedauern über die Vertreibung der „nichtarischen" Ärzte 1933 gemeint ist.

Die Deutsche Gesellschaft für Urologie ernannte 1953 neben Paul Rosenstein auch dem vertriebenen Leopold Casper (1859–1959) zum Ehrenmitglied. Casper war 1913 Vorsitzender der Gesellschaft gewesen und hatte ebenso wie Rosenstein Deutschland auf Grund der antisemitischen Verfolgung verlassen müssen.[38] Im Jahr 1953 waren Rosenstein und Casper die beiden letzten überlebenden Präsi-

---

35 Laschke, Michael: Das Oskar-Ziethen-Krankenhaus. Berlin-Lichtenberg: von der städtischen Krankenanstalt zum Paritätischen Gesundheitszentrum. Leipzig 2003, S. 179–181.
36 Krischel, Matthis [u.a.]. (Hrsg.): Urologen im Nationalsozialismus. Zwischen Anpassung und Vertreibung. Berlin 2011.
37 Brief Paul Rosensteins an Karl Heusch (13.10.1953). Akte Heusch. Archiv der Deutschen Gesellschaft für Urologie (ohne Signatur).
38 Vgl. Moll, Friedrich [u.a.]: Urologie und Nationalsozialismus am Beispiel von Leopold Casper (1859–1959). Der Urologe 48 (2009), Nr. 9, S. 1094–1102.

denten der Berliner bzw. Deutschen Gesellschaft für Urologie, die im Nationalsozialismus verfolgt worden waren. Beide nahmen die Ehrenmitgliedschaft an und beförderten damit unwillkürlich eine Kontinuität zwischen der Vorkriegsfachgesellschaft und der gleichnamigen Nachkriegsgesellschaft, welche die nationalsozialistische „Gesellschaft Reichsdeutscher Urologen" ausblendete, trotz deutlicher institutioneller und personeller Kontinuitäten.[39]

1958 wurde Paul Rosenstein das Bundesverdienstkreuz verliehen. Aus den Akten des Bundesarchivs wird als Begründung genannt:

> Professor Rosenstein ist Ehrenmitglied der Deutschen Gesellschaft für Urologie und war der frühere Chefchirurg am Krankenhaus der jüdischen Gemeinde in Berlin. Der Gedanke einer Ehrung Professor Rosensteins stammt aus deutschen Emigrantenkreisen, bei denen Professor Rosenstein großes Ansehen genießt. Obwohl er von dem nationalsozialistischen Regime zur Emigration gezwungen wurde, hat sich Professor Rosenstein seine Anhänglichkeit an Deutschland bewahrt.[40]

Somit erscheint es, dass Rosenstein hier nicht etwa für sein Wirken als Arzt oder für eine konkrete Tat geehrt wurde, sondern, ähnlich wie im Fall der Deutschen Gesellschaft für Urologie, als prominenter Emigrant ausgezeichnet wurde, der wieder ein freundschaftliches Verhältnis zu Deutschland aufgebaut hatte und so als Zeuge für den erfolgten Gesinnungswandel dort angeführt werden konnte.

Fazit

Am Beispiel Paul Rosensteins lassen sich Prozesse der Vertreibung, Beraubung, Entschädigung und Wiedereinbindung in eine medizinische Fachgesellschaft nach 1945 anschaulich illustrieren. Seine Auswanderung nach Brasilien über mehrere Zwischenstationen und mit dem Versuch, zunächst in den USA Fuß zu fassen, ist typisch für viele vertriebene Ärzte. Ebenso typisch ist, dass er nach dem Krieg nicht nach Deutschland zurückkehrte. Von 129 Urologen, die nach 1933 aus Deutschland fliehen mussten, kehrten nach 1945 nur drei nach Deutschland zurück.[41] Alle Emi-

---

39 Vgl. Krischel, Mathis/Halling, Thorsten: Die Geschichte der Deutschen Gesellschaft für Urologie in der unmittelbaren Nachkriegszeit: Kontinuitäten und Brüche (1945–1961). Der Urologe 52 (2013), Nr. 7, S. 991–1003.
40 Bundesarchiv Berlin. B122/38731
41 Bellmann, Julia: Kurzbiographien der jüdischen und aus dem Judentum stammenden Urologen. In: Krischel, Matthis [u.a.] (Hrsg.): Urologen im Nationalsozialismus. Bd 2: Biographien und Materialien. Berlin 2011, S. 19–90.

grationsgeschichten sind dabei als Leidengeschichte zu sehen, denn neben dem Verlust der Heimat waren Akkulturationen in fremden Umgebungen notwendig. Wenigen, meist jungen, Ärzten gelang es, in der neuen Heimat noch einmal ärztlich tätig zu sein. In vielen Fällen standen ihnen dabei Sprachbarrieren oder die Anforderung, Examina oder z.T. das ganze Studium zu wiederholen, im Weg.

Für die mühsam aus dem Ausland geführten Entschädigungsverhandlungen war in vielen Fällen Geduld notwendig. Der Fall Rosensteins zeigt, dass die Prozesse sich typischerweise über Jahre hinzogen und nicht immer erfolgreich waren.

Die Wiedereinbindung in die Deutsche Gesellschaft der Urologie, der Rosenstein 1953 zustimmte, kann als Versuch der Fachgesellschaft verstanden werden, eine Kontinuität zu ihrer Geschichte vor 1933 zu konstruieren und der Nachkriegsfachgesellschaft durch Assoziation mit im Fach noch immer großen Namen zu Glanz zu verhelfen. Obwohl Rosenstein die Ehrenmitgliedschaft als Ehre und Rehabilitation verstand, erscheint es vor dem Hintergrund, dass sie nur zwei sehr prominenten, vertriebenen Fachvertretern angetragen wurde, nicht das Ziel der Gesellschaft gewesen zu sein, die aus dem Beruf und der Heimat gedrängten ehemaligen Mitglieder in breiter Masse zu würdigen. Insbesondere über die im Nationalsozialismus zu Tode gekommenen Kollegen, darunter der 1933 in den Suizid getriebene Eugen Joseph (1879–1933),[42] der nach Theresienstadt deportierte und dort 1942 unter unbekannten Umständen verstorbene Alfred Rothschild (1866–1942) und der 1939 nach der Emigration in Palästina verstorbene Arthur Lewin (1866–1939), um nur drei Prominente Vorstandmitglieder der Vorkriegsfachgesellschaft zu nennen, wurde in der Nachkriegszeit lange nicht gesprochen.[43]

---

[42] Moll, Zerrissene Leben, S. 61–65.
[43] Vgl. Krischel/Halling, Geschichte.

Iris Ritzmann
Widersprüchliche Identitäten?
Jüdischer Arzt und deutscher Patriot

Vor einigen Jahren stieß ich auf ein Schreiben des *Instituts für Zeitgeschichte* in München vom 20. April 1977. Darin wurde der jüdische Arzt Emanuel Firnbacher (1898–1981) aufgefordert, Fragen zu seiner Emigration aus Deutschland zu beantworten.[1] Das *Institut für Zeitgeschichte* legte damals gemeinsam mit der *Jewish Immigration New York* eine umfangreiche Materialsammlung zur deutschsprachigen Emigration nach 1933 an, aus dem das *Biographische Handbuch der deutschsprachigen Emigration nach 1933* hervorging.[2] Die erste Frage des Fragebogens bezog sich auf die Staatsangehörigkeit, die von der Geburt an und mit allen folgenden Wechseln aufgeführt werden sollte. Firnbacher gab dort die Staatsangehörigkeit durch die Geburt als „deutsch" an, von 1939 bis 1948 als „britisch", von 1948 an „Israeli" und „seit 25.6.1952 wieder Bundesrep. Deutschland".[3] Diese Antworten zur Staatsbürgerschaft werfen Fragen auf. Wie definierte Firnbacher seine nationale und persönliche Identität vor und nach der Vertreibung aus Deutschland? Was bewog Firnbacher, die deutsche Staatsangehörigkeit bereits 1951 wieder zu beantragen? Und inwiefern steht Firnbachers Biografie für ein typisches Emigrantenschicksal?

Jüdische Assimilierung und deutscher Nationalismus

Emanuel Firnbacher kam 1898 als neuntes Kind einer Viehhändlerfamilie im fränkischen Goßmannsdorf zur Welt. Das Dorf zählte 710 Einwohner, darunter 65 Juden. Es gehörte zum Landgericht Ochsenfurt, wo gemäss Zählung des Jahres 1864 480 Juden mit knapp 4 000 Protestanten zusammen lebten, also rund zehn

---

[1] Begleitschreiben von Dieter Marc Schneider an Emanuel Firnbacher, 20.4.1977, Privatbesitz, Nachlass Firnbacher.
[2] Biographisches Handbuch der deutschsprachigen Emigration nach 1933–1945 (BHE). Hrsg. vom Institut für Zeitgeschichte, München und von der Research Foundation for Jewish Immigration, New York in Zusammenarbeit mit Röder, Werner/Strauss, Herbert A. 3 Bde, München 1980–1983.
[3] Militärische Laufbahn und weitere biografische Angaben vgl. Institut für Zeitgeschichte München, Archiv (IZGM), Materialsammlung zum BHE, ausgefüllter Fragebogen auf Mikrofiche, Kopie auch in Nachlass Firnbacher (Fragebogen zum BHE, 3.5.1977).

Prozent der Bevölkerung ausmachten.[4] Nur vier Jahre zuvor hatte Emanuels Großvater Moses Firnbacher nach mehreren Anläufen endlich das Bürgerrecht erhalten, das ihm seit 1848 mit Hinweis auf seine spärlichen Vermögensverhältnisse als Viehhändler vorenthalten worden war.[5] Shulamit Volkov begründet die Verweigerung der Staatsbürgerschaft für Juden in den Revolutionsjahren damit, dass kleine Dorfgemeinden befürchteten, ärmere Juden würden zu einer ökonomischen Belastung des Fürsorgesystems. Sie erwähnt auch Ausschreitungen gegen die ansässige jüdische Bevölkerung, die unter anderem in Bayern stattfanden.[6] Die Viehjudenfamilie Firnbacher blieb während zweier Generationen in Goßmannsdorf.[7] 1910 zogen Emanuels Vater Josef und dessen Bruder Salomon mit ihren kinderreichen Familien weg vom kleinen Dorf in die Stadt Straubing. Die Familien konnten ihren Viehhandel auch im neuen Umfeld weiterführen.[8] Emanuel war damals zwölf Jahre alt, stand also kurz vor seiner Bar Mizwa. Im Gegensatz zu seinen Geschwistern und sonstigen Verwandten trat er nicht in den Viehhandel ein, sondern absolvierte die Oberrealschule.[9] Er nahm damals vermutlich die Rolle eines Hoffnungsträgers ein, welcher der Familie einen Zugang zur bürgerlichen Gesellschaft schaffen sollte.

„Die Juden fühlten sich in Deutschland geborgen", stellt Shulamit Volkov für die Zeit vor dem Ersten Weltkrieg fest. Zwar sei der Antisemitismus deutlich spürbar gewesen, aber doch in geringerem Ausmaß als je zuvor.[10] Juden, die im 19. Jahrhundert die deutsche Staatsbürgerschaft annehmen konnten, fühlten sich zunehmend als Deutsche. Diese nationale Identität vereinte Juden unterschiedlichster Orientierung und Lebensweise.[11]

---

4 Topographisch-statistisches Handbuch des Königreichs Bayern. Bearb. von Heyberger, J./ Schmitt, Christian/Wachter, August Wilhelm von. München 1867, S. 1213.
5 Angaben von Joachim Braun aufgrund der Goßmannsdorfer Archivalien im Stadtarchiv Ochsenfurt, Protokollbücher 1844–1862.
6 Volkov, Shulamit: Die Juden in Deutschland 1780–1918. Enzyklopädie Deutscher Geschichte. München 1994, S. 38–39.
7 Matrikelliste 1817 der jüdischen Familienvorstände in Gossmannsdorf, vgl. http://www.ale mannia-judaica.de/gossmannsdorf_synagoge.htm (17.9.2013).
8 In den Adressbüchern von Straubing der Vorkriegszeit finden sich entsprechende Einträge in den Jahren 1906, 1909 und 1912.
9 Die Oberrealschule war ein naturwissenschaftlich orientiertes Gymnasium ohne Latein. Vgl. für Firnbachers Schulabschluss: Personalstand der Ludwigs-Maximilians-Universität Winter-Halbjahr 1919/20. München 1920, S. 67.
10 Volkov, Juden in Deutschland, S. 67.
11 Volkov, Shulamit: Juden und Judentum im Zeitalter der Emanzipation. Einheit und Vielfalt. In: Beck, Wolfgang (Hrsg.): Die Juden in der europäischen Geschichte. Sieben Vorlesungen. München 1992, S. 86–107, hier S. 99–101.

Einen konkreten Beweis ihrer Vaterlandsliebe konnten männliche deutsche Juden im Ersten Weltkrieg erbringen. Und sie taten es. Zwischen 1914 und 1918 meldeten sich über 10 000 Juden freiwillig zum Kriegsdienst. Bei einer Gesamtzahl von etwa 550 000 deutschen Juden hatten bis zum Kriegsende 96 000 jüdische Soldaten am Krieg teilgenommen, von denen rund 12 000 gestorben waren. 85 000 jüdische Soldaten hatten an der Front gekämpft, 36 000 wurden mit einem Orden ausgezeichnet.[12] Bei Kriegsbeginn wurde dieser patriotische Eifer von der politischen Argumentation des *Burgfriedens* unterstützt, der alle Deutschen, unabhängig von ihrer Konfession und politischen Überzeugung, vereinen sollte und von dem sich die Juden eine Zukunft als gleichberechtigte Bürger versprachen. In dieser Atmosphäre der Verbundenheit gegen den äußeren Feind verstanden sich Juden als integraler Teil Deutschlands, „zu jedem Opfer bereit, hochpatriotisch angesichts der Gefahr", so Volkov.[13] Das Königreich Bayern hatte sich bei der Reichsgründung Rechte ausbedungen und verfügte noch bis 1919 über eigene Truppen. Wie den *Kriegsstammrollen des Bayerischen Hauptstaatsarchivs* zu entnehmen ist, meldeten sich aus Firnbachers engerem Familienkreis gleich mehrere männliche Verwandte, darunter Emanuels sechs Jahre älterer Bruder Maier Firnbacher (1892–1988).[14]

Schon im zweiten Kriegsjahr gingen antisemitische Gerüchte und Pamphlete um, die den Juden Feigheit im Kampf und Verrat des Vaterlands vorwarfen. Im Oktober 1916 ordnete der preußische Kriegsminister eine *Judenzählung* an, was zu heftigen Auseinandersetzungen im Reichstag und Protesten jüdischer Organisationen führte. Die Ergebnisse dieser Erhebung wurden zwar nie veröffentlicht, die Durchführung an sich aber gab den Diffamierungen der jüdischen Soldaten als „Drückeberger" weitere Nahrung.[15]

1917 war die allgemeine Kriegsbegeisterung weitgehend eingebrochen. Der erhoffte schnelle Sieg ließ auf sich warten. Dennoch meldete sich Emanuel Firnbacher noch am 15. Mai 1917 als „Einjähriger" für den Kriegsdienst. Er war keine

---

12 Ein detaillierter Vergleich unterschiedlicher Angaben zu den Kriegsteilnehmenden und gefallenen Juden im Ersten Weltkrieg gibt Rosenthal, Jacob: „Die Ehre des jüdischen Soldaten". Die Judenzählung im Ersten Weltkrieg und ihre Folgen (= Campus Judaica, 24). Frankfurt a. M. 2007, S. 204–205. Die meisten Zahlennennungen gehen auf Erhebungen des *Reichsbund jüdischer Frontsoldaten* zurück, z.B. Volkov, Juden in Deutschland, S. 69.
13 Volkov, Juden in Deutschland, S. 67.
14 Kriegsstammrollen, 1914–1918. Bayerisches Hauptstaatsarchiv (BayHStA), Abteilung IV Kriegsarchiv, München. Zu Maier F.: 8178. Kriegsstammrolle: Bd.4, Nr. 528.
15 Rosenthal, Ehre, S. 54–102; Volkov, Juden in Deutschland, S. 68–69; Barkai, Avraham [u.a.] (Hrsg.): Deutsch-jüdische Geschichte in der Neuzeit, Bd. 4: Aufbruch und Zerstörung 1918–1945. München 1997, S. 103.

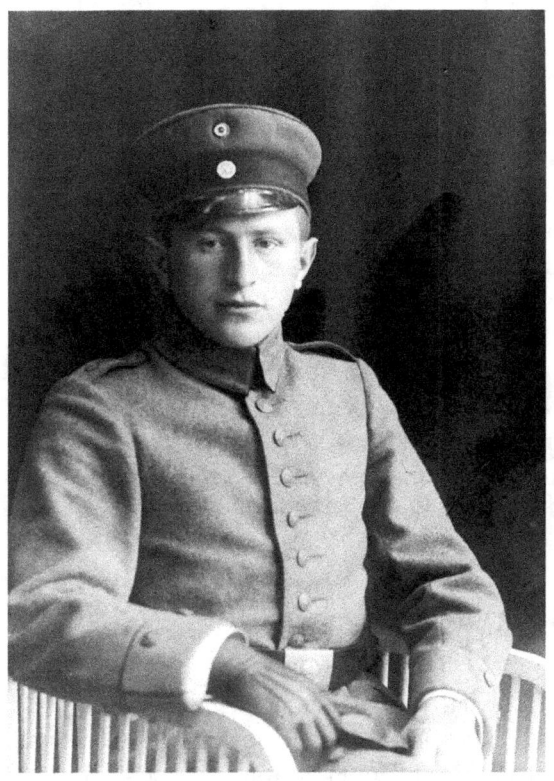

Abb. 1: Fotografie von E. Firnbacher, aufgenommen in Amberg von Anton Frey, in Uniform vor dem Kriegseinsatz 1917. Nachlass Firnbacher.

20 Jahre alt und ging noch zur Realschule.[16] Beim Hoffotografen Anton Frey im nahen Amberg ließ er sich stolz in Uniform fotografieren, vermutlich direkt vor der Abreise an die Front.

Über Firnbachers Militärdienst im Ersten Weltkrieg existieren nur wenige Einträge im Fragebogen. Sie können aber durch die Angaben in den Kriegsstammrollen ergänzt werden. Firnbacher kam zuerst in ein Reserve-Bataillon der Artillerie, wo er zum Richt-Kanonierer ausgebildet wurde. Vom 11. September 1917 an kämpfte er an der Front, zuerst in den berüchtigten Schlachten in Flandern gegen britische Truppen, dann in der äußerst verlustreichen Frühjahrsoffensive mit massiven Artillerieeinsätzen in Frankreich 1918. Damit erwarb er sich das Eiserne Kreuz zweiter Klasse und eine Bayerische Tapferkeitsmedaille.

---

16 Materialsammlung zum BHE, ausgefüllter Fragebogen auf Mikrofiche, Kopie auch in Nachlass Firnbacher (Fragebogen zum BHE, 3.5.1977). Bayerisches Hauptstaatsarchiv (BayHStA), Abteilung IV Kriegsarchiv, München, 13976. Kriegsstammrolle: Bd. 5, Nr. 835.

Nach der Kapitulation im November 1918 kehrte er nicht, wie die meisten seiner Kameraden, so rasch wie möglich nach Hause zurück. Er verblieb noch bis zum 5. Februar 1919 im Militärdienst, vermutlich mit der Aufgabe betraut, einen geordneten Rückzug zu sichern.[17] Die Revolution war seit November in vollem Gang. Die republikanische Regierung war von den chaotischen Zuständen überfordert und ließ Freikorps aus ehemaligen Frontsoldaten zusammenstellen. In Firnbachers Heimatland Bayern kam es zu blutigen Auseinandersetzungen mit verschiedenen paramilitärischen Verbänden. Firnbacher, von Kindsbeinen an an Pferde gewöhnt, hatte sich bereits im Krieg als guter Reiter profiliert. Trotzdem erstaunt es, dass er am 19. April einem Eskadron des bekannten 3. *Chevauleger-Regiments* als Teil der Volkswehr beitrat und bis zum 12. Juni unter Rittmeister Hutschenreuter die rote Räterepublik bekämpfte.[18] Zwar pflegten diese konservativ-monarchischen Soldatentruppen einen ausgeprägten Antisemitismus. Dennoch reihten sich neben Firnbacher auch andere Juden, die zuvor als Frontsoldaten im Kriegsdienst standen, in entsprechende Formationen ein.[19]

Patriotisch-konservative Orientierung

Firnbacher war ein patriotischer, bis nach der Abdankung kaisertreuer Deutscher. Er hatte an der Front für sein Deutschland gekämpft, wie viele andere Juden auch. Unter ihnen war auch der Publizist und Politiker Ernst Toller, der seine Gemütsverfassung in seiner selbstkritischen Autobiografie folgendermaßen beschreibt: „Ich denke an meine Jugend, an die schreckliche Freude, die ich empfand, wenn ich nicht als Jude erkannt wurde, an die Tage des Kriegsbeginns, an meinen leidenschaftlichen Wunsch, durch den Einsatz meines Lebens zu beweisen, dass ich Deutscher sei, nichts als Deutscher."[20]

Im Gegensatz zu Juden wie Toller, die ernüchtert nach Kriegsende ihren Einsatz hinterfragten, fühlte Firnbacher Stolz auf seinen Kampf für Kaiser und Vaterland. Er trat dem *Reichsbund jüdischer Frontsoldaten* (RjF) bei, der am 8. Februar 1919 als jüdischer Soldatenbund zur Abwehr antisemitischer Verdächtigungen gegen Juden im deutschen Heer in Berlin gegründet worden war. Der

---

[17] Rosenthal, Ehre, S. 136.
[18] Materialsammlung zum BHE, ausgefüllter Fragebogen auf Mikrofiche, Kopie auch in Privatnachlass Firnbacher (Fragebogen zum BHE, 3.5.1977), Bayerisches Hauptstaatsarchiv (BayHStA), Abteilung IV Kriegsarchiv, München, 22719. Kriegsstammrolle, Nr. 12.
[19] Grady, Tim: Juden in Freikorps. Liverpool 2011, S. 63, auch: Rosenthal, Ehre, S. 139.
[20] Toller, Ernst: Eine Jugend in Deutschland. Amsterdam 1939, S. 227.

nur zwei Monate zuvor gegründete *Stahlhelm – Bund der Frontsoldaten* schloss Juden von der Mitgliedschaft aus. In den folgenden Monaten entstanden in vielen deutschen Städte Ortsgruppen jüdischer Frontsoldaten, die sich 1920 zum RjF zusammenschlossen. Das gemeinsame Wochenblatt *Der Schild* bezeugt die Bedeutung dieser Vereinigung als politische Plattform deutschpatriotischer Juden. Die Grundlage des RjF bestand gemäß Gründer Leo Löwenstein in einem restlosen Bekenntnis zur deutschen Heimat und einer expliziten Distanzierung von jeder zionistischen Bewegung. Er stand damit dem *Central-Verein deutscher Staatsbürger jüdischen Glaubens* (CV) nahe.[21]

Die Geschichtsschreibung habe die Politik des RjF vorschnell abgewertet, kritisierte Tim Grady und plädierte dafür, die Aktivitäten konservativer jüdischer Bewegungen bei der Aufarbeitung des Widerstands gegen die Nationalsozialisten mit einzubeziehen.[22] Möglicherweise entspricht diese Sichtweise der Selbstwahrnehmung Firnbachers. Im Fragebogen, der den „aktiven Widerstand gegen den Faschismus" dokumentieren wollte, betonte Firnbacher wiederholt und in kämpferischem Stil sein Aufbegehren gegen berufspolitische Repressionen. Mehrfach erwähnt er den RjF und bezeichnet sich sogar als „Vorsitzenden des Reichsbundes jüdischer Frontsoldaten" – möglicherweise war er Vorsitzender einer der rund 500 Ortsgruppen. Der RjF zählte 1925 zwischen 35 000 und 40 000 Mitglieder und gehörte, an zweiter Stelle nach dem CV, zu den bedeutendsten jüdischen Verbindungen der Weimarer Republik.[23]

Medizinische Tätigkeit vor der Vertreibung

Im Herbstsemester 1919 begann Emanuel Firnbacher an der Universität München Medizin zu studieren. Noch im selben Jahr wurde er Mitglied einer schlagenden Verbindung.[24] Abgesehen von jüdischen Burschenschaften, wovon an der Münchner Universität damals gleich drei unterschiedliche aktiv waren, zeichne-

---

21 Rosenthal, Ehre, S. 148.
22 Grady, Tim: Fighting a Lost Battle: The ‚Reichsbund jüdischer Frontsoldaten' and the Rise of National Socialism. German History (2010), 28 (1), S. 1–20.
23 Barkai [u.a.], Deutsch-jüdische Geschichte, S. 96.
24 Nach eigenen Angaben im Fragebogen zum BHE (Materialsammlung zum BHE, ausgefüllter Fragebogen auf Mikrofiche, Kopie auch in Nachlass Firnbacher (Fragebogen zum BHE, 3.5.1977), hieß die Verbindung *Landsmannschaft Serviodurum-München*. Vermutlich handelte es sich um eine Straubinger oder Münchener Verbindung, die der *Deutschen Landsmannschaft*, einem Korporationsverband von pflichtschlagenden und farbentragenden Studentenverbindungen, angehörte.

ten sich diese Verbindungen durch einen virulenten Antisemitismus aus. Firnbacher trat dennoch einer nichtjüdischen Burschenschaft bei und beteiligte sich aktiv an den Ritualen – mehrere Fotos zeigen ihn als Burschenschafter vor und nach Mensur.[25] 1922 verließ er die Korporation, allerdings nicht freiwillig: Nach eigenen Angaben sei er „ausgetreten wegen Einführung des § ‚Juden u. Schwarze' sind auszuschliessen".[26]

In den frühen 1920er Jahren führte Firnbacher sein Studium in Würzburg fort, wo er 1924 das Abschlussexamen bestand. Im Anschluss trat er eine Assistenzstelle in der *Würzburger Medizinischen und Nervenklinik*, der sog. „Morawitzer Klinik",[27] an und erwarb 1928 den Doktortitel. Anlässlich seines Weggangs im Februar 1928 stellte ihm der Vorsteher der Klinik, Erich Grafe (1881–1952), ein Zeugnis aus, worin er Firnbacher als sehr selbstständigen Assistenten schilderte. Firnbacher habe die Krankenhausstation „mit grösster Umsicht und voller Aufopferung" geleitet. Will man diese Formulierung wörtlich nehmen, so fand sich die Aufopferungsbereitschaft für Kaiser und Vaterland als Soldat nun in seiner Arzttätigkeit wieder. Grafe wies zudem speziell auf eine intensive Gutachtertätigkeit hin, der sich Firnbacher gewidmet habe.[28] Firnbachers Selbstverständnis als Arzt umfasse über die Behandlung einzelner Patienten hinaus eine gesellschaftliche Aufgabe, wie bereits sein militärischer und paramilitärischer Einsatz eine gesellschaftsrelevante Dimension beinhaltet hatte.

Firnbacher verließ diese Stelle 1928, um im *Stadtkrankenhaus Küchwald* in Chemnitz eine besser bezahlte Assistentenstelle anzunehmen.[29] Die neue Stelle erlaubte es ihm, wenige Monate später die 20-jährige Studentin Liselotte Bing zu heiraten. Auch Liselotte stammte aus einem jüdischen Elternhaus, das sich allerdings diametral von der kinderreichen Viehhändlerfamilie Firnbacher unterschied: Liselotte war die einzige Tochter einer wohlhabenden Ärztefamilie, hatte bis zur Hochzeit drei Semester an der Universität Würzburg studiert und scheint als „Couleurdame" in Studentenverbindungen mitgewirkt zu haben.[30] Mit der Assistentenstelle im Stadtkrankenhaus und der Heirat in das jüdische Groß-

---

25 Fotografien in Nachlass Firnbacher, mit herzlichem Dank an Orna Firnbacher, Netanya.
26 Materialsammlung zum BHE, ausgefüllter Fragebogen auf Mikrofiche, Kopie auch in Nachlass Firnbacher (Fragebogen zum BHE, 3.5.1977).
27 Der Name geht auf den Internisten Paul Morawitz zurück, der als Entdecker der Blutgerinnung gilt und von 1921 bis 1926 eine Professur an der Universität Würzburg innehatte.
28 Nachlass Firnbacher, Zeugnis Erich Grafe für Emanuel Firnbacher, Medizinische Klinik der Universität Würzburg, Luitpoldkrankenhaus Würzburg, 25.2.1928.
29 Nachlass Firnbacher, Zeugnis Paul Adolf Carl Clemens für Emanuel Firnbacher, Abteilung für Innere Medizin, Küchwaldkrankenhauses Chemnitz, 17.2.1930.
30 Diese Vermutung leitet sich von entsprechenden Fotografien her in MHIZ: PN 126.

bürgertum gelang Firnbacher ein gesellschaftlicher Aufstieg. 1929 wurde er zum Oberarzt befördert. Die Familie erwartete damals bereits Nachwuchs.

1930 eröffnete Firnbacher als Kassenarzt eine Praxis. Nach eigenen Angaben wurde er zuvor im Stadtkrankenhaus vor die Wahl gestellt, entweder der sozialdemokratischen Partei beizutreten oder aber das Krankenhaus zu verlassen.[31] Ob Firnbacher wirklich politisch unter Druck gesetzt wurde, lässt sich nicht mehr eruieren – eine vorsichtige Interpretation ist angesichts seiner politischen Einstellung jedenfalls erforderlich.

Die Praxiseröffnung brachte neue Schwierigkeiten mit sich. Die Industriestadt Chemnitz litt besonders stark unter der Weltwirtschaftskrise. Das Versicherungsamt in Chemnitz akzeptierte im Zusammenhang mit der enorm hohen Arbeitslosigkeit Ende 1930 nur noch zwei Kassenärzte. Beworben hatten sich aber zwölf Mediziner, darunter auch Firnbacher. Gemeinsam mit den anderen Ärzten, denen die kassenärztliche Tätigkeit verwehrt wurde, legte er beim Zulassungsausschuss des städtischen Versicherungsamtes Berufung ein. Es fand deshalb eine Neubeurteilung statt.

Die Akten dieses Verfahrens, die sich im Nachlass erhalten haben, führen die Kriterien an, nach denen Ärzte damals aus Kassensicht bewertet wurden. Hierfür entwickelte das Schiedsamt ein Punktesystem, das unter anderen folgende Eigenschaften positiv bewertete: Das Alter des Arztes, seine Ausbildungszeit, die Dauer der Niederlassung und – mit Punkten für jedes Halbjahr – die Kriegsteilnahme. Dank diesem Punktesystem kam nun Firnbacher auf die Höchstzahl der Punkte. Er und einer seiner Kollegen wurden 1931 zu allen Krankenkassen des Arztregisterbezirks der Stadt Chemnitz zugelassen.[32] Firnbacher baute sich an der Friedrich-August-Straße eine Praxis auf. Zugleich war er ärztlicher Sachverständiger und Begutachter am Oberversicherungsamt und Versorgungsgericht in Chemnitz, an der Landesversicherungsanstalt Sachsen in Dresden, der Arbeiterpensionskasse in Dresden und am Versorgungsamt in Chemnitz.[33]

---

31 Der Wortlaut des Zitats lautet: „nachdem ich am Stadtkrankenhaus Chemnitz vom 1.2.1928 als Oberarzt tätig war u. nicht in die sozialdem. Partei, wie gefordert eintrat, habe ich eine freie Praxis vorgezogen." Materialsammlung zum BHE, ausgefüllter Fragebogen auf Mikrofiche, Kopie auch in Nachlass Firnbacher (Fragebogen zum BHE, 3.5.1977), S. 3.
32 Nachlass Firnbacher, Entscheidung des Schiedsamts des Sächsischen Oberversicherungsamtes Chemnitz vom 23.1.1931.
33 Zum Kassenwesen in der Weimarer Republik vgl. Wolff, Eberhard: Mehr als nur materielle Interessen: Die organisierte Ärzteschaft im Ersten Weltkrieg und in der Weimarer Republik 1914–1933. In: Jütte, Robert (Hrsg.): Geschichte der deutschen Ärzteschaft. Organisierte Berufs- und Gesundheitspolitik im 19. und 20. Jahrhundert. Köln 1997, S. 97–142.

Vertreibung aus Beruf und Vaterland

Am 7. April 1933 trat das *Gesetz zur Wiederherstellung des Berufsbeamtentums* in Kraft. Für Firnbacher aber galt das Frontsoldatenprivileg, ein auf Drängen Hindenburgs zusätzlich eingeschobener zweiter Absatz in § 3. Dieses Privileg schützte Juden, die als Frontsoldaten im Krieg gekämpft hatten, vor der Durchsetzung dieser Gesetze. Auch wenn die genaue Anzahl der Juden, die dieses Privileg in Anspruch nehmen konnten, umstritten ist, so war ihre Zahl doch beachtlich: Gemäß Hilber konnten fast 50 % der jüdischen Beamten den geforderten Nachweis erbringen.[34] Die ehemaligen Frontsoldaten vertraten in der Regel eine deutschnationale, antizionistische Überzeugung, wie sie im RjF zum Ausdruck kam.[35]

Ab 1935 finden sich wieder biografische Angaben im Fragebogen. Diesen Aufzeichnungen entsprechend wurden Firnbacher im Januar 1935 sämtliche Gutachtertätigkeiten entzogen. Zudem warf ihm der Ärzteverein vor, er habe widerrechtlich einen städtischen Angestellten behandelt. Firnbacher schildert diese Begebenheit ausführlich: Er und seine Frau hätten in der berühmten Dresdner Oper – offenbar auf sehr guten Plätzen – einer Aufführung beigewohnt, als ein Sänger zusammenbrach. Firnbacher sei sofort auf die Bühne geeilt, habe erste Hilfe geleistet und ein Zeugnis für die weitere Behandlung ausgeschrieben. Auf die Argumentation, er habe diesen städtischen Angestellten gar nicht behandeln dürfen, ließ sich Firnbacher nicht ein, sondern beharrte auch noch über 40 Jahre später darauf, dass seine ärztlichen Anweisungen medizinisch korrekt gewesen seien. Will man seinen Angaben glauben, lief seine Praxis problemlos weiter, und die nationalsozialistische Ära bis Herbst 1935 verursachte für ihn keine wesentlichen Einbußen.[36]

Am 15. September traten die *Nürnberger Gesetze* in Kraft, und die Ausnahmeregelungen des sog. „Arierparagraphen" verloren ihre Gültigkeit: Firnbacher genoss durch seinen Fronteinsatz keinen Schutz mehr. Direkt nach der Rückkehr von einer Bergtour in den Schweizer Alpen wurde er vor den Bayerischen Ärzteverein geladen. Im Fragekatalog skizzierte Firnbacher die damalige Verhandlung, in der ihm die Rechte als Kassenarzt entzogen wurden. Während der Verhandlung sei der Spruch „Juden lügen immer" gefallen, worauf Firnbacher mit einem

---

34 Hilberg, Raul: Die Vernichtung der europäischen Juden. Bd. 1. Frankfurt a. M. 1990², S. 88–89.
35 Longerich, Peter: Politik der Vernichtung. Eine Gesamtdarstellung der nationalsozialistischen Judenverfolgung. München 1998, S. 43–45.
36 Materialsammlung zum BHE, ausgefüllter Fragebogen auf Mikrofiche, Kopie auch in Nachlass Firnbacher (Fragebogen zum BHE, 3.5.1977).

Aktendeckel auf den Tisch geschlagen und den Raum verlassen habe. Firnbacher befürchtete nun eine Verhaftung durch die SS, die aber nicht erfolgte. Nachdem der Entzug seiner kassenärztlichen Abrechnungsmöglichkeiten schriftlich bestätigt worden war, legte er Einspruch ein, der jedoch am 21. Oktober 1935 zurückgewiesen wurde. In diesem Schreiben habe der Ärzteverein mit einer strafrechtlichen Verfolgung und einer Entziehung der ärztlichen Approbation gedroht, hielt Firnbacher fest. Aufgrund dieser Drohungen und der Warnung eines befreundeten Arztes entschloss sich Firnbacher zur sofortigen Flucht. Mit Frau, Tochter und drei Koffern sei er in seinem Mercedes als Tourist über die tschechische Grenze Richtung Karlsbad geflohen. An dieser Stelle beschreibt Firnbacher seine Gefühlslage: Er habe Zuflucht bei einem befreundeten Arzt gesucht, der ein Kurhaus leitete, „und da ich einem Nervenzusammenbruch nahe war behielt er uns (Frau und Kind) unentgeldlich."[37]

Was genau hatte Firnbacher beinahe zusammenbrechen lassen? Der Entzug gewisser Rechte, die seine Kollegen teilweise schon Jahre zuvor abtreten mussten, kam nicht unerwartet. Die drohende Verhaftung nahm er zwar als Grund zur Flucht, er hatte aber schon zuvor damit gerechnet. Viel wahrscheinlicher könnte die persönliche Erschütterung Firnbachers damit zusammenhängen, dass sein Selbstverständnis als Deutscher und Arzt in Frage gestellt wurde. Nach dem Reichsbürgergesetz galt er nicht mehr als *Staatsangehöriger deutschen Blutes*, und mit dem angedrohten Entzug seiner Approbation wäre ihm die ärztliche Identität aberkannt worden.

Zuerst war Firnbacher überzeugt, schon nach wenigen Wochen in seine Heimat zurückreisen zu können. Dann aber versuchte er über verschiedene Konsulate in Prag eine Ausreise in ein benachbartes europäisches Land zu organisieren. Da aber kein anderes Land jüdische Flüchtlinge aufnahm, beantragte Firnbacher schließlich für die ganze Familie ein *Kapitalistenzertifikat* beim zionistischen Palästina-Amt in Prag und konnte so eine Einwanderungserlaubnis ins englische Mandatsgebiet Palästina bewirken. Die Regelung dieser Ausreisebestimmungen war Teil des umstrittenen Haavara-Abkommens, das im Sommer 1933 zwischen zionistischen Organisationen und der nationalsozialistischen Regierung Deutschlands geschlossen wurde. Rund 20'000 Emigranten gelang in der fünften Alija, also der Palästina-Einwanderung der Jahre 1933–1939, die Einreise mit einem *Kapitalistenzertifikat*.[38] Auch Emanuel Firnbacher schaffte so

---

37 Materialsammlung zum BHE, ausgefüllter Fragebogen auf Mikrofiche, Kopie auch in Nachlass Firnbacher (Fragebogen zum BHE, 3.5.1977), Zusatzblatt.
38 Vgl. z.B. Segev, Tom: Die siebte Million. Der Holocaust und Israels Politik der Erinnerung. Hamburg 1995, speziell S. 31–34, und Feilchenfeld, Werner [u.a.]: Haavara-Transfer nach Paläs-

die Ausreise. Mit seiner Familie reiste er mit dem Zug nach Triest, schiffte sich ein und erreichte am 7. Februar 1936 mit der *Tel Aviv* den Hafen von Haifa. Dieser Passagierdampfer fuhr als erstes Schiff der *Palestine Shipping Company* vom Mai 1935 bis November 1936 zweiwöchentlich die Route Haifa-Triest-Haifa.[39]

Exil und Remigration

Trotz eines Ärztestopps, den die britische Besatzungsmacht in Palästina auf den 1. Dezember 1935 erlassen hatte, gelang es Firnbacher, wenige Monate nach seiner Ankunft eine Arztlizenz zu ergattern, und er konnte noch 1936 eine Praxis in Haifa eröffnen. Palästina war keine Wunschdestination gewesen. Im Gegenteil verstand sich Firnbacher als Gegner des Zionismus, der seinen Patriotismus bewusst und ausschließlich auf Deutschland richtete. Ausgerechnet von zionistischer Seite musste er Hilfe für die Auswanderung annehmen und eine Existenz in Palästina aufbauen, einem Land, zu dem er keinerlei Verbundenheit empfand. Dennoch schloss sich Firnbacher dem Befreiungskampf für Israel an, indem er als Vertrauensarzt in der Haganah und später in der israelischen Armee mitwirkte.[40]

Wie zahlreiche andere *Jeckes* fühlte sich das Ehepaar Firnbacher in Palästina und später in Israel nie heimisch. Anders als den zionistisch geprägten Flüchtlingen war ihnen bei ihrer Ankunft Land, Sprache und Schrift fremd. Liselotte und Emanuel Firnbacher versuchten, im erzwungenen Exil ihre angestammte Kultur weiterhin zu leben.[41] Die beiden waren Mitglied in der Naturfreundebewegung und im *Hitachdut Olei Germania*, einer 1932 gegründeten Vereinigung deutscher

---

tina und Einwanderung deutscher Juden 1933–1939 (= Schriftenreihe wissenschaftlicher Abhandlungen des Leo Baeck Instituts, 26). Tübingen 1972, speziell zum Kapitalistenzertifikat S. 93f. 2011 drehte Arnon Goldfinger – ausgehend von familienbiografischen Recherchen – einen Dokumentarfilm zur Thematik: http://www.die-wohnung-film.de. Die Kooperation zionistischer Organisationen mit Nazideutschland wird regelmäßig von antisemitischer Seite als Beleg jüdischer Schuld am Zweiten Weltkrieg angeführt.
39 Vgl. etwa die Eintragung im National Maritime Museum in Haifa, http://www.hma.org.il/Museum (27.2.2013).
40 Materialsammlung zum BHE, ausgefüllter Fragebogen auf Mikrofiche, Kopie auch in Nachlass Firnbacher (Fragebogen zum BHE, 3.5.1977) und Zusatzblatt.
41 Nachlass Firnbacher, „Gedanken über Margalit, alias Mokole", Kopie einer handschriftlichen Aufzeichnung der Kunstmalerin Hedi Kandel, Sommer 1999, S. 2. Den *Jeckes* widmet sich das 2005 eröffnete *Museum der deutschsprachigen Juden* in Tefen/Israel, vgl. http://www.omuseums.org.il/museum/sitePage.aspx?pageID=570&Place=1 (27.2.2013).

Einwanderer.⁴² Der Kulturimport aus Deutschland stieß in Palästina teilweise auf vehemente Abwehr, da er den Handelsboykott gegen das nationalsozialistische Deutschland unterlief und als Bedrohung der hebräischen Landessprache und Kultur gedeutet werden konnte.⁴³

Am 26. April 1939 verlor die ganze Familie das deutsche Bürgerrecht.⁴⁴ Obschon Firnbacher zu diesem Zeitpunkt weder Hebräisch noch Englisch sprach, nahm er die Bürgerschaft des britischen Mandats an. Zumindest auf dem Papier wurde er also Engländer und gehörte damit dem Gegner Deutschlands an, gegen den er selbst gekämpft hatte. Dieser Akt sollte für seinen Doktortitel von Bedeutung sein. Denn die Universität Würzburg wollte kurze Zeit später – wie sie es auch mit den anderen Vertriebenen praktizierte – mit der Ausbürgerung Firnbachers auch dessen Doktortitel aberkennen. Da eine Titelaberkennung aber nur möglich war, wenn keine andere Staatsbürgerschaft vorlag, wurde die „Depromotion" wieder aufgehoben.⁴⁵ Ob Firnbacher davon überhaupt je erfuhr, ist allerdings nicht klar.

1945 und in den Folgejahren brachte Firnbacher in Erfahrung, dass seine Verwandtschaft zu weiten Teilen in Konzentrationslager verschleppt und dort ermordet worden war.⁴⁶ Die lange Ungewissheit, wer die Schoa überlebt hatte, zeigt sich deutlich in den Todesanzeigen, die von der Zeitschrift *Aufbau* publiziert wurden. In der Ausgabe vom 24. August 1945 etwa finden sich über 30 Todesanzeigen, wovon gleich zwei die Familie Firnbacher betreffen, darunter Emanuel Firnbachers Mutter Berta. Unter den aufgeführten Trauernden in dieser Anzeige steht bei drei Namen „Aufenthalt unbekannt". Die Anzeigen dienten nicht nur der Bekanntgabe von Todesfällen, sondern auch der Spurensuche nach Angehörigen.⁴⁷

Trotz tiefer persönlicher Betroffenheit durch die Schoa fühlten sich Liselotte und Emanuel Firnbacher noch immer mit Deutschland verbunden. In aller

---

42 Vgl. hierzu Schlör, Joachim: ‚Alija Chadascha und öffentliche Meinung'. Das Mitteilungsblatt des Irgun Olei Merkas Europa (Tel Aviv) als historische Quelle. In: Menora. Jahrbuch für deutschjüdische Geschichte 1997, S. 70–97, hier S. 86–87.
43 Vgl. hierzu beispielsweise Heikaus, Ulrike: Deutschsprachige Filme als Kulturinsel. Die kulturelle Integration der deutschsprachigen Juden in Palästina 1933–1945. Potsdam 2009.
44 Ausbürgerungsliste 107, publ. in: Pariser Tageszeitung 5.5.1939, Nr. 988. Kopie in Nachlass Firnbacher.
45 Universität Würzburg (Hrsg.): Die geraubte Würde. Die Aberkennung des Doktorgrads an der Universität Würzburg 1933–1945. Würzburg 2011, S. 154.
46 Den Einträgen in der *Central Databank of Shoa Victims* zufolge wurden aus dem engsten Familienkreis Firnbachers drei von den vier 1939 noch lebenden Geschwister mit Lebenspartner und Kindern sowie die Mutter Berta Firnbacher umgebracht, von den näheren Verwandten sämtliche 1939 noch lebende Onkel, eine Tante sowie einige Cousins, Cousinen und deren Kinder.
47 Todesanzeige in *Aufbau*, Freitag, 24. August 1945, S. 19.

Heimlichkeit stellte Firnbacher bereits kurz nach der Staatsgründung Israels im Sommer 1951 einen Rückbürgerungsantrag in Straubing.[48] Dem Antrag auf die deutsche Staatsbürgerschaft wurde jedenfalls stattgegeben, und am 25. Juni 1952 wurden für Emanuel und Liselotte Firnbacher deutsche Pässe ausgestellt. Mit dem israelischen Pass wäre zu dieser Zeit eine Einreise nach Deutschland problematisch gewesen, da jeder Pass auf Französisch und Hebräisch den Vermerk enthielt: „Dieser Pass ist gültig für folgende Länder: Alle – mit Ausnahme Deutschlands".[49] Am 29. Juni 1956 trat in Deutschland das revidierte Bundesentschädigungsgesetz in Kraft, das Wiedergutmachungszahlungen auch an Personen mit Wohnsitz im Ausland vorsah. Firnbacher begann, eine Reise nach Deutschland zu planen, und kontaktierte seinen Anwalt aus Straubing.[50] Vermutlich bestärkte die drohende Suezkrise, die Firnbachers militärischen Einsatz erfordert hätte, den Entschluss zur baldigen Abfahrt.

Am 1. September 1956 reiste er nach Deutschland und kehrte nie mehr nach Israel zurück. Einiges weist darauf hin, dass Firnbacher seine Remigration bereits im Voraus ins Auge gefasst hat. So deutete er im letzten Schreiben, das er von Israel aus an seine Tochter in Zürich schickte, Neuigkeiten an, die er aber nur mündlich äußern wollte.[51] Offenbar rechneten die Firnbachers damit, dass ihre Post gelesen wurde. Auch Liselotte beklagte sich darüber, dass die Briefe durch den „Censor" stark verzögert ankommen würden.[52] Kaum in seinem geliebten Bayern angekommen, organisierte Firnbacher nicht nur die Wiedergutmachungszahlungen, sondern suchte sich eine Stelle beim Versorgungsamt in Augsburg.[53] Die Remigration erfolgte ohne jeden Abschied von seinen Freunden und Verwandten – in gewisser Weise wiederum wie eine Flucht. Die Rückkehr ins „Land der Mörder" war unter Juden noch Jahrzehnte ein Tabu, verbunden mit der Auswanderung aus Israel kam sie einem Verrat nahe. Eine solche Verurteilung durch

---

48 Derselbe Anwalt, der Firnbachers Repartiierung in Straubing vertrat, forderte fünf Jahre später mit dessen einzigen überlebenden Geschwister Maier Firnbacher und weiteren Verwandten die Erstattung von Geldern für die Grundstücke, die der Viehhändlerfamilie Firnbacher von den neuen Besitzern ein. Vgl. Internetdokumentation vom 13.3.1956, Germany West, S. 83. http://pds.lib.harvard.edu/pds/view/6372944?op=t&n=185&s=2 (4.6.2012).
49 Erst mit dem historischen Treffen zwischen Ben Gurion und Adenauer am 14. März 1960 setzte zögerlich eine Politik der „Versöhnung" ein, wie sie damals noch recht naiv formuliert wurde.
50 Nachlass Firnbacher (Briefe von Emanuel und Liselotte Firnbacher an ihre Tochter Margarete Ritzmann-Firnbacher und deren Mann), 4.1.1956–14.2.1958), 8.6.1956 und 14.7.1956.
51 Nachlass Firnbacher, Brief vom 29.8.1956.
52 Nachlass Firnbacher, Brief vom 26.9.1956.
53 Nachlass Firnbacher, Brief vom 8.9.1956.

seine engsten Bezugspersonen könnte die Geheimhaltung hinreichend erklären, die Firnbacher sogar seiner Frau Liselotte gegenüber aufrecht hielt. „Schreibt bitte nichts darüber an Mutti", bat er noch vier Wochen später seine Tochter und deren Mann.[54] Und am 30. September erklärt er:

> An <u>Mutti habe gestern den Brief mit dem Stichwort</u> abgeschickt und ihr versteckt angedeutet, dass wir nach Augsburg gehen. Ich hoffe, Sie möge zufrieden sein – wenn ich Sie nur hier hätte. Ich habe vor den Banditen dort Angst, dass man Sie quälen könnte, und schrieb Ihr Sie soll so <u>schnell</u> wie möglich zu Euch kommen.[55]

Da die Briefe in Haifa stets erst nach rund zehn Tagen eintrafen und dieses Schreiben zudem während der jüdischen Festtage versandt wurde, vernahm Liselotte vermutlich erst in der zweiten Oktoberwoche von ihrer Remigration. Dennoch traf sie schon am 23. Oktober in Deutschland ein.[56] Den Haushalt ließ man per Frachtschiff nachkommen.

Die nächsten zwei Jahre war Firnbacher als Vertrags-Facharzt für Innere Medizin im Angestelltenverhältnis beschäftigt. Der Schwerpunkt seiner Tätigkeit lag auf der Bearbeitung gutachtlicher Stellungnahmen für die Sozialgerichte, wobei Firnbacher auch Forderungen ehemaliger nationalsozialistischer Kriegsteilnehmer zu begutachten hatte.[57] Nachdem die Bayerische Landesärztekammer – bezugnehmend auf eine Eintragung im Reichsmedizinalkalender von 1933 – Firnbachers Facharzttitel offiziell bestätigt hatte,[58] eröffnete er 1958 in München eine eigene Praxis, die er bis zum Ruhestand im Oktober 1975 führte.

Über Firnbachers gesellschaftliches Leben ist lediglich verschriftlicht, dass er der *Gesellschaft für christlich-jüdische Zusammenarbeit* beitrat.[59] Diese Gesellschaft war im Sommer 1948 in München gegründet worden und setzte sich die Entwicklung eines friedlichen und demokratischen Deutschlands zum Ziel.[60] Möglicher Hintergrund für den Beitritt war vermutlich der Wunsch nach einer möglichst unproblematischen sozialen Vernetzung vor Ort. Firnbacher verlor

---

54 Nachlass Firnbacher, Brief vom 25.9.1956.
55 Nachlass Firnbacher, Brief vom, 30.9.1956, Unterstreichungen im Original.
56 Nachlass Firnbacher, Brief vom, 23.10.1956.
57 Nachlass Firnbacher, zum Beispiel Brief vom 21.11.1956.
58 M Nachlass Firnbacher, urkundliche Bestätigung des Präsidenten der Bayerischen Landesärztekammer, München, 2.6.1958.
59 Materialsammlung zum BHE, ausgefüllter Fragebogen auf Mikrofiche, Kopie auch in Nachlass Firnbacher (Fragebogen zum BHE, 3.5.1977).
60 Stern, Frank: Wider Antisemitismus – für christlich-jüdische Zusammenarbeit. Aus der Entstehungszeit der Gesellschaften und des Koordinierungsrats. In: Menora – Jahrbuch für deutsch-jüdische Geschichte 1992, S. 182–209, hier: S. 195.

seine Frau Liselotte bereits zwei Jahre nach der Remigration, verheiratete sich jedoch zehn Jahre später ein zweites Mal.

Fazit

Das Selbstverständnis Emanuel Firnbachers als aktiver Arzt und Streiter für ein konservatives Deutschland wurde im Verlauf seiner Biografie mehrfach und auf verschiedenen Ebenen erschüttert. Dennoch blieb es in seinen Grundfesten über alle Umbrüche hinweg bestehen.

Firnbacher stammte aus einem ländlich-konservativen Milieu. Nach einem zweijährigen Kriegsdienst erlebte er den Zusammenbruch des Kaiserreichs, für das er noch bis zum Schluss gekämpft hatte, und damit einen Einbruch seiner politischen Orientierung. Auch seine medizinische Identität erfuhr mit der Drohung von 1935, ihm die ärztliche Approbation abzuerkennen, einen empfindlichen Stoß. Höchste Relevanz für seine Identität kam der deutschen Nationalität zu. Vor dem Hintergrund eines Assimilationsprozesses, der das jüdische Selbstverständnis vom deutschen Juden zum jüdischen Deutschen verändert hatte, nahm die Nationalität eine Schlüsselstellung ein. Gerade diese Identität als Deutscher aber wurde mit der Vertreibung grundsätzlich in Frage gestellt.

Der Schicksal Firnbachers ist an sich kein Einzelfall. Zahlreiche jüdische Frontsoldaten erlebten den Untergang des Kaiserreichs, zahlreichen jüdischen Ärzten wurde die Fachkompetenz abgesprochen, und zahlreiche deutsch-konservative Juden verloren ihre Staatsbürgerschaft. Die Reaktionen auf diese biografischen Einschnitte jedoch waren höchst individuell. Viele reagierten mit Richtungswechsel, Umorientierung und grundsätzlichem Neubeginn. Andere, unter ihnen Firnbacher, antworteten mit Kampf, Widerstand, ja beinahe mit einer gewissen Beharrlichkeit.

Firnbachers Biografie ist zwar zerrissen, wurde von ihm aber wieder gekittet. Er hatte durch die Schoa fast sämtliche Familienangehörige verloren und remigrierte trotzdem nach Deutschland, heimlich und ohne Abschied. Er knüpfte beruflich an seine frühere Tätigkeit an, verlor aber zum zweiten Mal sein soziales Umfeld.

Was lässt sich aus dieser Biografie ableiten? Firnbachers martialisch gefärbtes Auftreten, gepaart mit einem deutsch-konservativen Patriotismus, entspricht nicht ganz der üblichen Wahrnehmung des vertriebenen jüdischen Arztes; seine Biografie liest sich nicht als klassische Opfergeschichte. Firnbacher verstand sich zwar als aktiver Kämpfer gegen den Nationalsozialismus, nicht aber als Teil einer „aktiven Gegnerschaft zum Faschismus" im Verständnis der Herausgeber des

Biographischen Handbuchs der deutschen Emigration.[61] Im größeren Kontext der jüdischen Emigrationsgeschichte erscheint es relevant, dass Firnbacher keine Ausnahme darstellt, sondern dass sein Schicksal für eine ganze Gruppe vertriebener Juden steht, die sich als deutsche Patrioten verstanden. Es stellt sich konkret die Frage, ob die verbreitete Wahrnehmung der jüdischen Emigration im Nationalsozialismus nicht das Resultat einer Forschungsperspektive ist, die Biografien konservativer, deutschnationaler oder gar reaktionärer Juden wenig berücksichtigte. Aber wäre die Aufarbeitung der Schoa seit den 1970er Jahren überhaupt möglich geworden, wenn nicht eine gewisse Solidarität der forschenden Historiker mit den „Opfern des Faschismus" bestanden hätte? Und kam diese Zuordnung damals nicht teilweise sogar den Anliegen jüdischer Überlebenden und Angehörigen entgegen, den Vertriebenen und Ermordeten ein würdiges Andenken zu bewahren?

Möglicherweise wäre die Auseinandersetzung mit der breiten Vielfalt jüdischer Emigrantenschicksale, wie sie momentan stattfindet, noch vor wenigen Jahrzehnten wenig produktiv verlaufen. Heute aber drängt sich ein Abschied von starren Opferkonstrukten auf, nicht zuletzt um auch sperrige Lebensentwürfe analysieren zu können und damit die Perspektive auf jüdische Identitäten zu erweitern.

---

61 Diese Formulierung wird im Begleitschreiben an Firnbacher gewählt, um den Zweck der Recherche zu umschreiben. Nachlass Firnbacher, Begleitschreiben von Dieter Marc Schneider an Emanuel Firnbacher, 20.4.1977.

Literaturverzeichnis

Abgeleitete Macht. Funktionshäftlinge zwischen Widerstand und Kollaboration (= Beiträge zur Geschichte der nationalsozialistischen Verfolgung in Norddeutschland, 4). Hrsg. von der KZ-Gedenkstätte Neuengamme. Bremen 1998.

Ackermann, Kerstin: Die „Wolfgang-Rosenthal-Klinik" Thallwitz/Sachsen in zwei deutschen Diktaturen. Diss. Gießen 2008.

Ackermann, Wilhelm: Der ärztliche Nachwuchs zwischen Weltkrieg und nationalsozialistischer Erhebung (= Arbeiten der deutsch-nordischen Gesellschaft für Geschichte der Medizin, der Zahnheilkunde und der Naturwissenschaften, H. 25). Greifswald 1940.

Adelsberger, Lucie: Auschwitz. Ein Tatsachenbericht. (Hrsg.): Seidler, Eduard. Bonn 2001.

Adelsberger, Lucie: Auschwitz. Ein Tatsachenbericht. Das Vermächtnis der Opfer für uns Juden und für alle Menschen. Berlin 1956.

Adler, H.G.: Selbstverwaltung und Widerstand in den Konzentrationslagern der SS. Vierteljahrshefte für Zeitgeschichte 8 (1960), S. 221–236.

Ahlwardt, Hermann: Der Verzweiflungskampf der arischen Völker mit dem Judentum. Berlin 1890.

Améry, Jean: Hand an sich legen. Diskurs über den Freitod. Stuttgart 1976.

Angetter, Daniela [u.a.]: Der Einfluß des Nationalsozialismus auf die Dermatologie in Österreich 1933–1955 (illustriert am Beispiel der Österreichischen Gesellschaft für Dermatologie und Venerologie und an den beiden Wiener Universitäts-Hautkliniken). In: Plettenberg, Andreas [u.a.] (Hrsg.): Dermatologie an der Schwelle des neuen Jahrtausends. Aktueller Stand von Klinik und Forschung. Bericht von der 40.Tagung der DDG. Berlin/Heidelberg/New York 2000, S. 745–750.

Angetter, Daniela Claudia/Holubar, Karl: Die Medizin in Österreich zwischen 1938 und 1945 illustriert am Beispiel der Anatomie und der Dermatologie an der Universität Wien. In: Ruzicka, Thomas [u.a.] (Hrsg.): Mensch und Medizin in totalitären und demokratischen Gesellschaften. Beiträge zu einer tschechisch-deutschen Tagung der Universitäten Prag und Düsseldorf (= Veröffentlichungen zur Kultur und Geschichte im östlichen Europa 21). Essen 2001, S. 61–69.

Angetter, Daniela Claudia/Holubar, Karl: Eine kurzgefasste Geschichte der Österreichischen Gesellschaft für Dermatologie und Venerologie mit besonderer Berücksichtigung der Jahre 1933–1945. Wien 2002.

Angetter, Daniela Claudia: Anatomical Science at University of Vienna 1938–1945. The Lancet 355 (2000), Nr. 9213, S. 1454–1457.

Angetter, Daniela: Die Wiener Anatomische Schule. Wiener klinische Wochenschrift 18 (1999), S. 764–774.

Anonym: Geglückte Flucht aus dem Reich: 200 Mark für einen Judenstern. 1000 Mark für eine Dosis Veronal. Aufbau 8 (1942) Nr. 31 vom 31.7.1942, S. 1.

Anonym: Keine jüdischen Ärzte mehr für Deutsche. Ärzteblatt für Berlin und Kurmark 43 (1938), S. 540.

Anonymus: Die Berufung von Juden zu ordentlichen Professoren an den medizinischen Fakultäten Deutschlands. Mitteilungen aus dem Verein zur Abwehr des Antisemitismus 18 (1908), S. 339.

Anschütz, Gerhard: Die Verfassung des Deutschen Reichs vom 11. August 1919. Ein Kommentar für Wissenschaft und Praxis (Stilkes Rechtsbibliothek, 1). 12. (3. bearb.) Aufl. Berlin 1930.

Arbeitsgemeinschaft der Berliner Krankenkassen-Verbände (Hrsg.): Verzeichnis der jüdischen Behandler in der Reichshauptstadt Berlin. Ausgabe vom 17. Juli 1939.
Arbeitskreis „Schicksale jüdischer Ärzte in Hannover" (Hrsg.): Jüdische Ärzte in Hannover. Erinnerung und Gedenken. Hannover 2008.
Arbeitskreis Stolpersteine (Hrsg.): Steine gegen das Vergessen. Stolpersteine in Hilden. Hilden 2008.
Arias, Ingrid: „... und in Wirklichkeit war es Zufall, dass man am Leben geblieben ist." Das Schicksal der jüdischen Ärztinnen in Wien 1938–1945. In: Arias, Ingrid (Hrsg.): „Im Dienste der Volksgesundheit". Frauen – Gesundheitswesen – Nationalsozialismus. Wien 2006, S. 31–92.
Arndt, Adolf: Warum und wozu Wiedergutmachung? Juristenzeitung 11 (1956)7, S. 211–213.
Arnold, Jasmin: Die Revolution frisst ihre Kinder. Deutsches Filmexil in der UdSSR. Marburg 2003.
Arnsberg, Paul: Die jüdischen Gemeinden in Hessen. Anfang, Untergang, Neubeginn. Bd. 2. Frankfurt a. M. 1971.
Ash, Mitchell G.: Scientific Changes in Germany: 1933, 1945, 1990: Towards a Comparison. Minerva 37 (1999), S. 329–335.
Ash, Mitchell G.: Von Vielschichtigkeit und Verschränkungen. „Kulturen der Wissenschaft – Wissenschaft in der Kultur". Berichte zur Wissenschaftsgeschichte 30 (2007), S. 91–105.
Assmann, Aleida [u.a.]: Geschichtsvergessenheit, Geschichtsversessenheit. Vom Umgang mit deutschen Vergangenheiten nach 1945. Stuttgart 1999, S. 57.
Atzl, Isabel/Helms, Ronald: Die Geschichte der Deutschen Krebsgesellschaft. München 2012.
Atzl, Isabel/Helms, Ronald: Die Geschichte der deutschen Krebsgesellschaft. Gemering/ München 2012, S. 55–66.
Augner, Peter-Michael: Wolfgang Rosenthal. Leipzig 1991².
Aumüller, Gerhard/ Grundmann, Kornelia: Antisemitismus. Verfolgung und Opposition. In: Dies. [u.a.] (Hrsg.): Die Marburger Medizinische Fakultät im „Dritten Reich". München 2001, S. 205–240.
Aumüller, Gerhard: Die Promotionen. In: Ders. [u.a.], Die Marburger Medizinische Fakultät im „Dritten Reich". München 2001, S. 288–303.
Baader, Gerhard: ‚Politisch motivierte Emigration deutscher Ärzte'. Berichte zur Wissenschaftsgeschichte 7 (1984), S. 67–84.
Baader, Gerhard: Der Einfluss deutsch-jüdischer Emigranten auf die Entwicklung der medizinischen Grundlagenfächer für die Schaffung einer medizinischen Fakultät an der Hebrew University of Jerusalem. In: Scholz, Albrecht/Heidel, Caris-Petra (Hrsg.): Emigrantenschicksale. Einfluss der jüdischen Emigranten auf Sozialpolitik und Wissenschaft in den Aufnahmeländern (= Medizin und Judentum, 7). Frankfurt a. M. 2004, S. 19–28.
Baader, Gerhard: Keine Kollegen? – Diskriminierung, Vertreibung und Verfolgung jüdischer Ärzte in Deutschland. Bayerisches Ärzteblatt (1989), Heft 4, S. 157–171.
Baader, Gerhard: The impact of German Jewish Physicians and German Medicine on the Origins and Development of the Medical Faculty of the Hebrew University. Korot 15 (2001), S. 9–45.
Ballowitz, Leonore: Von den KAVH-Ärztinnen aus der Aera Langstein. In: Ballowitz, Leonore (Hrsg.): Schriftenreihe zur Geschichte der Kinderheilkunde aus dem Archiv des Kaiserin Auguste Victoria Hauses (KAVH) Berlin, Heft 8, Berlin 1991, S. 50–69.
Balzac, Honoré de: Die Geheimnisse der Fürstin von Cadignan. Novellen. Berlin [1925].
Balzac, Honoré de: Die Geheimnisse der Fürstin von Cadignan. Novellen. Hamburg 1958.

Bar, Silvia: Augenheilkunde. In: Eckart, Wolfgang U. [u.a.] (Hrsg.): Die Universität Heidelberg im Nationalsozialismus. Heidelberg 2006, S. 941–958.

Barkai, Avraham [u.a.] (Hrsg.): Deutsch-jüdische Geschichte in der Neuzeit. Bd. 4: Aufbruch und Zerstörung 1918–1945. München 1997.

Barkai, Avraham: Vom Boykott zur „Entjudung". Der wirtschaftliche Existenzkampf der Juden im Dritten Reich 1933–1943. Frankfurt a. M. 1987.

Barkow, Ben [u.a.] (Hrsg.): Novemberpogrom 1938. Die Augenzeugenberichte der Wiener Library. London/Frankfurt a. M. 2008.

Barnert, Anne: Die Antifaschismus-Thematik der DEFA. Eine kultur- und filmhistorische Analyse. Marburg 2008.

Bartels, Friedrich: Gesundheitsführung des Volkes – die Aufgabe des Staates. Deutsches Ärzteblatt 63 (1933), S. 19–20.

Barth, Boris: Dolchstoßlegenden und politische Desintegration. Das Trauma der deutschen Niederlage im Ersten Weltkrieg 1914–1933 (= Schriften des Bundesarchivs, 61). Düsseldorf 2003.

Batz, Michael: „Bitte nicht wecken!" Holocaust in Hamburg. Zehn szenische Lesungen. Hamburg 2008.

Bauer, Axel W. [u.a.]: Die Universitätsklinik und Poliklinik für Mund-, Zahn- und Kieferkrankheiten. In: Eckart, Wolfgang U. [u.a.] (Hrsg.): Die Universität Heidelberg im Nationalsozialismus. Heidelberg 2006, S. 1030–1041.

Bauer-Merinsky, Judith: Die Auswirkungen der Annexion Österreichs durch das Deutsche Reich auf die Medizinische Fakultät im Jahre 1938. Biographien entlassener Professoren und Dozenten. Diss. Wien 1981.

Baumann, Stefanie: Menschenversuche und Wiedergutmachung. Der lange Streit um Entschädigung und Anerkennung der Opfer nationalsozialistischer Humanexperimente. München 2009.

Baumann, Stefanie: Opfer von Menschenversuchen als Sonderfall der Wiedergutmachung. In: Hockerts, Hans Günter [u.a.] (Hrsg.): Grenzen der Wiedergutmachung. Die Entschädigung für NS-Verfolgte in West- und Osteuropa 1945–2000. Göttingen 2006, S. 147–194.

Baumann, Ursula: Vom Recht auf den eigenen Tod. Die Geschichte des Suizids vom 18. bis zum 20. Jahrhundert. Weimar 2001.

Bäumer, Gertrud: Geschichte der Gymnasialkurse für Frauen zu Berlin. Berlin 1906.

Becker-Jákli, Barbara: Das jüdische Krankenhaus in Köln. Die Geschichte des Israelitischen Asyls für Kranke und Altersschwache 1869–1945. Köln 2004.

Bellmann, Julia: Kurzbiographien der jüdischen und aus dem Judentum stammenden Urologen. In: Krischel, Matthis [u.a.] (Hrsg.): Urologen im Nationalsozialismus. Bd 2: Biographien und Materialien. Berlin 2011, S. 19–90.

Bellmann, Julia: Lebenswege der jüdischen Urologen während der Zeit des Nationalsozialismus. In: Krischel, Matthis [u.a.] (Hrsg.): Urologen im Nationalsozialismus. Bd. 1: Zwischen Anpassung und Vertreibung. Berlin 2011, S. 41–48.

Bellmann, Julia: Urologen im Nationalsozialismus: verfolgte, vertriebene und ermordete Urologen. Der Urologe 51 (2012), Nr. 7, S. 996–1002.

Bendt, Vera: „Ich war eine Geltungsjüdin im Dritten Reich". Der Lebensweg von Ursula Simson (1905–1996) im Nationalsozialismus. In: Berlin in Geschichte und Gegenwart. Jahrbuch des Landesarchivs Berlin. Berlin 2009, S. 311–348.

Benedict, Susan/Weinberger, Ruth Jolanda: Medical Personnel in Auschwitz: Inmate Doctors – and Nurses, http://www.lbihs.at/BenedictWeinbergerMedicalPersonnel.pdf.

Benjamin, Hilde: Georg Benjamin. Eine Biographie. Berlin 1987.
Benz, Wolfgang: Die Rettung des Ehepaares Pineas. In: Benz, Wolfgang (Hrsg.): Die Juden in Deutschland 1933–1945. Leben unter nationalsozialistischer Herrschaft. München 1993, S. 675–684.
Benz, Wolfgang/Distel, Barbara (Hrsg.): Der Ort des Terrors. Geschichte der nationalsozialistischen Konzentrationslager. 9 Bde. München 2005–2009.
Benz, Wolfgang (Hrsg.): Die Juden in Deutschland 1933–1945. Leben unter nationalsozialistischer Herrschaft. München 1993.
Benzenhöfer, Udo: Jüdische Ärzte in Hannover 1933–1945. Wetzlar 2000.
Bergemann, Hans/Ladwig-Winters, Simone: Richter und Staatsanwälte jüdischer Herkunft in Preußen im Nationalsozialismus. Köln 2004, S. 27–35.
Bergmann, Felix: Joseph Lachmann. Confinia neurologica 24 (1964), H. 2, S. 73.
Bernhard, Heinrich/Inglessis, Michael: Heilerziehung im Rahmen des Staffelsystems mit besonderer Berücksichtigung der Uchtspringer Heilpädagogischen Abteilung. Monatsschrift für Psychiatrie und Neurologie 79 (1931), S. 195–215.
Bernhard, Heinrich: Beitrag zur Frage der Haftunfähigkeit. Aerztliche Sachverständigen-Zeitung 34 (1928), S. 97–98.
Bernhard, Heinrich: Kritische Betrachtungen zum Fall „Böttcher und seine Verbrechen Aerztliche Sachverständigen-Zeitung 34 (1928), S. 209–212.
Bernhard, Heinrich: Über den Bau und die Entstehung der Keimdrüsenteratome, insbesondere der des Hodens. Diss. med. 1920.
Bernhard, Heinrich: Wohnungsnot und Psychose. Monatsschrift für Kriminalpsychologie und Strafrechtsreform 17 (1926), S. 498–505.
Bertram, Ellen: Menschen ohne Grabstein. Gedenkbuch für die Leipziger jüdischen Opfer der nationalsozialistischen Verfolgung. Leipzig 2011[2].
Betaki, Vasilij P.: Snova Kazanova (Mee...!!! MUUU...! A? RRRY !!!) [Wieder Casanova (Erinnerungen)]. München 2011.
Bickel, Marcel H.: Owsei Temkin (1902–2002). Ein Medizinhistoriker des 20. Jahrhunderts. Gesnerus. Schweizerische Zeitschrift für Geschichte der Medizin und Naturwissenschaften 59 (2002), S. 224–241.
Bieber, Hans-Joachim: Bürgertum in der Revolution. Bürgerräte und Bürgerstreiks in Deutschland 1918–1920 (= Hamburger Beiträge zur Sozial- und Zeitgeschichte, 28). Hamburg 1992.
Biographisches Handbuch der deutschsprachigen Emigration nach 1933–1945 (BHE). Hrsg. vom Institut für Zeitgeschichte, München und von der Research Foundation for Jewish Immigration, New York in Zusammenarbeit mit Röder, Werner/Strauss, Herbert A. 3 Bde, München 1980–1983.
Birnbaum, Nathan: Den Ostjuden ihr Recht! Wien 1915.
Bleker, Johanna/Eckelmann, Christine: „Der Erfolg der Gleichschaltungsaktion kann als durchschlagend bezeichnet werden" – Der „Bund deutscher Ärztinnen" 1933 bis 1936. In: Bleker, Johanna/Jachertz, Norbert (Hrsg.): Medizin im „Dritten Reich". Köln 1993[2], S. 87–96.
Bleker, Johanna/Schleiermacher, Sabine: Ärztinnen aus dem Kaiserreich. Weinheim 2000.
Blubacher, Thomas: Fritz Jessner. In: Kotte, Andreas (Hrsg.): Theaterlexikon der Schweiz. Bd. 2. Zürich 2005. S. 930 (als Online-Ressource: http://tls.theaterwissenschaft.ch/wiki/Fritz_Jessner [2.12.2012]).

Blüher, Hans: Secessio Judaica. Philosophische Grundlegung der historischen Situation des Judentums und der antisemtischen Bewegung. Berlin 1922.
Boghardt, Julie: Minna Flake. Macht und Ohnmacht der roten Frau: Von der Dichtermuse zur Sozialistin. Frankfurt a. M./New York 1997.
Bohak, Gideon: Ancient Jewish Magic: a History. Cambridge 2009.
Böhm, Franz: Wie besiegen wir die Trägheit des Herzens? Gedanken zur Wiedergutmachung. Frankfurter Allgemeine Zeitung v. 13.1.1955 zitiert nach Goschler, Constantin: Wiedergutmachung, Westdeutschland und die Verfolgten des Nationalsozialismus (1945–1954). München 1992, S. 214.
Böhm, Kristina: Die Kinderärztin Lotte Landé, verh. Czempin (1890–1977). Stationen und Ende einer sozialpädiatrischen Laufbahn in Deutschland. Diss. med. Freie Universität Berlin 2003.
Bolzenius, Rupert: Beispielhafte Entwicklungsgeschichte jüdischer Krankenhäuser in Deutschland: das Hekdesch der jüdischen Gemeinde in Frankfurt a. M. und seine Nachfolgeeinrichtungen, das Israelitische Asyl für Kranke und Altersschwache in Köln, das Jüdische Krankenhaus in Gailingen, das Israelitische Altenheim in Aachen. Aachen 1994.
Bonavita, Petra: Mit falschem Pass und Zyankali: Retter und Gerettete aus Frankfurt a. M. in der NS-Zeit. Stuttgart 2009.
Borneman, E.: Psychoanalysis of Money. A Critical Investigation of Psychoanalytic Theories of Money. Psychoanalytic Quarterly 44 (1975), S. 468–469.
Brahm, Felix, Jüdische Tropenärzte im lateinamerikanischen Exil. Martin Mayer und Otto Hecht in Venezuela und Mexiko. In: Scholz, Albert/Heidel, Caris-Petra (Hrsg.): Emigrantenschicksale. Einfluss der jüdischen Emigranten auf Sozialpolitik und Wissenschaft in den Aufnahmeländern (= Medizin und Judentum, 7). Frankfurt a. M. 2004, S. 189–200.
Bratz, Emil: 50 Jahre Dalldorf. In: Festschrift zum 50jährigen Bestehen der Anstalt Dalldorf (Hauptanstalt der Wittenauer Heilstätten) (SD aus: Allgm. Zs. für Psychiatrie 92), Berlin 1929, S. 1–17.
Braunbuch über Reichstagsbrand und Hitlerterror. Basel 1933. Faksimile-Nachdruck der Originalausgabe von 1933. Frankfurt a. M. 1973.
Brenner, M.: Geschichte des Zionismus. München 2002.
Bringmann, Fritz: Erinnerungen eines Antifaschisten 1924–2004. Hamburg 2004.
Brinkschulte, Eva: Weibliche Ärzte. Berlin 1993.
Brix, Thomas: Die normativen Grundlagen der Depromotionen und das Verfahren. In: Henne, Die Aberkennung von Doktorgraden, S. 51–71.
Broer, Ralf: Geburtshilfe und Gynakologie. In: Eckart, Wolfgang U. [u.a.] (Hrsg.): Die Universität Heidelberg im Nationalsozialismus. Heidelberg 2006, S. 845–891.
Broszat, Martin (Hrsg.): Kommandant in Auschwitz. Autobiographische Aufzeichnungen des Rudolf Höss. München 1979[7].
Bruendel, Steffen: Die Geburt der „Volksgemeinschaft" aus dem „Geist von 1914". Entstehung und Wandel eines „sozialistischen" Gesellschaftsentwurfs. In: Zeitgeschichte-online, Thema: Fronterlebnis und Nachkriegsordnung. Wirkung und Wahrnehmung des Ersten Weltkriegs, Mai 2004 (www.zeitgeschichte-online/md=EWK-Bruendel).
Bruhn, Mike/Bottner, Heike: Die Jenaer Studentenschaft unter nationalsozialistischer Herrschaft 1933–1945. Erfurt 2001.
Brunner, José [u.a.] (Hrsg.): Komplizierte Lernprozesse. Zur Geschichte und Aktualität der Wiedergutmachung. In: Frei, Norbert [u.a.] (Hrsg.): Die Praxis der Wiedergutmachung. Geschichte, Erfahrung und Wirkung in Deutschland und Israel. Göttingen 2009, S. 9–47.

Bry, Carl Christian: Verkappte Religionen. Kritik des kollektiven Wahns. Gotha/Stuttgart 1924.
Brzezicki, Eugeniusz [u.a.]: Die Funktionshäftlinge in Nazi-Konzentrationslagern. Eine Diskussion. In: Die Auschwitz-Hefte 1 (1987), S. 231–239.
Buddrus, Michael/Fritzlar, Sigrid: Die Professoren der Universität Rostock im Dritten Reich. (Texte und Materialien zur Zeitgeschichte, Bd. 16). München 2007.
Buhnen, Mattthias/Schaarschmidt, Rebecca: Studierende als Täter und Opfer bei der NS-Machtübernahme an der Berliner Universität. In: Jahr, Christoph (Hrsg.) unter Mitarbeit von Rebecca Schaarschmidt: Die Berliner Universität in der NS-Zeit. Band I: Strukturen und Personen. Stuttgart 2005, S. 142–157.
Bulgakowa, Oksana: Ein Wiener in Sowjetrußland: Herbert Rappaport. In: Haarmann, Hermann/ Hesse, Christoph (Hrsg.): Einspruch. Schriftenreihe der Friedrich-Wolf-Gesellschaft: Exil in der Sowjetunion. Marburg 2010, S. 67–91.
Bundesgesetz zur Entschädigung für Opfer der nationalsozialistischen Verfolgung (Bundesentschädigungsgesetz BEG). Bundesgesetzblatt I 29.6.1956, S. 562–596.
Bundesgesetz zur Regelung der rückerstattungsrechtlichen Geldverbindlichkeiten des Deutschen Reichs und gleichgestellter Rechtsträger vom 19.7.1957. In: http://www.gesetze-im-internet.de/bundesrecht/br_g/gesamt.pdf.
Bundesministerium der Finanzen (Hrsg.): Entschädigung von NS-Unrecht. Regelungen zu Wiedergutmachung. Berlin 2012.
Bundesministerium der Finanzen: Kalendarium zur Wiedergutmachung von NS-Unrecht. Gesetzliche und außergesetzliche Regelungen sowie Richtlinien im Bereich der Wiedergutmachung nationalsozialistischen Unrechts. Berlin 2012.
Bundesrechtsanwaltskammer (Hrsg.): Anwalt ohne Recht. Schicksale jüdischer Anwälte in Deutschland nach 1933. Berlin 2007.
Černenko, Miron: Krasnaja zvezda, želtaja zvezda. Kinematografičeskaja istorija evrejstva v Rossii [Roter Stern, gelber Stern. Jüdische Filmgeschichte in Russland]. Moskau 2006.
Chroust, Peter: Ärzte ohne Titel. Doktorgradentziehungen an der Medizinischen Fakultät der Universität Gießen 1933–1945. In: Oehler-Klein, Sigrid (Hrsg.): Die Medizinische Fakultät der Universität Gießen im Nationalsozialismus und in der Nachkriegszeit: Personen und Institutionen, Umbrüche und Kontinuitäten. Stuttgart 2007, S. 133–161.
Chroust, Peter: Die bürokratische Verfolgung. Doktorgradentziehung an der Universität Gießen 1933–1945. Gießen 2006.
Clare, George: Letzter Walzer in Wien. Wien 2001.
Collins, Kenneth: European Refugee Physicians in Scotland, 1933–1945. Social History of Medicine Vol. 22/3 (2009), S. 513–530.
Collins, Kenneth: Go and Learn: The International Story of Jews and Medicine in Scotland. Aberdeen 1988.
Comité des Délégations Juives (Hrsg.): Die Lage der Juden in Deutschland 1933. Das Schwarzbuch – Tatsachen und Dokumente. Paris 1934, wiederaufgelegt Frankfurt a. M. [u.a.] 1983.
Conti, Leonardo: Nationalsozialismus und Volksgesundheit. Zum 30. Januar 1943. Die Gesundheitsführung, Jg. 1943, S. 29–31.
Crane, P.: Wir leben nun mal auf einem Vulkan. Bonn 2005.
Crane, P.G.: Raphael Löwenfeld, Leo Tolstoy`s First Biographer. Tolstoy Studies Journal 10 (1998), S. 1–19.
Dahmer, H.: Libido and Society: Studies on Freud and the Freudian Left. Psychoanalytic Quarterly 44 (1975), S. 462–465.

Damskis, Linda Lucia: Zerrissene Biografien. Jüdische Ärzte zwischen nationalsozialistischer Verfolgung, Emigration und Wiedergutmachung. München 2009.
Daub, Ute/Lennert, Thomas: Charlotte Landé, Kinderärztin. In: Brychta, Elke [u.a.] (Hrsg.): mutig, streitbar, reformerisch. Die Landés – sechs Biographien. Essen 2004, S. 97–123.
David, Heinz: „... es soll das Haus die Charité heißen. Kontinuitäten, Brüche und Abbrüche in der 300jahrigen Geschichte der Medizinischen Fakultät (Charité) der Berliner Universität. 2 Bde. Hamburg 2004.
David, Matthias/Ebert, Andreas D. (Hrsg.): Geschichte der Berliner Universitäts-Frauenkliniken. Berlin, New York 2010.
Decker, Karola: Divisions and Diversity: The Complexities of Medical Refuge in Britain, 1933–1948. Bulletin of the History of Medicine 77 (2003), S. 850–873.
Decker, Natalja: Die Schicksale jüdischer Ärzte im Zufluchtsland Sowjetunion. In: Scholz, Albert/Heidel, Caris-Petra (Hrsg.): Emigrantenschicksale. Einfluss der jüdischen Emigranten auf Sozialpolitik und Wissenschaft in den Aufnahmeländern (= Medizin und Judentum, 7). Frankfurt a. M. 2004, S. 219–230.
Deinert, Juliane: Die Studierenden der Universität Rostock im Dritten Reich. Rostock 2010, S. 158–167.
Die Lage der Juden in Deutschland 1933. Das Schwarzbuch – Tatsachen und Dokumente. Hrsg. vom Comité des Délégations Juives. Paris 1934, wiederaufgelegt Frankfurt [u.a.] 1983.
Dietz, Edith: Den Nazis entronnen. Die Flucht eines jüdischen Mädchens in die Schweiz. Autobiographischer Bericht 1933–1942. Frankfurt 2002.
Dirks, Walter: Der Fall Offenbach. Frankfurter Hefte. Zeitschrift für Kultur und Politik 5 (1950), Heft 1, S. 32–40.
Doetz, Susanne: Alfred Willy Bruck (1877–1967), Allgemein- und Schularzt. In: Jacob, Ruth/ Federspiel, Ruth (Hrsg.): Jüdische Ärzte in Schöneberg. Topographie einer Vertreibung (= Frag doch! Geschichte konkret, 2). Berlin 2012, S. 103–104.
Doetz, Susanne: Alltag und Praxis der Zwangssterilisation. Die Berliner Universitätsfrauenklinik unter Walter Stoeckel 1942–1944. Berlin-Brandenburg 2011.
Dokumentationsarchiv des österreichischen Widerstandes (Hrsg.): Erzählte Geschichte. Berichte von Widerstandskämpfern und Verfolgten. Bd. 3: Jüdische Schicksale. Wien 1992.
Drexler-Gormann, Birgit: Jüdische Ärzte in Frankfurt am Main 1933–1945: Isolation, Vertreibung, Ermordung. Frankfurt a. M. 2009.
Durkheim, Émile: Le Suicide. Paris 1897.
Durkheim, Émile: Der Selbstmord. Neuwied, Berlin 1973.
Eberle, Annette: Häftlingskategorien und Kennzeichnungen. In: Benz, Wolfgang/Distel, Barbara (Hrsg.): Der Ort des Terrors. Geschichte der nationalsozialistischen Konzentrationslager, Bd. 1: Die Organisation des Terrors. München 2006, S. 91–109.
Eberle, Henrik: Die Martin-Luther-Universität in der Zeit des Nationalsozialismus 1933–1945. Halle (Saale) 2002.
Ebert, Andreas D.: Jüdische Hochschullehrer an preußischen Universitäten (1870–1924). Frankfurt/Main 2008.
Eckart, Wolfgang U.: Die Medizinische Fakultät. In: Eckart, Wolfgang U. [u.a.] (Hrsg.): Die Universität Heidelberg im Nationalsozialismus. Heidelberg 2006, S. 641–649.
Eckart, Wolfgang U.: Medizinische Forschung. In: Jütte, Robert in Verbindung mit Wolfgang W. Eckart, Hans-Walter Schmuhl und Winfried Süß: Medizin und Nationalsozialismus. Bilanz und Perspektiven der Forschung. Göttingen 2011, S. 106–178.

Eckart, Wolfgang U.: „Kampf um die Totalität" oder „Ambivalenz der Moderne". DFG-Forschungsförderung in der Medizin 1920–1970. In: Reulecke, Jürgen/Roelcke, Volker (Hrsg.): Wissenschaften im 20. Jahrhundert: Universitäten in der modernen Wissenschaftsgesellschaft. Stuttgart 2008, S. 216–244.

Eckart, Wolfgang U.: Medizin in der NS-Diktatur. Ideologie, Praxis, Folgen. Wien, Köln, Weimar 2012.

Eckelmann, Christine: Ärztinnen in der Weimarer Zeit und im Nationalsozialismus. Eine Untersuchung über den Bund Deutscher Ärztinnen. Wermelskirchen 1992.

Eckert, Gisela: Hilfs- und Rehabilitierungsmaßnahmen der Westalliierten des Zweiten Weltkrieges für Displaced Persons (DPs), dargestellt am Beispiel Niedersachsens 1945–1952. Braunschweig 1995.

Edvardson, Cordelia: Gebranntes Kind sucht das Feuer. München/Wien 1986.

Efron, John M.: Medicine and the German Jews: a History. New Haven 2001.

Ein Wiedergutmachungs-Referat in der Ärztekammer. Österreichische Ärztezeitung 9/10 (1946), S. 10f.

Eisenstadt, S.N.: Die israelische Gesellschaft. Stuttgart 1973.

Eissler, K.R.: Die Ermordung von wievielen seiner Kinder muss ein Mensch symptomfrei ertragen können, um eine normale Konstitution zu haben? Psyche 5 (1963), S. 241–291.

Elkin, Rivka: „Das Jüdische Krankenhaus muß erhalten bleiben!" Das Jüdische Krankenhaus in Berlin zwischen 1938 und 1945. Berlin 1993.

Elkin, Rivka: The Survival of the Jewish Hospital in Berlin 1938–1945. YBLBI 38 (1993), S. 157–192.

Eppinger, Sven: Das Schicksal der jüdischen Dermatologen Deutschlands in der Zeit des Nationalsozialismus. Frankfurt a. M. 2001.

Erichsen, Regine: Medizinemigration in die Türkei. In: Scholz, Albert/Heidel, Caris-Petra (Hrsg.): Emigrantenschicksale. Einfluss der jüdischen Emigranten auf Sozialpolitik und Wissenschaft in den Aufnahmeländern (= Medizin und Judentum, 7). Frankfurt a. M. 2004, S. 65–82.

Ernst, Anna-Sabine: „Die beste Prophylaxe ist der Sozialismus." Ärzte und medizinische Hochschullehrer in der DDR/SBZ 1945–1961. Münster 1997.

Fahrenbach, Sabine/Wiedemann, Peter: Augenheilkunde in Leipzig: Von der „Heilanstalt für arme Augenkranke" zur modernen Universitätsklinik. Leipzig 1996.

Faust, Anselm: „Überwindung des jüdischen Intellektualismus und der damit verbundenen Verfallserscheinungen im deutschen Geistesleben" – Der Nationalsozialistische Deutsche Studentenbund. In: Scholtyseck, Joachim/Studt, Christoph (Hrsg.): Universitäten und Studenten im Dritten Reich. Bejahung, Anpassung, Widerstand. Berlin 2008, S. 107–114.

Féaux de la Croix, Ernst: Vom Unrecht zur Entschädigung: Der Weg des Entschädigungsrechts. In: Féaux de la Croix, Ernst/Rumpf, Helmut (Hrsg.): Der Werdegang des Entschädigungsrechts unter national- und völkerrechtlichem und politologischem Aspekt. (= Die Wiedergutmachungsverfahren nationalsozialistischen Unrechts durch die Bundesrepublik Deutschland, 3). München 1985, S. 1–118.

Feikes, Renate: Emigration jüdischer Wiener Ärzte ab 1938 in die USA, speziell nach New York. Diss. phil. Wien 1999.

Feikes, Renate: Veränderungen in der Wiener jüdischen Ärzteschaft 1938. Unveröff. Diplomarbeit. Wien 1993.

Feilchenfeld, Werner [u.a.]: Haavara-Transfer nach Palästina und Einwanderung deutscher Juden 1933–1939 (= Schriftenreihe wissenschaftlicher Abhandlungen des Leo Baeck Instituts, 26). Tübingen 1972.
Felber, Micha: Zur Lage der Studierenden an der Medizinischen Akademie Düsseldorf im Nationalsozialismus. In: Esch, Michael G. [u.a.] (Hrsg.): Die Medizinische Akademie Düsseldorf im Nationalsozialismus. Essen 1997, S. 86–112.
Fellmann, Sabine: Die Tätigkeit der medizinisch-wissenschaftlichen Gesellschaften und Vereine im Bereich der Neurologie und Psychiatrie in Deutschland zwischen 1933 und 1945. Diss. med. Leipzig 2000.
Ferdinand, Ursula [u.a.] (Hrsg.): Medizinische Fakultäten in der deutschen Hochschullandschaft 1925–1950. Heidelberg 2013.
Ferdinand, Ursula: Die Gleichschaltung der Medizinischen Fakultät Münster – Selbstmobilisierung und Ausgrenzung 1933–1939. In: Ferdinand [u.a.], Medizinische Fakultäten, S. 69–99.
Ferdinand, Ursula: Die Medizinische Fakultät der Westfälischen Wilhelms-Universität Münster von der Gründung bis 1939. In: Thamer, Hans-Ulrich [u.a.] (Hrsg.): Die Universität Münster im Nationalsozialismus. Kontinuitäten und Brüche zwischen 1920 und 1960. Münster 2012, S. 413–530.
Fijal, Andreas: Die Rechtsgrundlagen der Entpflichtung jüdischer und politisch missliebiger Hochschullehrer nach 1933 sowie des Umbaus im nationalsozialistischen Sinne: In: In: Fischer, Wolfram [u.a] (Hrsg.): Exodus von Wissenschaften aus Berlin. Fragestellungen – Ergebnis – Desiderate. Entwicklungen vor und nach 1933. Berlin, New York 1994, S.101–115.
Fischer, Anna: Erzwungener Freitod. Spuren und Zeugnisse in den Freitod getriebener Juden der Jahre 1938–1945 in Berlin. Berlin 2007.
Fischer, E.: Geschichte der Psychoanalyse der Tschechoslowakei. Sigmund Freud House Bulletin 14 (1990), S. 34–44.
Fischer, R.. Zur Geschichte der Psychoanalytischen Bewegung in der Tschechoslowakei. Psyche 29 (1975), S. 1126–1131.
Fischer, R: Zur Geschichte der Psychoanalytischen Bewegung in der Tschechoslowakei. In: Eicke, D. (Hrsg.): Die Psychologie des 20. Jahrhunderts. Zürich 1977, S. 119–121.
Fischer, Wolfram [u.a.] (Hrsg.): Exodus von Wissenschaften aus Berlin. Fragestellungen – Ergebnisse – Desiderate; Entwicklungen vor und nach 1933 (= Akademie der Wissenschaften zu Berlin, 7). Berlin/New York 1994.
Forsbach, Ralf: Die Medizinische Fakultät der Universität Bonn im „Dritten Reich". München 2006.
Frankenthal, Käte: Jüdin, Intellektuelle, Sozialistin. Frankfurt a. M./New York 1985.
Frankenthal, Käte: Der dreifache Fluch: Jüdin, Intellektuelle, Sozialistin. Frankfurt a. M./New York 1981.
Frankenthal, Käte: Jüdin, Intellektuelle, Sozialistin. Frankfurt a. M./New York 1985.
Franz, Margit: German-Speaking Medical Exile to British India, 1933–1945. In: Konrad, Helmut/ Benedik, Stefan (Hrsg.): Mapping Contemporary History II. 25 Jahre Zeitgeschichte an der Universität Graz. Wien [u.a.] 2010, S. 61–86.
Freed, Leonard: Deutsche Juden heute. München 1965.
Frei, Norbert [u.a.] (Hrsg.): Die Praxis der Wiedergutmachung. Geschichte, Erfahrung und Wirkung in Deutschland und Israel. Göttingen 2009.

Freidenreich, H.: ‚Jewish Women in Medicine'. In: Berger, Natalia (Hrsg.):„Therefore they Choose Life..." Jews and Medicine: Religion, Culture, Science. Tel Aviv 1995, S. 185–193.
Freimark, Peter: Juden an der Hamburger Universität. In: Krause, Eckart [u.a.] (Hrsg.): Hochschulalltag im „Dritten Reich". Die Hamburger Universität 1933–1945. Berlin, Hamburg 1991, S. 125–147.
Freud, Sigmund: „Selbstdarstellung". In: Gesammelte Werke, Bd. XIV, Frankfurt a. M. ³1963.
Friedenberger, Martin: Fiskalische Ausplünderung: die Berliner Steuer- und Finanzverwaltung und die jüdische Bevölkerung 1933–1945. Berlin 2008.
Friedlander, Henry: Der Weg zum NS-Genozid. Von der Euthanasie zur Endlösung. Berlin 1997, S. 418–448.
Friedman, Alexander: Deutschlandbilder in der weißrussischen sowjetischen Gesellschaft 1919–1941: Propaganda und Erfahrungen. Stuttgart 2011.
Friedman, Alexander: Sowjetische Berichterstattung über die „Reichskristallnacht" im November 1938 am Beispiel der weißrussischen Presse. In: Botsch, Gideon [u.a.] (Hrsg.): Politik des Hasses. Antisemitismus und radikale Rechte in Europa. Hildesheim [u.a.] 2010, S. 171–176.
Friedrich, Hannes/Matzow, Wolfgang (Hrsg.): Dienstbare Medizin. Ärzte betrachten ihr Fach im Nationalsozialismus. Göttingen 1992.
Friedrich, V.: Briefe einer Emigrantin. Die Psychoanalytikerin Clara Happel an Sohn Peter (1936–1945). Psyche 42 (1988), S. 193–215.
Fritsch, Theodor: Das Handbuch der Judenfrage. Die wichtigsten Tatsachen zur Beurteilung des jüdischen Volkes. Leipzig 1943⁴⁵.
Fritsch, Theodor: Handbuch der Judenfrage. Eine Zusammenstellung des wichtigsten Materials zur Beurteilung des jüdischen Volkes. Hamburg 1919²⁸.
Fuchs, Petra [u.a.] (Hrsg.): Heilen und Erziehen: Die Kinderbeobachtungsstation an der Psychiatrischen und Nervenklinik der Charité. In: Hess, Volker/Schmiedebach, Heinz-Peter (Hrsg.): Am Rande des Wahnsinns. Schwellenräume einer urbanen Moderne. Wien [u.a.] 2012, S. 111–148.
Gabriel, Ralph: Morphologie und Topographie des Krankenreviers im ehemaligen Konzentrationslager Sachsenhausen. Unveröff. Manuskript. Berlin 2000.
Gay, Peter: Die Republik der Außenseiter. Geist und Kultur in der Weimarer Zeit 1918–1933. Frankfurt a. M. 1987.
Gedenkbuch. Opfer der Verfolgung der Juden unter der nationalsozialistischen Gewaltherrschaft in Deutschland 1933–1945. http://www.bundesarchiv.de/gedenkbuch/index.html.de.
Gerstengarbe, Sybille: Die erste Entlassungswelle von Hochschullehrern deutscher Hochschulen aufgrund des Gesetzes zur Wiederherstellung des Berufsbeamtentums vom 7. April 1933. Berichte zur Wissenschaftsgeschichte 17 (1994), S. 17–39.
Gilman, Sander L.: The Jew's Body. New York/London 1991.
Gnirs, Otto: Die Wiedergutmachung im öffentlichen Dienst. In: Finke, Hugo [u.a.] (Hrsg.): Entschädigungsverfahren und sondergesetzliche Entschädigungsregelungen (= Die Wiedergutmachungsverfahren nationalsozialistischen Unrechts durch die Bundesrepublik Deutschland, 6). München 1987, S. 265–303.
Goeschel, Christian: Suicide in Nazi Germany. Oxford 2009.
Goeschel, Christian: Suicides of German Jews in the Third Reich. German History 25 (2007), S. 22–45.
Goodman, Richard Merle: Genetic Disorders among the Jewish People. Baltimore/London 1979.

Goschler, Constantin: Schuld und Schulden. Die Politik der Wiedergutmachung für NS-Verfolgte seit 1945. Göttingen 2005.

Goschler, Constantin: Wiedergutmachung, Westdeutschland und die Verfolgten des Nationalsozialismus (1945–1954). München 1992.

Goschler, Constantin: Wiedergutmachung. In: Wengst, Udo (Hrsg.): Geschichte der Sozialpolitik in Deutschland seit 1945. Bd. 2: 1945–1949. Die Zeit der Besatzungszonen. Sozialpolitik zwischen Kriegsende und der Gründung zweier deutscher Staaten. Baden-Baden 2001, S. 791–809.

Gottwaldt, Alfred/Schulle, Diana: Die „Judendeportationen" aus dem Deutschen Reich 1941–1945. Wiesbaden 2005.

Gotzes, Andrea (Hrsg.): Krieg und Vernichtung 1941–1945. Sowjetische Zeitzeugen erinnern sich. Darmstadt 2006.

Grady, Tim: Fighting a Lost Battle: The ‚Reichsbund jüdischer Frontsoldaten' and the Rise of National Socialism. *German History* (2010), 28 (1), S. 1–20.

Grady, Tim: Juden in Freikorps. Liverpool 2011.

Grau, Günter/Schneck, Peter (Hrsg.): Akademische Karrieren im „Dritten Reich". Beiträge zur Personal- und Berufungspolitik an den Medizinischen Fakultäten. Berlin 1993.

Grieser, Thomas: Jüdische Ärzte in Thüringen während des Nationalsozialismus 1933–1945. Diss. med. Jena 2003.

Groehler, Olaf: Integration und Ausgrenzung von NS-Opfern. Zur Anerkennungs- und Entschädigungsdebatte in der Sowjetischen Besatzungszone Deutschlands 1945 bis 1949. In: Kocka, Jürgen (Hrsg.): Historische DDR-Forschung. Aufsätze und Studien. Berlin 1993, S. 105–127.

Grossmann, Atina: New Women in Exile. German Women Doctors and the Emigration. In: Quack, Sybille (Hrsg.): Between Sorrow and Strength. Women Refugees of the Nazi Period. Washington/Cambridge 1995, S. 215–239.

Grözinger, Karl Erich: Der Ba'al Schem von Michelstadt: ein deutsch-jüdisches Heiligenleben zwischen Legende und Wirklichkeit. Frankfurt a. M. 2010.

Grözinger, Karl Erich: Jüdische Wundermänner in Deutschland. In: Grözinger, Karl Erich. (Hrsg.): Judentum im deutschen Sprachraum. Frankfurt a. M. 1991, S. 190–221.

Grübel, Monika: Nach der Katastrophe – Jüdisches Leben in Köln 1945 bis 1949. In: Ginze, Günther B./Güntner, Sonja (Hrsg.): „Zuhause in Köln..." Jüdisches Leben 1945 bis heute. Köln [u.a.] 1998, S. 42–55.

Grundmann, Kornelia: Die Marburger Medizinstudentenschaft. In: Aumüller, Gerhard [u.a.] (Hrsg.): Die Marburger Medizinische Fakultät im „Dritten Reich". München 2001, S. 325–370.

Grundmann, Kornelia: Gleichschaltung und die Teilhabe der Mediziner an den neuen politischen Machtstrukturen. In: Aumüller [u.a.], Die Marburger Medizinische Fakultät, S. 124–204.

Gruner, Wolf: Judenverfolgung in Berlin 1933–1945. Eine Chronologie der Behördenmaßnahmen in der Reichshauptstadt. Berlin 1996, 2009².

Gruner, Wolf: Öffentliche Wohlfahrt und Judenverfolgung. Wechselwirkungen lokaler und zentraler Politik im NS-Staat (1933–1942). München 2002.

Gruner, Wolf: Von der Kollektivausweisung zur Deportation. In: Kundrus, Birthe/Meyer, Beate (Hrsg.): Die Deportation der Juden aus Deutschland. Göttingen 2004, S. 21–62.

Grünwald, Max (Hrsg.): Die Hygiene der Juden. Im Anschluß an die Internationale Hygiene-Ausstellung Dresden 1911. Dresden 1911.

Grüttner, Michael: „Ein stetes Sorgenkind für Partei und Staat". Die Studentenschaft 1930 bis 1945. In: Krause, Eckart [u.a.] (Hrsg.): Hochschulalltag im „Dritten Reich". Die Hamburger Universität 1933–1945. Berlin, Hamburg 1991, S. 201–236.
Grüttner, Michael: Die Hochschulkommission der NSDAP. In: Ferdinand, Ursula [u.a.] (Hrsg.): Medizinische Fakultäten in der deutschen Hochschullandschaft 1925–1950. Heidelberg 2013, S. 29–43.
Grüttner, Michael: Studenten im Dritten Reich. Paderborn 1995.
Grüttner, Michael: Wissenschaftspolitik im Nationalsozialismus. In: Kaufmann, Doris (Hrsg.): Geschichte der Kaiser-Wilhelm-Gesellschaft im Nationalsozialismus. Bestandsaufnahme und Perspektiven der Forschung. Göttingen 2000, S. 557–585.
Grüttner, Michael: Die deutschen Universitäten unter dem Hakenkreuz. In: Connelly, John/Grüttner, Michael (Hrsg): Zwischen Autonomie und Anpassung. Universitäten in den Diktaturen des 20. Jahrhunderts. Paderborn 2003, S. 67–100.
Grüttner, Michael: Biographisches Lexikon zur nationalsozialistischen Wissenschaftspolitik. Heidelberg 2004.
Grüttner, Michael: Nationalsozialistische Wissenschaftler: ein Kollektivportrat. In: Ders. [u.a.] (Hrsg.): Gebrochene Wissenschaftskulturen. Universität und Politik im 20. Jahrhundert. Göttingen 2010, S. 149–165.
Grüttner, Michael/Kinas, Sven: Die Vertreibung von Wissenschaftlern aus den deutschen Universitäten 1933–1945. Vierteljahrshefte für Zeitgeschichte 55 (2007), S. 123–186.
Güse, Hans Georg/Schmacke, Norbert: Psychiatrie zwischen bürgerlicher Revolution und Faschismus. Mit einem Vorwort von Erich Wulff. 2 Bde. Kronberg 1976.
Haarmann, Hermann: Pour vaincre les ennemis, il faut de l'audace, encore de l'audace et toujours de l'audace!". Friedrich Wolfs Kampf gegen den Faschismus. In: Haarmann, Hermann/Hesse, Christoph (Hrsg.): Einspruch. Schriftenreihe der Friedrich-Wolf-Gesellschaft: Exil in der Sowjetunion. Marburg 2010, S. 9–21.
Hafemann, Heike: Geschichte der Universitäts-Augenklinik Münster 1925–1977 unter besonderer Berücksichtigung der Zeit ihres ersten Direktors Aurel von Szily – mit Nachlassbeschreibung. Diss. Münster 1982.
Hagener, Hermann: Lava. Berlin 1921.
Hagenlücke, Hans: Deutsche Vaterlandspartei. Die nationale Rechte am Ende des Kaiserreichs. Düsseldorf 1997.
Hahn, Judith/Schwoch, Rebecca: Anpassung und Ausschaltung. Die Berliner Kassenärztliche Vereinigung im Nationalsozialismus. Berlin 2009.
Hahn, Susanne/Schröder, Christina: Suizidalität im Nationalsozialismus. Psychologie und Gesellschaftskritik 16 (1992) 62, S. 81–102.
Hale, N.G.: Freud and the Americans. Vol. II: The Rise and Crisis of Psychoanalysis in the United States. Oxford/New York 1995.
Hamann, Brigitte: Hitlers Wien. Lehrjahre eines Diktators. München 1998.
Happ, Sabine/Jüttemann, Veronika: Der Einfluss des Nationalsozialismus auf das Studium von Frauen an der Universität Münster 1920 bis 1960. In: Thamer, Hans-Ulrich [u.a.] (Hrsg.): Die Universität Münster im Nationalsozialismus. Kontinuitäten und Brüche zwischen 1920 und 1960. Münster 2012, S. 929–952.
Harrecker, Stefanie: Degradierte Doktoren. Die Aberkennung der Doktorwürde an der Ludwig-Maximilians-Universität München während der Zeit des Nationalsozialismus. München 2007.

Hart, Mitchell Bryan: The Healthy Jew: the Symbiosis of Judaism and Modern Medicine. Cambridge 2007.
Harten, Hans Christian [u.a.]: Rassenhygiene als Erziehungsideologie des Dritten Reichs. Bio-bibliographisches Handbuch (= edition bildung und wissenschaft, 10). Berlin 2006.
Hartig, Christine: „Conversations About Taking our own Lives – oh, a Poor Expression for a Forced Deed in Hopeless Circumstances!" Suicide among German Jews 1933–1943. In: Leo Baeck Institute Yearbook 52 (2007), 1, S. 247–265.
Hartig, Christine: Die letzte Zuflucht. Jüdische Selbsttötungen im „Dritten Reich" im Spiegel von Selbstzeugnissen. Unveröff. Magisterarbeit. Göttingen 2003.
Hartung-von Doetinchem, Dagmar/Winau, Rolf (Hrsg.): Zerstörte Fortschritte. Das Jüdische Krankenhaus in Berlin. 1756–1861–1914–1989. Berlin 1989.
Hattis, Susan L.: The Binational Idea in Palestine During Mandatory Times. Haifa 1970.
Hazan, Katy/Weill, Georges: L'OSE et le sauvetage des enfants juifs. In: Sémelin, Jacques [u.a.] (Hrsg.): La résistance aux génocides. De la pluralité des actes de sauvetage. Paris 2008, S. 259–276.
Hazony, Y.: The German Intellectuals and the Founding of the Hebrew University. In: Hazony, Y. (Hrsg.): The Jewish State. The Struggle for Israel's Soul. New York 2000, S. 195–207.
Hebenstreit, Uta: Die Verfolgung jüdischer Ärzte in Leipzig in den Jahren der nationalsozialistischen Diktatur. Schicksal der Vertriebenen. Diss. Leipzig 1996.
Hehl, Ulrich von: In den Umbrüchen der ersten Hälfte des 20. Jahrhunderts. Die Universität Leipzig vom Vorabend des Ersten bis zum Ende des Zweiten Weltkriegs 1909 bis 1945. In: Hehl, Ulrich von [u.a.] (Hrsg.): Geschichte der Universität Leipzig 1409–2009. Bd. 3: Das zwanzigste Jahrhundert 1909–2009. Leipzig 2010, S. 13–329.
Heiber, Helmut: Universität unterm Hakenkreuz. Teil II: Die Kapitulation der Hohen Schule. Bd. 2. München u.a. 1994.
Heidel, Caris-Petra: Ärzte und Zahnärzte in Sachsen 1933–1945. Eine Dokumentation von Verfolgung, Vertreibung, Ermordung. Frankfurt a. M. 2005.
Heikaus, Ulrike: Deutschsprachige Filme als Kulturinsel. Die kulturelle Integration der deutschsprachigen Juden in Palästina 1933–1945. Potsdam 2009.
Heim, Susanne (Hrsg.): Deutsches Reich 1938 – August 1939 (= Die Verfolgung und Ermordung der europäischen Juden durch das nationalsozialistische Deutschland 1933–1945, 2). München 2009.
Heimböckel, Dieter: Walter Rathenau und die Literatur seiner Zeit: Studien zu Werk und Wirkung. Würzburg 1996.
Heis, Gernot [u.a.] (Hrsg.): Willfährige Wissenschaft. Die Universität Wien 1938–1945.
Heitkötter, Birthe: Geburtshilfe und Gynäkologie im Nationalsozialismus. Peter Esch und die Frauenklinik der Universität Münster von 1925 bis 1950. (Veröffentlichungen des Universitätsarchivs Münster, Bd. 7). Münster 2013.
Held, Tilo Marcus: Geschichte der Vereinigung Rhein-Mainischer Augenärzte (1913–1963). Diss. med. Frankfurt a. M. 1997.
Heller, J.: HaShomer Hazair. From Binationalism to Federalism. In: Heller, J. (Hrsg.): The Birth of Israel 1945–1949. Ben-Gurion and His Critics. Gainesville 2000, S. 197–216.
Henne, Thomas: Die Aberkennung von Doktorgraden an der Juristenfakultät der Universität Leipzig – Überblick zu den Ergebnissen des Projekts. In: ders. (Hrsg.): Die Aberkennung von Doktorgraden an der Juristenfakultät der Universität Leipzig 1933–1945. Leipzig 2007, S. 17–34.

Henschel, Hildegard: Aus der Arbeit der Jüdischen Gemeinde Berlin während der Jahre 1941–1943. Zeitschrift für die Geschichte der Juden 9 (1972), S. 33–52.
Hepp, Michael (Hrsg.): Die Ausbürgerung deutscher Staatsbürger nach dem im Reichsanzeiger veröffentlichten Listen. München 1985.
Herber, Friedrich: Gerichtsmedizin unterm Hakenkreuz. Leipzig 2002.
Herlemann, Horst: Das Gesetz zur Wiederherstellung des Berufsbeamtentums vom 7. April 1933 (BBG). Zeitschrift der Savigny-Stiftung für Rechtsgeschichte, Germanistische Abteilung 126 (2009), S. 296–306.
Hermand, Jost: Juden in der Kultur der Weimarer Republik. In: Grab, Walter/Schoeps, Julius H. (Hrsg.): Juden in der Weimarer Republik. Skizzen und Portraits. Darmstadt 1998, S. 9–37.
Herrlich, Mario: Jüdische Ärzte in den Kreishauptmannschaften Dresden-Bautzen, Chemnitz und Zwickau vor und nach 1933 in Deutschland. Diss. med. Leipzig 1996.
Herrn, Rainer: Magnus Hirschfelds Institut für Sexualwissenschaft und die Bücherverbrennung. In: Schoeps, Julius H./Treß, Werner (Hrsg.): Verfemt und Verboten. Vorgeschichte und Folgen der Bücherverbrennung 1933. Hildesheim [u.a.] 2010, S. 113–168.
Hesdörffer, Heinz: Bekannte traf man viele. Aufzeichnungen eines deutschen Juden aus dem Winter 1945/46. Zürich 1998.
Hesse, Christoph: Professor Mamlock und die „Judenfrage". In: Haarmann, Hermann/Hesse, Christoph (Hrsg.): Einspruch. Schriftenreihe der Friedrich-Wolf-Gesellschaft: Exil in der Sowjetunion. Marburg 2010, S. 93–120.
Hilberg, Raul: Die Vernichtung der europäischen Juden. Bd. 1. Frankfurt a. M. 1990.
Hildesheimer, Esriel: Jüdische Selbstverwaltung unter dem NS-Regime. Der Existenzkampf der Reichsvertretung und Reichsvereinigung der Juden in Deutschland. Tübingen 1994.
Hlavačkova, Ludmila/Svobodny, Petr: Biographisches Lexikon der Deutschen Medizinischen Fakultät in Prag 1883–1945. Prag 1998.
Hoche, Alfred E.: Krieg und Seelenleben. In: Hoche, Alfred E. (Hrsg.): Aus der Werkstatt. München/Berlin 1941², S. 181–203.
Hockerts, Hans Günter [u.a.] (Hrsg.): Grenzen der Wiedergutmachung. Die Entschädigung für NS-Verfolgte in West- und Osteuropa 1945–2000. Göttingen 2006.
Hockerts, Hans Günter: Die Entschädigung für NS-Verfolgte in West- und Osteuropa. Eine einführende Skizze. In: Hockerts, Hans Günter [u.a.] (Hrsg.): Grenzen der Wiedergutmachung. Die Entschädigung für NS-Verfolgte in West- und Osteuropa 1945–2000. Göttingen 2006, S. 7–58.
Hockerts, Hans Günter: Sozialpolitische Entscheidungen im Nachkriegsdeutschland. Alliierte und deutsche Sozialversicherungspolitik 1945 bis 1957. Stuttgart 1980.
Hockerts, Hans Günter: Wiedergutmachung in Deutschland. Eine historische Bilanz 1945–2000. Vierteljahrshefte für Zeitgeschichte 49 (2001), Nr. 2, S. 167–214.
Hödl, Klaus: Der „jüdische Körper" als Stigma. Österreichische Zeitschrift für Geschichtswissenschaft 8 (1997), S. 212–230.
Hödl, Klaus: Gesunde Juden – kranke Schwarze: Körperbilder im medizinischen Diskurs. Innsbruck 2002.
Höffken, Bernd: Schicksale jüdischer Ärzte aus Nürnberg nach 1933. Berlin 2013.
Hogan, Larry P.: Healing in the Second Tempel Period. Fribourg 1992.
Holfelder, H.: Weg und Ziel der medizinischen Fakultät. Deutsche Medizinische Wochenschrift 60 (1934), S. 71–74.
Holländer, Ludwig: Central-Verein deutscher Staatsbürger jüdischen Glaubens. In: Herlitz, Georg/Krischner, Bruno (Hrsg.): Jüdisches Lexikon. Ein enzyklopädisches Handbuch des

jüdischen Wissens in vier Bänden, Bd. 1. Frankfurt a. M. 1987 (Nachdruck der 1. Aufl., Berlin 1927). Sp. 1289-1294.

Hölscher, Christoph: NS-Verfolgte im „antifaschistischen Staat". Vereinnahmung und Ausgrenzung in der ostdeutschen Wiedergutmachung (1945-1989). Diss. Freiburg 2002.

Höpcke, Klaus: Friedrich Wolf und der Umgang mit dem literarischen Erbe in der DDR. In: Müller, Henning (Hrsg.): „Mut, nochmals Mut, immerzu Mut!": Protokollband: „Internationales wissenschaftliches Friedrich-Wolf-Symposion" der Volkshochschule der Stadt Neuwied vom 2.-4. Dezember 1988 in Neuwied aus Anlass des 100. Geburtstages von Dr. Friedrich Wolf. Neuwied 1989, S. 38-47.

Horkheimer, Max/Adorno, Theodor W.: Dialektik der Aufklärung. Philosophische Fragmente. Frankfurt a. M. 2003.

Hortzitz, Nicole: Der „Judenarzt". Historische und sprachliche Untersuchungen zur Diskriminierung eines Berufsstands in der frühen Neuzeit. Heidelberg 1994.

Hoss, Christiane: Verfolgung und Emigrationswege der von Scurla benannten Flüchtlinge und ihre Familien. In: Şen, Faruk/Halm, Dirk (Hrsg.): Exil unter Halbmond und Stern. Herbert Scurlas Bericht über die Tätigkeit deutscher Hochschullehrer in der Türkei während der Zeit des Nationalsozialismus. Essen 2007, S. 113-201.

Hoyer, Siegfried: Die Vertreibung jüdischer und demokratischer Hochschullehrer von der Universität Leipzig 1933 bis 1938. In: Höppner, Solvejg (Hrsg.): Antisemitismus in Sachsen im 19. und 20. Jahrhundert. Dresden 2004, S. 168-181.

Hubenstorf, Michael/Walther, Peter Th.: Politische Bedingungen und allgemeine Veränderungen des Berliner Wissenschaftsbetriebes 1925-1950. In: Fischer, Wolfram [u.a.] (Hrsg.): Exodus von Wissenschaften aus Berlin. Fragestellungen – Ergebnisse – Desiderate; Entwicklungen vor und nach 1933 (= Akademie der Wissenschaften zu Berlin, 7). Berlin/New York 1994, S.S. 5-100.

Hubenstorf, Michael: Vertriebene Medizin – Finale des Niedergangs der Wiener Medizinischen Schule? In: Stadler, Friedrich (Hrsg.): Vertriebene Vernunft. Emigration und Exil österreichischer Wissenschaft. Internationales Symposion, 19. bis 23. Oktober 1987 in Wien. Wien [u.a.] 1988, Bd. 2, S. 766-793.

Huerkamp, Claudia: Jüdische Akademikerinnen in Deutschland 1900-1938. Geschichte und Gesellschaft 19 (1993), S. 311-331.

Huhn, Ingeborg/Kilian, Ursula: „Es wird alles gut werden." Der Briefwechsel zwischen dem jüdischen Pharmakologen Hermann Freund und seinem Schüler Willy König 1925 bis 1939. Münster 2011.

Ifland, Dorothee: Dr. Arno Philippsthal. In: Förderverein für das Bezirksmuseum Mahrzahn (Hrsg.): Biesdorf – 650 Jahre. Chronik eines Festjahres. Berlin 2000, S. 41-50.

Irmer, Thomas: Schwarzheide. In: Benz, Wolfgang/Distel, Barbara (Hrsg.): Der Ort des Terrors. Geschichte der nationalsozialistischen Konzentrationslager, Bd. 3: Sachsenhausen, Buchenwald. München 2006, S. 268-271.

Jäckle, Renate: Schicksale jüdischer und „staatsfeindlicher" Ärztinnen und Ärzte nach 1933 in München. München 1988.

Jacob, Ruth/Federspiel, Ruth (Hrsg.): Jüdische Ärzte in Schöneberg. Topographie einer Vertreibung (= Frag doch! Geschichte konkret, 2). Berlin 2012.

Jacob, Ruth: Joseph Lachmann (1882-1961). Hals-Nasen-Ohrenarzt. In: Dies./Federspiel, Ruth (Hrsg.): Jüdische Ärzte in Schöneberg. Topographie einer Vertreibung (= Frag doch! Geschichte konkret, 2). Berlin 2012, S. 80-85.

Jah, Akim: Die Deportation der Juden aus Berlin. Die nationalsozialistische Vernichtungspolitik und das Sammellager Große Hamburger Straße. Berlin 2013.

Jahnke-Nückles, Ute: Die Deutsche Gesellschaft für Kinderheilkunde in der Zeit der Weimarer Republik und des Nationalsozialismus. Diss. med. Freiburg 1992.

Jahr, Christoph: Die nationalsozialistische Machtübernahme und ihre Folgen. In: Grüttner, Michael in Zusammenarbeit mit Christoph Jahr, Sven Kians, Anne Chr. Nagel, Jens Thiel: Die Berliner Universität zwischen den Weltkriegen 1918–1945. Berlin 2012, S. 295–324.

Jaspers, Karl: Descartes et la philosophie. Paris 1938.

Jaspers, Karl: La pensée de Descartes et la philosophie. Traduit par Hans Pollnow (Paris). Revue philosophique de la France et de l'étranger 124 (1937), S. 39–64, 81–148.

Jeffrey, W.D.: The Prague Psychoanalytic Study Group (1933–1939). The American Psychoanalyst 25 (1991), S. 17–24.

Jensen, Uffa: Gebildete Doppelgänger. Bürgerliche Juden und Protestanten im 19. Jahrhundert (= Kritische Studien zur Geschichtswissenschaft, 167). Göttingen 2005.

John, Jürgen/Stutz, Rüdiger: Die „Friedrich-Schiller- Universität" der NS-Zeit. In: Traditionen – Bruche – Wandlungen. Die Universität Jena 1850–1995. Hrsg. Senatskommission zur Aufarbeitung der Jenaer Universitätsgeschichte im 20. Jahrhundert. Köln, Weimar, Jena 2009, S. 417–586.

Jü, Jen Pao: „Professor Mamlock" und das politische Erwachen der chinesischen Intellektuellen in den 1940er Jahren – Zur Rezeption des dramatischen Werkes „Mamlock" von Friedrich Wolf in China. In: Müller, Henning (Hrsg.): „Mut, nochmals Mut, immerzu Mut!": Protokollband: „Internationales wissenschaftliches Friedrich-Wolf-Symposion" der Volkshochschule der Stadt Neuwied vom 2.–4. Dezember 1988 in Neuwied aus Anlass des 100. Geburtstages von Dr. Friedrich Wolf. Neuwied 1989, S. 258–263.

Jütte, Robert [u.a.]: Medizin und Nationalsozialismus. Bilanz und Perspektiven der Forschung. Göttingen 2011.

Jütte, Robert: Contacts at the Bedside: Jewish Physicians and their Christian Patients. In: Lehmann, Hartmut/Hsia, Ronnie P. (Hrsg.): In and Out of the Ghetto. Jewish-Gentile Relations in Late Medieval and Early Modern Germany. New York 1995, S. 137–150.

Jütte, Robert: Der kranke und der gesunde Körper. Gleichheit von Juden und Christen vor Krankheit und Tod. In: Gilman, Sander L. [u.a.] (Hrsg.): „Der schejne Jid". Das Bild des „jüdischen Körpers" in Mythos und Ritual. Wien 1998.

Jütte, Robert: Die Vertreibung jüdischer und „staatsfeindlicher" Ärztinnen und Ärzte. In: Jütte, Robert (Hrsg.): Medizin und Nationalsozialismus. Bilanz und Perspektiven der Forschung. Göttingen 2011, S. 83–93.

Jütte, Robert: Jüdische Krankenhäuser, „Krankenbehandler", Ärzte in Ghettos und im KZ. In: Jütte [u.a.] (Hrsg.): Medizin und Nationalsozialismus, Göttingen 2011, S. 256–266.

Jütte, Robert: Zur Funktion und sozialen Stellung jüdischer „gelehrter" Ärzte im spätmittelalterlichen und frühneuzeitlichen Deutschland. In: Schwinges, Rainer C. (Hrsg.): Gelehrte im Reich. Zur Sozial- und Wirkungsgeschichte akademischer Eliten des 14. bis 16. Jahrhunderts. Berlin 1996, S. 159–179.

Kahl, Wilhelm [u.a.]: Die deutschen Universitäten und der heutige Staat. Tübingen 1926.

Kaienburg, Herrmann: Sachsenhausen. In: Benz, Wolfgang/Distel, Barbara (Hrsg.): Der Ort des Terrors. Geschichte der nationalsozialistischen Konzentrationslager. Bd. 3: Sachsenhausen, Buchenwald. München 2006, S. 17–72.

Kaiser, Otto: Krankheit und Heilung nach dem Alten Testament. Medizin, Gesellschaft und Geschichte 20 (2002), S. 9–43.

Kampe, Norbert: Studenten und „Judenfrage" im deutschen Kaiserreich. Die Entstehung einer akademischen Trägerschicht des Antisemitismus (= Kritische Studien zur Geschichtswissenschaft, 76). Göttingen 1988.

Kann van, Edmund: Die Zahl der Ärzte und ihre Gliederung im Jahre 1939. Deutsches Ärzteblatt 70 (1940), S. 283–286.

Kantor, Alfred: Das Buch des Alfred Kantor. Wien [u.a.] 1972.

Kaplan, Marion: Der Mut zum Überleben. Jüdische Frauen und ihre Familien in NaziDeutschland. Berlin 2001.

Kästner, Ingrid: Die Medizinische Fakultät der Universität Leipzig nach 1933: Personen, Lehre, Forschung. Kultursoziologie 18 (2009), S. 81–106.

Kater, M.H.: Medizinische Fakultäten und Medizinstudenten: Eine Skizze. In: Kudlien, Fridolf: Arzte im Nationalsozialismus. Köln 1985, S. 82–194.

Kater, Michael H.: Ärzte als Hitlers Helfer. Hamburg/Wien 2000.

Kater, Michael H.: Ärzte als Hitlers Helfer. München 2002.

Kater, Michael H.: Medizin und Mediziner im Dritten Reich. Eine Bestandsaufnahme. Historische Zeitschrift 244 (1987), S. 299–352.

Kautsky, Benedikt: Teufel und Verdammte. Erfahrungen und Erkenntnisse aus sieben Jahren in deutschen Konzentrationslagern. Neudruck Wien 1961.

Kessler, Françoise: Emigrierte Ärzte in Shanghai (1933–1945). Aufnahmebedingungen, Ausgrenzung, Ghettoisierung. In: Scholz, Albert/Heidel, Caris-Petra (Hrsg.): Emigrantenschicksale. Einfluss der jüdischen Emigranten auf Sozialpolitik und Wissenschaft in den Aufnahmeländern (= Medizin und Judentum, 7). Frankfurt a. M. 2004, S. 175–188.

Kinas, Sven: Massenentlassungen und Emigration. In: Tenorth, Heinz-Elmar [u.a.] (Hrsg.): Geschichte der Universität Unter den Linden. Bd. 2: Die Berliner Universität zwischen den Weltkriegen 1918–1945. Berlin 2012, S. 325–404.

Kirsner, D.: Unfree Associations: Inside Psychoanalytic Institutes. London 2000.

Klasen, Eva-Maria: Die Diskussion über eine „Krise" der Medizin in Deutschland zwischen 1925 und 1935. Diss. med. Mainz 1984.

Klee, Ernst: Auschwitz, die Medizin und ihre Opfer. Frankfurt a. M. 1997[4].

Klemperer, Victor: Ich will Zeugnis ablegen bis zum letzten. Tagebücher 1933–1945. [11]Berlin 1999.

Klepper, Jochen: Unter dem Schatten Deiner Flügel. Aus den Tagebüchern der Jahre 1932–1942. Stuttgart 1956.

Kleßmann, Christoph: Die doppelte Staatsgründung. Deutsche Geschichte 1945–1955 (= Studien zur Geschichte und Politik, 298). 5. überarb. und erw. Aufl. Bonn 1991.

Klimpel, Volker: Ärzte-Tode. Unnatürliches und gewaltsames Ableben in neun Kapiteln und einem biographischen Anhang. Würzburg 2005.

Kloocke, Ruth: Mosche Wulff. Zur Geschichte der Psychoanalyse in Russland und Israel. Tübingen 2002.

Knippschild, Dieter: Das Schicksal der jüdischen Klinikärzte. In: Heimat Dortmund – Stadtgeschichte in Bildern und Berichten. Zeitschrift des Hist. Vereins Dortmund und die Grafschaft Mark e. V. in Verbindung mit dem Stadtarchiv Dortmund. Heft 1 (1996), S. 24–28.

Knütter, Hans-Helmuth: Die Juden und die deutsche Linke in der Weimarer Republik. Düsseldorf 1971.

Kobes, Jorn: „... der ewig saublaue Himmel Istanbuls ..." Der Weg der Frankfurter Wissenschaftler ins türkische Exil (1833–1945). In: Kobes, Jorn / Hesse, Jan-Otmar (Hrsg.): Frankfurter Wissenschaftler zwischen 1933 und 1945. Göttingen 2008, S. 205–233.

Kobes, Jorn / Hesse, Jan-Otmar (Hrsg.): Frankfurter Wissenschaftler zwischen 1933 und 1945. Göttingen 2008

Kogon, Eugen: Der SS-Staat. Das System der Konzentrationslager. München 1979[6].

Kohler, Eric: Relicensing Central European Refugee Physicians in the United States, 1933–1945. Simon Wiesenthal Center Annual 6 (1989), S. 3–36.

Königseder, Angelika: Die Entwicklung des KZ-Systems. In: Benz, Wolfgang/Distel, Barbara (Hrsg): Der Ort des Terrors. Geschichte der nationalsozialistischen Konzentrationslager. Bd. 1: Die Organisation des Terrors. München 2005, S. 30–42.

Kopke, Christoph/Wuttke, Walter: Fall Lewin, Herbert. In: Benz, Wolfgang (Hrsg.): Handbuch des Antisemitismus. Judenfeindschaft in Geschichte und Gegenwart, Bd. 4: Ereignisse, Dekrete, Kontroversen. Berlin/Boston 2011, S. 124–125.

Kopke, Christoph: „Friedrich der Große in Bildnissen seiner Zeit". Zur erzwungenen Versteigerung der Privatsammlung Ludwig Pick im Jahre 1939. Zeitschrift für Religions- und Geistesgeschichte (ZRGG) 64 (2012), Nr. 3, S. 279–286.

Körner, Hans-Peter: Die Emigration deutschsprachiger Mediziner 1933–1945. Exilforschung 6 (1988), S. 83–97.

Krach, Tillmann: Jüdische Rechtsanwälte in Preußen. Über die Bedeutung der freien Advokatur und ihre Zerstörung durch den Nationalsozialismus. München 1991.

Kramer, Franz/Pollnow, Hans: Hyperkinetische Zustandsbilder im Kindesalter. Berliner Gesellschaft für Psychiatrie und Nervenkrankheiten Sitzung vom 16.6.1930. Zentralblatt für die gesamte Psychiatrie und Neurologie 57 (1930), S. 844–845.

Kramer, Franz/Pollnow, Hans: Symptomenbild und Verlauf einer hyperkinetischen Erkrankung im Kindesalter. Allgemeine Zeitschrift für Psychiatrie und psychisch-gerichtliche Medizin 96 (1932), S. 214–216.

Kramer, Franz/Pollnow, Hans: Über eine hyperkinetische Erkrankung im Kindesalter. Monatsschrift für Psychiatrie und Neurologie 82 (1932), S. 1–40.

Kratzsch, Tilman: Der „Verband Deutscher Medizinalpraktikanten" 1921–1925: Mediziner zwischen Studium und Beruf in der Weimarer Republik. Medizinhistorisches Journal 36 (2001), S. 185–225.

Krause, Konrad: Alma mater Lipsiensis. Geschichte der Universität Leipzig von 1409 bis zur Gegenwart. Leipzig 2003.

Kreft, Gerhard: „... nunmehr judenfrei ...". Das Neurologische Institut 1933 bis 1945. In: Kobes, Jörn/Hesse, Jan-Otmar (Hrsg.): Frankfurter Wissenschaftler zwischen 1933 und 1945. Göttingen 2008, S. 125–156.

Kreikamp, Hans-Dieter: Zur Entstehung des Entschädigungsgesetzes der amerikanischen Besatzungszone. In: Herbst, Ludolf/Goschler, Constantin (Hrsg.): Wiedergutmachung in der Bundesrepublik Deutschland. München 1989, S. 61–75.

Kreutzmüller, Christoph: Ausverkauf. Die Vernichtung der jüdischen Gewerbetätigkeit in Berlin 1930–1945. Berlin 2012.

Krischel, Mathis [u.a.]: Die 1907 gegründete ‚Deutsche Gesellschaft für Urologie' und die ‚Gesellschaft Reichsdeutscher Urologen' im Nationalsozialismus. Der Urologe 50 (2011), Nr. 9, S. 1154–1160.

Krischel, Mathis/Halling, Thorsten: Die Geschichte der Deutschen Gesellschaft für Urologie in der unmittelbaren Nachkriegszeit: Kontinuitäten und Brüche (1945–1961). Der Urologe 52 (2013), Nr. 7, S. 991–1003.

Krischel, Matthis [u.a.]. (Hrsg.): Urologen im Nationalsozialismus. Zwischen Anpassung und Vertreibung. Berlin 2011.

Krischel, Matthis: Gleichschaltung und Selbstgleichschaltung der deutschen Urologie im Nationalsozialismus. In: Krischel, Matthis [u.a.] (Hrsg.): Urologen im Nationalsozialismus. Zwischen Anpassung und Vertreibung. Berlin 2011, S. 23–39.

Krohn, Hans-Dieter: Vereinigte Staaten von Amerika. In: Krohn, Hans-Dieter (Hrsg.): Handbuch der deutschsprachigen Emigration 1933–1945. Darmstadt 1998, S. 446–466.

Kröner, Hans-Peter: Die Emigration deutschsprachiger Mediziner 1933–1945. Versuch einer Befundserhebung. Exilforschung 6 (1988), S. 83–97.

Kröner, Hans-Peter: Die Emigration Deutschsprachiger Mediziner im Nationalsozialismus. Berichte zur Wissenschaftsgeschichte 12 (1989), Nr. 4, S. A1–A44.

Kröner, Hans-Peter: Medizin. In: Krohn, Hans-Dieter (Hrsg.): Handbuch der deutschsprachigen Emigration 1933–1945. Darmstadt 1998, S. 782–791.

Krünitz, Johann Georg: Ökonomische Encyklopädie in 242 Bänden (Berlin 1784–1858), Bd. 31, Berlin 1784.

Kubaseck, Christopher/Seufert, Günther (Hrsg.): Deutsche Wissenschaftler im türkischen Exil: Die Wissenschaftsmigration in die Türkei 1933–1945. (Istanbuler Texte und Studien, Bd. 12). Würzburg 2008.

Küchle, Hans Joachim: Augenkliniken deutschsprachiger Hochschulen und ihre Lehrstuhlinhaber im 19. und 20. Jahrhundert. Köln 2005.

Kudlien, Fridolf (Hrsg.): Ärzte im Nationalsozialismus. Köln 1985.

Kümmel, Werner F.: Die Ausschaltung rassisch und politisch missliebiger Ärzte. In: Kudlien, Fridolf (Hrsg.): Ärzte im Nationalsozialismus. Köln 1985, S. 56–81.

Kümmel, Werner F.: Jüdische Ärzte in Deutschland zwischen Emanzipation und „Ausschaltung". In: Preiser, Gert (Hrsg.): Richard Koch und die ärztliche Diagnose. Hildesheim 1988, S. 15–47.

Kümmel, Werner Friedrich: Antisemitismus und Medizin im 19./20 Jahrhundert. In: Peiffer, Jürgen (Hrsg.): Menschenverachtung und Opportunismus. Zur Medizin im Dritten Reich. Tübingen 1992, S. 44–67.

Kümmel, Werner Friedrich: Die „Ausschaltung" der jüdischen Ärzte in Mainz durch die Nationalsozialisten. In: Dumont, Franz [u.a.] (Hrsg.): Moguntia medica. Das medizinische Mainz. Vom Mittelalter bis ins 20. Jahrhundert. Wiesbaden 2002, S. 385–397.

Kundrus, Birthe/Meyer, Beate (Hrsg.): Die Deportation der Juden aus Deutschland. Pläne – Praxis – Reaktionen 1938–1945. Göttingen 2004.

Kwiet, Konrad/Eschwege, Helmut: Selbstbehauptung und Widerstand. Deutsche Juden im Kampf um Existenz und Menschenwürde 1933–1945 (= Hamburger Beiträge zur Sozial- und Zeitgeschichte, 19). Hamburg 1984.

Kwiet, Konrad: „Ich habe mich durchs Leben geboxt!" Die unglaubliche Geschichte des Bully Salmen Schott. In: Kaplan, Marion/Meyer, Beate (Hrsg.): Jüdische Welten. Juden vom 18. Jahrhundert bis in die Gegenwart. Göttingen 2005, S. 231–247.

Labisch, Alfons/Tennstedt, Florian: Der Weg zum „Gesetz über die Vereinheitlichung des Gesundheitswesens" vom 3. Juli 1934. Entwicklungslinien und -momente des staatlichen und kommunalen Gesundheitswesens in Deutschland. Teil 2. Düsseldorf 1985.

Lachmann, Joseph/Bergmann, Felix: Dissociated Nystagmus in the Rabbit. Nature 183 (1959), S. 1065.
Lachmann, Joseph: Untersuchungen über latente Tuberkulose der Rachenmandeln mit Berücksichtigung der bisherigen Befunde und der Physiologie der Tonsillen. Diss. Leipzig 1908.
Lambrecht, Ronald/Morgenstern, Ulf: Der Lebensweg des Leipziger Nationalökonomen Gerhard Kessler (1883–1963). Praktische Sozialpolitik und politisches Engagement in Deutschland und im türkischen Exil. Neues Archiv für sächsische Geschichte 81 (2010), S. 147–179.
Lambrecht, Ronald: Politische Entlassungen in der NS-Zeit. Vierundvierzig biographische Skizzen von Hochschullehrern der Universität Leipzig. Leipzig 2006.
Lambrecht, Ronald: Studenten in Sachsen 1918–1945. Studien zur studentischen Selbstverwaltung, sozialen und wirtschaftlichen Lage sowie zum politischen Verhalten der sächsischen Studentenschaft in Republik und Diktatur. Leipzig 2011.
Landé, Lotte: Clinical Signs and Development of Survivors of Kernicterus due to Rh Sensitization. Journal of Pediatrics 32 (1948), S. 693–705.
Landé, Lotte: Der Einfluss der Erziehung auf die Gesundheit. Unser Weg. Blätter für Gesundheit in Haus und Familie 9 (1918), S. 124–125.
Landé, Lotte: Die schulärztliche Betreuung psychisch und intellektuell anormaler Kinder. Monatsschrift Deutscher Ärztinnen 5 (1928), S. 87–90.
Landé, Lotte: Entwicklung und Schicksal der im Kaiserin Auguste Viktoria Hauses geborenen Kinder. Zeitschrift für Kinderheilkunde 20 (1919), S. 1–74
Langbein, Hermann: Menschen in Auschwitz. Wien 1999[4].
Langewiesche, Dieter: Die Universität Tübingen in der Zeit des Nationalsozialismus. Formen der Selbstgleichschaltung und Selbstbehauptung. In: Geschichte und Gesellschaft 23/1997, S. 618–646.
Langstein, Leo/Landé, Lotte: Pathologie der Neugeburtsperiode. In: Pfaundler, Meinhard von/Schlossmann, Arthur (Hrsg.): Handbuch der Kinderheilkunde, Bd. 1. Leipzig 1923[3], S. 462–548.
Lappin-Eppel, Eleonore: Ungarisch-jüdische Zwangsarbeiter und Zwangsarbeiterinnen in Österreich 1944/45. Arbeitseinsätze, Todesmärsche, Folgen. Wien [u.a.] 2010.
Laschke, Michael: Das Oskar-Ziethen-Krankenhaus. Berlin-Lichtenberg: von der städtischen Krankenanstalt zum Paritätischen Gesundheitszentrum. Leipzig 2003.
Lavsky, H.: Before Catastrophe. The Distinctive Path of German Zionism. Jerusalem 1996.
Lechner, Silvester: Walter Wuttke zum 60.Geburtstag. Gedenkstättenrundbrief 102 (2001), S. 33–34.
Leder, Christoph M.: Die Grenzgänge des Marcus Herz: Beruf, Haltung und Identität eines jüdischen Arztes gegen Ende des 18. Jahrhunderts. Münster 2007.
Leibfried, Stephan/Tennstedt, Florian: Berufsverbote und Sozialpolitik 1933. Die Auswirkungen der nationalsozialistischen Machtergreifung auf die Krankenkassenverwaltung und die Kassenärzte. Analyse. Materialien zu Angriff und Selbsthilfe. Erinnerungen (= Arbeitspapiere des Forschungsschwerpunktes Reproduktionsrisiken, soziale Bewegungen und Sozialpolitik, 2). Bremen 1981.
Leibfried, Stephan: Stationen der Abwehr. Berufsverbote für Ärzte im Dritten Reich 1933–1938 und die Zerstörung des sozialen Asyls durch die organisierte Ärzteschaft des Auslands (= Bulletin des Leo Baeck Instituts, 62). Jerusalem 1982, S. 3–39.
Lepsien, Katharina/Lange, Wolfgang: Verfolgung, Emigration und Ermordung jüdischer Ärzte. In: Friedrich, Hannes/Matzow, Wolfgang (Hrsg.): Dienstbare Medizin. Ärzte betrachten ihr Fach im Nationalsozialismus. Göttingen 1992, S. 32–43.

Lettow, Fritz: Arzt in den Höllen. Erinnerungen an vier Konzentrationslager. Berlin 1997.
Ley, Astrid/Morsch, Günter: Medizin und Verbrechen. Das Krankenrevier des KZ Sachsenhausen 1936–1945. Berlin 2007.
Ley, Astrid: Kollaboration mit der SS zum Wohle von Patienten? Das Dilemma der Häftlingsärzte in Konzentrationslagern. Zeitschrift für Geschichtswissenschaft 61 (2013), S. 123–139.
Ley, Astrid: Medizin im Konzentrationslager. Gezielte Vernachlässigung, medizinische Minimalversorgung, ärztliche Verbrechen. Medizinhistorisches Journal 41 (2006), S. 99–108.
Ley, Astrid: Vom Krankenmord zum Genozid. Die „Aktion 14f13" in den Konzentrationslagern. In: Dachauer Hefte 25 (2009), S. 36–49.
Liban, A.: Freuds Einwanderung nach Eretz Israel: Die Aufnahme der Psychoanalyse in Palästina (Eretz Israel). Diss. phil. Technische Universität Berlin. Berlin 1998.
Lichtenberger-Fenz, Brigitte: Österreichs Universitäten und Hochschulen – Opfer oder Wegbereiter der nationalsozialistischen Gewaltherrschaft? (Am Beispiel der Universität Wien). In: Heiß, Gernot/Mattl, Siegfried [u.a.] (Hrsg.): Willfährige Wissenschaft. Die Universität Wien 1938 bis 1945. Wien 1989, S. 3–16.
Lillteicher, Jürgen: Raub, Recht und Restitution. Die Rückerstattung jüdischen Eigentums in der frühen Bundesrepublik. Göttingen 2004.
Lindner, E.: Treudeutsch und echtjüdisch. Allgemeine Jüdische Wochenzeitung 48 (1993) Heft 12.
Lingens-Reiner, Ella: Selektion im Frauenlager. In: Adler, H. G. [u.a.] (Hrsg.): Auschwitz. Zeugnisse und Berichte. Frankfurt a. M. 1988[4], S. 100–106.
Livnat, Andrea: Eure Vorstellungen entsprechen nicht der hiesigen Wirklichkeit. In: Tobias, Jim/Schlichting, Nicola (Hrsg.): nurinst 2012. Beiträge zur deutschen und jüdischen Geschichte. Schwerpunktthema: Gesundheit, medizinische Versorgung, Rehabilitation. Jahrbuch des Nürnberger Instituts für NS-Forschung und jüdische Geschichte des 20. Jahrhunderts. Nürnberg 2012.
Lohff, Brigitte: Die Medizinische Fakultät der Christian-Albrechts-Universität zu Kiel. In: Cornelissen, Christoph/Mish, Carsten: Wissenschaft an der Grenze. Die Universität Kiel im Nationalsozialismus. Essen 2010[2], S. 119–134.
Lojter, Nochum: Želtoe pjatno (Konec doktora Mamloka) [„Der gelbe Fleck. Das Ende des Dr. Mamlock"]. Moskau 1934.
Longerich, Peter: Politik der Vernichtung. Eine Gesamtdarstellung der nationalsozialistischen Judenverfolgung. München 1998.
Loose, Ingo: Von der Entrechtung zur Deportation: Die Berliner Juden 1933–1941. In: Berliner Juden im Getto Litzmannstadt 1941–1944. Ein Gedenkbuch. Hrsg. von der Stiftung Topographie des Terrors. Berlin 2009, S. 20–31.
Lorz, Andrea: Die Medizinische Fakultät der Universität Leipzig nach 1933: Von der schleichenden Diskriminierung zur offenen Ausgrenzung, Vertreibung und Vernichtung. Beispiele erzwungener Brüche und Zerstörung beruflicher Karrieren sowie persönlicher Lebenspläne. Kultursoziologie 18 (2009), S. 107–130.
Lowenfeld, H./Lowenfeld, Y.: Our Permissive Society and the Super-Ego. Some Current Thoughts about Freud´s Cultural Concepts. Psychoanalytic Quarterly 39 (1970), S. 590–608.
Lowenfeld, H.: Notes on Frustration. Psychoanalytic Quarterly 44 (1975), S. 127–138.
Lowenfeld, H.: Notes on Shamelessness. Psychoanalytic Quarterly 45 (1976), S. 62–72.
Lowenfeld, H.: Psychic Trauma and Productive Experience in the Artist. Psychoanalytic Quarterly 10 (1941a), S. 116–129.

Lowenfeld, H.: Psychic Trauma and Productive Experience in the Artist. Art and Psychoanalysis (1941b), S. 292–304.
Lowenfeld, H.: Psychoanalysis Today. Partisan Review 3 (1981), S. 446–455.
Lowenfeld, H.: Raphael Löwenfeld. Polonist, Pamphletist, Pionier. Bulletin of the Leo Baeck Institute 19 (1980), S. 85–100.
Lowenfeld, H.: Some Aspects of a Compulsion Neurosis in a Changing Civilisation. Psychoanalytic Quarterly 13 (1944), S. 1–15.
Lustig, Walter: Der Arzt als öffentlicher Gesundheitsbeamter, Gesundheitspolitiker und gerichtlicher Sachverständiger. Ein Handbuch für Medizinal-, Verwaltungs- und richterliche Beamte. Berlin 1926; Ergänzungsband, Berlin 1929.
Lustig, Walter: Die Skelettreste der unteren Extremität von der spätdiluvialen Fundstätte Hohlerfels und ihre rassenmorphologische Stellung. Diss. med. Braunschweig 1915.
Lustig, Walter: Ein neuer Neandertalfund. Diss. phil. Breslau 1916.
Lustig, Walter: Gesetzes- und Rechtskunde für Kranken-, Säuglings- und Fürsorgeschwestern, Sozialbeamte, Masseure, Hebammen und Irrenpflegepersonen. Ein Lehrbuch in Frage und Antwort. 4. erw. Aufl., Berlin-Schöneberg 1937.
Lustig, Walter: Zwangsuntersuchung und Zwangsbehandlung. München 1926.
Mack, Cécile: Die badische Ärzteschaft im Nationalsozialismus (= Medizingeschichte im Kontext, 6). Frankfurt a. M. 2001.
Maibaum, Thomas: Die Führerschule der deutschen Ärzteschaft Alt-Rehse. Diss. med. Hamburg 2007.
Maierhof, Gudrun: Frauen in der jüdischen Selbsthilfe 1933–1943. Frankfurt/New York 2002.
Malina, Peter/Neugebauer, Wolfgang: NS-Gesundheitswesen und -Medizin. In: Tálos, Emmerich [u.a.] (Hrsg.): NS-Herrschaft in Österreich. Ein Handbuch. Wien 2000, S. 696–720.
Manthey, Jürgen: Königsberg. Geschichte einer Weltbürgerrepublik. München [u.a.] 2005.
Marcus, Jacob R.: Communal Sick-Care in the German Ghetto. Cincinnati 1947.
Margalit, E.: Social and Intellectual Origins of the HaShomer Hazair Youth Movement 1913–1920. In: Reinharz, Y./Shapira, A. (Hrsg.): Essential Papers on Zionism. New York 1995.
Martin, Francoise: „Professor Mamlock" in Frankreich. Elemente der Rezeption vor und nach dem Zweiten Weltkrieg. Ein Forschungsbericht. In: Müller, Henning (Hrsg.): „Mut, nochmals Mut, immerzu Mut!": Protokollband: „Internationales wissenschaftliches Friedrich-Wolf-Symposion" der Volkshochschule der Stadt Neuwied vom 2.–4. Dezember 1988 in Neuwied aus Anlass des 100. Geburtstages von Dr. Friedrich Wolf. Neuwied 1989, S. 251–257.
Massin, Benoît: Mengele, die Zwillingsforschung und die „Auschwitz-Dahlem Connection". In: Sachse, Carola (Hrsg.): Die Verbindung nach Auschwitz. Biowissenschaften und Menschenversuche an Kaiser-Wilhelm-Instituten. Göttingen 2003, S. 201–254.
Mattonet, Hubert: Jeder Student ein SA-Mann! Ein Beitrag zur Geschichte der Westfälischen Wilhelms-Universität Münster in den Jahren 1933 bis 1939. Münster 2008.
Maurer, Trude: Medizinalpolizei und Antisemitismus. Die deutsche Politik der Grenzsperre gegen Ostjuden im ersten Weltkrieg. Jahrbücher für die Geschichte Osteuropas NF 33 (1985), S. 205–230.
Meier, Annerose: Lebensschicksal und wissenschaftliches Werk von Felix Skutsch. Diss. Leipzig 1995.
Meier, H.H.: Das Ende des jüdischen Arzttums. Ziel und Weg (1939), Nr. 4, S. 110–112.

Mejstrik, Alexander [u.a.]: Berufsschädigungen in der nationalsozialistischen Neuordnung der Arbeit. Vom österreichischen Berufsleben 1934 zum völkischen Schaffen 1938–1940. (= Veröffentlichungen der Österreichischen Historikerkommission. Vermögensentzug während der NS-Zeit sowie Rückstellungen und Entschädigungen seit 1945 in Österreich, 16). Wien [u.a.] 2005.

Merhav, P.: HaShomer Hazair. In: Encyclopedia Judaica. CD-ROM, Jerusalem 1997.

Meyer, Beate: Die Verfolgung und Ermordung der Hamburger Juden 1933–1945. Geschichte. Zeugnis. Erinnerung. Göttingen 2006.

Meyer, Beate: Gratwanderung zwischen Verantwortung und Verstrickung. Die Reichsvereinigung der Juden in Deutschland und die Jüdische Gemeinde zu Berlin 1938–1945. In: Meyer, Beate/Simon, Hermann (Hrsg.): Juden in Berlin 1938–1945. Begleitband zur gleichnamigen Ausstellung in der Stiftung „Neue Synagoge Berlin – Centrum Judaicum", Mai bis August 2000. Berlin 2000, S. 318–332.

Meyer, Beate: Tödliche Gratwanderung. Die Reichsvereinigung der Juden in Deutschland zwischen Hoffnung, Zwang, Selbstbehauptung und Verstrickung (1939–1945). Göttingen 2011.

Mierendorff, Marta: Friedrich Wolf – Unerwünscht in Hollywood. Eine Synopsis zum Thema „Wolf und die USA". In: In: Müller, Henning (Hrsg.): „Mut, nochmals Mut, immerzu Mut!": Protokollband: „Internationales wissenschaftliches Friedrich-Wolf-Symposion" der Volkshochschule der Stadt Neuwied vom 2.–4. Dezember 1988 in Neuwied aus Anlass des 100. Geburtstages von Dr. Friedrich Wolf. Neuwied 1989, S. 62–88.

Miškova, Alena: Die deutsche (Karls-)Universität vom Münchener Abkommen bis zum Ende des Zweiten Weltkrieges. Prag 2007.

Moeller, Robert G.: Deutsche Opfer, Opfer der Deutschen. Kriegsgefangene, Vertriebene, NS-Verfolgte: Opferausgleich als Identitätspolitik. In: Naumann, Klaus (Hrsg.): Nachkrieg in Deutschland. Hamburg 2001, S. 29–58.

Moll, Friedrich [u.a.]: Urologie und Nationalsozialismus am Beispiel von Leopold Casper (1859–1959). Der Urologe 48 (2009), Nr. 9, S. 1094–1102.

Moll, Friedrich [u.a.]: Urologie und Nationalsozialismus: Alexander von Lichtenberg 1880–1949. Der Urologe 49 (2010), Nr. 9, S. 1179–1187.

Moll, Friedrich [u.a.]: Urologie und Nationalsozialismus: Paul Rosenstein 1875–1964 – zerrissene Biographie eines jüdischen Urologen. Der Urologe 50 (2011), Nr. 9. S. 1143–1153.

Moll, Friedrich: Zerrissene Leben: Das Schicksal jüdischer Urologen zwischen ‚Ausschaltung', Emigration und Wiedergutmachung". In: Krischel, Matthis [u.a.] (Hrsg.): Urologen im Nationalsozialismus. Zwischen Anpassung und Vertreibung. Berlin 2011, S. 49–104.

Mollenhoff, Gisela/Schlautmann-Overmeyer, Rita: Jüdische Familien in Münster. Bd. 1: Biographisches Lexikon. Münster 1995.

Möllenhoff, Gisela/Schlautmann-Overmeyer, Rita: Jüdische Familien in Münster 1918–1945. Teil 2,1: Abhandlungen und Dokumente 1918–1945. Münster 1998.

Möllenhoff, Gisela: Angehörige „privilegierter Mischehen" während des „Dritten Reiches". In: Sieger, Folker (Hrsg.): Grenzgänge. Menschen und Schicksale zwischen jüdischer, christlicher und deutscher Identität. Münster 2002, S. 343–365.

Morsch, Günter: Organisations- und Verwaltungsstruktur der Konzentrationslager. In: Benz, Wolfgang/Distel, Barbara (Hrsg): Der Ort des Terrors. Geschichte der nationalsozialistischen Konzentrationslager. Bd. 1: Die Organisation des Terrors. München 2005, S. 58–75.

Moser, Gabriele: Ärzte, Gesundheitswesen und Wohlfahrtsstaat. Zur Sozialgeschichte des ärztlichen Berufsstandes in Kaiserreich und Weimarer Republik (= Neuere Medizin- und Wissenschaftsgeschichte, 21). Freiburg 2011.
Mosse, Werner E.: Der Niedergang der Weimarer Republik und die Juden. In: Mosse, Werner E. (Hrsg.): Entscheidungsjahr 1932. Zur Judenfrage in der Endphase der Weimarer Republik. 2. rev. Aufl. Tübingen 1966, S. 3–50.
Mühl-Benninghaus, Sigrun: Das Beamtentum in der NS-Diktatur bis zum Ausbruch des Zweiten Weltkriegs: Zu Entstehung, Inhalt und Durchführung der einschlägigen Beamtengesetze. Düsseldorf 1996.
Mühlleitner, E./Reichmayr, J. (Hrsg.): Otto Fenichel. 119 Rundbriefe. Bd. II Amerika (1938–1945). Frankfurt/Basel 1998.
Mühlleitner, E.: Biographisches Lexikon der Psychoanalyse. Die Mitglieder der Psychologischen Mittwoch-Gesellschaft und der Wiener Psychoanalytischen Vereinigung 1902–1938. Tübingen 1992.
Müller, Burkhard: Wolfgang Rosenthal (1882–1971). Diss. Gießen 1993.
Müller, Henning (Hrsg.): „Mut, nochmals Mut, immerzu Mut!": Protokollband: „Internationales wissenschaftliches Friedrich-Wolf-Symposion" der Volkshochschule der Stadt Neuwied vom 2.–4. Dezember 1988 in Neuwied aus Anlass des 100. Geburtstages von Dr. Friedrich Wolf. Neuwied 1989.
Müller, Thomas/Hermanns, Ludger M.: „[...] Manchen machen die zweitausend Jahre, die man nicht zuhause war, gar nichts aus [...]". Die Berliner Schulärztin und Psychoanalytikerin Margarete Miriam Brandt (1892–1977) und ihre Emigration nach Palästina/Israel. Stuttgart 2013, S. 305–326.
Müller, Thomas/Ricken, Desiree: Alexander Mitscherlichs ‚politische' Psychoanalyse, seine Beziehungen zur Humanmedizin und die Wahrnehmung der bundesdeutschen Öffentlichkeit. In: Zuckermann, M. (Hrsg.): „Geschichte und Psychoanalyse". Tel Aviv Yearbook for German History 2004. Gerlingen, S. 221–259.
Müller, Thomas: Die Neurologische Abteilung des Krankenhauses Lankwitz. Ein Beitrag zur Geschichte der Emigration, der Psychotherapie und des Berliner Krankenhauses. Sudhoffs Archiv 88 (2004), S. 54–76.
Müller, Thomas: Medizinische Expertise, zionistische Visionen. Ärztinnen und Ärzte als Immigranten in Palästina/Israel. Berichte zur Wissenschaftsgeschichte 28 (2005), S. 321–336.
Müller, Thomas: Raphael und Heinrich Löwenfeld. Exil 16 (1997), S. 72–85.
Müller, Thomas: Von Charlottenburg zum Central Park West. Henry Lowenfeld und die Psychoanalyse in Berlin, Prag und New York. Frankfurt a. M. 2000.
Münzel, Martin: Die jüdischen Mitglieder der deutschen Wirtschaftselite 1927–1955. Verdrängung, Emigration, Rückkehr. Paderborn 2006.
Murken, Axel Heinrich: Vom Hekdesch zum Allgemeinen Krankenhaus. Jüdische Krankenhäuser in Deutschland im Wandel ihrer 800jährigen Geschichte vom 13. Jahrhundert bis zum Zweiten Weltkrieg. Historia Hospitalium 19 (1993/94), S. 115–142.
Nadav, Daniel: Zwischen Sozialhygiene in Deutschland und dem Aufbau des öffentlichen Gesundheitswesens des Jishuv: Sozial engagierte Ärzte in Berlin und Palästina/Israel. In: Fischer, Wolfram [u.a.] (Hrsg.): Exodus von Wissenschaften aus Berlin. Fragestellungen – Ergebnisse – Desiderate; Entwicklungen vor und nach 1933 (= Akademie der Wissenschaften zu Berlin, 7). Berlin/New York 1994, S. 461–471.

Nadav, Daniel S./Stürzbecher, Manfred: Walter Lustig. In: Hartung-von Doetinchem, Dagmar/ Winau, Rolf (Hrsg.): Zerstörte Fortschritte. Das Jüdische Krankenhaus in Berlin 1756–1861– 1914–1989. Berlin 1989, S. 221–226.

Nadav, Daniel: Ärzte in Zwangslagen: Dr. Maximilian Samuel (1880–1943). In: Scholz, Albrecht / Heidel, Caris-Petra (Hrsg.): Sozialpolitik und Judentum (= Medizin und Judentum, 5). Dresden 2000, S. 135–139.

Nagel, Anne C.: Hitlers Bildungsreformer. Das Reichsministerium für Wissenschaft, Erziehung und Volksbildung. Frankfurt/Main 2012.

Nagel, Anne Chr.: „Er ist der Schrecken überhaupt der Hochschule" – Der Nationalsozialistische Deutsche Dozentenbund in der Wissenschaftspolitik des Dritten Reichs. In: Scholtyseck, Joachim/Studt, Christoph (Hrsg.): Universitäten und Studenten im Dritten Reich. Bejahung, Anpassung, Widerstand. Berlin 2008, S. 115–132.

Nagel, Anne Chr.: Die Universität im Dritten Reich. In: Grüttner, Michael in Zusammenarbeit mit Christoph Jahr, Sven Kians, Anne Chr. Nagel, Jens Thiel: Die Berliner Universität zwischen den Weltkriegen 1918–1945. Berlin 2012, S. 405–464.

Nakath, Monika (Hrsg): Aktenkundig: „Jude". Nationalsozialistische Judenverfolgung in Brandenburg 1933–1945. Vertreibung–Ermordung–Erinnerung. Berlin 2010.

Nathorff, Hertha: Das Tagebuch der Hertha Nathorff. Berlin–New York. Aufzeichnungen 1933 bis 1945. (Hrsg.): Benz, Wolfgang. Frankfurt a. M. 1988.

Naujoks, Harry: Mein Leben im KZ Sachsenhausen. Erinnerungen des ehemaligen Lagerältesten. Berlin 1989.

Neubert, Rahel: Das Institut für experimentelle Krebsforschung. In: Eckart, Wolfgang U. [u.a.] (Hrsg.): Die Universität Heidelberg im Nationalsozialismus. Heidelberg 2006, S. 959–974.

Neumärker, Klaus-Jürgen/Rothenberger, Aribert: Kommentar und Interpretation zur Arbeit von F. Kramer und H. Pollnow. In: Rothenberger, Aribert [u.a.] (Hrsg.): Wissenschaftsgeschichte der ADHS. Kramer-Pollnow im Spiegel der Zeit. Darmstadt 2005, S. 161–174.

Neumärker, Klaus-Jürgen: Leben und Werk von Franz Max Albert Kramer (24.4.1878– 29.06.1967) und Hans Pollnow (7.3.1902–21.10.1943). In: Rothenberger, Aribert [u.a.] (Hrsg.): Wissenschaftsgeschichte der ADHS. Kramer-Pollnow im Spiegel der Zeit. Darmstadt 2005, S. 79–118.

Niederland, Doron: Deutsche Ärzte-Emigration und gesundheitspolitische Entwicklungen in Erez-Israel 1933–1948. Medizinhistorisches Journal 29 (1985), S. 149–184.

Niederland, Doron: The Emigration of Jewish Academics and Professionals from Germany. Leo Baeck Year Book 18 (1988), S. 294–295.

Niederland, Doron: The Influence of German Jewish Physicians on the Development of the Medical Services and Professional Values of Eretz Israel 1933–1948. In: Scholz, Albert/ Heidel, Caris-Petra (Hrsg.): Emigrantenschicksale. Einfluss der jüdischen Emigranten auf Sozialpolitik und Wissenschaft in den Aufnahmeländern (= Medizin und Judentum, 7). Frankfurt a. M. 2004, S. 37–42.

Niederland, William G.: Folgen der Verfolgung: Das Überlebenden-Syndrom Seelenmord. Frankfurt a. M. 1980.

Niederland, William G: Vorwort. In: Pross, Christian (Hrsg.): Wiedergutmachung. Der Kleinkrieg gegen die Opfer. Frankfurt a. M. 1988, S. 9–12.

Niemann, Charlotte/Leibfried, Stephan: Die Verfolgung Jüdischer und sozialistischer Ärzte in Bremen in der „NS"-Zeit. Bremen 1988.

Nissen, Rudolf: Helle Blätter, Dunkle Blätter. Erinnerungen eines Chirurgen. Stuttgart 1969.

Nölleke, Brigitte: Psychoanalytikerinnen. Biografisches Lexikon. http://www.psycho analytikerinnen.de/usa_biografien.html#Jessner.
Nyiszli, Miklós: Jenseits der Menschlichkeit: Ein Gerichtsmediziner in Auschwitz. Berlin 1992.
Obenaus, Herbert: Der Kampf um das tägliche Brot. In: Herbert, Ulrich [u.a.] (Hrsg.): Die nationalsozialistischen Konzentrationslager. Entwicklung und Struktur. Bd. 2, Göttingen 1998, S. 841–873.
Ohnhäuser, Tim: Der Arzt und Hochschullehrer Arthur Nicolaier (1862–1942) – Eine Annäherung an die Suizide der als „nicht arisch" verfolgten Ärzte im Nationalsozialismus. In: Kühl, Richard [u.a.] (Hrsg.): Verfolger und Verfolgte. Bilder ärztlichen Handelns im Nationalsozialismus (= Medizin und Nationalsozialismus, 2). Münster 2010, S. 15–38.
Olenhusen, Albrecht Götz: Die „nichtarischen" Studenten an den deutschen Hochschulen. Zur nationalsozialistischen Rassenpolitik 1933–1945. In: Vierteljahrshefte für Zeitgeschichte 14/2 (1966), S. 175–206.
Opitz, Norfried: Untersuchung über die Todesursachen der Verstorbenen aus dem Jüdischen Krankenhaus zu Berlin für die Jahre von 1935 bis 1945. Diss. med. Berlin 1997.
Ostrowski, Siegfried: Vom Schicksal jüdischer Ärzte im Dritten Reich. Ein Augenzeugenbericht aus den Jahren 1933–1939. Bulletin des Leo Baeck Instituts 6 (1963), S. 313–351.
Paletschek, Sylvia: Zur Geschichte der Habilitation an der Universität Tübingen im 19. und 20. Jahrhundert. In: Macon, Helmut (Hrsg.): 200 Jahre Wirtschafts- und Staatswissenschaften an der Eberhard-Karls-Universität Tübingen: Leben und Werk der Professoren. Bd. 2. Stuttgart 2004, S. 1364–1399.
Parak, Michael: Hochschule und Wissenschaft in zwei Diktaturen. Elitenaustausch an sächsischen Hochschulen. Köln 2004.
Parak, Michael: Politische Entlassungen an der Universität Leipzig in der Zeit des Nationalsozialismus. In: Hehl, Ulrich von (Hrsg.): Sachsens Landesuniversität in Monarchie, Republik und Diktatur. Beiträge zur Geschichte der Universität Leipzig vom Kaiserreich bis zur Auflösung des Landes Sachsen 1952. Leipzig 2005, S. 241–262.
Pätzold, Kurt (Hrsg.): Verfolgung, Vertreibung, Vernichtung. Dokumente des faschistischen Antisemitismus 1933 bis 1942. Leipzig 1991.
Pätzold, Kurt: Häftlingsgesellschaft. In: Benz, Wolfgang/Distel, Barbara (Hrsg): Der Ort des Terrors. Geschichte der nationalsozialistischen Konzentrationslager. Bd. 1: Die Organisation des Terrors. München 2005, S. 110–125.
Paucker, A.: Zur Abwehr des Antisemitismus in Deutschland in den Jahren 1893 bis 1933: Jüdischer Widerstand 1933 bis 1945. In: Die Macht der Bilder: antisemitische Vorurteile und Mythen. Hrsg. vom Jüdischen Museum der Stadt Wien. Wien 1995, S. 290–304.
Pearle, Kathleen: Preventive Medicine. The Refugee Physician and the New York Medical Community, 1933–1945. Bremen 1981.
Peglau, Andreas: Verbotene psychoanalytische Schriften im Nationalsozialismus. Das Beispiel Wilhelm Reich. In: Schoeps, Julius H./Treß, Werner (Hrsg.): Verfemt und Verboten. Vorgeschichte und Folgen der Bücherverbrennung 1933. Hildesheim [u.a.] 2010, S. 305–340.
Peiffer, Jürgen: Die Vertreibung deutscher Neuropathologen 1933–1939. Der Nervenarzt 2 (1998), S. 99–109.
Peters, Uwe H.: Psychiatrie im Exil. Die Emigration der dynamischen Psychiatrie aus Deutschland, 1933–1939. Düsseldorf 1992.

Peters, Uwe Henrik: Psychiater und Psychoanalytiker im Exil. In: Bohne, Edith/Motzkau-Valeton, Wolfgang (Hrsg.): Die Künste und die Wissenschaften im Exil 1933-1945. Gerlingen 1992, S. 357-378.
Peukert, Detlev: Jugend zwischen Krieg und Krise. Lebenswelten von Arbeiterjungen in der Weimarer Republik. Köln 1987.
Pines, Shlomo: The Oath of Asaph the Physician and Yohanan ben Zabda: its Relation to the Hippocratic Oath and the Doctrina Duarum Viarum of the Didache. Jerusalem 1975.
Plenge, Johann: Der Krieg und die Volkswirtschaft. Münster 1915, S. 189.
Plum, Günter: Wirtschaft und Erwerbsleben. In: Benz, Wolfgang (Hrsg.): Die Juden in Deutschland 1933-1945. Leben unter nationalsozialistischer Herrschaft. München ³1993, S. 268-313.
Poliakov, Leon/Wulf, Josef: Das Dritte Reich und die Juden. Dokumente und Aufsätze. Berlin 1955.
Pollack, Herman: Jewish Folkways in Germanic Lands (1648-1806). Studies in Aspects of Daily Life. Cambridge/Mass. 1971.
Pollatschek, Walther: Friedrich Wolf. Eine Biographie. Berlin 1963.
Pollnow, Hans/Minkowski, Eugène: Psychose hallucinatoire: évolution intermittente, élimination d'idées de persécution. Annales medico-psychologiques 95 (1937), S. 787-792.
Pollnow, Hans: „Zur Psychotherapie des Asthma Bronchiale. Kritische Durchsicht der bisher publizierten Kasuistik". Sonderdruck aus: Zeitschrift für Klinische Medizin, Bd. 110 (1929), H. 6, S. 24.
Pollnow, Hans: Befreiung! Fragment eines Chorologs. In: Die Aktion, 10. Jg., H. 29/30 v. 24.7.1929, Sp. 119f.
Pollnow, Hans: Beiträge zur Geschichte und Logik der Ausdrucksdeutung. Philosophische Dissertation. o. O. o. J.
Pollnow, Hans: Beiträge zur Geschichte und Logik der Ausdrucksdeutung. In: Jahrbuch d. Phil. Fak. Königsberg Pr. 1924/25, S. 127-129.
Pollnow, Hans: Das Leib-Seele-Problem und die psychophysischen Korrelationen. In: Brugsch, Theodor/Lewy, Fritz Heinrich (Hrsg.): Die Biologie der Person. Ein Handbuch der allgemeinen und speziellen Konstitutionslehre. Bd. 2: Allgemeine somatische und psychophysische Konstitution. Berlin/Wien 1931, S. 1061-1092.
Pollnow, Hans: Historisch-kritische Beiträge zur Physiognomik. In: Utitz, E. (Hrsg.): Jahrbuch der Charakterologie 5 (1928), S. 157-206.
Pollnow, Hans: Reflexions sur les fondements de la psychologie chez Malebranche. Revue philosophique de la France et de l'étranger 125 (1938), S. 194-214.
Pollnow, Hans: Tagungsbericht. Jahresversammlung des Deutschen Vereins für Psychiatrie in Danzig. Der Nervenarzt 2 (1929), S. 415-418.
Pollnow, Hans: Tagungsbericht. V. Allgemeiner ärztlicher Kongress für Psychotherapie in Baden-Baden. 26. bis 29. April 1930. Der Nervenarzt 3 (1930), S. 354-356.
Pollnow, Lucie: Beitrag zur Schriftuntersuchung bei Schizophrenen. Diss. Med. Berlin. Berlin 1927. Sonderabdruck aus: Archiv für Psychiatrie und Nervenkrankheiten 80 (1927), H. 3, S. 352-366.
Poppinghege, Rainer: Absage an die Republik. Das politische Verhalten der Studentenschaft der Westfälischen Wilhelms- Universität 1918-1935. Münster 1994.

Poppinghege, Rainer: Studentische Repräsentationsorgane 1920–1960. In: Thamer, Hans-Ulrich [u.a.] (Hrsg.): Die Universität Münster im Nationalsozialismus. Kontinuitäten und Brüche zwischen 1920 und 1960. Münster 2012, S. 193–223.
Prahm, Heyo (Hrsg.): Hermine Heusler-Edenhuizen: Die erste deutsche Frauenärztin. Lebenserinnerungen im Kampf um den ärztlichen Beruf der Frau. Opladen 1997.
Preuss, Julius: Biblisch-Talmudische Medizin. Berlin 1911 (ND Wiesbaden 1992).
Pross, Christian/Winau, Rolf (Hrsg.): „nicht mißhandeln". Das Krankenhaus Moabit 1929–1933. Ein Zentrum jüdischer Ärzte in Berlin. Berlin 1984.
Pross, Christian: Die „Machtergreifung" am Krankenhaus. In: Pross, Christian/Winau, Rolf (Hrsg.): „nicht mißhandeln". Das Krankenhaus Moabit 1929–1933. Ein Zentrum jüdischer Ärzte in Berlin. Berlin 1984, S. 180–205.
Pross, Christian: The Attitude of German Émigré Doctors Towards Medicine under National Socialism. Social History of Medicine 22/3 (2009), S. 531–522.
Pross, Christian: Wiedergutmachung. Der Kleinkrieg gegen die Opfer. Frankfurt a. M. 1988, S. 27f.
Pytell, Timothy: Viktor Frankl. Das Ende eines Mythos? Innsbruck [u.a.] 2005.
Rabinovici, Doron: Instanzen der Ohnmacht. Wien 1938–1945. Der Weg zum Judenrat. Frankfurt a. M. 2000.
Ramm, (Rudolf): Sechs Monate ärztliche Aufbauarbeit in der Ostmark. Ärzteblatt für die deutsche Ostmark 1 (1938), S. 219–221.
Rathenau, Walther: „Höre, Israel!" Die Zukunft (1897), S. 454–62.
Ratschko, Karl-Werner: Kieler Hochschulmediziner in der Zeit des Nationalsozialismus. Die Medizinische Fakultät der Christian-Albrechts-Universität im „Dritten Reich". Essen 2014.
Reichmayr, J./Mühlleitner, E. (Hrsg.): Otto Fenichel. 119 Rundbriefe. Frankfurt, Basel 1998.
Reinke, Andreas: Judentum und Wohlfahrtspflege in Deutschland. Das jüdische Krankenhaus in Breslau 1726–1944. Hannover 1999.
Reuther, Matthias: Die Entwicklung spezieller Techniken in der Urologie. In: Urologie in Deutschland: Bilanz und Perspektiven. Hrsg. vom Arbeitskreis Geschichte der Urologie. Heidelberg 2007, S. 161–197.
Richarz, Monika: Der Eintritt der Juden in die akademischen Berufe: jüdische Studenten und Akademiker in Deutschland 1678–1848. Tübingen 1974.
Richarz, Monika: Jüdisches Leben in Deutschland, Bd. 3. Selbstzeugnisse zur Sozialgeschichte, 1918–1945. Stuttgart 1982.
Rieger, Susanne/Jochem, Gerhard: Jüdische Ärzte 1933–1945 in Nürnberg. In: transit nürnberg # 3. Menschen und Leben. Nürnberg 2009, S. 183–202.
Riha, Ortrun: Medizin. In: Hehl, Ulrich von [u.a.] (Hrsg.): Geschichte der Universität Leipzig 1409–2009. Bd. 4: Fakultäten, Institute, Zentrale Einrichtungen, 2. Halbband. Leipzig 2009. S. 951–1046.
Robert Koch-Institut (Hrsg.): Verfolgte Ärzte im Nationalsozialismus. Dokumentation zur Ausstellung über das SA-Gefängnis General-Pape-Straße. Berlin 1999.
Robinsohn, Nehemiah: Indemnifications and Reparations. Jewish Aspects. New York 1944.
Roelcke, Volker: Medizin im Nationalsozialismus. Historische Kenntnisse und einige Implikationen. In: Oehler-Klein, Sigrid (Hrsg.): Die Medizinische Fakultät der Universität Gießen im Nationalsozialismus und in der Nachkriegszeit: Personen und Institutionen, Umbrüche und Kontinuitäten. Stuttgart 2007, S. 13–32.
Rohrbach, Jens Martin [u.a.]: Zum 130. Geburtstag und zum 65. Todestag: Der Schriftleiter der „Monatshefte", Aurel von Szily, und sein unveröffentlichtes Lebenswerk über die

kongenitalen Papillenanomalien. Klinische Monatsblätter für Augenheilkunde 227 (2010), S. 659–662.
Rohrbach, Jens Martin: „150 Jahre DOG – Danken – gedenken – Gedenken." Klinische Monatsblätter der Augenheilkunde 224 (2007), S. 871–880.
Rohrbach, Jens Martin: Augenheilkunde im Nationalsozialismus. Stuttgart 2007.
Rohrbach, Jens Martin: Die Deutsche Ophthalmologische Gesellschaft (DOG) im Nationalsozialismus. Klinische Monatsblätter für Augenheilkunde 223 (2006), S. 869–876.
Rohrbach, Jens Martin: Jüdische Augenärzte im Nationalsozialismus – eine Gedenkliste. Klinische Monatsblätter für Augenheilkunde 228 (2011), S. 70–83.
Rolffs, Ernst: Der Geist von 1914. Preußische Jahrbücher 158 (1914), S. 377–391.
Rombeck-Jaschinski, Ursula: Das Londoner Schuldenabkommen. Die Regelung der deutschen Auslandsschulden nach dem Zweiten Weltkrieg. München 2005.
Rose, Wolfgang: „Die Bereinigung des Personalkörpers" – Biografische, personalpolitische und strukturelle Auswirkungen der Vertreibung jüdischer und politisch missliebiger Ärztinnen und Ärzte aus dem öffentlichen Gesundheitswesen im Nationalsozialismus. 24.06.2011, Berlin, in: H-Soz-u-Kult, 16.07.2011,http://hsozkult.geschichte.hu-berlin.de/tagungsberichte/id=3728
Rosenstein, Paul: Narben bleiben zurück: die Lebenserinnerungen des großen jüdischen Chirurgen. München 1954.
Rosenthal, Jacob: „Die Ehre des jüdischen Soldaten". Die Judenzählung im Ersten Weltkrieg und ihre Folgen (= Campus Judaica, 24). Frankfurt a. M. 2007.
Rosner, Fred (Hrsg.): Medicine in the Bible and the Talmud: selections from classical Jewish sources. Hoboken NJ 1995.
Rothenberger, Aribert [u.a.] (Hrsg.): Wissenschaftsgeschichte der ADHS. Kramer-Pollnow im Spiegel der Zeit. Darmstadt 2005.
Rotzoll, Maike/Hohendorf, Gerrit: Die Psychiatrisch-Neurologische Klinik. In: Eckart, Wolfgang U. [u.a.] (Hrsg.): Die Universität Heidelberg im Nationalsozialismus. Heidelberg 2006, S. 909–939.
Roznovskij, Stanislav: Friedrich Wolf und sein Exil in der Sowjetunion. In: Müller, Henning (Hrsg.): „Mut, nochmals Mut, immerzu Mut!": Protokollband: „Internationales wissenschaftliches Friedrich-Wolf-Symposion" der Volkshochschule der Stadt Neuwied vom 2.–4. Dezember 1988 in Neuwied aus Anlass des 100. Geburtstages von Dr. Friedrich Wolf. Neuwied 1989, S. 89–108.
Ruderman, David B.: Kabbalah, Magic, and Science: the Cultural Universe of a Sixteenth-Century Jewish Physician. Cambridge, Mass. 1988.
Rueß, Susanne: Stuttgarter jüdische Ärzte während des Nationalsozialismus. Würzburg 2009.
Rüfner, Wolfgang: Ausgleich von Kriegs- und Diktaturfolgen. In: Schulz, Günther (Hrsg.): Geschichte der Sozialpolitik in Deutschland seit 1945. Bd. 3: Bewältigung der Kriegsfolgen, Rückkehr zur sozialpolitischen Normalität. Baden-Baden 2005, S. 690–757.
Ruprecht, Thomas Michael: Felix Boenheim. Arzt, Politiker, Historiker. Hildesheim [u.a.] 1992.
Rürup, Reinhart: Die Revolution von 1918/19 in der deutschen Geschichte. Vortrag vor dem Gesprächskreis Geschichte der Friedrich-Ebert-Stiftung in Bonn am 4. November 1993. Bonn 1993.
Rürup, Reinhard unter Mitwirkung von Michael Schüring: Schicksale und Karriere. Gedenkbuch für die von den Nationalsozialisten aus der Kaiser-Wilhelm-Gesellschaft vertriebenen Forscherinnen und Forscher. Göttingen 2008, S. 49.

Rüther, Martin: Ärztliches Standeswesen im Nationalsozialismus 1933–1945. In: Jütte, Robert (Hrsg.): Geschichte der deutschen Ärzteschaft: Organisierte Berufs- und Gesundheitspolitik im 19. und 20. Jahrhundert. Köln 1997, S. 143–194.

Sabatzky, Kurt: Leo Pollnow. Aufbau 20 (1946) v. 17.5.1946, S. 42.

Sagaltschik, Michail Jefimowitsch: Erinnerungen. In: Gotzes, Andrea (Hrsg.): Krieg und Vernichtung 1941–1945. Sowjetische Zeitzeugen erinnern sich. Darmstadt 2006, S. 46.

Saner, Hans: Von der Weite des Denkens und der Verlässlichkeit des Handelns. Karl Jaspers in seiner Zeit. Oldenburg 2008.

Schabow, Dietrich: Die Israelitische Heil- und Pflegeanstalt für Nerven- und Gemütskranke (Jacoby'sche Anstalt, 1869–1942) und die spätere Verwendung der Gebäude. In: Die Heil- und Pflegeanstalten für Nerven- und Gemütskranke in Bendorf. Hrsg vom Rheinischen Eisenkunstguss-Museum. Bendorf-Sayn 2008, S. 55–95.

Schabow, Dietrich: Zur Geschichte der Juden in Bendorf. Bendorf 1979, S. 15.

Schach dem Numerus nullus. Mitteilungsblatt der Vereinigung jüdischer Ärzte in Wien 7 (1934), S. 1.

Schagen, Udo/Schleiermacher, Sabine: Charité in Trümmern. In: Bleker, Johanna/Hess, Volker (Hrsg.): Die Charité. Geschichte(n) eines Krankenhauses. Berlin 2010, S. 188–203.

Schagen, Udo/Schleiermacher, Sabine: Unter dem Hakenkreuz (1933–1945). In: Bleker/Hess, Die Charité, S. 169–187.

Schagen, Udo: Walter Stoeckel (1871–1961) als (un)politischer Lehrer – Kaiser der deutschen Gynäkologie? In: David/Ebert, Geschichte, S. 200–218.

Schagen, Udo: Wer wurde vertrieben? Wie wenig wissen wir? Die Vertreibungen aus der Berliner Medizinischen Fakultät 1933. Ein Überblick. In: Schleiermacher, Sabine/Schagen, Udo (Hrsg.): Die Charité im Dritten Reich. Zur Dienstbarkeit medizinischer Wissenschaft im Nationalsozialismus. Paderborn u.a. 2008, S. 51–66.

Schagen, Udo: Widerständiges Verhalten im Meer von Begeisterung, Opportunismus und Antisemitismus. Der Pharmakologe Otto Krayer (1899–1982), Professor der Berliner Universität 1933. In: Jahrbuch für Universitätsgeschichte 19 (2007), S. 223–247.

Schilde, Kurt [u.a.]: SA-Gefängnis Papestraße. Spuren und Zeugnisse. Berlin 1996.

Schläpfer, Beat: „Mehr Takt" – „Professor Mannheim" am Zürcher Schauspielhaus, November 1934. In: Müller, Henning (Hrsg.): „Mut, nochmals Mut, immerzu Mut!": Protokollband: „Internationales wissenschaftliches Friedrich-Wolf-Symposion" der Volkshochschule der Stadt Neuwied vom 2.–4. Dezember 1988 in Neuwied aus Anlass des 100. Geburtstages von Dr. Friedrich Wolf. Neuwied 1989, S. 237–243.

Schleiermacher, Sabine/Schagen, Udo: Enthumanisierung der Medizin und die Charité im „Dritten Reich". In: Schleiermacher, Sabine/Schagen, Udo (Hrsg.): Die Charité im Dritten Reich. Zur Dienstbarkeit medizinischer Wissenschaft im Nationalsozialismus. Paderborn u.a. 2008, S. 9–21.

Schleiermacher, Sabine: Die universitäre Medizin nach dem Zweiten Weltkrieg. Institutionelle und persönliche Strategien im Umgang mit der Vergangenheit. In: Oehler-Klein, Sigrid [u.a.] (Hrsg.): Vergangenheitspolitik in der universitären Medizin nach 1945. Institutionelle und individuelle Strategien im Umgang mit dem Nationalsozialismus. Stuttgart 2007, S. 21–42.

Schlich, Thomas: Die Medizin und der Wandel der jüdischen Gemeinde: Das jüdische rituelle Bad im Hygienediskurs des 19. Jahrhunderts. In: Jütte, Robert/Kustermann, Abraham P. (Hrsg.): Jüdische Gemeinden und Organisationsformen von der Antike bis zur Gegenwart. Wien 1996, S. 173–194.

Schlör, Joachim: ‚Alija Chadascha und öffentliche Meinung'. Das Mitteilungsblatt des Irgun Olei Merkas Europa (Tel Aviv) als historische Quelle. In: Menora. Jahrbuch für deutsch-jüdische Geschichte 1997, S. 70–97.

Schmaltz, Florian: Kampfstoff-Forschung im Nationalsozialismus. Zur Kooperation von Kaiser-Wilhelm-Instituten, Militär und Industrie. Göttingen 2005.

Schmiedebach, Heinz-Peter/Schwoch, Rebecca: Prof. Dr. med. Wilhelm Konrad Röpke (1873–1945). In: Sachs, Michael [u.a.] (Hrsg.): Deutsche Gesellschaft für Chirurgie 1933–1945. Die Präsidenten. Heidelberg 2011, S. 1–13.

Schmiedebach, Heinz-Peter: Sozialdarwinismus, Biologismus, Pazifismus. Ärztestimmen zum Ersten Weltkrieg. In: Bleker, Johanna/Schmiedebach, Heinz-Peter (Hrsg.): Medizin und Krieg. Vom Dilemma der Heilberufe 1865 bis 1985. Frankfurt a. M. 1987, S. 93–121.

Schmierer, Klaus: Medizingeschichte und Politik. Karrieren des Fritz Lejeune in der Weimarer Republik und im Nationalsozialismus (= Abhandlungen zur Geschichte der Medizin und der Naturwissenschaft, 96). Husum 2002.

Schmuhl, Hans-Walter: Die Charité und die Forschungspolitik der KWG und der DFG. In: Schleiermacher, Sabine/Schagen, Udo (Hrsg.): Die Charité im Dritten Reich. Zur Dienstbarkeit medizinischer Wissenschaft im Nationalsozialismus. Paderborn u.a. 2008, S. 229–235.

Schoeps, Julius H./Treß, Werner: Verfemt und Verboten. Vorgeschichte und Folgen der Bücherverbrennung 1933. Hildesheim [u.a.] 2010.

Scholz, Albert/Heidel, Caris-Petra (Hrsg.): Emigrantenschicksale. Einfluss der jüdischen Emigranten auf Sozialpolitik und Wissenschaft in den Aufnahmeländern (= Medizin und Judentum, 7). Frankfurt a. M. 2004.

Scholz, Albrecht: Der Suizid von Dermatologen in Abhängigkeit von politischen Veränderungen. Der Hautarzt 48 (1997), 12, S. 929–935.

Schorsch, I.: Jewish Reactions to German Anti-Semitism. 1870–1914. New York/London 1972.

Schröter, M. (Hrsg.): Sigmund Freud/Max Eitingon. Briefwechsel 1906–1939. 2 Bde. Tübingen 2004.

Schüler-Springorum, Stefanie: Die jüdische Minderheit in Königsberg/Preußen, 1871–1945 (= Schriftenreihe der Historischen Kommission bei der Bayerischen Akademie der Wissenschaften, 56). Göttingen 1996.

Schultheiss, Dirk: James Israel (1848–1926): Jüdische Medizin in Berlin vor 1933. In: Schultheiss, Dirk [u.a.] (Hrsg.): Wegbereiter der Urologie: 10 Biographien. Berlin 2002. S. 59–72.

Schur, Heinrich: Klinische Erfahrungen über den Diabetes mellitus unter den besonderen Verhältnissen der Kriegszeit. Österreichische Ärztezeitung 4 (1946), S. 8–10; 6/7 (1946), S. 12–15.

Schwarz, Hanns: Jedes Leben ist ein Roman. Erinnerungen eines Arztes. Berlin 1975, S. 148–151.

Schwarz, Walter: Die Wiedergutmachung nationalsozialistischen Unrechts durch die Bundesrepublik Deutschland. Ein Überblick. In: Herbst, Ludolf/Goschler, Constantin (Hrsg.): Wiedergutmachung in der Bundesrepublik Deutschland (= Schriftenreihe der Vierteljahrshefte für Zeitgeschichte (Sondernummer)). München 1989, S. 33–54.

Schwarz, Walter: Rückerstattung nach den Gesetzen der Alliierten Mächte. (= Die Wiedergutmachungsverfahren nationalsozialistischen Unrechts durch die Bundesrepublik Deutschland, 1). München 1974, S. 16.

Schwoch, Rebecca (Hrsg.): Berliner jüdische Kassenärzte und ihr Schicksal im Nationalsozialismus. Ein Gedenkbuch. Berlin 2009.

Schwoch, Rebecca: „Die amtlichen Gesundheits- und Fürsorgestellen müssen für alle sorgen ..." Nationalsozialistische Versorgungsstrukturen: Gesundheitspolitische Vorstellungen vs. Versorgung im Alltag. In: Stöckel, Sigrid/Walter, Ulla (Hrsg.): Prävention in Gesellschaft. Historische Grundlagen und zukünftige Entwicklung. Weinheim 2002, S. 136–151.

Schwoch, Rebecca: „Durch großen Zufall dem Inferno entronnen." Der deutsche Arzt Herbert Lewin (1899–1982). Zeitschrift für Allgemeine Medizin 82 (2006), S. 349–351.

Schwoch, Rebecca: Ärztliche Standespolitik im Nationalsozialismus. Julius Hadrich und Karl Haedenkamp als Beispiele. (=Abhandlungen zur Geschichte der Medizin und der Naturwissenschaft, 95). Husum 2001.

Schwoch, Rebecca: Medizinische Versorgung von Juden für Juden? „Krankenbehandler" in Berlin 1938–1945. In: Heidel, Caris-Petra (Hrsg.): Jüdische Medizin – Jüdisches in der Medizin – Medizin der Juden? (= Medizin und Judentum, 10) Frankfurt a. M. 2011, S. 289–307.

Schwoch, Rebecca: Verfolgte und Vertriebene unter den Mitgliedern der „Deutschen Gesellschaft für Chirurgie". In: Sachs, Michael [u.a.]: Deutsche Gesellschaft für Chirurgie 1933–1945. Die Präsidenten. Heidelberg 2011, S. 216–225.

Sechs Monate ärztliche Aufbauarbeit in der Ostmark! Von Dr. Ramm, Beauftragter des Reichsärzteführers. Ärzteblatt für die Deutsche Ostmark 13 (1938), S. 219–221.

Segev, Tom: Die siebte Million. Der Holocaust und Israels Politik der Erinnerung. Hamburg 1995.

Seidler, Eduard: Die Medizinische Fakultät der Albert-Ludwigs-Universität Freiburg im Breisgau. Grundlagen und Entwicklungen. Berlin u.a. 1991.

Seidler, Eduard: Jüdische Kinderärzte 1933–1945. Entrechtet, geflohen, ermordet. Erw. Neuauflage, Freiburg i. Br. 2007.

Seidler, Eduard: Kinderärzte 1933–1945 entrechtet – geflohen – ermordet. Bonn 2000.

Seidler, Eduard: Siegfried (Shimon) Rosenbaum (1890–1969) und die Kinderheilkunde in Palästina nach 1933. In: Scholz, Albert/Heidel, Caris-Petra (Hrsg.): Emigrantenschicksale. Einfluss der jüdischen Emigranten auf Sozialpolitik und Wissenschaft in den Aufnahmeländern (= Medizin und Judentum, 7). Frankfurt a. M. 2004, S. 43–58.

Šellinger, N. A.: Fridrich Vol'f. Kritiko-biografičeskij očerk [Friedrich Wolf: Eine kritisch-biografische Studie]. Moskau 1966.

Seydel, Max: Commentar zur Verfassungs-Urkunde für das Deutsche Reich. Freiburg i. Br. 1873.

Shatzmiller, Joseph: Jews, Medicine and Medieval Society. Berkeley 1994.

Shepherd, Michael: The Impact of Germanic Refugees on Twentieth Century British Psychiatry. Social History of Medicine Vol 22 (2009) 3, S. 461–469.

Sigusch, Volkmar/Grau, Günter (Hrsg.): Personenlexikon der Sexualforschung, Frankfurt a. M./New York 2009.

Sillem, Dorothee: Deutschsprachige Ärztinnen im amerikanischen Exil 1933–1945. Unveröff. Magisterarbeit Freie Universität Berlin. Berlin 1994.

Silver, David B.: Überleben in der Hölle. Das Berliner Jüdische Krankenhaus im „Dritten Reich". Berlin 2006.

Skopec, Manfred/Majer, Eduard H.: Geschichte der Oto-Rhino-Laryngologie in Österreich. Wien 1998.

Soden, Kristine von: Sexualberatungsstellen der Weimarer Republik 1919–1933 (= Stätten der Geschichte Berlins, 18). Berlin 1988.

Sofsky, Wolfgang: Die Ordnung der Terrors: Das Konzentrationslager. Frankfurt a. M. 1995.

Sombart, Werner: Die Juden und das Wirtschaftsleben. München/Leipzig 1918.

Spernol, Boris: Im Kreuzfeuer des Kalten Krieges. Der Fall Marcel Frenkel und die Verdrängung der Kommunisten. In: Frei, Norbert [u.a.] (Hrsg.): Die Praxis der Wiedergutmachung. Geschichte, Erfahrung und Wirkung in Deutschland und Israel. Göttingen 2009, S. 203–236.

Stambolis, Barbara: Mythos Jugend – Leitbild und Krisensymptom. Ein Aspekt der politischen Kultur im 20. Jahrhundert (= Edition Archiv der deutschen Jugendbewegung, 11). Schwalbach i.Ts. 2003.

Stein, Harry: Buchenwald. In: Benz, Wolfgang/Distel, Barbara (Hrsg.): Der Ort des Terrors. Bd. 3: Sachsenhausen, Buchenwald. München 2006, S. 301–356.

Steinberg:, Avraham: Encyclopedia of Jewish Medical Ethics, translated by Fred Rosner. 3 Bde. Jerusalem 2003.

Steiner, Elke: Herbert Lewin. Deutsches Ärzteblatt 100 (2003) (40): A-2570/B-2142/C-2016 – Deutsches Ärzteblatt 101 (2004) (16): A-1108/ B-920/C-896.

Stengel, Katharina: Hermann Langbein. Ein Auschwitz-Überlebender in den erinnerungspolitischen Konflikten der Nachkriegszeit. Frankfurt a. M. 2012.

Steppe, Hilde: „... den Kranken zum Troste und dem Judenthum zur Ehre...": zur Geschichte der jüdischen Krankenpflege in Deutschland. Frankfurt a. M. 1997.

Stern, Erich: Die letzten zwölf Jahre Rothschild-Spital Wien 1931–1943. Wien 1974.

Stern, Frank: „Professor Mannheim" 1934 in Tel Aviv. In: Müller, Henning (Hrsg.): „Mut, nochmals Mut, immerzu Mut!": Protokollband: „Internationales wissenschaftliches Friedrich-Wolf-Symposion" der Volkshochschule der Stadt Neuwied vom 2.–4. Dezember 1988 in Neuwied aus Anlass des 100. Geburtstages von Dr. Friedrich Wolf. Neuwied 1989, S. 229–243.

Stern, Frank: Wider Antisemitismus – für christlich-jüdische Zusammenarbeit. Aus der Entstehungszeit der Gesellschaften und des Koordinierungsrats. In: Menora – Jahrbuch für deutsch-jüdische Geschichte 1992, S. 182–209.

Stielike, Heinz: Die Ausschaltung rassisch und politisch verfemter Ärzte im ersten Jahr des „Dritten Reiches". Diss. med. Kiel 1985.

Stoeckel, Walter: Eröffnungs-Ansprache des I. Vorsitzenden W. Stoeckel, Berlin zur 23. Tagung der Deutschen Gesellschaft für Gynäkologie. Archiv für Gynäkologie 146 (1934), S. XLI–XLVII.

Stoff, Heiko: Ewige Jugend. Konzepte der Verjüngung vom späten 19. Jahrhundert bis ins Dritte Reich. Köln 2004.

Strauss, Herbert A.: „Wissenschaftsemigration als Forschungsproblem". In: Strauss , Herbert A. [u.a.] (Hrsg.): Die Emigration der Wissenschaften nach 1933. Disziplingeschichtliche Studien. München 1991, S. 9–23.

Strzelecka, Irena: Die Häftlingsspitäler („Häftlingskrankenbau") im KL Auschwitz. In: Długoborski, Wacław/Piper, Franciszek (Hrsg.): Auschwitz 1940–1945. Studien zur Geschichte des Konzentrations- und Vernichtungslagers in 5 Bänden, Bd. 2. Oświezim 1999, S. 353–421.

Stuckart, Wilhelm/Schiedermair, Rolf: Rassen- und Erbpflege in der Gesetzgebung des Reiches. 4. umgearb. Aufl. Leipzig 1943

Stürzbecher, Manfred: Vom approbierten Arzt zum widerruflich zugelassenen Heilbehandler. Judenverfolgung im Berliner Gesundheitswesen 1938. Ärzteblatt für Berlin 101 (1988), S. 685–687.

Süß, Winfried: Ärztliche Standesorganisationen. In: Jütte, Robert in Verbindung mit Wolfgang W. Eckart, Hans-Walter Schmuhl und Winfried Süß: Medizin und Nationalsozialismus. Bilanz und Perspektiven der Forschung. Göttingen 2011, S. 53–62.

Süß, Winfried: Der „Volkskörper" im Krieg. Gesundheitspolitik, Gesundheitsverhältnisse und Krankenmord im nationalsozialistischen Deutschland 1939–1945 (= Studien zur Zeitgeschichte, 65). München 2003.

Synder, Kriemhild: Die Landesheilanstalt Uchtspringe und ihre Verstrickung in nationalsozialistische Verbrechen. In: Hoffmann, Ute (Hrsg.): Psychiatrie des Todes. NS-Zwangssterilisation und „Euthanasie" im Freistaat Anhalt und in der Provinz Sachsen. Teil 1. Magdeburg 2001, S. 73–95.

Szabó, Anikó: Vertreibung, Rückkehr, Wiedergutmachung. Göttinger Hochschullehrer im Schatten des Nationalsozialismus. Göttingen 2000.

Szabolcs, Szita: Verschleppt, verhungert, vernichtet. Die Deportation von ungarischen Juden auf das Gebiet des annektierten Österreich. Wien 1999.

Thanos, Solon: Mensch, Wissenschaftler, Arzt und Künstler – Prof. Dr. Aurel von Szily (1880–1945). In: Ferdinand, Ursula [u.a.] (Hrsg.): Medizinische Fakultäten in der deutschen Hochschullandschaft 1925–1950. Heidelberg 2013, S. 195–215.

Thiel, Jens: Der Lehrkörper der Berliner Friedrich-Wilhelms-Universität im Nationalsozialismus. In: Grüttner, Michael in Zusammenarbeit mit Christoph Jahr, Sven Kians, Anne Chr. Nagel, Jens Thiel: Die Berliner Universität zwischen den Weltkriegen 1918–1945. Berlin 2012, S. 465–538.

Thom, Achim: Die nationalsozialistische Hochschul- und Wissenschaftspolitik in der Medizin. Intentionen – Instrumente – Wirkungen. In: Grau, Gunter/Schneck, Peter (Hrsg.): Akademische Karrieren im „Dritten Reich". Beiträge zur Personal- und Berufungspolitik an den Medizinischen Fakultäten. Berlin 1993, S.1–17.

Thomann, Hans-Dieter/Rauschmann, Michael: Orthopäden und Patienten unter der nationalsozialistischen Diktatur. Der Orthopäde 30 (2001), S. 696–711.

Thomas, Hans: Akademisches Proletariat. Die Tat 22 (1930/31), S. 816ff.

Tobias, Jim G. [u.a.]: Heimat auf Zeit. Jüdische Kinder in Rosenheim 1946–1947. Zur Geschichte des „Transient Children's Center" in Rosenheim und der jüdischen DP-Kinderlager in Aschau, Bayerischen Gmain, Indersdorf, Prien und Pürten. Nürnberg 2006.

Toller, Ernst: Eine Jugend in Deutschland. Amsterdam 1939.

Töpfer, Frank/Boltres-Astner, Daniela: Richard Koch in der sowjetischen Emigration: Wissenschaft im Vacuum, politisches Engagement im Ungewissen. In: Scholz, Albert/ Heidel, Caris-Petra (Hrsg.): Emigrantenschicksale. Einfluss der jüdischen Emigranten auf Sozialpolitik und Wissenschaft in den Aufnahmeländern (= Medizin und Judentum, 7). Frankfurt a. M. 2004, S. 231–249.

Topographisch-statistisches Handbuch des Königreichs Bayern. Bearb. von Heyberger, J. [u.a.]. München 1867.

Tornau, (Udo?): Medizinstudium und Berufsüberfüllung. Deutsches Ärzteblatt 64 (1934), S. 1201–1204.

Tragl, Karl Heinz: Chronik der Wiener Krankenanstalten. Wien [u.a.] 2007.

Tragl, Karl Heinz: Geschichte der Gesellschaft der Ärzte in Wien seit 1838 als Geschichte der Medizin in Wien. Wien [u.a.] 2011, S. 151–158.

Treitschke, Heinrich von: Unsere Aussichten. Preußische Jahrbücher 44 (1879), S. 559–576.

Trendelenburg, Ullrich: Verfolgte deutschsprachige Pharmakologen 1933–1945. Frechen 2006.

Tschoetschel, Michael: Die Diskussion über die Häufigkeit von Krankheiten bei den Juden bis 1920. Diss. med. Mainz 1990.
Tuchel, Johannes: Möglichkeiten und Grenzen der Solidarität zwischen einzelnen Häftlingsgruppen im Nationalsozialistischen Konzentrationslager. In: Streibel, Robert/Schafranek, Hans (Hrsg.): Strategie des Überlebens. Häftlingsgesellschaften in KZ und GULAG. Wien 1996, S. 220–235.
Tuchmann, Emil: Bericht über meine Tätigkeit bei der Wiener Kultusgemeinde in den Jahren des Naziregimes 1938–1945.
Tucker, Eva/Schwoch, Rebecca: „Dienstag erhielten wir die Nachricht, dass wir fort müssen." Sanitätsrat Dr. med. Felix Opfer. In: Jacob, Ruth/Federspiel, Ruth (Hrsg.): Jüdische Ärzte in Schöneberg. Topographie einer Vertreibung (= Frag doch! Geschichte konkret, 2). Berlin 2012, S. 58–60.
Tümmers, Henning: Spätes Unrechtsbewußtsein. Über den Umgang mit den Opfern der NS-Erbgesundheitsgerichte. In: Frei, Norbert [u.a.] (Hrsg.): Die Praxis der Wiedergutmachung. Geschichte, Erfahrung und Wirkung in Deutschland und Israel. Göttingen 2009, S. 494–530.
Uexküll, Jakob von: Staatsbiologie (Anatomie – Physiologie – Pathologie des Staates). Berlin 1920.
Universität Wien: Gedenkbuch für die Opfer des Nationalsozialismus an der Universität Wien 1938. http://gedenkbuch.univie.ac.at/.
Universität Würzburg (Hrsg.): Die geraubte Würde. Die Aberkennung des Doktorgrads an der Universität Würzburg 1933–1945. Würzburg 2011.
Universitätsbibliothek der Medizinischen Universität Wien: Vertrieben 1938 – Biographien entlassener Professoren und Dozenten der Medizinischen Fakultät der Universität Wien. http://ub.meduniwien.ac.at/blog/?p=772.
Unsere Generalversammlung. Mitteilungsblatt der Vereinigung jüdischer Ärzte in Wien 4 (1934), S. 2.
Untersuchungen zur Anatomischen Wissenschaft in Wien 1938–1945: Untersuchungsbericht des Senatsprojektes der Universität Wien. Hrsg. vom Akademischen Senat der Universität Wien. Wien 1998.
van den Bussche, Hendrik [u.a.]: Die Medizinische Fakultät und das Universitätskrankenhaus Eppendorf. In: Krause, Eckart [u.a.] (Hrsg.): Hochschulalltag im „Dritten Reich". Die Hamburger Universität 1933–1945. Berlin, Hamburg 1991, S. 1257–1384.
van den Bussche, Hendrik: Im Dienste der „Volksgemeinschaft". Studienreform am Beispiel der ärztlichen Ausbildung. (Hamburger Beiträge zur Wissenschaftsgeschichte, Bd. 4). Berlin, Hamburg 1989.
van den Bussche, Hendrik: Personalpolitik und akademische Karrieren an der Hamburger Medizinischen Fakultät im „Dritten Reich". In: Grau, Günter/Schneck, Peter (Hrsg.): Akademische Karrieren im „Dritten Reich". Beiträge zur Personal- und Berufspolitik an den Medizinischen Fakultäten. Berlin 1993, S. 19–38.
van den Bussche, Hendrik: Verfolgung und Opposition an der Hamburger Medizinischen Fakultät im „Dritten Reich". In: ders. (Hrsg.): Anfälligkeit und Resistenz. Medizinische Wissenschaft und politische Opposition im „Dritten Reich". Berlin, Hamburg 1987, S. 101–113.
Vapordshiev, Vesselin: Zur Rezeption Friedrich Wolfs in Bulgarien. In: Müller, Henning (Hrsg.): „Mut, nochmals Mut, immerzu Mut!": Protokollband: „Internationales wissenschaftliches Friedrich-Wolf-Symposion" der Volkshochschule der Stadt Neuwied vom 2.–4. Dezember

1988 in Neuwied aus Anlass des 100. Geburtstages von Dr. Friedrich Wolf. Neuwied 1989, S. 215–221.
Varella, Evangelista A.: Le serment d'Amatus Lusitanus et la ville de Salonique. Vesalius 12 (2006), S. 101–105.
Verhey, Jeffrey: Der „Geist von 1914" und die Erfindung der Volksgemeinschaft. Hamburg 2000.
Vieten, Bernward: Medizinstudenten in Münster. Universität, Studentenschaft und Medizin. Köln 1982.
Vieten, Bernward: Vom Verband deutscher Medizinerschaften zur NS-Medizinerschaft – Medizinstudentische Politik 1918-1933. In Argument AS 53 (1980), S. 214–236.
Villiez, Anna von: Die Vertreibung der jüdischen Ärzte Hamburgs aus dem Berufsleben 1933-1945. Hamburger Ärzteblatt 58 (2004), 3, S. 110–113.
Villiez, Anna von: Mit aller Kraft verdrängt. Entrechtung und Verfolgung „nicht arischer" Ärzte in Hamburg 1933 bis 1945 (= Studien zur jüdischen Geschichte, 11). Hamburg 2009.
Vol'f, F. (= Wolf, F.) [u.a.]: Professor Mamlok. Kinoscenarij [Professor Mamlock. Drehbuch]. Moskau 1938.
Volkov, Shulamit: Die Erfindung einer Tradition. Zur Entstehung des modernen Judentums in Deutschland. Historische Zeitschrift 253 (1991), S. 603–628.
Volkov, Shulamit: Die Juden in Deutschland 1780-1918. Enzyklopädie Deutscher Geschichte. München 1994.
Volkov, Shulamit: Juden und Judentum im Zeitalter der Emanzipation. Einheit und Vielfalt. In: Beck, Wolfgang (Hrsg.): Die Juden in der europäischen Geschichte. Sieben Vorlesungen. München 1992, S. 86–107.
Volkov, Shulamit: Jüdisches Leben und Antisemitismus im 19. und 20. Jahrhundert. Zehn Essays, München 1990.
Vossen, Johannes: Der politische Systemwechsel von 1933 und seine Auswirkungen auf die Hochschulpolitik. In: Schleiermacher, Sabine/Schagen, Udo (Hrsg.): Wissenschaft und Politik. Hochschule in den politischen Systembrüchen 1933 und 1945. Stuttgart 2009, S. 19–27.
Vossen, Johannes: Willfährige Wissenschaft: Die Medizinische Fakultät der Berliner Universität und der Nationalsozialismus. In: Schleiermacher, Sabine/Schagen, Udo (Hrsg.): Die Charité im Dritten Reich. Zur Dienstbarkeit medizinischer Wissenschaft im Nationalsozialismus. Paderborn u.a. 2008, S. 23–36.
Voswinckel, Peter: 50 Jahre Deutsche Gesellschaft für Hämatologie und Onkologie. Würzburg 1987.
Voswinckel, Peter: Biographisches Lexikon der hervorragenden Ärzte der letzten 50 Jahre. Hildesheim 2003.
Voswinckel, Peter: Damnatio memoriae. Kanonisierung, Willkür und Fälschung in der ärztlichen Biographik. In: Bayer, Karen [u.a.] (Hrsg.): Universitäten und Hochschulen im Nationalsozialismus und in der frühen Nachkriegszeit. Stuttgart 2004, S. 249–270.
Voswinckel, Peter: Das Vermächtnis Isidor Fischers. Chancen und Dilemma der aktuellen Medizin-Biographik. In: Bröer, Ralf (Hrsg.): Eine Wissenschaft emanzipiert sich. Die Medizinhistoriographie von der Aufklärung bis zur Postmoderne. Pfaffenweiler 1999, S.121–137.
Voswinckel, Peter: Rosenstein, Paul. Neue Deutsche Biographie 22 (2005), S. 73–74.
Wagner, Andreas: Mutschmann gegen von Killinger. Konfliktlinien zwischen Gauleiter und SA-Führer während des Aufstiegs der NSDAP und der „Machtergreifung" im Freistaat Sachsen. Beucha 2001.

Wagner, Bernd C.: IG Auschwitz. Zwangsarbeit und Vernichtung von Häftlingen des Lagers Monowitz 1941–1945. München 2000, S. 163–192.
Wagner, Gerhard: Anordnung. Deutsches Ärzteblatt 66 (1936), S. 207–208.
Wagner, Gerhard: Rasse und Volksgesundheit. In: Der Parteitag Großdeutschland vom 5. bis 12. September 1938. Offizieller Bericht über den Verlauf des Reichsparteitages mit sämtlichen Kongreßreden. München 1938, S. 122–133.
Wagner, Gerhard: Rasse und Volksgesundheit. Rede auf dem Reichsparteitag 1938. In: Reden und Aufrufe. Gerhard Wagner 1888–1939. Herausgegeben von Dr. L. Conti, Reichsgesundheitsführer. Berlin/Wien 1943, S. 249–266.
Waigand, Beate: Antisemitismus auf Abruf. Das Deutsche Ärzteblatt und die jüdischen Mediziner 1918–1933 (= Medizingeschichte im Kontext, 7). Frankfurt a. M. 2001.
Walk, Joseph (Hrsg.): Das Sonderrecht für die Juden im NS-Staat. Eine Sammlung der gesetzlichen Maßnahmen und Richtlinien – Inhalt und Bedeutung. Heidelberg 1996².
Walter, Ilsemarie: Auswirkungen des „Anschlusses" auf die österreichische Krankenpflege. In: Horn, Sonia/Malina, Peter (Hrsg.): Medizin im Nationalsozialismus. Wege der Aufarbeitung. Wien 2001, S. 143–159.
Walther, Peter Th.: Entlassungen und Exodus: Personalpolitik an der Medizinischen Fakultät und in der Charité 1933. . In: Schleiermacher, Sabine/Schagen, Udo (Hrsg.): Die Charité im Dritten Reich. Zur Dienstbarkeit medizinischer Wissenschaft im Nationalsozialismus. Paderborn u.a. 2008, S. 37–50.
Walzer, Tina: Das Sanatorium Fürth. In: Karlsson, Irmtraud [u.a.] (Hrsg.): [...] lebte in der Josefstadt. Steine der Erinnerung 1938–1945. Wien 2008, S. 161–168.
Wehler, Hans-Ulrich: Deutsche Gesellschaftsgeschichte. Bd. 4: Vom Beginn des Ersten Weltkriegs bis zur Gründung der beiden deutschen Staaten 1914–1949. München 2003.
Wein, Dorothee: Das Krankenrevier im Konzentrationslager Sachsenhausen in seiner Funktion als Vorführobjekt. In: Hahn, Judith [u.a.] (Hrsg.): Medizin im Nationalsozialismus und das System der Konzentrationslager. Frankfurt a. M. 2005, S. 46–64.
Weindling, Paul: Medical Refugees and the Modernisation of British Medicine, 1930–1960. Social History of Medicine Vol 22/3 (2009), S. 489–511.
Weindling, Paul: The Impact of German Medical Scientists on British Medicine: A Case Study of Oxford, 1933–1945. In: Ash, Mitchell G./Söllner, Alfons (Hrsg.): Forced Migration and Scientific Change. Emigré German-Speaking Scientists and Scholars after 1933. Washington/Cambridge 1996, S. 86–116.
Wendehorst, Alfred: Geschichte der Universität Erlangen-Nürnberg 1743–1993. München 1993, S. 179–216.
Wendt, Harro: Gedanken zu „100 Jahre Uchtspringe". In: Lischka, Volker [u.a.] (Hrsg.): 100 Jahre Landeskrankenhaus Uchtspringe 1894–1994. Uchtspringe 1994, S. 3–13.
Werner, Klaus: Unter der Herrschaft des Nationalsozialismus 1933 bis 1945 (= Zur Geschichte der Juden in Offenbach am Main, 1). Hrsg. vom Magistrat der Stadt Offenbach am Main 1988.
Wiedergutmachungsreferat. Österreichische Ärztezeitung 7 (1947), S. 77f.
Wiesemann, Falk: „Hygiene der Juden" auf der Düsseldorfer Gesolei 1926. Geschichte im Westen 8 (1993), S. 24–37.
Winau, Rolf/Vaubel, Ekkehard: Chirurgen in Berlin: 100 Portraits. Berlin 1983.
Winau, Rolf: Berliner Medizin: Kontinuitäten und Brüche. In: Fischer, Wolfram [u.a.] (Hrsg.): Exodus von Wissenschaften aus Berlin. Fragestellungen – Ergebnis – Desiderate. Entwicklungen vor und nach 1933. Berlin, New York 1994, S. 343–354.

Winau, Rolf: Medizinische Experimente in den Konzentrationslagern. In: Benz, Wolfgang/Distel, Barbara (Hrsg.): Der Ort des Terrors. Bd. 1: Die Organisation des Terrors. München 2005, S. 165–178.

Winkelmann, Andreas: The Anatomische Gesellschaft and National Socialism – a Preliminary Analysis Based on the Society Proceedings. Annals of Anatomy 194 (2012), S. 243–250.

Winkler, Heinrich August: Geschichte des Westens. Die Zeit der Weltkriege 1914–1945. München 2011.

Winnik, H.: Psychoanalytical Thought and the Concept of National Character. Israel Annals of Psychiatry and Related Disciplines 11 (1973), S. 173–188.

Winnik, H.: Victimology and Psychoanalysis. Israel Annals of Psychiatry and Related Disciplines 17 (1979), S. 241–254.

Winnik, H.: Viktimologie – eine Wissenschaft und die Psychoanalyse. In: Drews, Sibylle [u.a.] (Hrsg.): Provokation und Toleranz. Festschrift für Alexander Mitscherlich zum siebzigsten Geburtstag. Frankfurt a. M. 1978.

Winnik, Heinrich: Further Comments Concerning Problems of Late Psychological Effects of Nazi-Persecution and their Therapy. Israel Annals of Psychiatry and Related Disciplines 5 (1967), S. 1–16.

Winstel, Tobias: Verhandelte Gerechtigkeit: Rückerstattung und Entschädigung für jüdische NS-Opfer in Bayern und Westdeutschland. München 2006.

Woelk, Wolfgang: Jüdische Ärzte in der Stadt und an der Medizinischen Akademie Düsseldorf im Nationalsozialismus (1933–1938). In: Esch, Michael G. [u.a.] (Hrsg.): Die Medizinische Akademie Düsseldorf im Nationalsozialismus. Essen 1997, S. 55–85.

Wolf, Friedrich: Professor Mamlock: Ein Schauspiel. Ditzingen 2009.

Wolff, Eberhard: Medizin und Ärzte im deutschen Judentum der Reformära. Die Architektur einer modernen jüdischen Identität. Göttingen 2012.

Wolff, Eberhard: Medizinische Kompetenz und talmudische Autorität. Jüdische Ärzte und Rabbiner als ungleiche Partner in der Debatte um die Beschneidungsreform zwischen 1830 und 1850. In: Herzig, Arno [u.a.] (Hrsg.): Judentum und Aufklärung. Jüdisches Selbstverständnis in der bürgerlichen Öffentlichkeit. Göttingen 2002, S. 119–149.

Wolff, Eberhard: Mehr als nur materielle Interessen: Die organisierte Ärzteschaft im Ersten Weltkrieg und in der Weimarer Republik 1914–1933. In: Jütte, Robert (Hrsg.): Geschichte der deutschen Ärzteschaft. Organisierte Berufs- und Gesundheitspolitik im 19. und 20. Jahrhundert. Köln 1997, S. 97–142.

Wolff, Horst-Peter (Hrsg.): Biographisches Lexikon zur Pflegegeschichte. Berlin/Wiesbaden 1997.

Wolgast, Eike: Die Studierenden. In: Eckart, Wolfgang U. [u.a.] (Hrsg.): Die Universität Heidelberg im Nationalsozialismus. Heidelberg 2006, S. 57–94.

Wrobel, Dieter: Vergessene Texte der Moderne wiedergelesen. Wiederentdeckungen für den Literaturunterricht. Trier 2010.

Wuttke, Walter: Das Schicksal jüdischer Ärzte in Deutschland: Herbert Lewin. Demokratische Geschichte 7/8 (1986), S. 42–45.

Zalashik, Rakefet/Davidovitch, Nadav: Professional Identity across the Borders: Refugee Psychiatrists in Palestine, 1933–1945. Social History of Medicine Vol. 22/3 (2009), S. 569–587.

Zamecnik, Stanislav: Das war Dachau. Luxemburg 2002.

Zapp, Albert: Untersuchungen zum Nationalsozialistischen Deutschen Ärztebund (NSDÄB). Diss. med. Kiel 1979.

Zeul, M.: Review: Psychoanalyse der Migration und des Exils. (Hrsg.): Grinberg, L./Grinberg, R., München/Wien 1990, S. 183–185.
Zieher, Jürgen: Im Schatten von Antisemitismus und Wiedergutmachung- Kommunen und jüdische Gemeinden in Dortmund, Düsseldorf und Köln 1945–1960. Berlin 2005.
Zimmels, Hirschel Jacob: Magicians, Theologians, Doctors. Studies in Folk-Medicine and Folklore as Reflected in the Rabbinical Responsa (12th–19th Centuries). London 1952.
Zimmermann, Susanne/Zimmermann, Volker: Die Medizinische Fakultät der Universität Jena im „Dritten Reich – ein Überblick. In: Hoßfeld, Uwe [u.a.] (Hrsg.): „Kämpferische Wissenschaft". Studien zur Universität Jena im Nationalsozialismus. Köln, Weimar, Wien 2003, S. 401–436.
Zimmermann, Volker: „Eine Medicinische Facultät in Flor bringen". Zur Geschichte der Medizinischen Fakultät der Georg-August-Universität Göttingen. Göttingen 2009.
Zimmermann, Volker: Medizin in einer Universitätsstadt. Göttingen 1933–1945. In: Friedrich, Hannes/Matzow, Wolfgang (Hrsg.): Dienstbare Medizin. Ärzte betrachten ihr Fach im Nationalsozialismus. Göttingen 1992.
Zinger, Nimrod: „Natural" and „Unnatural" Causes for Illness in the Writings of Ba'alei Shem, Doctors and Patients among German Jews in the Eighteenth Century. In: Diemling, Maria/Veltri, Giuseppe (Hrsg.): The Jewish Body. Corporeality, Society, and Identity in the Renaissance and Early Modern Period. Leiden 2009, S.127–158.
Zippel, Gustav: Geschichte des Königlichen Friedrichs-Kollegiums zu Königsberg Pr. 1698–1898. Königsberg 1898, S. 198–251.
Zondek, Hermann: Auf festem Fuße. Erinnerungen eines jüdischen Klinikers. Stuttgart 1973.

Über die Autorinnen und Autoren

Daniela Angetter, Dr. phil., Historikerin; 1989–1995 Studium der Geschichte und Deutschen Philologie mit Schwerpunkt Medizin- und Militärgeschichte an der Universität Wien; 1996–2001 am Institut für Geschichte der Medizin der Universität Wien tätig, seit 2001 an der Österreichischen Akademie der Wissenschaften in Wien (Institut für Neuzeit- und Zeitgeschichtsforschung). Forschungen zur Medizingeschichte, v. a. im 19. und 20. Jahrhundert, zur Militärgeschichte Österreichs, zur Naturwissenschaftsgeschichte und zur Biographik; Jüngste Veröffentlichung: Physicians and their contribution to the early history of earth sciences in Austria, in: A History of Geology and Medicine, ed. C. J. Duffin et al. (= Geological Society Special Publication 375), London 2013, S. 445–454 (gem. mit Bernhard Hubmann, Johannes Seidl)

Gerhard Baader, Prof. Dr.; 1942–1944 Zwangsarbeit, 1944/1945 Arbeitslager. 1948–1952 Studium der Klassischen Philologie, Germanistik, Linguistik und Geschichtswissenschaft an der Universität Wien. 1952 Promotion zum Dr. phil. 1954–1966 Wissenschaftlicher Mitarbeiter am Mittellateinischen Wörterbuch der Bayerischen Akademie der Wissenschaften in München. Ab 1967 Wissenschaftlicher Assistent, ab 1968 Akademischer Rat bzw. Oberrat am Institut für Geschichte der Medizin der Freien Universität Berlin. 1979 Habilitation, 1983 apl. Professor. Seit 1993 im Ruhestand, von da ab auch Visiting Professor der Hebrew University in Jerusalem, Hadassah Medical School. Zahlreiche Veröffentlichungen.

Thomas Beddies, Historiker, Dr. phil. habil.; wissenschaftlicher Mitarbeiter und stellvertretender Leiter des Instituts für Geschichte der Medizin und Ethik der Medizin der Charité – Universitätsmedizin Berlin. Forschungsschwerpunkte u.a.: Geschichte der Psychiatrie, Geschichte der Kinderheilkunde, Medizin im Nationalsozialismus. Zahlreiche Veröffentlichungen.

Gideon Botsch, Dr. phil. habil., Politikwissenschaftler; wissenschaftlicher Mitarbeiter am Moses Mendelssohn Zentrum Potsdam. Forschungsinteressen u.a.: Antisemitismus- und Rechtsextremismusforschung; nationalsozialistische Herrschaft und Gewaltverbrechen; jüdische Geschichte. Veröffentlichungen u.a.: Die extreme Rechte in der Bundesrepublik Deutschland 1949 bis heute (Geschichte kompakt), Darmstadt 2012; Von der Judenfeindschaft zum Antisemitismus. Ein historischer Überblick, in: Aus Politik und Zeitgeschichte 64 (2014), Heft 28–30.

Susanne Doetz, Dr. med., Ärztin und Medizinhistorikerin; wissenschaftliche Mitarbeiterin am Institut für Geschichte der Medizin und Ethik in der Medizin, Charité-Universitätsmedizin Berlin. Forschungsschwerpunkte: Medizin im Nationalsozialismus, Geschichte der Humangenetik/ Eugenik im 20. Jahrhundert. Jüngste Veröffentlichung (gemeinsam mit Christoph Kopke): Entlassung und Verfolgung jüdischer Ärztinnen des Berliner städtischen Gesundheitswesens 1933–1945. Biographische Rekonstruktionen, in: Caris-Petra Heidel (Hrsg.): Die Frau im Judentum – Jüdische Frauen in der Medizin. (= Medizin und Judentum, Bd. 12). Frankfurt/Main 2014.

Ursula Ferdinand, Dr. phil., Soziologin; wissenschaftliche Mitarbeiterin 2001–2008 im DFG-SPP 1106 „Bevölkerungswissenschaft vor, in und nach dem Dritten Reich" – Teilprojekt unter Leitung Prof. em. Dr. R. Mackensen an der Technischen Universität Berlin –, 2008–2012 im DFG-Projekt „Geschichte der Medizinischen Fakultät der Universität Münster von 1925 bis

1950" (Leitung Prof. Dr. Hans-Peter Kröner). Forschungsschwerpunkte: Geschichte der Bevölkerungswissenschaft und -theorie im 19. und 20. Jahrhundert, Sozialhygiene, Demographie, Medizingeschichte im Nationalsozialismus. Mehrere Veröffentlichungen zu Geburtenrückgangstheorien, internationalen bevölkerungswissenschaftlichen Kongressen (1927–1937), Sozialhygiene und Demographie, neuere Veröffentlichungen: Die Medizinischen Fakultäten in der deutschen Hochschullandschaft 1925–1950. Heidelberg 2013 (Hrsg. mit Hans-Peter Kröner u. Ioanna Mamali), Die Medizinische Fakultät der Westfälischen Wilhelms-Universität Münster von der Gründung bis 1939. In: Thamer, Hans-Ulrich; Droste, Daniel; Happ, Sabine (Hrsg.): Die Universität Münster im Nationalsozialismus. Kontinuitäten und Brüche zwischen 1920 und 1960. Münster 2012, 413–530; Sozialhygiene und Demographie: Wirkungsfelder und Einflüsse Alfred Grotjahns (1869–1931). In: Kesper-Biermann, Sylvia; Mauerer, Esteban; Klippel, Diethelm (Hrsg.): Bevölkerung in Wissenschaft und Politik des 19. und 20. Jahrhunderts. München 2012, 240–280.

Alexander Friedman, Dr. phil., Historiker; seit 2014 Senior Researcher in der Forschungseinheit „Education, Culture, Cognition and Society" (Universität Luxemburg). Forschungen zur sowjetischen Geschichte, zur Geschichte der Juden in Osteuropa und zum Nationalsozialismus. Wichtigste Veröffentlichungen: Deutschlandbilder in der weißrussischen sowjetischen Gesellschaft 1919–1941: Propaganda und Erfahrungen, Stuttgart 2011; „Wir müssen den Feind restlos vernichten. Und wir werden ihn vernichten!". Aufstieg und Fall des stellvertretenden Volkskommissars des Inneren der UdSSR Leonid M. Zakovskij (1894–1938). Eine Fallstudie über Gewalt in der stalinistischen Sowjetunion, in: Frank Jakob (Hg.), Diktaturen ohne Gewalt? Wie Diktatoren ihre Macht behaupten, Würzburg 2014, S. 149 – 178.

Annette Hinz-Wessels, Dr. phil., Studium der Geschichte, Politikwissenschaft und Staatsrecht an den Universitäten Heidelberg und Bonn; Forschungsschwerpunkte: Medizin im NS, Institutionengeschichte; Pädiatrie in der DDR; zurzeit wiss. Mitarbeiterin am Institut für Geschichte der Medizin und Ethik in der Medizin an der Charité Berlin. Aktuelle Publikationen: Antisemitismus und Krankenmord: Zum Umgang mit jüdischen Anstaltspatienten im Nationalsozialismus, in: Vierteljahreshefte für Zeitgeschichte 61 (2013), S. 65–92; Der Umgang der Deutschen Akademie der Wissenschaften zu Berlin und der Deutschen Akademie der Naturforscher Leopoldina mit den NS-Medizinverbrechen ihrer Mitglieder nach 1945, in: Nova Acta Leopoldina 2014 (im Druck).

Thomas Irmer, Politikwissenschaftler, Historiker und Kurator, zuletzt „Alltag Zwangsarbeit 1938–1945" (Eröffnung 2013), „Zwangsarbeit. Die Zeitzeugen-App" (Launch 2013/14), Gedenkort Rummelsburg (2014). Veröffentlichungen zu NS-Zwangsarbeit, Geschichte des Unternehmens AEG/Telefunken und Antisemitismus. Jüngste Veröffentlichungen: Gerard Swope. In: Immigrant Entrepreneurship: The German-American Business Biography, 1720 to the Present, Vol. 4, Washington D.C. 2013. http://immigrantentrepreneurship.org/entry.php?rec=61

Ruth Jacob, Dr. med., Neurologin und Psychiaterin, Gastwissenschaftlerin am Instituts für Geschichte der Medizin und Ethik der Medizin der Charité – Universitätsmedizin Berlin. 2012 Kuratorin Wanderausstellung „Jüdische Ärzte in Schöneberg – Topographie einer Vertreibung". Jüngste Veröffentlichung: „Westfront 1916: Aus dem Tagebuch des jüdischen Bataillonsarztes Joseph Lachmann", in: Davidstern und Eisernes Kreuz – Juden im Ersten Weltkrieg, Jahrbuch nurinst 2014, 7 (2014), S. 103–118.

Robert Jütte, Prof. Dr. phil., Historiker, seit 1990 Leiter des Instituts für Geschichte der Medizin der Robert Bosch Stiftung in Stuttgart. Zahlreiche Veröffentlichungen zur Sozialgeschichte der Medizin sowie zur jüdischen Geschichte. Jüngste Veröffentlichungen: (zusammen mit W.U. Eckart, W. Süß u. H.-W. Schmuhl): Medizin und Nationalsozialismus. Göttingen ²2012; Krankheit und Gesundheit in der Frühen Neuzeit. Stuttgart 2013.

Christine Kanzler, Dr. phil., Studium der Theaterwissenschaft, Erwachsenenbildnerin und freiberufliche Wissenschaftlerin (Schwerpunkte: Biographieforschung, Exilforschung). Jüngste Veröffentlichung: Transitstation Manila. Zum österreichischen Exil auf den Philippinen, in: Margit Franz, Heimo Halbrainer (Hrsg.): Going East – Going South. Österreichisches Exil in Asien und Afrika, Graz 2014, S. 635–647.

Christoph Kopke, Dr. phil., Politikwissenschaftler, zur Zeit wissenschaftlicher Projektmitarbeiter am Moses Mendelssohn Zentrum für europäisch-jüdische Studien, Universität Potsdam. Zahlreiche Publikationen vor allem zu NS-Geschichte und zum gegenwärtigen Rechtsextremismus. Zuletzt u.a.: Der Tag von Potsdam. Der 21. März 1933 und die Errichtung der nationalsozialistischen Diktatur. Berlin/Boston 2013, 228 S. (= Europäisch-jüdische Studien – Beiträge, Bd. 8) (als Hrsg. mit W. Treß).

Matthis Krischel, Dr. phil.; Studium der Wissenschaftsgeschichte in Berlin und den USA; Promotion in Geschichte, Theorie und Ethik der Medizin an der Universität Ulm; wissenschaftlicher Mitarbeiter am Institut für Geschichte, Theorie und Ethik der Medizin der RWTH Aachen; Forschungsschwerpunkte: Medizin im Nationalsozialismus, Geschichte der Urologie, Geschichte der Biologie; jüngste Veröffentlichung: Medizin und Politik als Ressourcen füreinander am Beispiel der Urologie im Nationalsozialismus. Stuttgart 2014.

Ronald Lambrecht, Dr. phil., Historiker; 1997–2003 Studium der Mittleren und Neueren Geschichte, Politikwissenschaft und Journalistik an der Universität Leipzig, zuletzt Wissenschaftlicher Mitarbeiter am Lehrstuhl für Europastudien der Technischen Universität Dresden, derzeit freischaffend tätig, Forschungen zur Universitäts- und Wissenschaftsgeschichte, zum Nationalsozialismus sowie zur Militärgeschichte. Jüngste Veröffentlichung: Sigmund Neumann – Permanente Revolution. Totalitarismus im Zeitalter des internationalen Bürgerkriegs, hrsg. von Gerhard Besier und Ronald Lambrecht. Berlin 2013.

Thomas Lennert, Dr. med., Kinderarzt i.R., 1959–1965 Studium der Humanmedizin in Berlin, Freiburg und Galway/Irland. Zwei Jahre internistische Ausbildung an der FU Berlin, danach Pädiatrie in Berlin und Heidelberg. 1980–2005 Oberarzt an der Kinderklinik der FU/Charité Berlin, Spezialgebiet Kindernephrologie. 1988 fünf Monate als Kinderarzt in Tabuk/Saudi Arabien. Seit 2005 im Ruhestand. Seit 1979 medizinhistorische Arbeiten, Schwerpunkte: Berliner Pädiatrie, Emigration von Kinderärzten. Jüngste Veröffentlichungen: Fritz Demuth – Kinderarzt, Wissenschaftler, Künstler. Jüd. Miniaturen Nr. 83, Berlin 2009; Pädiater Georg Bessau: Erosion eines Denkmals. Moschr. Kinderheilk. 162, 295–297, 2014.

Astrid Ley, Dr. phil., Historikerin und Medizinhistorikerin, stellvertretende Leiterin der Gedenkstätte Sachsenhausen, Lehrbeauftragte der FU Berlin. Forschungen und Ausstellungen zur

NS-Medizin und zur Geschichte des KZ Sachsenhausen. Veröffentlichungen u.a.: Zwangssterilisation und Ärzteschaft. Hintergründe und Ziele ärztlichen Handelns 1934–1945, Frankfurt/M., New York 2004; Die Euthanasie-Anstalt Brandenburg an der Havel. Morde an Kranken und Behinderten im Nationalsozialismus, Berlin 2012 (gem. mit A. Hinz-Wessels).

Friedrich Moll, Dr. med., M.A.; Studium der Medizin in Aachen und der Wirtschaftswissenschaften in Kaiserslautern; tätig als Facharzt für Urologie in Köln; Vorsitzender des Arbeitskreises Geschichte sowie Curator des Museums und Archivs der Deutschen Gesellschaft für Urologie; Lehrbeauftragter am Institut für Geschichte, Theorie und Ethik der Medizin der Universität Ulm. Forschungsschwerpunkte: Geschichte der Urologie, Geschichte des Krankenhauswesens, medizinhistorische Museologie. Jüngste Veröffentlichung: Deutsch-japanischer Wissenschaftsaustausch in der Urologie im frühen 20. Jahrhundert (gemeinsam mit T. Halling und H. Umehara). Der Urologe 53 (2014), 67–82.

Thomas Müller, Priv.-Doz. Dr. med., M.A., Arzt und (Medizin-) Historiker, forschte und lehrte von 1998–2006 an der Charité Berlin (Freie Universität und Humboldt-Universität zu Berlin). Begründung eines Forschungsbereichs für Geschichte der Medizin an der Klinik für Psychiatrie und Psychotherapie I der Universität Ulm / Zentrum für Psychiatrie Südwürttemberg. Leitung des Württembergischen Psychiatriemuseums und des Verlags Psychiatrie und Geschichte, Zwiefalten. Koordinator „Historische Forschung" der Zentren für Psychiatrie in Baden-Württemberg. Mitgestaltung des Reformcurriculums der Humanmedizin der Charité Berlin zw. 1988–1996, 1999–2006, sowie der Universität Ulm, 2006–2007. Aktuelle Forschungsschwerpunkte: Soziale und Vergleichende Geschichte der Medizin, Wissenschaftswandel und internationaler Wissenstransfer, Medizin und Judentum.

Tim Ohnhäuser, M.A., Historiker und Sozialwissenschaftler; seit 2008 am Institut für Geschichte, Theorie und Ethik der Medizin an der RWTH Aachen; Mitarbeiter im Bereich Medizinethik (Arzt-Schwangeren-Interaktion in der Pränataldiagnostik); Dissertationsprojekt zu Arthur Nicolaier und den Suiziden im Kontext der NS-Verfolgung. Jüngste Veröffentlichung: Invictus – Unbesiegt …? Der Tetanusentdecker Arthur Nicolaier und sein Suizid vor 70 Jahren, Deutsches Ärzteblatt 110 (2013) 7, A 266–268.

Iris Ritzmann, Prof. Dr., Medizinhistorikerin; 1981–1988 Medizinstudium und 1991–1996 Studium der Geschichte in Zürich; Tätigkeit als wissenschaftliche Mitarbeiterin und Lehrbeauftragte am Medizinhistorischen Institut und Museum der Universität Zürich und am Institut für Geschichte der Medizin der Robert Bosch Stiftung 1989–2014; Forschungen v.a. zur Patientengeschichte im 18. bis 20. Jahrhundert, zur Pädiatrie- und Disabilitygeschichte, zum medizinischen Markt und zur Eugenik in der Schweiz. Jüngste Veröffentlichung: Abschied von Zuhause. Grenzen familiärer Betreuung „behinderter" Kinder und Jugendlicher im 18. Jahrhundert, in: Studien und Texte zur Geistes- und Sozialgeschichte des Mittelalters Bd. 8 (2013), 69–77.

Wolfgang Rose, M.A., Historiker, Mitarbeiter der Forschergruppe (DFG) „Kulturen des Wahnsinns" am Charité-Institut für Geschichte der Medizin und Ethik in der Medizin, Berlin. Forschungen zur Psychiatrie- und brandenburgischen Regionalgeschichte. Jüngste Veröffentlichungen: Krankenhäuser in Brandenburg. Vom mittelalterlichen Hospital bis zur modernen Klinik. Berlin 2007 (als Hrsg. gemeinsam mit Kristina Hübener); Heilen und Erziehen: Die Kinderbeobachtungsstation an der Psychiatrischen und Nervenklinik der Charité, in: Volker Hess, Heinz-Peter Schmiedebach (Hrsg.): Am Rande des Wahnsinns. Schwellenräume einer urbanen Moderne. Wien, Köln, Weimar 2012, S. 111–148 (gemeinsam mit Petra Fuchs und Thomas Beddies).

Sabine Schleiermacher, PD Dr. Mag. theol.; Medizinhistorikerin und Theologin, Leitung des Forschungsschwerpunktes Zeitgeschichte, Institut für Geschichte und Ethik der Medizin, Charité – Universitätsmedizin Berlin. Zahlreiche Veröffentlichungen zur Medizin- und Wissenschaftsgeschichte sowie zur Geschichte des Gesundheitswesens im Nationalsozialismus, in BRD und DDR. Jüngste Veröffentlichungen: Neuorientierung? Politik und Medizin in den Nachkriegsjahren, in: Ursula Ferdinand, Hans-Peter Kröner, Ioanna Mamali (Hrsg.), Medizinische Fakultäten in der deutschen Hochschullandschaft 1925–1950. Heidelberg 2013, 305–328; Wissenschaftliche Rationalität und verbrecherische Praxis. „Ostforschung" als Förderschwerpunkt der DFG (1920–1970). In: NTM Zeitschrift für Geschichte der Wissenschaft, Technik und Medizin. N.S. Band 21, Heft 2, 2013, 187–195.

Rebecca Schwoch, Dr. phil., Historikerin; wissenschaftliche Mitarbeiterin am Institut für Geschichte und Ethik der Medizin am Universitätsklinikum Hamburg-Eppendorf; Forschungen zur Geschichte der Medizin im Nationalsozialismus und zur Psychiatrie- sowie Sozialgeschichte im 19. und 20. Jh. Jüngste Veröffentlichungen: Berliner jüdische Kassenärzte und ihr Schicksal im Nationalsozialismus. Ein Gedenkbuch, Berlin und Teetz: Hentrich & Hentrich 2009 (als Hrsg.); „Krankenbehandler" im Jüdischen Krankenhaus Berlin und im Israelitischen Krankenhaus Hamburg zwischen 1938 und 1945, in: Historia Hospitalium 28 (2012/2013), S. 269–291.

Anna von Villiez, Dr. phil., Historikerin, 1997–2003 Studium der Geschichte und Ethnologie in Hamburg und Freiburg, 2009 Promotion in Geschichte an der Universität Hamburg, Forschungstätigkeiten an der Oxford Brookes University, Oxford, von 2006–2014; Forschungen zur Geschichte jüdischer Ärzte und Ärztinnen und zur medizinischen Forschung im Nationalsozialismus. Jüngste Veröffentlichungen: The Emigration of Women Doctors from Germany under National Socialism. Social History of Medicine, Vol. 22/3 (2009), 553–567; Mit aller Macht verdrängt. Entrechtung und Verfolgung „nicht arischer" Ärzte in Hamburg 1933 bis 1945, Hamburg/München 2009.

Dinah Zur, Ärztin, Studium der Humanmedizin an der Charité – Universitätsmedizin Berlin. Ehemalige studentische Praktikantin des Instituts für Geschichte der Medizin der Charité. Dinah Zur lebt und arbeitet als Ärztin in Israel.

Personenregister

In dieses Register wurden sämtliche Personen aufgenommen, die im Buchtext einschließlich Fußnoten erwähnt werden; ausgenommen sind die in der Einleitung und den Literaturverweisen genannten Autoren. Manche Personen sind nur mit Nachnamen oder Initialen bekannt. Der einfacheren Identifikation halber wurden bei einigen Personen Klammerbemerkungen mit Stichworten beigefügt.

Abraham, Karl 207
Adelsberger, Lucie 2, 80, 218, 219
Adenauer, Konrad 261, 294, 318, 358
Adler, Ernst Ludwig 137
Adler, H. G. 246, 248, 257
Ahlwardt, Hermann 14
Alt, Konrad 94, 95
Améry, Jean 266
Amitai, Menachem 203
Arias, Ingrid 62
Aron, Emil 320
Ash, Mitchell G. 201, 202
Assmann, Aleida 290
Axenfeld, Theodor 176, 177
Azulay, Chaim Joseph David 9

Baader, Gerhard 195, 203
Bárány, Robert 323
Bardach 250
Barglowski, Dawid 133
Barlach, Ernst 222
Bartels, Friedrich 91
Batz, Michael 269
Bauer-Merinsky, Judith 61
Baumann, Ursula 268
Bechhold, Heinrich 144
Becker-Jákli, Barbara 274
Beddies, Thomas 203
Belgard, Alice siehe: Lewin, Alice
Bendt, Vera 282
Benjamin, Georg 37
Bernfeld, Siegfried 46, 205, 207
Bernhard, Clara (geb. Marcuse) 92
Bernhard, Franz 92
Bernhard, Heinrich Julius 4, 92–102
Bernhard, Henni 92
Bernhard, Henriette (geb. Veilchenfeld) 92

Bernhard, Wilhelmine (geb. Helfmann) 98, 102
Besser, Regina siehe: Lustig, Regina
Bettmann, Ernst 48, 149, 153, 154, 159
Bettmann, Hans Isidor 153
Bettmann, Hilda (geb. Kallberg) 159
Bickenbach, Otto 254
Billroth, Theodor 20
Bing, Liselotte siehe: Firnbacher, Liselotte
Birnbaum, Nathan 20
Bischoff van Heemskerck, Wilhelm F. C. 252
Blau, Bruno 268
Blessing, Georg 128, 138
Blum, Nelly Grete 67
Bockhorn, Hermann 94
Boehm, Hermann 31
Boehnheim, Felix 36
Böhm, Franz 294
Bonhoeffer, Karl 167–171
Bothmann 252
Bovensiepen, Otto 104, 109–112, 115
Brandt, Margarete Miriam 209
Brandt, Otto 126
Bratz, Emil 95
Braun, Joachim 347
Braun, Otto 297
Bringmann, Fritz 241
Brtnik, Sabine 172
Bruck, Alfred Willy 56
Bruell, Betty 324
Bruendel, Steffen 24
Brügger, Eva 252
Brunner, José 318
Bry, Carl C. 34
Buber, Martin 204
Bumke, Oswald 182

Caro, Felix Viktor 83
Casper, Leopold 343
Casper, Julian 140
Cassirer, Richard 93
Česnokov, Vladimir V. 234
Chajes, Benno 138
Champain, Herbert siehe: Czempin, Herbert
Champain, Lotte siehe: Landé, Lotte
Churchill 208
Citron, Hans 99
Clay, Lucius D. 298
Clemens, Paul Adolf Carl 352
Collins, Kenneth 197
Conci, Marco 203
Conitzer, Lesser 199
Conti, Leonardo 32, 40, 81
Crane, Peter 212, 215
Czempin (Champain), Herbert 218, 222–224
Czempin (Champain), Lotte siehe: Landé, Lotte

Dahmer, Helmut 215
Davidovitch, Nadav 196
Decker, Karola 197
Delbanco, Ernst 143
Dennhardt, Oskar 96
Déri, Frances 213
Descartes, René 172
Deuschl, Hans 30
Deutsch, Helene 207
DeVries, David 319, 322, 330
Dietz, Edith 281
Dimitrov, Georgi 233
Dix, Otto 222
Doetz, Susanne 35, 203
Donath, Julius 67
Dresel, Kurt 139, 141
Drohocki, Zenon 250, 255
Durkheim, Émile 266

Eckart, Wolfgang U. 148
Eder, David M. 209
Ehrenberg, Rudolf 142
Ehrlich, Paul 13
Eichmann, Adolf 108, 109, 111
Eiselsberg, Anton von 336
Eisler-Terramare, Michael 71

Eissler, Margarete siehe: Szily, Margarete von
Eitingon, Max 207–209
Elkin, Rivka 107
Embden, Gustav 128
Eppstein, Paul 80
Erichsen, Regine 198
Esau, Abraham 178
Eschwege, Helmut 268

Faruk I. 333
Féaux de la Croix, Ernst 304
Federn, Paul 207
Feigenbaum, Dorian 209
Feikes, Renate 61
Fenichel, Otto 205, 207, 208, 213
Finkelstein, Heinrich 220
Firnbacher, Berta 357
Firnbacher, Emanuel 4, 346–361
Firnbacher, Josef 347
Firnbacher, Liselotte (geb. Bing) 352, 356–360
Firnbacher, Maier 348, 358
Firnbacher, Margarete siehe: Ritzmann-Firnbacher, Margarete
Firnbacher, Moses 347
Firnbacher, Orna 352
Firnbacher, Salomon 347
Fischer, Anna 269
Fischer, Friedrich Peter 138, 149, 153, 159
Fischer, Isidor 272
Flake, Minna 37
Fränkel, Fritz 2
Frankenthal, Käte 218, 219
Frankl, Viktor 67
Franz, Margit 197
Freed, Leonard 263
Frei, Norbert 290, 318
Frenkel, Marcel 312
Freud, Anna 46, 207
Freud, Sigmund 15, 19, 46, 207–209, 212
Freudenberg, Ernst 120
Freund, Dorothea Fanny 88
Freund, Ernst 51, 52, 56
Freund, Hermann 125, 127, 139, 141, 143, 178
Freund, Oswald 68
Freund, Walther 48, 220
Frevert, Ute 290

Frey, Anton 349
Freyer, Hans 152
Frick, Wilhelm 144
Friedenthal, Hans 143
Friedheim, Jettchen 158
Friedheim, Ludwig 144, 149, 153, 157, 158
Friedrich, Wolf 5, 151, 226–239
Fuchs, Petra 169
Fürst, Moritz 199
Fürth, Lothar 64

Galinski, Heinz 263
Gantenberg, Robert 128
Gaulles, Charles de 173
Gay, Peter 216
Gengenbach, Karl 145
Geppert, Julius 138
Gero, George 215
Gero-Heymann, Elizabeth 213
Gerullis, Georg 151
Gluskinos, Ludwig 38
Goeppert-Mayer, Maria 220
Goeschel, Christian 269
Golan, Shmuel siehe: Goldschein, Milek
Goldfinger, Arnon 356
Goldschein, Milek (later: Golan, Shmuel) 205
Goldschmidt, Max 138, 149, 153, 158, 159
Goldschmidt-Osmund, B. (später: Osmund) 326
Goldstein, Kurt 137
Goldwater, Barry 215
Göppert, Friedrich 220
Göring, Hermann 98, 138, 187
Goschler, Constantin 290, 318
Gottberg, Hermann 86, 87
Grady, Tim 351
Grafe, Erich 352
Graupner-Peters, Jaqueline 159
Griesbeck, Joseph 325, 326
Gromyko 206
Gros, Oskar 152
Gross, Walter 179
Grossman, Atina 194, 199
Gruhle, Hans W. 212
Grüttner, Michael 149
Günther, Rolf 109
Gurion, Ben 358

Gußmann, Lucie Margarete Elisabeth 86
Gutfeld, Fritz J. von 81
György, Paul 137

Hadrich, Julius 44
Haedenkamp, Karl 264
Hagenauer, Julius 199
Hahn, Judith 84
Hahn, Martin 137, 167
Hahn, Susanne 272
Happel, Clara 214
Harnik, Jenö 207
Hartig, Christine 268
Hartmann, Heinz Karl-Ferdinand 140
Hartnacke, Wilhelm 151
Hautval, Adelaide 253
ha-Yehudi, Assaf 11
Hebestreit, Hermann 90
Hecht, Otto 199
Heiber, Helmut 152
Heisenberg, Werner 154
Helfmann, Wilhelmine siehe: Bernhard, Wilhelmine
Helldorf, Wolf-Heinrich Graf von 38
Henschel, Hildegard 104, 108–110
Hermann, Arno 79–83
Hermanns, Ludger M. 203
Herschkowitsch, Mordko 212
Herschkowitsch, Yela siehe: Löwenfeld, Yela
Herxheimer, Herbert 139, 141
Herz, Albert 68
Herz, Carl 38
Herz, Marcus 8, 11
Herzberg, Maria 68
Herzfeld, Albert 278
Herzfeld, Joseph 323
Herzl, Theodor 204
Herzog, Heinrich 141
Hesdörffer, Heinz 250
Heß, Rudolf 129, 181, 187, 189
Heusch, Karl 343
Heusler-Edenhuizen, Hermine 283, 284
Heyn, Willibald 342, 343
Hindenburg, Paul von 43, 354
Hirschfeld, Fritz 285
Hirschfeld, Magnus 15, 47
His, Wilhelm 166, 167

Hitler, Adolf 36, 125, 138, 151, 157, 175, 181, 184, 185, 212, 227, 230, 232, 236, 238
Höber, Rudolf 138
Hoche, Alfred E. 23
Hockerts, Hans Günther 290
Hoegner, Wilhelm 296, 297
Hoffer, Willi 205
Höffken, Bernd 274
Hölscher, Christoph 290
Horthy, Miklós 188
Höss, Rudolf 245
Hubarėvič, Kastus L. 235
Hubenstorf, Michael 61, 63
Hugelmann, Karl Gottfried 180, 181
Humboldt, Wilhelm von 163
Hund, Friedrich 154

Imres, Josef 189
Israel, James 336, 337

Jäckle, Renate 271
Jacobsen, Albert 133
Jacoby, Fritz 99
Jacoby, Paul 99
Jaspers, Karl Theodor 141, 162, 164–166, 171–174
Jessner, Fritz 166
Jessner, Lucie siehe: Ney, Lucie
Jonas, Regine siehe: Szily, Regine von
Joseph, Eugen 345
Josephus, Flavius 10
Jötten 180
Jucovy, Milton E. 213, 217
Jucovy, Shirley 213, 217

Kahan, Hilde (Hilda H.) 104, 108–112
Kaiser, Otto 6
Kallberg, Hilda siehe: Bettmann, Hilda
Kann, Edmund van 91
Kantor, Alfred 260
Kantorowicz, Alfred 138
Kaplan, Marion 269
Katz, Theodor 39
Kessler, Gerhard 151, 152
Killinger, Manfred von 151, 154
Kinas, Sven 149, 271
Kindt-Kiefer, J. J. 297

Klaar, Paul 70–73
Klaatsch, Hermann 105
Klaesi, Jakob 166
Klare, Kurt 183
Kleeberg, Julius 331
Klein, Ella 251
Klein, Rosemarie (geb. Mankiewicz) 133
Kleist, Karl 93
Klemperer, Fritz 21
Klemperer, Georg 21
Klemperer, Victor 279
Klepper, Jochen 279
Klingelhöfer 182, 186, 188
Kłodziński, Stanisław 246
Klose, Bernd 338
Knöpfelmacher, Wilhelm 65
Koch, Richard 198
Kochmann, Martin 143
Kohler, Eric 193
Kohorn, Maximilian 68
Kokoschka, Oskar 222
König, Willy 125
Kopke, Christoph 203
Koppel, Henni 99
Korach, Alfred 37
Kozower, Philipp 80
Kramer, Franz 162, 168–170
Kraus, Friedrich 166
Krause, Paul 128, 179
Krayer, Otto 121
Krohn, Hans 34, 35
Kröner, Hans-Peter 190, 191
Kümmel, Werner Friedrich 34, 270
Kuttner, Arthur 323, 324
Kwiet, Konrad 268

Lachmann, Cecilie 322
Lachmann, David 333
Lachmann, Joseph 4, 319–334
Lachmann, Marie 322
Lachmann, Nachmann 322
Lachmann, Natalie 322
Lachmann, Valerie (verw. Lazarsfeld) 319, 321, 333
Landé, Alfred 220, 223, 225
Landé, Charlotte (Lotte; verh. Czempin, später Champain) 4, 218–225

Landé, Eva 223
Landé, Franz 223–225
Landé, Hugo 219, 223
Landé, Thekla 219
Landé-Tergeist, Bettina 218
Landsteiner, Karl 67
Langbein, Hermann 245, 247–249, 317
Lange, Helene 219
Langstein, Leopold 218, 220, 221, 224
Last, Samuel 138
Lauters, L. 49
Lazarsfeld, Valerie siehe: Lachmann, Valerie
Le Bonhomme, Fanny 173
Lederer, Emil 215
Lederer, Otto 64
Leffers, Maike 252
Leibfried, Stephan 85, 270
Leites, Edmund 215
Leites, Nathan 215
Lejeune, Fritz 29, 30
Leo, Friedrich (später: Lettow) 241, 242, 247, 253, 254
Leszczynski, William 87, 88
Lettich, André 248
Lettow, Friedrich siehe: Leo, Friedrich
Levy, Johanna siehe: Rosenstein, Johanna
Levy, Kurt Israel 110
Lévy-Bruhl, Lucien 172, 173
Lewin, Alice 257–259, 263
Lewin, Arthur 345
Lewin, Herbert 4, 256–264
Lewin, Irma 264
Lewin, Magerit Beate 264
Lewin, Renée 257, 258, 259, 264
Lewy, Friedrich H. 93
Ley, Robert 328
Leyen, Ruth von der 168
Lichtenberg, Alexander von 338
Lichtenstein, Leon 149, 151
Liebknecht, Karl 164
Ligniez, Rolf 222
Lillteicher, Jürgen 290, 302, 304, 305
Lingens-Reiner, Ella 248–252
Lippert, Julius 42
Lipschitz, Werner 127, 327
Litt, Theodor 152
Löhlein, Walther 184, 185

Lojter, Nochum B. 229, 230–238
Longerich, Peter 36
Lowenfeld, Andreas F. 212
Löwenfeld, Eva Maria 211, 212
Löwenfeld, Heinrich Julius (später: Henry Lowenfeld) 4, 207, 211 bis 217
Lowenfeld, Henry siehe: Löwenfeld, Heinrich Julius
Löwenfeld, Ida (geb. Rothstein) 212
Löwenfeld, Julian 216
Löwenfeld, Raphael 211
Löwenfeld, Yela (geb. Herschkowitsch) 207, 212, 213
Löwenherz, Josef 64
Löwenstein, Leo 351
Lüninck, Ferdinand Freiherr von 181
Lusitanus, Amatus 11
Lustig, Bernhard Simon 105
Lustig, Regina (geb. Besser) 105
Lustig, Walter 4, 74, 103–116

Machemer, Helmut 177, 179, 189
Maimonides 11
Malebranche, Nicolas 172
Mankiewicz, Rosemarie siehe: Klein, Rosemarie
Mann, Golo 20
Marchesani, Oswald 182, 187, 188
Marcuse, Clara (verh. Bernhard) siehe: Bernhard, Clara
Marcusson, Erwin 37
Martius, Heinrich 141, 142
Marx, Karl 204
Mayer, Martin 199
Mayer-Groß, Willy 141
Meinecke, Friedrich 23
Mendelsohn, Erich 325, 330, 332
Mengele, Josef 254
Merkurev, Vasilij V. 232
Metz, Adolf 83
Meyer, Beate 113, 269
Meyer, Selma 138
Meyer-Steineg, Theodor 136
Mežinskij, Semen B. 234
Minkin, Adolf 231, 232, 234–236, 238
Minkowski, Eugène 171, 172, 173
Mislowitzer, Ernst 140

Mitscherlich, Alexander 214, 215, 217
Moral, Hans 143
Morawitz, Paul 352
Moro, Ernst 141
Muckermann, Hermann 297
Müller-Hess, Victor 100
Mutschmann, Martin 154

Nathorff, Hertha 41, 49, 218, 219, 278, 279
Neu, Maximilian 139, 143
Neumann, Jaques 199
Neumann, Rudolf 37
Neumann, Selmar 111, 112
Neumärker, Klaus-Jürgen 162, 170
Ney, Emanuel 164
Ney, Lucie (gesch. Pollnow, verh. Jessner) 164–166, 172
Nicolaier, Arthur 265–267, 271
Niederland, William G. 318
Nietzsche, Friedrich 204
Nissen, Rudolf 2
Nitsche, Jürgen 203, 204
Noack, Fritz 332
Nordenson 185
Nyiszli, Miklós 254

Oncken, Hermann 126
Opfer, Doris (Dorothea) 89
Opfer, Erwin 89
Opfer, Eva siehe: Tucker, Eva
Opfer, Felix 88–90
Opfer, Margot 89
Opitz, Norfried 287
Orbach, Seew 330
Osmund, B. siehe: Goldschmidt-Osmund, B.
Ostrowski, Siegfried 2
Ottenstein, Bertha 138

Pagel, Traugott Ulrich Walter 137
Paul, Jean 164
Pearle, Kathleen 194
Pecker, Friedrich 58, 71
Petersen, Julius 164
Petow, Helmut 167
Philippsthal, Arno 38
Pick, Ernst 70
Pick, Lucie siehe: Winnik, Lucie

Pick, Ludwig 56
Pineas, Hermann 285–288
Pineas, Herta 285, 286
Plasterk, Hans 329
Pollnow, Daniel 174
Pollnow, Hans (Jean) 4, 162, 163–174
Pollnow, Leo 163
Pollnow, Louise 162, 173, 174
Pollnow, Lucie siehe: Ney, Lucie
Pollnow, Margarete 162
Poos, Fritz 179, 182, 188
Preuss, Annemarie 106
Pross, Christian 202, 304

Rabinovici, Doron 73
Ramm, Rudolf 65, 77
Rappaport, Herbert 226, 231–238
Raschke, Arnold 66
Rathenau, Walter 21
Rau, Heinrich 174
Reich, Matthias 66
Reich, Wilhelm 46, 213
Reichhardt, Konstantin 154
Reimann, Oskar 94, 95
Reiter, Fanny 68, 72
Richarz, Monika 268
Ringleb, Otto 338
Ritzel, H. G. 297
Ritzmann-Firnbacher, Margarete 358
Robinsohn, Nehemiah 296
Romberg, Ernst von 220
Röpke, Wilhelm Konrad 48
Rosenbaum, Siegfried (Shimon) 140, 149, 152, 155, 159, 160, 196
Rosenberg, Helene 323
Rosenstein, Elise Charlotte 339
Rosenstein, Ernestine 336
Rosenstein, Hildegard 339
Rosenstein, Johanna (geb. Levy) 339
Rosenstein, Kurt Michael 339
Rosenstein, Michael 336
Rosenstein, Paul 4, 335–345
Rosenthal, Else 156
Rosenthal, Max 156, 157
Rosenthal, Pauline 156
Rosenthal, Wolfgang 149, 150, 155–157
Rosin, Heinrich 33

Rossau 96
Rost, Georg A. 138
Rothenberger, Aribert 162
Rothmann, Hans 138
Rothschild, Adolphe de 159
Rothschild, Alfred 345
Rothstein, Ida siehe: Löwenfeld, Ida
Rüdin, Ernst 182
Rumkowski, Chaim 258
Rust, Bernhard 129, 132, 145, 146

Sacke, Georg 151
Salbach, Emma 88
Samuel, Maximilian 254
Sauckel, Fritz 37
Schaps, Leo 55
Scheel, Gustav Adolf 126
Schemm, Hans 145
Schiffmann, Josef 66
Schlesinger, Arthur 277
Schlossmann, Hans 139
Schmidt, Werner 132
Schmuhl, Hans Walter 95
Schneider, Dieter Marc 346, 361
Scholz, Albrecht 272
Schönborn, Martin von 157
Schott, Bully Salmen 115
Schreiber, Ludwig 143
Schröder, Christina 272
Schröder, Paul 152
Schumann, Horst 254
Schur, Heinrich 67, 70
Schuster, Paul 93
Schwarz, Hanns 99
Schwoch, Rebecca 271, 276
Seidler, Eduard 196, 273, 275
Seligmann, Erich 107
Sieburg, Ernst 137
Siegmund-Schultze, Friedrich 297
Sigerist, Henry E. 160
Silberbusch, Berta siehe: Winnik, Berta
Silver, Daniel B. 104, 112, 268
Simmel, Ernst 207
Simmel, Hans 37, 136
Simson, Berthold 283
Simson, Ursula 281–283, 286
Skutsch, Felix Otto 149, 153, 158

Skutsch, Helene 158
Soetbeer, Franz 143
Spatz, Hugo 182
Speier, Hans 215
Spiegel von und zu Peckelsheim, Walburga Freeiin siehe: Szyli, Walburga von
Spinoza, Baruch 204
Stalin 208, 231, 236, 238
Stauder, Alfons 36, 37, 39, 40
Steijns 259
Stein, Robert Otto 67, 71
Steiner, Elke 264
Steinheimer, Ludwig 37
Steinicke, Otto 89
Stern, Erich 70
Stoeckel, Walter 48, 134
Stolzberg, Hima 139
Strassmann, Fritz 167
Strauss, Alfred 141
Strauss, Herbert A. 202
Strauss, Hermann 328
Streicher, Julius 36,
Stuckert, Wilhelm 186
Synder, Kriemhild 92, 94
Szabó, Anikó 310
Szily, Adolf von 176
Szily, Aurel von 4, 141, 175–189
Szily, Margarete von (geb. Eissler) 177
Szily, Regine von (geb. Jonas) 176
Szily, Walburga von (auch Wally genannt; geb. Walburga Freeiin Spiegel von und zu Peckelsheim) 178

Tandler, Julius 58, 59
Temkin, Owsei 149, 153, 159–161
Tennstedt, Florian 85
Thälmann, Ernst 231
Thomas, Karl 95
Thygesen, Paul 250
Tibbon, Jehuda ben Saul ibn 11
Tobis, Max 63
Toller, Ernst 350
Tolstoy, Leo (auch Tolstoi) 211
Traube, Ludwig 13
Treitschke, Heinrich von 19, 20
Tuchmann, Emil 66, 69, 72–74

Tucker, Eva (geb. Opfer) 89
Tulpanov, Sergej I. 226–239
Turner, Harald 106

Veilchenfeld, Henriette siehe: Bernhard, Henriette
Velde, Theodoor Hendrik van de 47
Velhagen, Karl 184
Villiez, Anna von 269
Volkov, Shulamit 18, 347, 348
Voswinckel, Peter 272

Waerden, Bartel Leendert van der 154
Wagner, Erika 266
Wagner, Gerhard 30, 31, 39, 51, 53, 77, 128, 129, 132
Wählich, Richard 102
Waitz, Robert 249
Waldmann, Anton 186
Walter, Hermann 180
Wassermann, August 13
Wehowsky, Holger 203
Weichbrodt, Raphael 144
Weickmann, Ludwig 152
Weindling, Paul 197
Weiß, Ena 248
Weiss, Olga 69
Weiss, Paul 69
Weitz, Sala 68
Weizman, Chaim 330, 331

Wertheim, Siegmund 199
Wertheimer, Ernst 139
Wilmanns, Karl 138, 212
Winnik, Berta (geb. Silberbusch) 203, 210
Winnik, Giora 208, 210, 217
Winnik, Heinrich Zvi 4, 203–210, 212, 213, 216
Winnik, Lucie (geb. Pick) 207, 209
Winnik, Simson 203
Winter, Egon 137
Winter, Georg 336
Wirth, Joseph 297
Wirz, Franz 181–183, 188
Wöhrn, Fritz 109, 111
Wolf, Friedrich 226–239
Wolf, Konrad 237, 239
Wolff, Bruno 277
Wolfsberg, Oskar 331
Wollheim, Ernst 139, 141
Wulff, Mosche 208
Wurmser, Leon 214
Wuttke, Walter 264

Zade, Martin 143
Žakov, Oleg P. 234
Zalashik, Rakefet 196
Zenkteller, Zenon 248
Zille, Heinrich 222
Zondek, Hermann 2, 21, 35, 38, 137, 331, 332

www.ingramcontent.com/pod-product-compliance
Lightning Source LLC
Chambersburg PA
CBHW071809230426
43670CB00013B/2404